脊髄損傷
リハビリテーションマニュアル

第3版

神奈川リハビリテーション病院
脊髄損傷リハビリテーションマニュアル編集委員会・編

医学書院

脊髄損傷リハビリテーションマニュアル

発　　行	1984 年 9 月 15 日　　第 1 版第 1 刷
	1994 年 11 月 15 日　　第 1 版第 8 刷
	1996 年 8 月 1 日　　第 2 版第 1 刷
	2017 年 10 月 15 日　　第 2 版第 25 刷
	2019 年 6 月 1 日　　第 3 版第 1 刷ⓒ
	2025 年 3 月 15 日　　第 3 版第 4 刷
編　　集	神奈川リハビリテーション病院
	脊髄損傷リハビリテーションマニュアル
	編集委員会
発行者	株式会社　医学書院
	代表取締役　金原　俊
	〒113-8719　東京都文京区本郷 1-28-23
	電話　03-3817-5600(社内案内)
印刷・製本	三報社印刷

本書の複製権・翻訳権・上映権・譲渡権・貸与権・公衆送信権(送信可能化権
を含む)は株式会社医学書院が保有します.

ISBN978-4-260-03696-2

本書を無断で複製する行為(複写, スキャン, デジタルデータ化など)は, 「私
的使用のための複製」など著作権法上の限られた例外を除き禁じられています.
大学, 病院, 診療所, 企業などにおいて, 業務上使用する目的(診療, 研究活
動を含む)で上記の行為を行うことは, その使用範囲が内部的であっても, 私的
使用には該当せず, 違法です. また私的使用に該当する場合であっても, 代行
業者等の第三者に依頼して上記の行為を行うことは違法となります.

[JCOPY] 〈出版者著作権管理機構　委託出版物〉

本書の無断複製は著作権法上での例外を除き禁じられています.
複製される場合は, そのつど事前に, 出版者著作権管理機構
(電話 03-5244-5088, FAX 03-5244-5089, info@jcopy.or.jp)の
許諾を得てください.

執筆者一覧

編集

神奈川リハビリテーション病院　脊髄損傷リハビリテーションマニュアル編集委員会

編集代表

横山　　修　神奈川リハビリテーション病院診療部長/リハビリテーション科・部長

執筆者(執筆順)

横山　　修　神奈川リハビリテーション病院診療部長/リハビリテーション科・部長

中村　　健　横浜市立大学大学院医学研究科リハビリテーション科学・主任教授

藤縄　光留　神奈川リハビリテーション病院理学療法科・科長

渡辺　偉二　神奈川リハビリテーション病院・副院長/整形外科・部長

森田　智之　神奈川リハビリテーション病院理学療法科

田中　克幸　元 神奈川リハビリテーション病院泌尿器科

八幡　彩香　神奈川リハビリテーション病院看護部

矢後　佳子　神奈川リハビリテーション病院看護部・看護科長

山上　大亮　神奈川リハビリテーション病院リハビリテーション科・医長

佐藤　博信　神奈川県立こども医療センター脳神経外科・部長

白川　大平　神奈川リハビリテーション病院心理科・主査

波多野　直　神奈川リハビリテーション病院理学療法科

森田　融枝　神奈川リハビリテーション病院理学療法科・総括主査

澤田　あい　神奈川リハビリテーション病院理学療法科・総括主査

相馬　光一　神奈川リハビリテーション病院リハビリテーション部・副部長

平田　　学　神奈川リハビリテーション病院理学療法科・科長

松本　琢麿　神奈川リハビリテーション病院作業療法科・科長

中川　翔次　児童発達支援・放課後等デイサービス green room

對間　泰雄　神奈川リハビリテーション病院研究部リハビリテーション工学研究室・総括主査

一木　愛子　神奈川リハビリテーション病院作業療法科・総括主査

玉垣　幹子　元 神奈川リハビリテーション病院作業療法科

佐々木　貴　神奈川リハビリテーション病院作業療法科・総括主査

山田　早織　元 神奈川リハビリテーション病院看護部

葛島　　藍　神奈川リハビリテーション病院看護部

若林　　淳　元 神奈川リハビリテーション病院看護部

小川　　淳　神奈川リハビリテーション病院総合相談室

石井　宏明	神奈川リハビリテーション病院体育科・科長
沖川　悦三	神奈川リハビリテーション病院研究部リハビリテーション工学研究室
辻村　和見	神奈川リハビリテーション病院研究部リハビリテーション工学研究室
村田　知之	神奈川リハビリテーション病院研究部リハビリテーション工学研究室
松田　健太	神奈川リハビリテーション病院研究部リハビリテーション工学研究室
高柳　友子	社会福祉法人日本介助犬協会・専務理事
日比野恭子	神奈川リハビリテーション病院総合相談室
松元　健	元 神奈川リハビリテーション病院職能科・科長
吉橋　学	神奈川リハビリテーション病院小児科・部長
岩島和香奈	神奈川リハビリテーション病院作業療法科・科長
那須田依子	神奈川リハビリテーション病院理学療法科
浅井　直樹	神奈川リハビリテーション病院理学療法科
鳥山　貴大	相澤病院リハセラピスト部門

第3版 序

　1984年に本書の初版が発刊され，1996年に第2版が発刊されてから約20年が経過し，今回全面的な改訂を行うに至った．今回の第3版は，初版や第2版の首尾一貫した意図が引き継がれた脊髄損傷リハビリテーションの具体的な手順を示す専門的技術書といえる．前版から約20年が経過するが，その間，高齢不全頚髄損傷者の増加，合併症治療の進歩，社会制度の見直しなど脊髄損傷をとりまく環境は大きく変わった．このような変化に対応すべく神奈川リハビリテーション病院ではさまざまな取り組みを行い，今まで以上に技術や経験を蓄積してきた．今版では，これらのノウハウを紹介し，より時代に即したものとなっている．

　近年，高齢不全頚髄損傷者の増加が大きな課題となっている．今版では多くの紙幅を費やして，この課題にいかに取り組むべきかを述べている．たとえば脊髄損傷の疫学の項目では，全国脊髄損傷データベースを用いて高齢不全頚髄損傷者が多くを占めるようになった背景について触れ，また動作練習やADL支援，住宅改修の項目でも不全四肢麻痺について扱っている．合併症の治療もここ数年の進歩は著しく，さまざまな治療法が出現している．特に褥瘡治療，排尿障害，疼痛，痙縮などに対する新たな治療について，当院での取り組みとともに書き記した．本書の総論では，まず全体を把握できるよう，動作練習やADL支援をどのように進めていくかまとめている．ほかには，急性期や回復期だけでなく，今版では慢性期にもスポットを当て，慢性期における対応方法も示した．さらに，頚髄損傷者の生活状況をイメージしやすいよう，頚髄損傷者の旅行，単身生活，育児，就労，介助犬に関するコラムを収載した．脊髄損傷治療の未来に向けてというところでは，再生医療とロボティクスについても述べている．特に当院はロボティクスについて積極的に取り組んでおり，さまざまなエビデンスを構築してきた．今後の脊髄損傷医療の指針になればと思う．本書全体を通して図や写真を多く取り入れており，よりわかりやすくなるように心がけた．多くの医療現場や当事者である脊髄損傷者の方々に役立つことができればと期待するところである．

　当院に常勤されていた先生方以外の執筆者として，再生医療のリハビリテーションを実際に行っている横浜市立大学大学院医学研究科リハビリテーション科学主任教授の中村　健先生に加わっていただいた．また，社会福祉法人日本介助犬協会専務理事の高柳友子先生に，介助犬についておまとめいただいた．また，当院も参加している全国脊髄損傷データベース委員会からデータ提供をしていただいた．ご協力いただいた先生方に心からお礼を申し上げる．

　今回の改訂版は，初版を執筆した安藤徳彦先生，大橋正洋先生，石堂哲郎先生，木下　博先生，第2版を執筆した「脊髄損傷マニュアル編集委員会」の多くの先生方の意図を引き継ぎ，積み重ねてきたものを形にしたものであり，初版，第2版を執筆された先生方に深く敬意を表する．

2019年4月

編集代表　横山　修

第1版 序

　この本は実践の技術書である．脊髄損傷に対する医学的リハビリテーションをどのように実施すべきか，その技術と方法を問題ごとに整理して，できるだけ具体的に述べることを著者共通の努力目標とした．したがって脊髄損傷に関する基礎医学的記述は，犠牲にすることもやむをえないと考え，かなり大幅に省略している．病棟で現実に診療する患者に対して大事なことは，遠い将来に何をなしうるかではなく，現在ただ今何をなすべきかという差し迫った問題だと思うからである．

　脊髄損傷の特徴は，合併症がきわめて起こりやすいということにある．放置すればこれらは容易に生命を奪い，日常の活動能力を永久に不可能とさせる重大な阻害因子ともなってしまう．これらの合併症に対する適切な予防と治療は受傷直後から開始することがなによりも重要である．脊髄損傷を最初に治療する救急病院の整形外科，外科，脳神経外科の医師にとって，合併症の重大さは十分に認識されているのであるが，しかし実際には，これらの医師も看護婦も，どうしたらよいかという具体的な問題になると，その専門性の相違のゆえに十分な知識，理解，認識は不足しているように思われる．

　本書では上に述べた点を考慮し，受傷直後の時点から，リハビリテーションの立場で何をどのようになすべきかということを，問題別に整理してできるだけ具体的に解決の方法を記述した．これらは急性期の治療方針と，マネージメントの章にまとめられている．さらにマネージメントの章では，脊髄損傷のリハビリテーションに関わるすべての問題について，従来無視されがちであった心理的問題や呼吸器，循環器，消化器合併症，性の問題まで含めて，起こりうるすべての問題点を整理して項目別にできるだけ具体的にその技術と方法を述べた．それに続く章では日常生活動作，車椅子と装具，小児の脊髄損傷，様々の社会資源について述べた．これらについても専門技術書としての批判に応えうるものを作ることを心がけたので，専門職の方々にも参考にしていただけるものと信ずる．

　本書は当初，安藤，大橋，石堂の共著として出版を企画したのであるが，受傷直後の整形外科的治療については，中国労災病院の木下博副院長にお願いした．幸い私達の意図を御理解いただき，こころよくお引き受け願うことができた．豊富な経験に基づいた治療を記述していただいて，本書の内容をきわめて充実したものにできたと心から感謝している．また尿集器の構造と着脱方法については，作業療法士の土嶋政宏氏が当院で従来から取り組んでおり，記述を依頼した．図は理学療法士の安間治和氏によるものである．専門職の経験をいかして微妙な所まで理解しやすい図を描いてもらうことができた．

　最後に，当神奈川リハビリテーション病院前院長，横浜市立大学整形外科学教室名誉教授の土屋弘吉先生に暖かい推薦文をいただくことができた．日頃のご指導に深謝し，心から御礼を申し上げます．

　1984年7月

　　　　　　　　　　　　　　　　　　　　　　　　　　　　　　　　　　　安藤徳彦

目次

1章 脊髄損傷の疫学　　横山　修　1

1　外傷性脊髄損傷の疫学 ……………………………………………………… 1
2　非外傷性脊髄損傷の疫学 …………………………………………………… 5
3　疫学からみた予防と展望 …………………………………………………… 6

2章 評価と予後予測　　横山　修　9

1　評価 …………………………………………………………………………… 9
2　予後予測 ……………………………………………………………………… 12

3章 急性期のマネジメント　　中村　健　17

1　局所管理 ……………………………………………………………………… 17
2　全身管理 ……………………………………………………………………… 20
3　急性期のリハビリテーション治療 ………………………………………… 21

4章 合併症　　25

1　呼吸機能障害と理学療法 ………………………… 横山　修(1)，藤縄光留(2)　25
2　褥瘡 ………………………………………… 渡辺偉二(1〜8)，森田智之(9)　34
3　排尿障害 …………………………………………………………… 田中克幸　50
4　排便障害 …………………………………………………… 八幡彩香・矢後佳子　66
5　自律神経機能障害 ………………………………………………… 横山　修　71
6　異所性骨化 ………………………………………………………… 渡辺偉二　74
7　痙縮 ……………………………………………………… 山上大亮・横山　修　79
8　疼痛 ………………………………………………………………… 横山　修　83
9　骨代謝と骨折 …………………………………… 横山　修(1)，渡辺偉二(2)　88
10　深部静脈血栓症 …………………………………………………… 横山　修　94

| | 11 | 脊髄・延髄空洞症に対する外科治療 | 佐藤博信 | 99 |
| | 12 | 脊髄損傷患者への心理学的支援 | 白川大平 | 101 |

5章 動作練習 105

	1	動作練習の考えかた・進めかた	藤縄光留	105
	2	ベッド上ポジショニング	波多野　直	114
	3	寝返り動作	波多野　直	116
	4	座位姿勢・バランス練習	森田融枝	118
	5	起き上がり動作	森田融枝	126
	6	プッシュアップ・床上移動動作	澤田あい	129
	7	移乗動作（トランスファー）	澤田あい	133
	8	車椅子駆動	森田智之	138
	9	歩行	相馬光一	142
	10	移乗介助	平田　学	148
	11	不全麻痺の動作練習	藤縄光留	151

6章 ADL支援，上肢機能 159

	1	ADL支援の進めかた	松本琢磨	159
	2	ベッド周辺機器操作	松本琢磨	163
	3	食事・整容	中川翔次	166
	4	書字・パソコン操作	松本琢磨	171
	5	更衣	中川翔次	175
	6	対象物への移乗（ベッド・便座・入浴台）	對間泰雄	178
	7	排泄	一木愛子	181
	8	入浴	一木愛子	184
	9	自動車運転	松本琢磨	187
	10	公共交通機関の利用（外出支援）	松本琢磨	190
	11	日常生活関連動作	玉垣幹子	196
	12	不全四肢麻痺者へのADL支援	對間泰雄	199
	13	上肢機能	佐々木　貴	202

7章 脊髄損傷の看護 207

| | 1 | 日常の看護手順 | 山田早織・矢後佳子 | 207 |

目次　xi

2　退院に向けた看護・介護指導 ………………………………… 葛島　藍・矢後佳子　215
3　地域支援 ……………………………………………………… 若林　淳・矢後佳子　217

8章　脊髄損傷者の体育・スポーツ
石井宏明　223

1　体育・スポーツ訓練 ………………………………………………………………… 223
2　体育・スポーツ訓練種目 …………………………………………………………… 225
3　体育・スポーツ訓練の効果 ………………………………………………………… 228
4　障害者スポーツ ……………………………………………………………………… 229

9章　車椅子・クッション/ベッド・マットレス/福祉機器
233

1　車椅子・クッション …………… 辻村和見・沖川悦三(1～4)，森田智之(5, 6)　233
2　ベッド・マットレス ……………………………………… 辻村和見・佐々木　貴　240
3　移乗支援の機器 ……………………………………………………… 村田知之　243
4　環境制御装置（ECS）………………………………………………… 松田健太　247
5　その他 …………………………………………………… 松田健太・村田知之　249

10章　家庭復帰
253

1　住宅改修総論 ………………………………………………………… 一木愛子　253
2　住宅改修①　四肢麻痺介助ベース ………………………………… 一木愛子　256
3　住宅改修②　四肢麻痺自立ベース ………………………………… 玉垣幹子　258
4　住宅改修③　高齢不全四肢麻痺（立位歩行ベース）…………… 一木愛子　261

11章　社会資源制度および活用
日比野恭子　265

1　在宅サービスの活用制度―介護保険法と障害者総合支援法 ……………… 265
2　在宅サービス活用の視点 …………………………………………………………… 265
3　その他の制度 ………………………………………………………………………… 268
4　脊髄損傷者の社会資源活用の現状 ………………………………………………… 269

12章　就労支援
松元　健　271

13章 小児の脊髄損傷・復学支援
吉橋 学 281

14章 慢性期の健康増進
287

1 健康管理 ……………………………………………………… 横山 修 287
2 身体機能維持 ………………………… 那須田依子(1)，佐々木 貴(2) 290

15章 脊髄損傷の再生医療とロボティクス
299

1 再生医療 ……………………………………………………… 中村 健 299
2 ロボティクス ………………………… 浅井直樹・鳥山貴大・横山 修 302

索引 ……………………………………………………………………… 313

Note

サーファーズミエロパチー ……………………………………………… 横山 修 7
頚髄損傷者の嚥下障害 …………………………………………………… 横山 修 33
排尿筋括約筋協調不全 …………………………………………………… 田中克幸 52
膀胱機能の評価方法 ……………………………………………………… 田中克幸 53
神奈川リハビリテーション病院で開発した機器
　①曲がるキーボードスタンド「カーヴィー」……………………… 中川翔次 174
頚髄損傷者の旅行 ………………………………………………………… 中川翔次 194
神奈川リハビリテーション病院で開発した機器
　②3Dプリンタを活用した自助具「"すらら"と"ぱっくん"」…… 一木愛子 206
頚髄損傷者の単身生活 …………………………………………………… 小川 淳 220
神奈川リハビリテーション病院で開発した機器
　③世界をリードするチェアスキー ……………………………… 沖川悦三 232
介助犬 ……………………………………………………………………… 高柳友子 251
高齢化への対応 …………………………………………………………… 小川 淳 269
頚髄損傷者の就労 ………………………………………………………… 松元 健 279
脊髄損傷者の育児 ……………………………………………………… 岩島和香奈 286

1章 脊髄損傷の疫学

1 外傷性脊髄損傷の疫学

1 国内における疫学

日本における外傷性脊髄損傷の疫学調査では，新宮らが1990～1992年に全国調査を実施した[1]．対象者は9,752人で，平均年齢は48.6歳，年齢分布では20歳と59歳にピークをもつ二峰性を認めた．また，男女比は4：1，頚髄損傷と胸腰髄損傷の比は3：1とし，人口100万人あたり年間40.2人の脊髄損傷が発生していると報告している．

その後の全国調査は実施されてはいないが，地域での疫学調査は実施されている[2-4]．そこで，2010年以降の疫学調査と，当院も参加している全国脊髄損傷データベースからの疫学について表1-1に示す．年齢分布では20歳と59歳の二峰性のピークが，70～80歳台の一峰性または60歳台の大きなピークと20歳台の小さなピークを示す傾向になり，若年者の脊髄損傷者が減少し，高齢者の脊髄損傷者が増大する傾向にあった．また，頚髄損傷と胸腰髄損傷の比は3：1から2.7～10.3：1と頚髄損傷の占める比率が高くなった．特に頚髄損傷においては完全麻痺と不全麻痺の比率は1：3.7から1：3.1～11.5と不全四肢麻痺が非常に高い比率を占め，頚髄損傷の不全四肢麻痺者が増加しているといえる．

全国脊髄損傷データベースにおける2011～2015年に入院した外傷性脊髄損傷者の年齢分布

表1-1 外傷性脊髄損傷の疫学調査

調査者	新宮[1]	田中[2]	時岡[3]	Katoh[4]	全国脊髄損傷データベース
調査規模	全国	千葉県	高知県	徳島県	
年代	1990～1992	2012	2010	2012	2011～2015
人数	9,752	247	95	91	685
年代ピーク	20歳と59歳の二峰性	70歳台の一峰性	80歳台の一峰性	70歳台の一峰性	60歳台の大きなピークと20歳台の小さなピーク
男女比（男性：女性）	4：1	2.9：1	3.1：1	2.6：1	5.8：1
四肢麻痺：対麻痺	3：1	7.8：1	3.1：1	10.3：1	2.7：1
完全麻痺：不全麻痺（四肢）	1：3.7	1：11.5	—	1：6.5	1：3.1
完全麻痺：不全麻痺（対）	1：1.5	1：3.7	—	0：8	1：0.81
受傷原因	交通事故43.7% 転落28.9% 転倒12.9%	転倒41% 転落28% 交通事故24%	転落49% 転倒32.3% 交通事故22.9%	転落29.7% 転倒27.5% 交通事故27.5%	転落37.6% 交通事故25.4% 転倒16.9%
対100万人推定発生率	40.2人	42.5人	120人	116.8人	—

では60歳台の大きなピークと20歳台の小さなピークを示し，50歳以上の不全四肢麻痺者が全体の40.9%と非常に多くを占め，高齢者の不全四肢麻痺者が多くを占めていることがわかる(図1-1).

受傷原因について，新宮らによる全国調査[1]では交通事故43.7%，転落28.9%，転倒12.9%であったが，その後の疫学的調査では交通事故は約25%と30%以下の報告が多く，交通事故が減少傾向にある．転落では28.9%から28〜49%とばらつきはあるが，40%前後と最も多い受傷原因となっている報告が多い．転倒に関しては12.9%から16.9〜41%と増加傾向であった．

発生率については，100万人あたりの推定発生率は42.5〜120人と地域により差を認めた．発生率が高い徳島県や高知県では過疎地域で高齢者が高所で危険な作業を行うことや，通院に車を運転せざるをえない地域特性が考えられると述べられ，わが国では地域の特性によって発生率に格差があるのではないかと推察される．

2 全国脊髄損傷データベースからみた疫学的変化

脊髄損傷の疫学的変化をきたした要因を全国脊髄損傷データベースから2001〜2005年，2006〜2010年，2011〜2015年の5年ごとの受傷原因を30歳台以下と50歳台以上に分けて調査した(図1-2)．交通事故は30歳台以下と50歳台以上でい

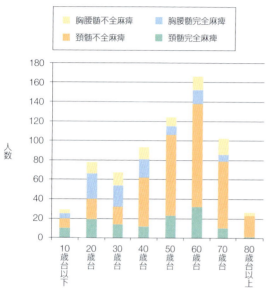

図1-1 2011〜2015年の全国脊髄損傷データベースによる外傷性脊髄損傷の年齢分布

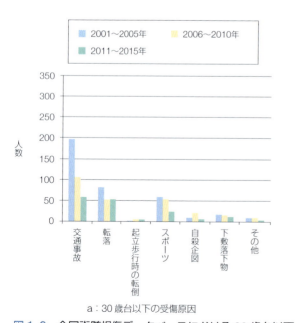

a：30歳台以下の受傷原因

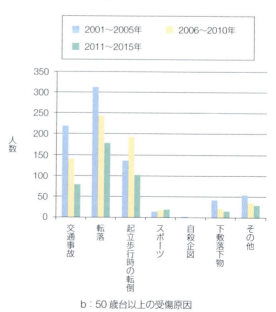

b：50歳台以上の受傷原因

図1-2 全国脊髄損傷データベースにおける30歳台以下と50歳台以上の受傷原因の変化

表1-2　高齢頚髄損傷者の疫学的特徴

	30歳台以下	50歳台以上	p値
転倒・転落	35.3%	66.4%	＜0.01
非骨傷性	14.0%	67.6%	＜0.01
OPLL合併率	2.2%	22.4%	＜0.01
不全麻痺	52.7%	80.5%	＜0.01

50歳台以上の頚髄損傷者は30歳台以下と比較して転倒・転落の受傷，非骨傷性，OPLLの合併，不全麻痺が有意に多い(p＜0.01).

ずれも減少し，特に30歳台以下で激減していることがわかる．また，50歳台以上では転落，転倒が多く，2011〜2015年では交通事故は減少し，転落，転倒は変動するものの，両者で66.4%と非常に多くを占めた．

このように，外傷性脊髄損傷の疫学的変化では若年者の交通事故が減少するとともに，高齢者の転倒，転落が増加し，高齢者の一峰性化へと変化しているといえる．

3　高齢頚髄損傷者の疫学的特徴 (表1-2)

外傷性脊髄損傷者で多くを占めるようになった高齢頚髄損傷者の疫学的特徴について，前述の2011〜2015年の全国脊髄損傷データベースから30歳台以下と50歳台以上の頚髄損傷者を比較した．50歳台以上は30歳台以下と比較して，受傷原因では転倒・転落が66.4% vs 35.3%，非骨傷は67.6% vs 14.0%，後縦靱帯骨化症(OPLL)合併率は22.4% vs 2.2%，不全麻痺は80.5% vs 52.7%といずれも有意に50歳台以上が多かった．このように高齢者の頚髄損傷では加齢に伴う脊柱管狭窄や変形性頚椎症，OPLLなどを伴い，転倒・転落など軽微な外力で非骨傷性の頚髄損傷による不全四肢麻痺になりやすい．その結果，高齢者の頚髄損傷による不全四肢麻痺が多くを占めていることが近年の特徴といえる．

4　疫学的変化の背景

1　若年者の交通事故による受傷が減少した背景

若年者の交通事故による脊髄損傷が減少した要因として，若年者の交通事故自体が減少したことが考えられる．実際，警察庁による平成28(2016)年中の交通事故発生状況[5]によると，2004年の交通事故発生件数が95万2,720件，および負傷者数118万3,617人に対し，それ以降年々減少し，2017年では交通事故発生件数は47万2,165件，負傷者数は58万847人と半数近くに減少した．また，年齢別の負傷者では40歳未満の若年者は2006年に60万9,360人であったが毎年減少し，2017年では27万86人と半数以上に減少している．こうした交通事故減少の背景にはシートベルトやエアバッグの普及，スピード違反や飲酒運転などの取り締まり強化などの成果があげられる．また近年，若年者の車離れが話題になっている．若年者の車離れの理由として，購入費用，維持費，税金，保険など経済的余裕がないこと，車よりむしろスマートフォンや少額の趣向品にお金を使ったほうがよいという指向になってきたことなどがあげられる[6]．こうした若年者をとりまく価値観，文化などの時代背景も加わったことで，若年者の交通事故が減少し，さらには若年者の交通事故による脊髄損傷の減少につながった可能性があると思われる．

2　高齢者の脊髄損傷が増加した背景

高齢者の外傷性脊髄損傷者が増加したことに関しては，若年者の交通事故の減少とともに，高齢者自体が増加していることが考えられる．総務省の報告[7]では，新宮らが調査した1990年では65歳以上の高齢者は1,493万人で日本の総人口の12.1%であったが，徐々に増加し，2018年では65歳以上の高齢者は3,557万人，総人口の28.1%と2倍以上に増加し，3〜4人に1人の割合を占めるようになった．さらに2035年には65歳以上の高齢者は3,741万人で総人口の33.4%に達し，3人に1人

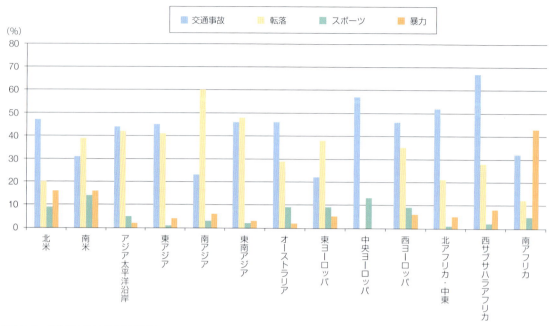

図 1-3 海外における受傷原因

(Lee BB, Cripps RA, Fitzharris M, et al：The global map for traumatic spinal cord injury epidemiology：update 2011, global incidence rate. Spinal Cord 52：110-116, 2014 より)

が65歳以上になることが予想されており，今後ますます高齢者の脊髄損傷が増加することが予想される．

5 海外での外傷性脊髄損傷の疫学[8,9]

脊髄損傷の疫学について，国際脊髄損傷協会の予防委員会の事業として，脊髄損傷発症の予防に向けて1959〜2011年の文献データを集積し，外傷性脊髄損傷の疫学の世界地図が作製された[8]．この報告によると，海外での外傷性脊髄損傷の1年間での発生率は100万人あたり23人，北米では40人，西ヨーロッパで16人，オーストラリア15人，中央アジア25人，南アジア21人，南米19〜25人，アフリカで21〜29人であった．それぞれの受傷原因を図1-3に示す．

受傷原因として，アジア太平洋沿岸，東アジア，東南アジアでは交通事故と転落が同程度にみられた．南アジアと東ヨーロッパでは交通事故より転落による受傷が多かった．北米，オーストラリア，中央ヨーロッパ，西ヨーロッパ，北アフリカ・中東，西サブサハラアフリカでは交通事故が非常に多かった．また，北米，南米，南アフリカで暴力が多いという特徴がみられた．

受傷原因による特徴では，交通事故による受傷は先進国では横ばいあるいは減少傾向にあるが，発展途上国では増加傾向にある．その要因として先進国ではシートベルトやエアバッグなどの普及や車体の衝撃吸収性の向上といった車の事故防止や安全性に対する技術の進歩，さらには道路の発達などがみられるのに対し，発展途上国では十分に普及していない現状がある．

転倒・転落に関しては，先進国では高齢者による低所での転倒・転落が増加傾向にあった．発展途上国では頭上に重い荷物を乗せて運搬するため若年者による転倒・転落が多い傾向があった．また，わが国では転倒・転落による高齢者の不全頸髄損傷が増加傾向にあるが，これはわが国に限らず，先進国全体に当てはまる傾向といえる．

暴力に関連した脊髄損傷は戦闘地域や銃創・切創などを負いやすい武器の利用率が高い地域に多

く，北および南米から南アフリカ，中東に及ぶベルト地帯にみられた．銃による受傷率が高い国は米国とブラジルで，最も多い国は南アフリカ共和国であった．

水中への飛び込みの受傷は四肢麻痺が多く，海岸や河川の地域で多くみられる．

このように外傷性脊髄損傷の原因は地域の文化や生活習慣，自然環境に影響され，こうした疫学を調査することで各国での課題が明確化されるため，予防対策を講じることが重要となる．

2 非外傷性脊髄損傷の疫学

1 当院の非外傷性脊髄損傷の疫学

非外傷性脊髄損傷は原因疾患の影響があり，疫学の報告は少ない．そこで2011〜2015年に当院に入院した非外傷性脊髄損傷患者について述べる．同年に入院した脊髄損傷患者は376人で外傷性は257人，非外傷性は119人で31.6%と大よそ1/3を占めた．非外傷性の原因疾患の内訳は脊柱管の変性（脊柱管狭窄症，OPLLなど）が20.2%，特発性脊髄梗塞が14.3%，脊髄腫瘍11.8%，化膿性脊椎炎11.8%，大動脈瘤などに伴う脊髄梗塞9.2%，硬膜外血腫5.9%，硬膜外膿瘍5.9%，脊髄炎5.0%，血管奇形2.5%，脊髄出血1.7%，その他11.8%であった（図1-4）．平均年齢は54.9±13.8歳，年齢分布では50〜60歳台の一峰性であった（図1-5）．男女比は2.4：1であった．麻痺に関しては頸髄損傷と胸腰髄損傷の比は0.4：1，頸髄損傷による完全四肢麻痺0.8%，不全四肢麻痺27.7%，胸腰髄損傷による完全対麻痺11.8%，不全対麻痺59.7%と不全対麻痺が多かった．これはリハビリテーション専門病院に限定された結果ではあるが，外傷性と比較して，女性の占める割合が高く，不全対麻痺が多い傾向にあった．また，McKinleyら[10]は非外傷性は脊髄損傷全体の39%を占め，外傷性と比較して，年齢が高く，女性，不全対麻痺が多いことを報告しており，今回と同様の結果が示された．

2 海外での非外傷性脊髄損傷の疫学[11]

外傷性と同様，非外傷性でも国際脊髄損傷協会

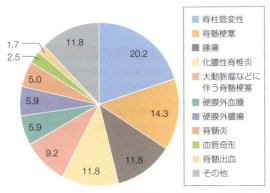

図1-4 2011〜2015年の当院における非外傷性脊髄損傷患者の内訳(%)

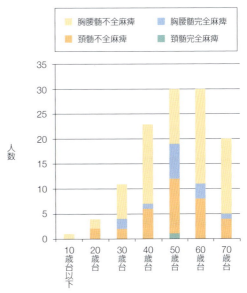

図1-5 2011〜2015年の当院における非外傷性脊髄損傷患者の年齢分布

の予防委員会が1959〜2011年の文献データを集積し，非外傷性脊髄損傷の疫学の世界地図が作製された．この報告から，海外での非外傷性脊髄損傷の1年間での発生率は100万人あたり，北米では76人，西ヨーロッパで6人，オーストラリア26人，オセアニア地区で9人，アジア太平洋地区で20人であった．先進国では脊柱管の変性によるものや腫瘍が多くを占め，発展途上国では感染によるものが多く，特に結核，後天性免疫不全症候群（AIDS）によるものが多くを占めた．

3 疫学からみた予防と展望

　脊髄損傷の疫学はその時代をとりまく状況や文化，生活環境，自然環境によって変化しうる．近年では脊柱管狭窄症やOPLLなど脊柱の変性を伴った高齢者の脊髄損傷が世界的に増加傾向にあるため，脊髄損傷の発生予防対策として，高齢者に特に重点をおく必要がある．高齢者を対象にした地域での転倒予防教室の取り組み，高所での作業を避ける，作業場での安全性確保，住居内のバリアフリー化といった対策，さらには健康診断時（50歳以上）のスクリーニングとして，頸椎X線撮影などによるOPLLや脊柱管狭窄症の所見の有無についても検討が必要と思われる[12]．

　脊髄損傷のリハビリテーションでも，若年者を対象にしたものから高齢者を対象にしたものへの対応の変化として，年齢を考慮した予後予測，高血圧，心疾患や糖尿病など全身状態を考慮し，脊髄損傷としての管理だけでなく，内科的管理を行いながらリハビリテーションを進めていくことが必要となる．また，少子高齢化によって高齢者が高齢者を介護する場合が増加しているため，介護者の負担軽減を考慮したサービス導入や地域連携がより重要となる．こうした高齢の脊髄損傷者への対応が今後の大きな取り組み課題といえる．

■文献
1) 新宮彦助，木村　功，那須吉郎，他：脊髄損傷の疫学と予防．整・災外 41：745-752，1998
2) 田中康之，吉永勝訓：千葉県における脊髄損傷疫学調査（2012）．日脊髄障害医会誌 27：166-167，2014
3) 時岡孝光，土井英之：高知県における急性期外傷性脊髄損傷の実態調査．日脊髄障害医会誌 25：24-25，2012
4) Katoh S, Enishi T, Sato N, et al：High incidence of acute traumatic spinal cord injury in a rural population in Japan in 2011 and 2012：an epidemiological study. Spinal Cord 52：264-267, 2014
5) 警察庁交通局：平成29年中の交通事故の発生状況．2018（https://www.e-stat.go.jp/stat-search/files?page=1&layout=datalist&toukei=00130002&tstat=000001027457&cycle=7&year=20170&month=0）
6) 藤村俊夫：若者に"クルマづくり"の素晴らしさを伝える．JAMAGAZINE 48：2-8，2014
7) 総務省統計局：統計トピックス No. 113　統計からみた我が国の高齢者—「敬老の日」にちなんで．2018（https://www.stat.go.jp/data/topics/topi1130.html）
8) Lee BB, Cripps RA, Fitzharris M, et al：The global map for traumatic spinal cord injury epidemiology：update 2011, global incidence rate. Spinal Cord 52：110-116, 2014
9) Ning GZ, Wu Q, Li YL, et al：Epidemiology of traumatic spinal cord injury in Asia：A systematic review. J Spinal Cord Med 35：229-239, 2012
10) McKinley WO, Seel RT, Hardman JT：Nontraumatic spinal cord injury：incidence, epidemiology, and functional outcome. Arch Phys Med Rehabil 80：619-623, 1999
11) New PW, Cripps RA, Lee BB：Global maps of nontraumatic spinal cord injury epidemiology：towards a living data repository. Spinal Cord 52：97-109, 2014
12) 豊永敏宏：歩行障害と運動療法．総合リハ 28：329-335，2000

Note サーファーズミエロパチー

サーフィンは若年者に人気のスポーツである. しかし, サーフィンを行っている最中, あるいは直後に突然対麻痺をきたし, 脊髄梗塞を合併する場合がある. このサーフィンによる脊髄梗塞(サーファーズミエロパチー, surfer's myelopathy)は2004年にThompsonら[1]によりはじめて報告された. サーフィンでなぜ脊髄梗塞を合併するのか疑問に思われるが, サーファーズミエロパチーの原因として, サーフィンのパドリング中の脊柱過伸展により, 特に下位胸髄レベルでの血流障害による脊髄梗塞で対麻痺をきたすと考えられている. その詳しい病態は不明であるが, Thompsonらによると, サーファーズミエロパチーの9人中8人が日本人で, サーフィンの初心者, やせ型の体格が多かった. そのため, 日本からの観光での長距離移動, 長時間のビーチ滞在のための脱水傾向などが影響しているのではないかと述べている.

サーファーズミエロパチーはサーフボード上でのパドリング姿勢に伴う脊柱過伸展やPopping upと呼ばれる立ち上がり動作時の脊柱伸展・屈曲の繰り返しで椎間板の膨隆や黄色靱帯による圧迫が生じ, 椎間板孔部でのアダムキュービッツ(Adamkiewicz)動脈が機械的圧迫を受けることや脊柱屈曲により脊髄が長軸方向に伸長されるために生じる血管攣縮などが原因として考えられているが, 詳細は不明である[2].

当院ではサーファーズミエロパチーを5例経験した. 5例の平均年齢は23歳(12〜43歳), 男性3例, 女性2例であった. 3例がハワイで受傷し, 神経学的残存レベルはT7〜L1と胸腰髄レベルであった. ASIA Impairment Scale(AIS)はA3例, C1例, D1例であった. 完全麻痺の3例は退院時も完全麻痺が残存し, 車椅子移動であったがADLは自立していた. 不全対麻痺の2例中AIS Cの1例は両側ロフストランド杖で屋内歩行は自立, 屋外移動は車椅子移動となり, 排尿障害は自尿でADLは自立した. AIS Dの1例は杖なしで屋外歩行は自立していたが, 排尿は間欠的自己導尿であった. ADLは自立した.

サーファーズミエロパチーの予後について, Thompsonら[1]は, 患者9人中(平均年齢25.9歳, 男性8人, 女性1人)完全対麻痺は1例で, 残りの8人はAIS Dであったと報告している. AIS Dの8人中4人が筋力, 感覚ともに正常に改善し, 予後は比較的良好といえるが, 完全対麻痺と重度の場合もあると述べている.

このようにサーファーズミエロパチーは比較的若年者に発症し, 不全麻痺では予後は比較的良好であるが, 完全麻痺となる重度な場合がある. 若年者が多いため長期的なフォローが必要といえる.

サーファーズミエロパチーの認知度は決して高くない. そのため, サーフィン体験希望者や指導者, 医療従事者に対し, 広く啓発していく必要がある. また, サーフィン中の過度のパドリングを避ける, 突然の痛み, 下肢脱力感など何か異変があれば, 速やかに医療機関につなげ, 早急に診断や治療に結びつける必要がある.

■文献
1) Thompson TP, Pearce J, Chang G, et al : Surfer's myelopathy. Spine 29 : 353-356, 2004
2) Takakura T, Yokoyama O, Sakuma F, et al : Complete paraplegia resulting from surfer's myelopathy. Am J Phys Med Rehabil 92 : 833-837, 2013

2章 評価と予後予測

1 評価

1 麻痺の評価

脊髄損傷では完全麻痺か不全麻痺かがその後の予後に大きく影響する．また，完全麻痺では残存する機能によって獲得する ADL は異なる．そのため，麻痺の程度や残存する機能レベルを評価することは重要である．脊髄損傷の機能障害の評価では Frankel 分類，ASIA Impairment Scale，Zancolli の上肢機能分類などが広く用いられている．

(1) Frankel 分類（表 2-1）[1]

Frankel 分類は脊髄損傷の機能障害の評価法として最初につくられたものであり，完全損傷と不全損傷に大別し，さらに不全損傷を移動能力に応じて3段階に分けている．

(2) ASIA 神経学的評価[2]

ASIA Impairment Scale（AIS）は Frankel 分類を基に米国脊髄損傷学会（American Spinal Injury Association；ASIA）が開発し，国際脊髄学会（International Spinal Cord Society；ISCoS）で脊髄損傷の神経学的分類からも承認された．ASIA の神経学的評価は International Standards for Neurological Classification of Spinal Cord Injury（ISNCSCI）の評価シート（図 2-1）[3] を用いて運動スコア，知覚スコアを算出し，各機能を定量化するとともに，経時的変化の検討や神経学的レベルの同定ができる．

①運動スコア（motor score）

C5〜S1 までの10脊髄節を代表する筋（key muscle）について徒手筋力テスト（Manual Muscle Testing；MMT）を行う．Key muscle は受傷後搬

表 2-1　Frankel 分類

A（complete）	神経学的高位より下位の運動・知覚の完全喪失
B（sensory）	神経学的高位より下位の運動の完全麻痺，知覚はある程度残存
C（motor useless）	神経学的高位より下位の運動機能はわずかに残存しているが，実用性なし
D（motor useful）	神経学的高位より下位の実用的な運動機能が残存
E（recovery）	運動・知覚麻痺・膀胱直腸障害などの神経学的症状を認めないもの，深部反射は亢進してもよい

（Frankel HL, Hancock DO, Hyslop G, et al：The value of postural reduction in the initial management of closed injuries of the spine with paraplegia and tetraplegia. Paraplegia 7：179-192, 1969 より）

送された状態でベッド上でも測定できるように臥位で測定できる筋が選定されている．髄節と key muscle の関係は C5：肘屈筋，C6：手関節背屈筋，C7：肘伸筋，C8：中指末節の屈筋，T1：小指外転筋，L2：股屈筋，L3：膝伸筋，L4：足背屈筋，L5：母趾伸筋，S1：足底屈筋である．筋力を0〜5の6段階で評価し，左右上下肢それぞれ加算し，最高25点ずつで合計最高100点となる．疼痛や骨折などで筋力測定ができない場合は検査不能として NT と判定する．

②知覚スコア（sensory score）

C2〜S4/5 髄節が支配する28領域について触覚と痛覚をそれぞれ検査する．主な髄節と sensory point は C4：肩峰，C5：腕橈骨筋起始，C6：母指球，C7：中指球，C8：小指球，T4：乳頭高位，T6：胸骨剣状突起高位，T10：臍高位，L1：股内

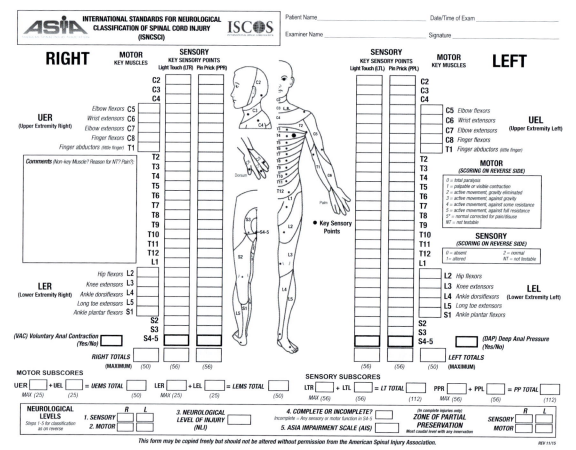

図2-1 International Standards for Neurological Classification of Spinal Cord Injury（ISNCSCI）の評価シート
（http://asia-spinalinjury.org/wp-content/uploads/2016/02/International_Stds_Diagram_Worksheet.pdf より）

転筋起始，L2：大腿内側中央，L3：膝蓋骨内側，L4：内果，L5：足背内側，S1：踵外側，S2：膝窩，S3：殿襞中央，S4/5：肛門皮膚粘膜移行部である．知覚は正常を2点，鈍麻または過敏を1点，脱失を0点の3段階で評価する．触覚，痛覚の各sensory pointの点数を合計して，痛覚の合計をpin prick score，触覚の合計をlight touch scoreとして計算する．左右それぞれ28髄節ずつで合計すると最高で左右それぞれ56点ずつとなり，合計すると112点となる．

③神経学的レベル（neurological level of injury；NLI）

　神経学的レベルは脊髄損傷でどのレベルまで正常かを示す．神経学的レベルの同定手順は運動レベルおよび知覚レベルを左右それぞれ決定する．運動レベルは損傷部のkey muscleの評点が3以上である最下位の髄節で表す．ただし，その直上の髄節のkey muscleの評点が5でなくてはならない．なぜならば一般にほとんどの筋は複数の髄節によって支配されているため，一つの髄節が残存し，他の一つの髄節が機能していなければ筋力は低下するが，筋力が3以上あれば，上位の髄節では支配されていると考えるからである．知覚レベルでは損傷部位において触覚，痛覚ともに正常な最下位の皮膚髄節で表す．左右の運動，知覚，神経学的レベルで最も上位の高位を神経学的レベルとして用いる．

④完全麻痺と不全麻痺

　Frankel分類では完全麻痺は損傷高位より下位の運動と知覚の完全喪失であったが，ASIA神経

表 2-2 ASIA Impairment Scale

A（complete）	S4/5 領域の運動・知覚機能の完全喪失
B（incomplete）	神経学的高位より下位の知覚機能は残存して，S4/5 の知覚（S4/5 領域の触覚か痛覚，あるいは深部肛門内圧）が存在し，運動機能は左右どちらの側にも運動レベルより下位に 3 レベルを超えては残存しない
C（incomplete）	神経学的高位より下位に運動機能が残存し，麻痺域の key muscle の半数以上が筋力 3 未満
D（incomplete）	神経学的高位より下位に運動機能が残存し，麻痺域の key muscle の半数以上が筋力 3 以上
E（normal）	運動・知覚機能ともに正常

〔Kirshblum SC, Burns SP, Biering-Sorensen F, et al：International standards for neurological classification of spinal cord injury（revised 2011）. J Spinal Cord Med 34：535-546, 2011 より〕

学的評価では神経学的レベルの最尾側である S4/5 レベルの肛門皮膚粘膜移行部の運動・知覚の完全喪失と定義された．したがって，S4/5 レベルの肛門皮膚粘膜移行部の機能が残存していれば不全麻痺ということになる．

⑤部分的神経機能残存（zone of partial preservation；ZPP）

ZPP は完全麻痺においてのみ用いられ，神経学的レベルより 3 髄節下の範囲内で運動または知覚が残存している部位に対して用いる．

⑥ASIA Impairment Scale（AIS）

機能障害の重症度の分類として用いられる AIS を表 2-2[2] に示す．AIS は改訂を繰り返し，新たに S4/5 の知覚の機能として深部肛門内圧（deep anal pressure）が加わった．また AIS B では，運動機能は左右どちらの側にも運動レベルより下位に 3 レベルを超えて残存しないという内容が加わった．

⑦臨床症状分類

・central cord syndrome：頚髄不全損傷によくみられ，中心性頚髄損傷ともいわれ，下肢よりも上肢に麻痺が著しい特徴がある．

・Brown Séquard syndrome：脊髄の半側が損傷した場合にみられ，同側の運動麻痺と深部感覚障害，反対側の温痛覚障害を伴う．

・anterior cord syndrome：脊髄の前方 2/3 が障害され，後索は保たれる．そのため，損傷高位以下の温痛覚障害と運動麻痺が生じ，深部感覚が比較的保たれている特徴がある．前脊椎動脈閉塞に伴う．

・posterior cord syndrome：脊髄の後索が主に障害され，損傷高位以下の深部感覚障害がみられるが，比較的筋力や温痛覚が保たれている．ビタミン B_{12} 欠乏症などでみられる．

・脊髄円錐症候群（conus medullaris syndrome）：脊髄円錐部の損傷で，脊柱管内の仙髄と腰神経根の障害で会陰部および肛門とその周辺に知覚低下がある．弛緩性の膀胱直腸障害と下肢麻痺を伴うものと，仙髄節の反射機能が保たれているものがある．

・馬尾症候群（cauda equina syndrome）：馬尾の損傷で腰仙部神経根が障害される．弛緩性の膀胱直腸障害と下肢麻痺を呈する．

（3）Zancolli の上肢機能分類[1]

Zancolli の上肢機能分類は上肢に整形外科的機能再建術を行うための指標として作成された．国際的に広く使用され，麻痺高位を表現する方法としても普及している（表 2-3）．

2 日常生活動作の評価

脊髄損傷の日常生活動作（activities of daily living；ADL）の評価は機能的自立度評価法（Functional Independence Measure；FIM）や Barthel Index が用いられることが多い．脊髄損傷者を対象として開発された Spinal Cord Independence Measure（SCIM）もある．SCIM はセルフケア 4 項目，呼吸と排泄管理 4 項目，移動 9 項目の計 17 の評価項目があり，合計スコアが 0～100 点となるように設定されている．

3 歩行能力の評価

歩行能力については Walking Index for Spinal Cord Injury II（WISCI II）[5] がよく用いられている．この WISCI II は脊髄損傷者における 10 m の歩行能力を歩行補助具，装具，人による介助の 3 種類を組み合わせて，0（歩行不可能）～18 点（装具での歩行），19 点（片杖歩行），20 点（杖なし歩行）に分類している．

表 2-3 Zancolli の上肢機能分類

群	可能な動作	最下位機能髄節	残存運動機能		亜群		分類
I	肘屈曲	C5	上腕二頭筋 上腕筋	A	腕橈骨筋(−)		C5A
				B	腕橈骨筋(＋)		C5B
II	手関節伸展	C6	長・短橈側手根伸筋	A	手関節伸展可能		C6A
				B	強い手関節伸展	I. 円回内筋，橈側手根屈筋，上腕三頭筋(−)	C6BI
						II. 円回内筋(＋)，橈側手根屈筋，上腕三頭筋(−)	C6BII
						III. 3筋(＋)	C6BIII
III	指の外来伸筋	C7	総指伸筋 小指伸筋 尺側手根伸筋	A	尺側指完全伸展と橈側骨と母指の麻痺		C7A
				B	全指の完全伸展と弱い母指伸展		C7B
IV	指の外来筋による屈曲と母指伸筋	C8	深指屈筋 固有示指伸筋 長母指伸筋 尺側手根屈筋	A	尺側指の完全屈曲と橈側指と母指の屈曲不全，母指伸展可能		C8A
				B	全手指の完全屈曲 内在筋麻痺	I. 浅指屈筋(−)	C8BI
						II. 浅指屈筋(＋)	C8BII

(Mizukami M, Kawai N, Iwasaki Y, et al：Relationship between functional levels and movement in tetraplegic patients. A retrospective study. Paraplegia 33：189-194, 1995 より)

4 QOL の評価

QOL(quality of life)の評価には，Craig Handicap Assessment and Reporting Technique(CHART)，SF-36®，EuroQOL，WHOQOL-BREF などが用いられる．

2 予後予測

1 評価の時期

脊髄損傷の予後予測では，受傷直後では意識レベル，疼痛，飲酒などの影響もあり，長期的予後には 72 時間後の評価が有効である[6]．

2 神経学的レベルの改善

完全四肢麻痺の場合，神経学的損傷高位レベルの直下の筋力が1年後3以上に回復する可能性は，受傷後72時間～1週間で，筋力0の場合は約50％，筋力1～2はほぼ100％である．受傷後1か月の時点では，筋力が0の場合は約25％，1～2の場合は95％以上である．また，0の場合では，50～60％は筋力は1～2に改善する．また2髄節下では，1か月後に筋力0の場合に，1年後に1となるのは10％以下であり，3にまで改善するのは1％以下と報告されている[7]．このように，神経学的損傷高位はほとんどの症例で1レベル改善するといえる．

3 AIS の変化

脊髄損傷の障害度分類では ASIA による神経学的評価(AIS)が広く用いられる．Marino ら[8] の報告では，入院時の AIS A～D の1年後の変化で，A の場合，1年後も A となるのは84.6％で，約15％が不全麻痺になる．B の場合は運動完全麻痺(A，B)は28.2％，C は38.0％，D は33.3％と，運動完全麻痺，C，D それぞれ約1/3ずつになる．C の場合は D が66.7％と，2/3が D となることを報告している．また，AIS が変化する場合，約80％が受傷から3か月以内に変化したが，1年近く経過した場合でも変化を認めた例があり，長期間経過した場合でも変化する可能性があるといえる[9]．

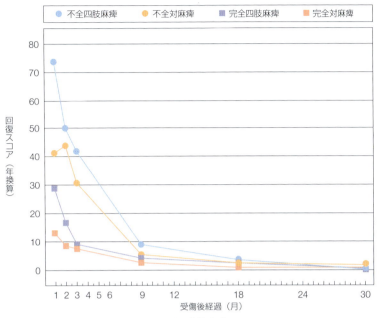

図 2-2　motor score の改善率と経時的変化
9 か月まで改善が著しく，特に受傷後 3 か月が著明に改善する．
(Burns AS, Ditunno JF: Establishing prognosis and maximizing functional outcomes after spinal cord injury: a review of current and future directions in rehabilitation management. Spine 26: S137-145, 2001 より)

4 麻痺の改善

motor score の改善では受傷後と 1 年後で比較した場合，AIS C が最も増加するが，合計点は上下肢ともに D が最大であったと報告している[10]．motor score の改善率では 9 か月まで改善が著しく，特に受傷後 3 か月までが改善度が大きいことを報告している（図 2-2）[11]．

5 歩行

不全四肢麻痺では AIS B で歩行を獲得する割合は痛覚が残存する場合は 66〜89％，触覚のみでは 11〜14％で，触覚のみより痛覚残存のほうが予後良好である[7]．

歩行の予後に関しては，Kay らの報告[12]によると，受傷後 1 か月の時点の AIS で，退院時の歩行が FIM で 3 点以上になるのは，対麻痺では AIS A，B で 2.4％，C で 31.3％，D で 57.1％，四肢麻痺では AIS A，B で 0.0％，C で 27.3％，D で 70.0％とされ，50 歳未満と 50 歳以上では AIS C でそれぞれ 33.3％と 25％，AIS D で 98.8％と 54.8％で 50 歳未満のほうが予後は良好であった．

また，歩行の予後良好な因子として，頸髄損傷で Frankel 分類 C の場合，受傷後 2 か月の時点で大腿四頭筋の筋力が 3 以上であれば受傷後 1 年の歩行に関して予後良好であると述べている[13]．

6 年齢の影響

(1) 完全麻痺と年齢の影響

完全麻痺では獲得できる ADL は神経学的レベルによって決定する．しかし，年齢による影響に関しての報告は少ない．そこで今回，全国脊髄損傷データベースに登録された運動完全四肢麻痺（上肢筋力両側レベル 3 以上の筋力）の C5：93 人，C6：131 人，C7：123 人，運動完全対麻痺：335 人について，監視レベル以上の FIM 5 点以上であれば動作を獲得したとして，年代別の FIM 5 点以上獲得率を調査した（表 2-4〜7）．

結果は，C5 レベルでは食事獲得率が 50％以上，移動獲得率が 25％以上は 40 代以下であり，50 代

表 2-4　C5 運動完全麻痺の FIM 5 点以上獲得率

C5	食事	整容	清拭	上半身更衣	下半身更衣	トイレ動作	排尿	排便	移乗ベッド	移乗トイレ	移乗浴槽	移動	人数	受傷～入院(日)	入院期間(日)
10 代	◎80%	－20%	－0%	－0%	－0%	－0%	－0%	－0%	－20%	－0%	－0%	－20%	5	169.2	274.4
20 代	○69%	－15%	－0%	－0%	－0%	－0%	－0%	－0%	－0%	－0%	－0%	△38%	13	76.7	240.4
30 代	○50%	－19%	－0%	－0%	－0%	－0%	－0%	－0%	－0%	－0%	－0%	○56%	16	120.9	243.6
40 代	○64%	－18%	－0%	－0%	－0%	－0%	－0%	－0%	－0%	－0%	－0%	△45%	11	68.5	318.6
50 代	－12%	－0%	－0%	－0%	－0%	－0%	－0%	－0%	－0%	－0%	－0%	－6%	17	92.3	244.6
60 代	－22%	－6%	－0%	－0%	－0%	－0%	－0%	－0%	－0%	－0%	－0%	－22%	18	139.4	222.2
70 代以上	－8%	－0%	－0%	－0%	－0%	－0%	－0%	－0%	－0%	－0%	－0%	－8%	13	45.3	132.8

獲得率 75%以上：◎，75～50%：○，50～25%：△，25%以下：－

表 2-5　C6 運動完全麻痺の FIM 5 点以上獲得率

C6	食事	整容	清拭	上半身更衣	下半身更衣	トイレ動作	排尿	排便	移乗ベッド	移乗トイレ	移乗浴槽	移動	人数	受傷～入院(日)	入院期間(日)
10 代	◎96%	○61%	－9%	△44%	－17%	－4%	－13%	－4%	△43%	－9%	－4%	◎87%	23	65.1	281.7
20 代	◎98%	○51%	－15%	△39%	－15%	－7%	－20%	－15%	－17%	－10%	－2%	◎78%	41	128.3	291.6
30 代	◎88%	△38%	－0%	－12.5%	－0%	－0%	－6%	－0%	－12.5%	－0%	－0%	○56%	16	78.5	284.6
40 代	○71%	△29%		－6%	－6%				－0%	－0%	－0%	○71%	17	62.5	253.3
50 代	○65%	△35%		－10%					－0%	－0%	－0%	△40%	20	94.4	279.4
60 代	◎80%	△30%	－10%	－0%			－10%		－0%	－0%	－0%	◎80%	10	86.4	203.3
70 代以上	○50%	－0%							－0%	－0%	－0%	△25%	4	1.3	181.3

獲得率 75%以上：◎，75～50%：○，50～25%：△，25%以下：－

以上では FIM 運動すべてが困難であった．C6 では更衣上衣が 30 代以上から困難であった．C7 では 30 代以下で更衣上衣，下衣，ベッド移乗で 50% 以上の獲得率を示したが，40 代以上では更衣下衣，移乗が困難であった．対麻痺では 50 代までは更衣下衣，ベッド移乗が 75% 以上の獲得率だが，60 代では 50～75%，70 代以上では 25% 以下であった．

このように今までのレベルごとの ADL を獲得できるのは比較的若年者であり，年齢も予後に影響する因子といえる．しかし，今回の調査は退院時のデータであり，われわれは高齢者の場合でも退院後に長期的な経過で ADL を獲得する症例を経験するため，長期的にフォローしていく必要がある．

（2）不全四肢麻痺と年齢の影響

全国脊髄損傷データベースをもとに，AIS C，Dについて受傷から入院までの期間を 7 日以内，30 日以内，60 日以内，90 日以内，90 日以降に分けて，退院時における motor score，FIM の改善度を年代別に調査した[14]ところ，受傷から入院までの期間が短いほど，年代を問わず motor score や FIM の改善度は高かったが，年代別にみた場合，年代が上がるほど改善度は低下した．しかし，いずれの年代も長期にわたり改善を認めた．歩行に関しては AIS D で FIM 5 点以上を獲得した割合は 60 歳未満で 74.7%，60 歳以上で 61.5% と，60 歳未満で有意に高値であった．

中心性頚髄損傷者について Newey ら[15]は 50 歳未満，50～69 歳，70 歳以上の 3 群で比較し，屋内歩行が自立した患者はそれぞれ 100%，69%，40% と FIM では徐々に低下し，70 歳以上が最も低かったことを報告した．Scivoletto ら[16]は 50 歳未満と 50 歳以上で歩行自立した割合は，AIS C では 25%

表 2-6　C7 運動完全麻痺の FIM 5 点以上獲得率

C7	食事	整容	清拭	上半身更衣	下半身更衣	トイレ動作	排尿	排便	移乗ベッド	移乗トイレ	移乗浴槽	移動	人数	受傷～入院(日)	入院期間(日)
10代	◎100%	◎87%	△33%	◎80%	○53%	△27%	△47%	△27%	○67%	△33%	△33%	◎80%	15	60.5	241.1
20代	◎100%	◎96%	△42%	◎79%	◎75%	△29%	○58%	−21%	○71%	△38%	△38%	◎92%	24	120.2	236.4
30代	◎93%	○71%	−0%	◎79%	○50%	−14%	△29%	−7%	○64%	−0%	−14%	○71%	13	94.5	343.4
40代	◎95%	◎86%	−9%	−23%	−5%	−5%	−9%	−0%	−23%	−9%	−5%	○68%	22	159.7	253.3
50代	◎100%	△30%	−5%	△25%	−15%	−0%	−10%	−10%	−10%	−5%	−5%	○65%	20	130.5	224.1
60代	○71%	−24%	−0%	−14%	−0%	−0%	−14%	−5%	−14%	−5%	−0%	○57%	21	80.4	203.8
70代以上	○63%	△38%	−13%	△25%	−13%	−0%	−0%	−0%	−0%	−0%	−0%	△25%	8	24.4	216.9

獲得率 75%以上：◎，75～50%：○，50～25%：△，25%以下：−

表 2-7　対麻痺運動完全麻痺の FIM 5 点以上獲得率

対麻痺	食事	整容	清拭	上半身更衣	下半身更衣	トイレ動作	排尿	排便	移乗ベッド	移乗トイレ	移乗浴槽	移動	人数	受傷～入院(日)	入院期間(日)
10代	◎100%	◎100%	◎95%	◎100%	◎97%	◎91%	◎97%	◎94%	◎100%	◎97%	◎94%	◎97%	35	101.7	193.7
20代	◎100%	◎100%	◎92%	◎100%	◎98%	◎96%	◎100%	◎86%	◎99%	◎98%	◎88%	◎95%	91	83.9	182.6
30代	◎100%	◎100%	◎84%	○68%	◎91%	◎91%	◎93%	◎84%	◎96%	◎90%	◎79%	◎97%	67	71.0	228.0
40代	◎100%	◎100%	○68%	◎96%	◎89%	◎77%	◎84%	○67%	◎86%	◎77%	○60%	◎94%	57	76.5	217.0
50代	◎98%	◎98%	◎84%	◎98%	◎90%	○73%	◎88%	◎80%	◎80%	◎76%	◎76%	◎91%	49	108.9	209.6
60代	◎100%	◎100%	△48%	◎78%	○65%	△43%	○70%	△39%	○74%	△48%	△30%	◎87%	23	79.4	207.7
70代以上	◎85%	◎77%	−23%	△38%	−23%	−15%	−23%	−8%	−23%	−8%	−0%	◎62%	13	46.5	156.0

獲得率 75%以上：◎，75～50%：○，50～25%：△，25%以下：−

と 1.4％で 50 歳未満で有意に高く，AIS D では 100％と 80％で有意差は認めなかった．当院における中心性頸髄損傷に関する報告[17]では，歩行が自立した割合は 65 歳未満で 87.6％，65 歳以上で 70.9％と 65 歳未満で有意に高かった．しかし 65 歳以上のうちの 1 例で，退院時には平行棒内歩行レベルであったが，退院後約 1 年で T 杖で歩行自立したことが確認された症例もある．

　高齢者の場合，同じ筋力でも若年者ほど機能的自立度は向上しない．その要因として内科的合併症や認知面の問題がある．また，せん妄，抑うつ，認知症など精神科的疾患を 16.5～24.6％[18,19]に認めた報告もあり，高齢者の頸髄損傷のリハビリテーションを進めるにあたっては，内科的管理や精神科的アプローチといった包括的なアプローチが必要とされる．また，長期的な経過で改善する場合もあり，長期的なビジョンをもってフォローしていくことが重要と思われる．

■文献
1) Frankel HL, Hancock DO, Hyslop G, et al：The value of postural reduction in the initial management of closed injuries of the spine with paraplegia and tetraplegia. Paraplegia 7：179-192, 1969
2) Kirshblum SC, Burns SP, Biering-Sorensen F, et al：International standards for neurological classification of spinal cord injury(revised 2011). J Spinal Cord Med 34：535-546, 2011
3) http://asia-spinalinjury.org/wp-content/uploads/2016/02/International_Stds_Diagram_Worksheet.pdf
4) Mizukami M, Kawai N, Iwasaki Y, et al：Relationship between functional levels and movement in tetraplegic patients. A retrospective study. Paraplegia 33：189-194, 1995
5) Dittuno PL, Ditunno JF Jr：Walking index for spinal cord injury(WISCI II)：scale revision. Spinal Cord 39：654-656, 2001
6) Brown PJ, Marino RJ, Herbison GJ, et al：The 72-

hour examination as a predictor of recovery in motor complete quadriplegia. Arch Phys Med Rehabil 72 : 546-548, 1991

7) Kirshblum SC, O'Connor KC : Predicting neurologic recovery in traumatic cervical spinal cord injury. Arch Phys Med Rehabil 79 : 1456-1466, 1998

8) Marino RJ, Ditunno JF Jr, Donovan WH, et al : Neurological recovery after traumatic spinal cord injury : data from the model spinal cord injury systems. Arch Phys Med Rehabil 80 : 1391-1396, 1999

9) Fawcett JW, Curt A, Steeves JD, et al : Guidelines for the conduct of clinical trials for spinal cord injury as developed by the ICCP panel : spontaneous recovery after spinal cord injury and statistical power needed for therapeutic clinical trials. Spinal Cord 45 : 190-205, 2007

10) Marino RJ, Burns S, Graves DE, et al : Upper- and lower-extremity motor recovery after traumatic cervical spinal cord injury : an update from the national spinal cord injury database. Arch Phys Med Rehabil 92 : 369-375, 2011

11) Burns AS, Ditunno JF : Establishing prognosis and maximizing functional outcomes after spinal cord injury : a review of current and future directions in rehabilitation management. Spine 26 : S137-145, 2001

12) Kay ED, Deutsch A, Wuermser LA : Predicting walking at discharge from inpatient rehabilitation after a traumatic spinal cord injury. Arch Phys Med Rehabil 88 : 745-750, 2007

13) Crozier KS, Cheng LL, Graziani V, et al : Spinal cord injury : prognosis for ambulation based on quadriceps recovery. Paraplegia 30 : 762-767, 1992

14) 横山　修, 高内裕史：高齢頚髄損傷におけるリハビリテーションの問題点と課題. 日脊髄障害医会誌28 : 36-43, 2015

15) Newey ML, Sen PK, Fraser RD : The long-term outcome after central cord syndrome : a study of the natural history. J Bone Joint Surg Br 82 : 851-855, 2000

16) Scivoletto G, Morganti B, Ditunno P, et al : Effects on age on spinal cord lesion patients' rehabilitation. Spinal Cord 41 : 457-464, 2003

17) 横山　修：中心性頚髄損傷―能力障害, 転帰と健康関連QOL. Jpn J Rehabil Med 45 : 230-235, 2008

18) 水落和也, 安藤徳彦, 大橋正洋, 他：高齢脊髄損傷者の医学的問題点―神奈川県総合リハビリテーションセンターの事例から. 総合リハ18 : 417-421, 1990

19) 横山　修, 高内裕史：高齢頚髄損傷におけるリハビリテーションの問題点と課題(第2報)―合併症と介護面の問題点. 日脊髄障害医会誌28 : 68-69, 2015

3章 急性期のマネジメント

脊髄損傷に対する急性期治療において，救命と損傷の進行防止の対応が重要であることは言うまでもない．脊髄損傷は，受傷時に脊椎の安定性が失われている場合があり，受傷時の不適切な扱いなど初期対応の誤りにより生命の危険や損傷の進行を招いてしまう可能性もある．つまり，急性期には損傷部位における脊椎の局所管理が重要であり，観血的な対応も含めて適切に判断しなければならない．さらに，急性期には，損傷髄節にもよ

るが呼吸機能障害や自律神経障害が影響し合併症も起こしやすい状況であり，合併症予防も含めた適切な全身管理が重要となる．

急性期リハビリテーション治療では，廃用予防のためにも早期からの離床や運動負荷が欠かせない．さらに，急性期リハビリテーション治療は身体機能の改善，長期的な機能予後の改善に対しても重要である．

1 局所管理

外傷性脊髄損傷における急性期の局所管理は，救命と損傷の進行防止のために適切な判断が重要となる．さらに，急性期リハビリテーション治療を考慮した局所管理も必要となる．

外傷性脊髄損傷では，受傷時に脊椎の支持性が失われている可能性があり，体動により損傷脊髄に外力が加わり損傷が拡大する可能性がある．特に頚椎は可動性が大きいため，頚髄損傷では体動により外力が加わりやすく，損傷が上方に拡大し第4頚髄レベル以上に拡大すると横隔膜の麻痺を引き起こし呼吸ができなくなる可能性がある．このため，急性期には損傷局所の安静と病変の安定化が重要になる．

1 局所固定

急性期において損傷局所の安静を確保するためには，局所の固定が必要となる．損傷局所の脊椎に不安定性がないことが確認できれば強固な固定

は必要ないが，骨傷などがあり脊椎の支持性が失われている場合は固定が必要である．また，脊椎の脱臼などにより脊椎のアライメントの不整がある場合は，整復しアライメントを整えることも必要となる．固定方法には，非観血的固定と観血的固定があり，非観血的固定では牽引や装具により体外から損傷局所を固定し，観血的固定は手術により脊椎を直接固定する．一般的に観血的手段による固定のほうが強固となる．

1 非観血的固定

（1）牽引による固定

基本的に牽引による固定法は，頚髄損傷に対する頚椎の固定に使用される．牽引には，グリソン牽引（図3-1）と頭蓋直達牽引（図3-2）があるが，頭蓋直達牽引のほうが頭蓋骨にピンを刺して牽引しているため牽引重量を重くすることができ，固定性が高くなる．また，頭蓋直達牽引には固定だけでなく脱臼の整復やアライメントの正常化の作用

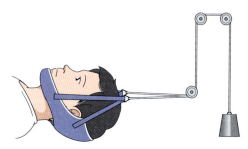

図 3-1 グリソン牽引

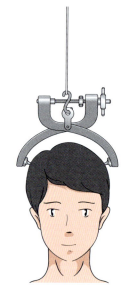

図 3-2 頭蓋直達牽引

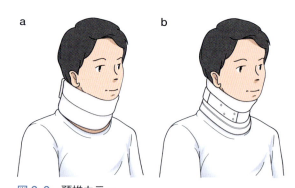

図 3-3 頚椎カラー
a：ソフトカラー，b：ポリネックカラー

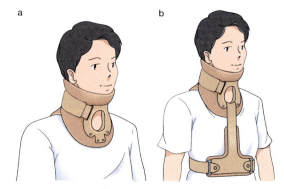

図 3-4 フィラデルフィアカラー
a：普通型，b：スタビライザー付き

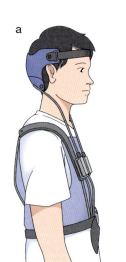 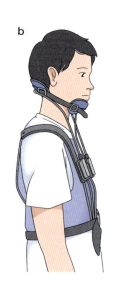

図 3-5 SOMI ブレース
a：額支持，b：下顎支持

もある．つまり，牽引は頚髄損傷における保存的治療や観血的固定を行うまでの間の損傷局所の安静と整復を目的として実施される．グリソン牽引は，顎部にグリソン係蹄を付けて牽引するため顎部の痛み，褥瘡形成などに注意が必要であり，頭蓋直達牽引はピン刺入部の感染や緩みに注意が必要となる．また，牽引中は体幹の動きも抑制されるため褥瘡の発生には十分な注意を要する．

(2) 装具による固定

頚髄損傷における頚椎の非観血的固定方法として，頚椎装具が使用される場合もある．頚椎装具には，頚椎カラー（図 3-3），フィラデルフィアカラー（図 3-4），SOMI ブレース（図 3-5）などがある．頚椎カラーは，前後屈の動きはある程度の抑制はできるが回旋力に対する固定性はない．一方，フィラデルフィアカラーや SOMI ブレースは頚椎カラーに比べ固定性が高いが，いずれにして

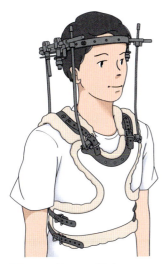

図 3-6　ハローベスト

も強固な固定性は得ることができない．また，胸腰髄損傷に対しては，胸腰椎の非観血的固定法として体幹装具が使用される場合がある．主に，金属フレームや熱可塑性プラスチックを使用した硬性タイプの体幹装具を用いるが，頚椎装具と同様に強固な固定性は得ることができない．つまり，頚椎装具や体幹装具による固定は，骨傷や脱臼がなく脊椎の不安定性が強くない場合や観血的固定後における補助的な固定として使用される．

非観血的固定法において最も固定性に優れているのは，頚髄損傷時に使用されるハローベスト（図 3-6）である．ハローベストは，骨傷による不安定性がある場合や脱臼の牽引による整復後において使用される．ハローベストは，ピンにより頭蓋骨に直接固定されたハローリングを金属支柱によりベストに固定する構造で，固定性が高いため損傷局所の安静を保ちながら体を動かすことが可能である．

2 観血的固定

観血的固定法は，手術により脊椎を直接固定するため，骨傷や脱臼などにより脊椎の支持性が失われ強固な固定が必要とされる場合に適応となる．また，脱臼や骨傷に伴うアライメントの不整，骨片などによる脊髄の圧迫がある場合は，脊椎固定とともに整復，脊髄の圧迫解除を観血的に行

う．詳細な手術方法については専門書を参照してもらいたいが，基本的には脊椎の前後どちら側を固定するかによって，前方固定と後方固定に分けられる．前方固定は，手術時に椎体の切除，椎体の再建，破裂骨折などによる前方からの脊髄圧迫の解除が可能であり，プレートや骨移植などにより固定を行い固定範囲は比較的狭くすることができる．一方，後方固定では，脱臼・骨折などにより椎間関節ロッキングがあり後方要素が破綻している場合は，手術時にこれらの解除と整復を行い，椎弓根スクリューなどを用いて固定することができるが，前方固定と比較すると広い範囲の固定が必要となる場合が多い．

急性期における観血的固定の時期においては，損傷脊髄の状態が安定する受傷 2～3 週間後に行うよう推奨するものや，受傷後可及的速やかに行うよう推奨するものなどさまざまな意見がある．受傷後 24 時間以内の早期手術とそれ以降の待機手術について，その有効性や安全性を比較した報告も散見されるが，胸腰髄損傷においては，画一化された結果はなく手術時期の違いによる有効性や安全性についても明確ではない[1]．しかし，頚髄損傷においては，受傷後 24 時間以内において可能なかぎり早期に手術を実施したほうが，長期的な神経機能の改善に対して有効であると考えられる[2,3]．

脊髄損傷受傷後に脊椎の不安定性がある場合は，急性期には脊髄の安静を保つためになんらかの固定が必要であることは間違いないが，どの固定方法をいつから行うべきかについて明確な基準はない．しかし，リハビリテーション治療や合併症予防の観点から考えると，受傷直後より離床し運動負荷をかけることが重要であるため，脊椎の不安定性がある症例に対しては，脊髄の安静を保ちながら可能なかぎり受傷早期から体を動かすことができる固定方法を選択すべきである．

2　メチルプレドニゾロン大量投与

受傷急性期において損傷局所の脊髄は，外力による脊髄の損傷に続いて浮腫，炎症性変化が起こ

り損傷の拡大につながる可能性がある．このため，早期に浮腫，炎症を軽減させ身体機能の改善を目的としたメチルプレドニゾロン大量投与について，その有効性が検討されてきた．1990年にNASCIS2(the Second National Acute Spinal Cord Injury Study)において無作為化比較試験によりメチルプレドニゾロンの大量投与の有効性について報告されている[4]．この報告では，脊髄損傷後数時間以内におけるメチルプレドニゾロン投与群，ナロキソン投与群，プラセボ群の3群に無作為に分けその効果を比較したところ，受傷8時間以内にメチルプレドニゾロン投与を開始した群において有意な運動機能の回復を認めた．さらに，別のNASCISの報告では，メチルプレドニゾロン24時間投与群，メチルプレドニゾロン48時間投与群，Tirilazad mesylate 48時間投与群に分けて比較しており，メチルプレドニゾロン48時間投与群において有意な改善を示したことを報告している[5]．しかし，これらNASCISの結果の解釈について否定的な論文もあり[6]，メチルプレドニゾロン大量投与の有効性に対して否定的な報告もある[7]．つまり，受傷後急性期におけるメチルプレドニゾロン大量投与は，損傷局所の治療としてエビデンスレベルの高い治療として確立されてないのが現状である．さらに，メチルプレドニゾロン大量投与は，ステロイド投与に伴う肺炎や敗血症などの感染症，高血糖，深部静脈血栓症などの合併症[8]が起こる可能性もあり現在は積極的に推奨される治療法とはなっていない．

2 全身管理

脊髄損傷では損傷髄節により呼吸機能障害や自律神経障害を伴う．損傷急性期はこれらの影響もあり合併症が起きやすく合併症予防も含めた全身管理が重要となる．

が重要となる．もし，肺炎や無気肺などが合併し呼吸状態が悪化した場合は，一時的な人工呼吸器管理や気管切開などの処置が必要になる場合がある．

1 呼吸管理

第4頚髄節以上の損傷の場合，横隔膜麻痺が起こるため自発呼吸が困難となり挿管による人工呼吸器管理が必要となる．一方，第4頚髄節以下の損傷で横隔膜が機能していれば生命維持に必要な換気能力は残存していると考えられる．しかし，頚髄損傷や上位胸髄損傷では呼吸補助筋の麻痺が生じるため肺活量と呼気流量の低下が起こる．さらに，損傷急性期は交感神経障害に伴い副交感神経活動が優位となり分泌物の増加と気道の狭小化を起こす．このため，喀痰量が増加し喀痰排出も困難となり肺炎や無気肺の合併が起こりやすい状態となっている．つまり，これらの合併症を予防するために，体位変換によるドレナージや用手的胸郭圧迫などによる排痰の促進といった呼吸管理

2 循環管理

頚髄損傷や上位胸髄損傷では，交感神経障害に伴う循環調節障害も起こる．脊髄損傷急性期には交感神経障害により血圧は低下し，さらに外傷による出血などにより循環血液量が低下している場合もありショック状態となることもある．一方で，損傷急性期においては血圧が低下しているにもかかわらず，自律神経のバランスが崩れ迷走神経が優位となっているため徐脈になり，さらに自律神経障害の影響により不整脈も起きやすい状態となっている．つまり，脊髄損傷急性期における循環管理は重要であり，十分な輸液や昇圧薬などによる血圧維持や不整脈の管理が必要となる．

3 膀胱・消化器管理

自律神経障害に伴う膀胱機能障害や消化器機能障害に対する管理も急性期から必要となる．損傷急性期の膀胱機能障害は，損傷高位以下の脊髄反射が消失しており膀胱収縮が起こらない弛緩性膀胱となっている場合が多く，尿道カテーテル留置による管理が必要となることが多い．また，消化器機能障害として麻痺性イレウスを合併する場合があるが，脊髄損傷者は感覚障害により腹痛などの自覚症状に乏しく，腹部膨満などの身体所見や画像所見などの検査所見に注意しておく必要がある．

4 合併症管理

深部静脈血栓症や褥瘡の合併についても急性期から注意する必要がある．急性期は，深部静脈血栓症の予防として弾性ストッキングや間欠的空気圧迫法を適宜使用し，下肢の腫脹，発赤，熱感の有無，Dダイマーの値を常にチェックしておくことが重要である．異常を認めた場合は，静脈エコーを実施し血栓の有無を確認し，深部静脈血栓症を認めた場合は抗凝固療法などにより肺塞栓症の予防に努める．

一方，脊髄損傷者の褥瘡予防は急性期に限らず重要であるが，急性期において呼吸・循環管理が必要で全身状態が不良のときは褥瘡を起こしやすく，褥瘡予防の意識をもっておくことが重要である．褥瘡予防には，体圧分散マットやエアマットを使用し，2時間おきの体位変換とスキンケアが重要である．急性期はベッド上管理が中心となるため，特に仙骨部，大腿骨大転子部，踵骨部の褥瘡発生に注意し，常に視診により発赤などの皮膚所見をチェックしておく．さらに，脊髄損傷者の褥瘡は深部より発生するため視診のみではなく触診による異常の有無を確認し，触診により浮動感などの異常を認めた場合はBモードエコーにより深部の褥瘡の有無を確認する[9]．

外傷性脊髄損傷の場合は，受傷時に頭部外傷，肺挫傷や血気胸，内臓損傷，四肢骨盤骨折などの他の外傷を合併している場合もあり，急性期には他の外傷の有無を確認するため全身のチェックが必要である．また，逆にこれらの外傷がある場合は，脊髄損傷が見逃されていることもあり注意が必要である．特に頭部外傷と頸髄損傷が合併していることは多く，頭部外傷により意識障害や麻痺があると頸髄損傷に伴う所見がわかりにくく見逃される場合がある．さらに，麻痺などの所見がなくても頸椎の骨傷を合併していることもある．このため，頭部外傷がある場合は，必ずX線やCTなどにより頸椎の評価をすることが重要である．

3 急性期のリハビリテーション治療

急性期リハビリテーション治療では，脊髄損傷のレベルにかかわらず早期離床と早期運動負荷が基本となる．しかし，脊髄損傷の場合は，前述したように急性期では脊髄の安静も必要となり，脊椎の不安定性がある場合は離床や運動負荷が難しい場合もある．また，呼吸や循環状態など全身状態が安定していない場合などでも，早期からの離床や運動負荷が難しい場合がある．ただ，リハビリテーション治療の効果を上げ，さらに合併症の予防のためにも，可能なかぎり早期より離床し運動負荷をかけることが重要である．つまり局所管理と全身管理を厳密に行っていくことも重要であるが，受傷後早期からの離床と運動負荷が可能となるよう考えて対応していくことが，リハビリテーション治療の効果を上げるためには必要である．

急性期リハビリテーション治療における早期離床と運動負荷は，まず安静臥床により起こる廃用を予防する効果がある．安静臥床は，身体機能にさまざまな影響を及ぼし廃用により起きた機能障害

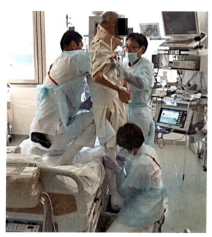

図 3-7　ICU における頸髄損傷者の立位訓練

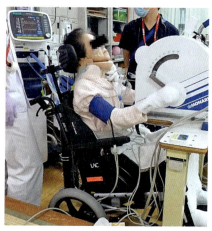

図 3-8　頸髄損傷者のハンドエルゴメータによる上肢運動

は改善しないこともあるため，われわれは廃用が身体に及ぼす影響の大きさと，廃用は医療者がつくる障害であることを認識する必要がある．たとえば，臥床を続けることにより心肺機能は大きく低下する．1966 年に行われた The Dallas Bedrest and Training Study[10] では，5 名の若年健常者に対して 20 日間の安静臥床を指示したところ，心肺機能を表す最大酸素摂取量が平均 28％，最大 48％も低下したことを報告している．さらに 30 年後の1996 年，同じ被験者に対し最大酸素摂取量を測定したところ，30 年前の安静臥床後の最大酸素摂取量と比較して著明な低下はなく，むしろ増加している被験者も認められた[11]．つまり，20 日間の安静臥床は，心肺能力に対し 30 年間の歳月より大きな影響を与える可能性がある．さらに，安静臥床は，心筋の萎縮，循環血液量の減少，筋力低下，骨密度の低下などさまざまな影響を身体に与えることもわかっている．

発症早期からの離床と運動負荷には，廃用予防のみならずさまざまな効果があることも報告されている．脳卒中患者におけるデータではあるが，発症から 24 時間以内に離床を開始すると，24 時間以降に離床を開始した場合と比べて ADL 能力の改善率が有意に高いことが示されている[12,13]．

また，脊髄損傷の急性期において呼吸器管理が必要な場合などは ICU 管理となるが，ICU における早期リハビリテーション治療の有効性についても報告されている．それによると，ICU において早期からリハビリテーション治療を行うことにより，人工呼吸器からの離脱日数が長くなり，せん妄の期間が短縮し，退院時の ADL 能力が良好であったことが示されている[14]．さらに，運動負荷が神経機能そのものを改善させる可能性もある．脳由来神経栄養因子（brain-derived neurotrophic factor；BDNF）は神経細胞の増加や再生に不可欠な液性蛋白質であり，運動により BDNF が血中や中枢神経組織において増加することが報告されている[15,16]．つまり，運動により BDNF の産生を促進することで，損傷神経の改善がうながされる可能性がある．

実際には，損傷部位における脊椎の安定性が保たれており，呼吸・循環状態に問題がなければ，ICU において人工呼吸器管理中であっても，受傷後，可能な限り早期から座位・立位・歩行訓練を開始する（図 3-7）．ただ，頸髄損傷や上位胸髄損傷では交感神経障害のため起立性低血圧を起こす可能性があり，離床時にはバイタルサインと自覚症状に注意が必要である．また，完全麻痺がある脊髄損傷者においては急性期に立位訓練を行うことが難しいため，運動負荷量を増やすためにハンドエルゴメータなどを用い上肢運動を積極的に実施していく（図 3-8）．ハンドエルゴメータによる上肢運動は，ベッドサイドで行うことも可能であり，完全麻痺であっても第 5 頸髄以下の損傷であ

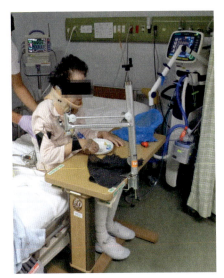

図 3-9 高度治療室における頚髄損傷者のポータブルスプリングバランサーを使用した上肢動作訓練

れば導入できる．さらに，急性期リハビリテーション治療は早期から座位・立位・歩行と離床を進めていくことが基本であるが，理学療法のみでなく作業療法の側面からもアプローチしていくべきである．ADL能力の改善のためには座位耐久性が重要であり，座位耐久性訓練を作業療法士とともに進めていくことも大切となる．また，四肢麻痺患者に対しては，日常生活において必要となる上肢動作を見据えて，手指を含む上肢の可動性の維持と上肢動作訓練（図3-9）を急性期から開始していくとよい．

■ 文献

1) Wilson JR, Tetreault LA, Kwon BK, et al：Timing of decompression in patients with acute spinal cord injury：a systematic review. Global Spine J 7(3 Suppl)：95S-115S, 2017
2) Fehlings MG, Vaccaro A, Wilson JR, et al：Early versus delayed decompression for traumatic cervical spinal cord injury：results of the Surgical Timing in Acute Spinal Cord Injury Study(STASCIS). PLoS One 7：e32037, 2012
3) Jug M, Kejžar N, Vesel M, et al：Neurological recovery after traumatic cervical spinal cord injury is superior if surgical decompression and instrumented fusion are performed within 8 hours versus 8 to 24 hours after injury：a single center experience. J Neurotrauma 32：1385-1392, 2015
4) Bracken MB, Shepard MJ, Collins WF, et al：A randomized, controlled trial of methylprednisolone or naloxone in the treatment of acute spinal-cord injury. Results of the Second National Acute Spinal Cord Injury Study. N Engl J Med 322：1405-1411, 1990
5) Bracken MB, Shepard MJ, Holford TR, et al：Administration of methylprednisolone for 24 or 48 hours or tirilazad mesylate for 48 hours in the treatment of acute spinal cord injury. Results of the Third National Acute Spinal Cord Injury Randomized Controlled Trial. National Acute Spinal Cord Injury Study. JAMA 277：1597-1604, 1997
6) Hurlbert RJ：Methylprednisolone for acute spinal cord injury：an inappropriate standard of care. J Neurosurg 93(1 Suppl)：1-7, 2000
7) Pointillart V, Petitjean ME, Wiart L, et al：Pharmacological therapy of spinal cord injury during the acute phase. Spinal Cord 38：71-76, 2000
8) Molano MR, Broton JG, Bean JA, et al：Complications associated with the prophylactic use of methylprednisolone during surgical stabilization after spinal cord injury. J Neurosurg 96(3 Suppl)：267-272, 2002
9) Kanno N, Nakamura T, Yamanaka M, et al：Low-echoic lesions underneath the skin in subjects with spinal-cord injury. Spinal Cord 47：225-229, 2009
10) Saltin B, Blomqvist G, Mitchell JH, et al：Response to exercise after bed rest and after training. Circulation 38：1-78, 1968
11) McGuire DK, Levine BD, Williamson JW, et al：A 30-year follow-up of the Dallas Bedrest and Training Study：I. Effect of age on the cardiovascular response to exercise. Circulation 104：1350-1357, 2001
12) Bernhardt J, Dewey H, Thrift A, et al：A very early rehabilitation trial for stroke(AVERT)：phase II safety and feasibility. Stroke 39：390-396, 2008
13) Kinoshita T, Nishimura Y, Nakamura T, et al：Effects of physiatrist and registered therapist operating acute rehabilitation(PROr) in patients with stroke. PLoS One 12：e0187099, 2017
14) Schweickert WD, Pohlman MC, Pohlman AS, et al：Early physical and occupational therapy in mechanically ventilated, critically ill patients：a randomised controlled trial. Lancet 373：1874-1882, 2009
15) Huang T, Larsen KT, Ried-Larsen M, et al：The effects of physical activity and exercise on brain-derived neurotrophic factor in healthy humans：a review. Scand J Med Sci Sports 24：1-10, 2014
16) Cotman CW, Berchtold NC：Exercise：a behavioral intervention to enhance brain health and plasticity. Trends Neurosci 25：295-301, 2002

4章 合併症

1 呼吸機能障害と理学療法

1 呼吸機能障害

1 呼吸器感染症の発生率

急性期脊髄損傷で呼吸器合併症は67%に認め，無気肺が36.4%と最も多く，次に肺炎31.4%，呼吸不全22.6%の順であった．損傷高位による違いではC1～4で84%（肺炎63%，呼吸不全40%，無気肺40%），C5～8で60%（無気肺34%，肺炎28%，呼吸不全23%），T1～12で65%（胸水38%，無気肺37%，血気胸32%）に認めた[1]．

全国脊髄損傷データベースによる脊髄損傷者の呼吸器感染症の発生率は（急性期だけでなく，急性期以降のデータも含まれる）11.2%で，年齢が高くなるほど発生率は高かった．また，頚髄損傷で14.0%，胸腰髄損傷で4.5%と頚髄損傷で発生率が高く，レベルではC1～3で25%前後，C4，5で約15%，C6～8で10%近くと上位のレベルほど発生率が高かった．麻痺の程度では頚髄損傷で麻痺が重度であるほど合併率が高かった[2]．

2 呼吸に関する筋と神経支配（表4-1）[3]

呼吸に関する筋は頚髄と胸髄により支配される．横隔膜はC3～5に支配され，肺活量の70%を司る．そのため，C1～3レベルの損傷では横隔膜が麻痺し人工呼吸器が必要となる．C4以下の損傷では吸息筋である外肋間筋の麻痺が起こるが，横隔膜の機能が残存するため予備吸気量の減少は比較的少ない．C4，5では弱い横隔膜呼吸となり，呼吸補助筋の働きが重要である．C6以下では横

表4-1 呼吸に関係する筋と神経支配

	作用	筋	神経支配
呼吸筋	吸息	横隔膜	C3～5
		外肋間筋	T1～12
	呼息	内肋間筋	T1～12
		腹筋群	T5～12
呼吸補助筋	吸息	僧帽筋・胸鎖乳突筋	副神経，C2，3
		斜角筋群	C2～8
		大・小胸筋	C5～T1
		前鋸筋	C5～7
		広背筋	C6～8

〔伊藤良介：頚髄損傷．石田暉，江藤文夫，里宇明元（編）：呼吸リハビリテーション（CLINICAL REHABILITATION別冊），pp279-284，医歯薬出版，1999より〕

隔膜の働きは正常で十分な腹式呼吸が可能である．呼息筋では腹筋群と内肋間筋群とのすべてに麻痺が起こるため，予備呼気量の著しい減少と努力性呼気を要する喀痰の排出などが困難となる．呼吸機能検査では拘束性換気障害を示し，肺活量の減少，予備呼気量の減少，残気量の増加が著明となる[3,4]．

3 急性期

（1）呼吸器合併症の病態

脊髄損傷では交感神経が遮断され，副交感神経が優位となり，気道分泌物が増加する．呼気筋群の麻痺による喀痰排出困難もあり，無気肺や肺炎を合併しやすくなる．特に急性期では脊髄浮腫などで麻痺が上行し，呼吸筋麻痺が増悪する．急性呼吸促迫症候群（acute respiratory distress syndrome；ARDS)による肺水腫，腸管麻痺による鼓腸で横隔膜挙上，深部静脈血栓症からの肺梗塞，などさまざまな要因が重なり合っている．

(2) 呼吸管理[5,6]

急性期では呼吸障害が高度になると，体位ドレナージ，スクイージング，咳嗽介助などの呼吸理学療法を徹底的に行う．気道分泌物の粘性が高い場合はネブライザー，気管支洗浄，あるいは気管支ファイバースコープを用いて気道分泌物の除去を行う．また，機械による咳介助 MI-E(mechanical insufflation-exsufflation)などの機器が用いられるようになってきた[6]．MI-E は気道に陽圧を加えたのち，急速に陰圧にシフトすることで気管支や肺に貯留した分泌物の排出を助ける排痰補助装置である．

自発呼吸が不十分な場合，気管内挿管を行う前に非侵襲的陽圧換気療法(non-invasive positive pressure ventilation；NPPV)の導入が勧められるが，実際には気管内挿管が実施されることが多い．人工呼吸器導入の目安は呼吸不全，低酸素血症，重度呼吸性アシドーシス(pH<7.30)，$PaCO_2$ の上昇($PaCO_2$>50 mmHg)，努力肺活量の低下(<10〜15 mL/kg，<1 L)，呼吸筋疲労，最大吸気圧 −20 cmH$_2$O 未満，気道分泌物の貯留，C4 以上の完全麻痺などが挙げられる[6]．

人工呼吸器管理では，急性期合併症が落ち着いたところで，頚髄損傷に適した人工呼吸器管理方法に変更する(図 4-1)[5]．1 回換気量を 10〜15 mL/kg(体重)，または 20 mL/kg(理想体重)とした高容量 1 回換気量による十分な補助呼吸を行う．1 回換気量を多くすることで無気肺は防げるため，呼気終末陽圧(positive end-expiratory pressure；PEEP)は 0 に設定される．

人工呼吸器離脱訓練では人工呼吸器を外し，自発呼吸の時間を増やしていく方法(progressive ventilator-free breathing；PVFB)が人工呼吸器の設定で呼吸補助を減らす方法より勧められている．PVFB は人工呼吸器を使用することで呼吸筋を休ませる時間が確保され，無理のない離脱ができる．離脱中はカフを脱気し，スピーキングバルブを使用することで発声も可能になる．

---

1 日目
- ・モード：A/C もしくは CMV[*1]へ変更する
- ・1 回換気量：それまでの設定量と同じ
- ・換気回数：12 回/分
- ・FiO$_2$[*2]：SaO$_2$[*3]>92%を維持するように設定
- ・PEEP：それまでの設定値と同じ

2 日目以降
- ・1 回換気量：気道内圧上限値が 40 cmH$_2$O を超えないように，20 mL/kg(理想体重)まで 100 mL/日ずつ増やす
- ・PEEP：0 になるまで 2 cmH$_2$O ずつ減らす
- ・FiO$_2$：SaO$_2$>92%を維持する範囲で徐々に 0.2 L まで減らす
- ・低炭酸ガス血症に対しては，人工呼吸器回路の死腔を増やし対応する

気管切開チューブのカフを脱気，カフなしへ変える

図 4-1　頚髄損傷者の人工呼吸器管理

*1 CMV(controlled mechanical ventilation)：調節換気
*2 FiO$_2$：吸入酸素濃度
*3 SaO$_2$(saturation of arterial oxygen)：動脈血酸素飽和度
〔神経筋疾患・脊髄損傷の呼吸リハビリテーションガイドライン策定委員会：呼吸リハビリテーションとして行われるべき介入．日本リハビリテーション医学会(監修)：神経筋疾患・脊髄損傷の呼吸リハビリテーションガイドライン，p115，金原出版，2014 より〕

気管切開に関しては，長期に人工呼吸器が必要な場合は早期の気管切開を勧めている．しかし，近年は NPPV や MI-E の導入で気管切開が行われなくても気管分泌物の除去や人工換気の利用が可能とする報告もみられる．気管切開が行われた場合，若年者では閉鎖できるレベルでも高齢者では閉鎖困難となる場合や，肉芽の合併，嚥下障害などの問題が起こることがある．

いずれにしろ，急性期の呼吸器合併症をいかに乗り切るかがその後のリハビリテーションや生命予後に大きく影響するため，適切かつ迅速に管理を行っていくことが重要である．

4 慢性期

在宅生活に向けて，吸引器の準備，排痰や呼吸訓練の家族指導，発声可能なカニューレ・環境制御装置の使用説明に加え，往診医，緊急時に入院できる病院の確保，訪問看護，訪問リハビリテーション，ヘルパーなど社会資源を十分に活用し，患者や介護者が安心して生活できるよう環境を整

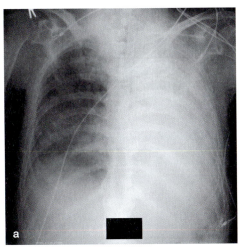
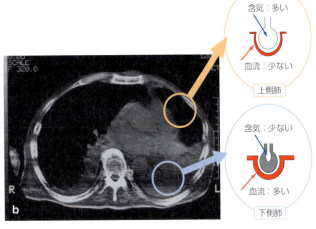

図4-2 頸髄損傷者の呼吸器合併症
a：左側無気肺
b：胸腔内背側に分泌物が溜まる下側肺障害，および上下の肺で血流量と含気量が非効率な関係になる換気不均等分布

えていく必要がある．人工呼吸器使用者では，人工呼吸器が万が一故障した場合に備え，PVFBで自発呼吸時間を徐々に増やしていく．口腔内の空気を10～20回嚥下する動作を繰り返し，肺へ空気をため込み，吐き出す舌咽頭呼吸で自発呼吸時間を増やす方法もある[7]（→31頁）．まったく肺活量のない症例でも，こうした方法で短時間の自力呼吸が可能になる．

2 呼吸理学療法

呼吸理学療法は呼吸器合併症の改善や予防を目的に，自発呼吸の維持・改善・管理のために行われる徒手的療法である．呼吸機能の状態に合わせて技法を選択し介入する．特に呼吸補助筋が麻痺し咳嗽が困難となる頸髄損傷者の急性期においては，無気肺（図4-2a）を予防するため早期より気道内分泌物の排出を促し，気道クリーニングに努める必要がある．以下に介入技法を解説する．

1 リラクセーション・モビライゼーション

C6より高位の頸髄損傷者は肩甲上肢帯を下制する筋群が麻痺するため，背臥位で動こうとすると肩甲上肢帯は挙上するばかりで吸気位の状態に固定される（図4-3）．さらに呼吸苦は強まり胸鎖

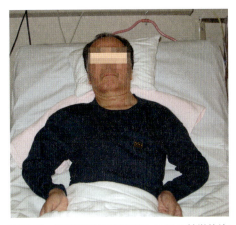

図4-3 高位頸髄損傷者にみられる特徴的姿勢：肩甲帯挙上・上肢屈曲位

乳突筋も過緊張になり，この傾向は強まる．この姿勢を修正するためには，重力を利用できる座位で肩甲上肢帯の下制を促すことが必要になる．頸部固定などで座位姿勢の制約がある場合は，徒手的に肩甲上肢帯を下制方向にストレッチし，手の触れられる範囲で肩甲帯周囲筋のマッサージを行い，楽に呼吸ができるようリラクセーションをはかる（図4-4a）．また，胸郭の柔軟性を確保するために胸郭モビライゼーション（図4-4b）を行い，肺のコンプライアンスを保つこともリラクセーションにつながる．

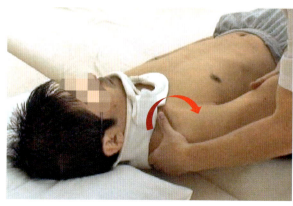 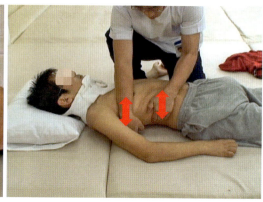

図 4-4 リラクセーション・モビライゼーション
a：肩甲上肢帯を下制させリラクセーションや筋マッサージを行う．b：胸郭をモビライゼーションし，柔軟性を保つ．

2 体位排痰

　安静臥床を強いられると胸腔内背側に内分泌物が溜まる下側肺障害を引き起こす．この状態になると，下側の血流量が十分なのに含気が少なく，また上側の血流量が不十分なのに含気が多い状態であり，換気不均等分布を引き起こす(図 4-2b)．可能な限り腹臥位をとることが望ましいが，急性期において頭蓋牽引などの治療中には無理な姿勢である．そこで頸椎骨傷部の痛みが起きないことに注意しながら背部に枕を挟み込み，半側臥位をとるようにする．頸椎の安定性が得られしだい，座位や側臥位への体位変換を積極的に行う．

3 吸気促通法

　横隔膜が機能していれば安静吸気の 7 割は確保できるが，痰などの貯留により気道狭窄が起き，背側部の肺区域を中心に吸気が不十分になる．排痰を促すには吸気量の確保が必要であり，虚脱を起こした肺胞を広げる介入が必要となる．

(1) Post lift(図 4-5a)

　胸郭を持ち上げることにより脊柱を伸展させ，胸郭の拡張をはかり吸気を促す．下部胸郭の後方に左右の手をまわし，指先を脊柱棘突起のすぐ脇に当て，吸気に合わせて手背をベッドに押し当て，指腹で突き上げるように下部胸郭を持ち上げる(左)．また，片側から後胸部に両手を入れ，指腹を反対の脊柱棘突起脇に当て，吸気時に合わせて胸郭を持ち上げる．このとき，上下に振動を加えるとさらに効果的である(右)．

(2) Springing(図 4-5b)

　呼吸介助で十分に呼気をさせ，吸気開始直後に急激に介助している両手を離す．胸郭の反発力を利用して肺を急拡張させ，末梢気道に吸気を促す．片側のみ圧迫を解除すれば，片側の肺を選択的に拡張できる．

(3) Air shift(図 4-5c)

　吸気した後に声門を閉じ，肺に空気を溜めさせる．この状態で下部胸郭や片側胸郭を圧迫すると上部の肺や対側の肺で虚脱していた肺胞に空気を送ることができる．

(4) Bagging(図 4-5d)

　蘇生バッグを用いて肺に空気を送り込みながら深呼吸を介助する．一緒に Air shift を行うとより効果的に肺の拡張を行える．

4 呼気促通法

(1) 呼吸介助(図 4-6a，b)

　換気促通(特に残気量を減らす)や分泌物の移動，呼吸パターンの調整，可動性の改善を目的に行う．肋椎および肋横突起関節が成す運動軸の違いから，上部(T1～T5)では背尾側方向へ，下部(T6～)ではやや内側で背尾側方向へ押す．脊髄損傷者は予備呼気量の減少と残気量の増加が障害となるため，呼出を強調する必要がある．呼出の強調により効果的な吸気にもつながる．吸気は肺

1 呼吸機能障害と理学療法　29

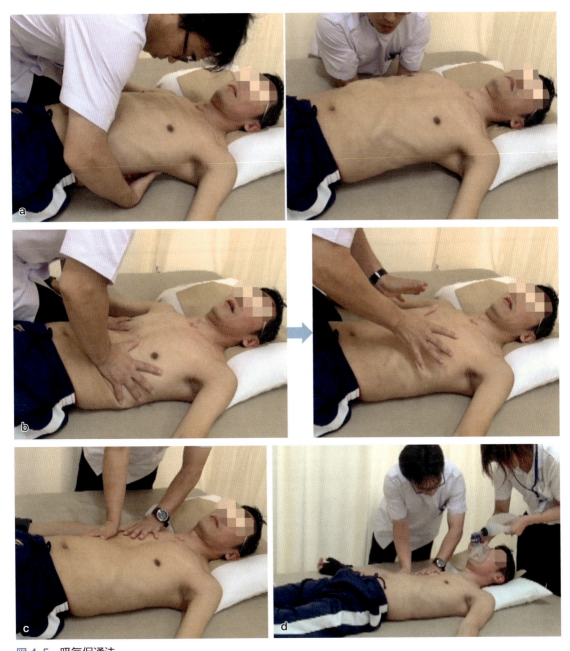

図 4-5　吸気促通法
a：Post lift，b：Springing，c：Air shift，d：Bagging と Air shift．

自身の弾性を利用する．手は離さず胸郭の動きを感じている状態にし，かつその動きを妨げないようにする．気道の乾燥を防ぐために吸気は鼻から行い，呼気は口から行うとよい．呼吸パターンを整えるため，まず患者に合わせて，徐々にゆっくりとしていく．

(2) Huffing
　喉元にある痰が効果的に出せないとき，あるいは咳の前に行う呼気法である．吸気をした後に口を開いて，息を小刻みに切りながら「アッ，アッ，アッ…」と呼息する．

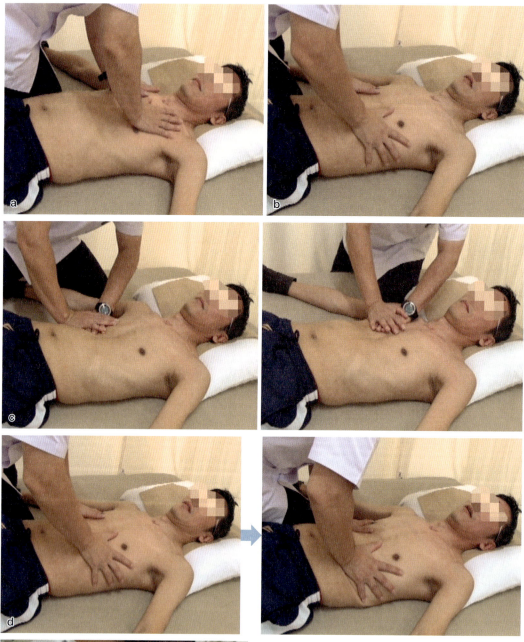
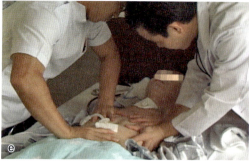

図 4-6 呼気促通法
a：上部胸郭への呼吸介助
b：下部胸郭への呼吸介助
c：局所への Squeezing
d：咳嗽介助
e：咳嗽二人介助

(3) Squeezing

呼吸介助に比べ，やや強めに最大呼気位まで絞り込むように圧迫し，中枢気道へ分泌物の移動を促す手技である．分泌物の存在する部分あるいは呼吸音の低下した部分に手を当て，局所的に圧迫する方法もある（図4-6c）．

(4) Vibration

両上肢を呼気時のみに前後に振動させ，皮膚をずらさず胸郭へ振動を加える．呼気を小刻み振動させることで呼気流速を高め，分泌物の移動を促す．

(5) 咳嗽介助（図4-6d，e）

痰の喀出に対する咳の作用は非常に重要で，最大咳嗽流速は平常時160 L/分，上気道炎や誤嚥時には270 L/分を必要とする[8]．腹筋が麻痺している四肢麻痺者では効果的な咳ができず，咳嗽介助を必要とする．患者の咳のタイミングに合わせて下部胸郭を絞り込むように後下方に素早く押す．呼気圧が腹部に逃げないようにすることが大切である．

5 呼吸法指導

(1) 呼吸パターンの調整

頸髄損傷者は浅く速い呼吸パターンになりやすく，閉塞傾向が強まると吸気時に腹部が膨隆し胸部が沈み込み，呼気時にその逆となるシーソー呼吸を示す．呼吸仕事量を軽減するために，気道クリーニングとともに呼吸介助により，深くゆっくりした呼吸へと誘導を試みる．呼息時に腹部にもわずかに圧迫を加えて，やや長めに呼息させ呼吸パターンを整える．

(2) 舌咽頭呼吸

呼吸筋を使わずに口腔内に取り込んだ空気を，口腔運動のピストン運動（gulping）によって肺に送り込む呼吸法であり，カエル呼吸ともいわれている．横隔膜が麻痺した高位頸髄損傷者においても，人工呼吸器に頼らず肺胞換気を保つことができるが，気管切開孔があると困難となる．1回に取り込まれる空気は40〜200 mLで，一呼吸は6〜9回のgulpで構成される[9]．人工呼吸器が外れる事故があっても数時間換気を維持できるので，緊

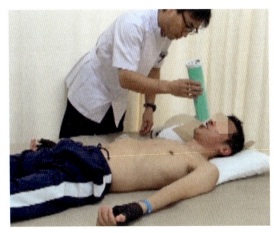

図4-7 呼吸訓練用器具を用いた強化

急対策としても指導したい．

6 呼吸筋強化

(1) 横隔膜筋力強化

主たる呼吸筋である横隔膜は，弛緩するとドーム型となり，収縮すると腹部内臓を押し下げて扁平化する．横隔膜の強化には，吸気時に気道抵抗を加えるか，腹部内臓が押し下げられることへの抵抗を加えるとよい．簡単な方法として，背臥位となっている患者の腹部に重錘を乗せて深呼吸を行わせることが挙げられる．重さは500 gから始め，3 kg程度まで漸増させる．腹部の上下運動がないと過負荷と判断されるので，十分に腹部運動がおこる重さに設定するのがよい[10]．

(2) Air stacking（息溜め）

蘇生バッグや従量式人工呼吸器により最大強制吸気量まで空気を吸入し，息をこらえる方法である．20回を1セットとして，日に2セットを週5日間行うことで，頸髄損傷者の努力性肺活量，一秒率，咳のピークフローが有意に改善したとの報告がある[11]．

(3) 呼吸訓練用器具を用いた強化（図4-7）

IDSEP（Increased Dead Space and Expiratory Pressure；肺能力回復器具）などの器具は，円筒先端の調整弁により20 cmH$_2$O以上の呼気力がないと閉鎖する構造であり，呼気筋の強化を行うことができる．また死腔がある円筒を通して呼吸する

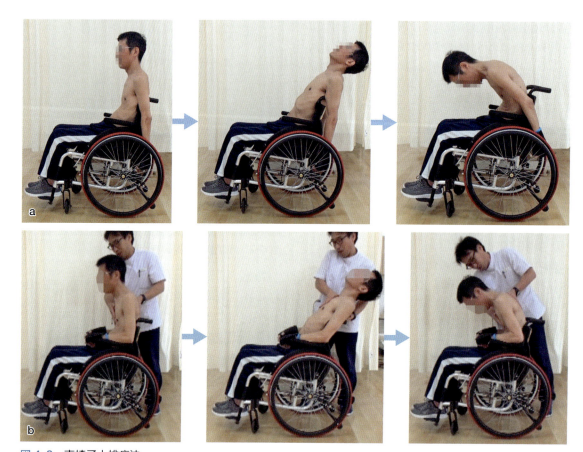

図 4-8 車椅子上排痰法
a：車椅子上自己喀痰法，b：排痰介助法の一例

ため，CO_2 再呼吸による呼吸促進効果がある．さらに終末呼気圧が大気圧より大きい状態になるため，肺を膨張させた状態に保つことができる．

7 車椅子上での咳嗽法

頸髄損傷者は強い咳嗽が困難であるため，呼吸器合併症の罹患リスクを負っている．回復期以降も，有効な咳が行えるよう患者本人もしくは介助者に指導する必要がある．以下に方法を解説する．

(1) 自己喀痰法（図 4-8a）

車椅子グリップやハンドリムに手や肘を掛け，体幹伸展で吸気し，頭頸部の反動で体幹を素早く屈曲することで強い喀出ができる．

(2) 介助法（図 4-8b）

車椅子上で喀出困難や息切れが生じた場合，介助者は患者の側方に立ち，上部胸椎後面と胸骨に手を当て，吸気は体幹伸展，呼気は体幹を屈曲するよう胸郭を介助する．

■ 文献

1) Jackson AB, Groomes TE：Incidence of respiratory complications following spinal cord injury. Arch Phys Med Rehabil 75：270-275, 1994
2) 橘 智弘：呼吸器．全国脊髄損傷データベース研究会（編）：脊髄損傷の治療から社会復帰まで―全国脊髄損傷データベースの分析から，pp58-64，保健文化社，2010
3) 伊藤良介：頸髄損傷．石田 暉，江藤文夫，里宇明元（編）：呼吸リハビリテーション（CLINICAL REHABILITATION 別冊），pp279-284，医歯薬出版，1999
4) 土屋辰夫，森井和枝，佐藤房郎：頸髄損傷の呼吸理学療法．PT ジャーナル 27：218-222，1993
5) 日本リハビリテーション医学会（監修）：神経筋疾患・脊髄損傷の呼吸リハビリテーションガイドライン．金原出版，pp114-118，2014
6) 土岐明子：呼吸障害への対応．臨床リハ 26：440-446，

2017
7) 土岐明子, 住田幹男：呼吸機能障害. MB Med Reha 115：32-40, 2010
8) 前掲書5). pp29-31, 金原出版, 2014
9) 前掲書5). pp33-34, 金原出版, 2014
10) 堀　秀昭, 島田政則：頚髄損傷患者に対する呼吸筋トレーニングの有効性. 運動生理 8：75-78, 1993
11) Jeong JH, Yoo WG：Effects of air stacking on pulmonary function and peak cough flow in patients with cervical spinal cord injury. J Phys Ther Sci 27：1951-1952, 2015

Note　頚髄損傷者の嚥下障害

　頚髄損傷者の8.3〜41.2%に嚥下障害を合併し, 嚥下障害をおこす要因として年齢, 気管切開, 頚椎前方固定術などが挙げられる[1,2]. 嚥下時の横隔膜や内外肋間筋は嚥下のプログラムに従って活動し, 声門下圧の変化に影響を与え, 嚥下運動に伴う声帯の閉鎖をより強固にする. しかし, 頚髄損傷では呼吸筋の麻痺による呼吸機能や喀痰の喀出力が低下するだけでなく, 嚥下のプログラムに沿った呼吸運動に障害を起こし, 嚥下時の声門の閉鎖力が弱くなることが誤嚥の原因と考えられた[3].

　藤縄ら[4]は嚥下障害を発症した完全四肢麻痺症例でも, 車椅子での座位耐久性や上肢肩甲帯・頚部の抗重力活動が改善した症例は, 改善しなかった場合より経口摂取の予後が良く, 潜在的な座位耐久性や上肢肩甲帯, 頚部の抗重力筋活動能力などを理学療法によって最大限に引き出すことが重要であると述べている.

　頚髄損傷者では頚椎部強直性脊椎骨増殖症を伴った場合に嚥下障害を合併することがある. 強直性脊椎骨増殖症の嚥下障害が発生する機序[5]は①食道の可動性の少ない輪状軟骨（C5〜6レベル）での下咽頭食道の機械的圧迫, ②増殖した骨棘が輪状軟骨と接触することによる嚥下時の喉頭運動制限, ③増殖した骨棘による嚥下時の喉頭蓋の気管閉鎖不全（C3〜4レベル）, ④下咽頭食道周囲の炎症, ⑤輪状喉頭筋の痙攣などが考えられる. 増殖骨の形態は頚椎単純X線側面像, CT, MRI（図1）で把握できる. 治療は食形態の工夫などの保存療法が行われるが, 無効な場合や, 嚥下障害が進行性で体重減少が著しい場合には手術が選択される. 手術は頚椎前方アプローチで増殖

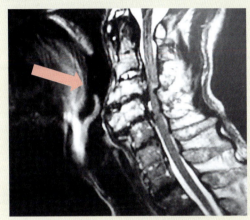

図1　頚髄損傷に強直性脊椎骨増殖症（矢印）を伴った嚥下障害のMRI像

骨の切除が行われる.

　また, 高次脳機能障害, 認知症, せん妄など認知面でのコントロールを要した場合, 特に高齢者で嚥下障害に難渋することが多い[6]. 2004〜2013年の10年間に当院に入院した60歳以上の頚髄損傷者でAIS（ASIA Impairment Scale）A〜Cの65人中, 認知面に問題があったのは16人（24.6%）で, 嚥下障害は10人（15.4%）に認めた. また認知面に問題があった場合, 約50%に嚥下障害を認めた. 嚥下障害の10人中6人が胃瘻, 1人は中心静脈栄養であった. また3人に気管切開を認めた.

　認知面に問題があった場合, 内服加療を行うことで, 覚醒レベルや呼吸機能の低下などにより嚥下障害を合併することがある. そのため内服薬を減量するが, 嚥下障害は改善しても精神面のコントロールが不十分となり, 精神面のコントロール

と嚥下障害とのバランスを考慮した治療が必要とされ，中心静脈栄養や経管栄養を余儀なくされる場合が多々ある．頸髄損傷に伴う嚥下障害は，リハビリテーション科，耳鼻科，精神科，内科，整形外科との包括的なアプローチが重要である．

■文献

1) Shin JC, Yoo JH, Lee YS, et al：Dysphagia in cervical spinal cord injury. Spinal Cord 49：1008-1013, 2011
2) Wolf C, Meiners TH：Dysphagia in patients with acute cervical spinal cord injury. Spinal Cord 41：347-353, 2003
3) 伊藤裕之，大橋正洋，安藤徳彦，他：高齢者頸髄損傷にみられた誤嚥が関与した呼吸器合併症．耳展 35：357-362，1992
4) 藤縄光留，伊藤裕之，小泉千秋，他：頸髄損傷者にみられた嚥下障害の予後に影響する因子．耳鼻と臨床 52：S66-70，2006
5) 関　俊隆：強直性脊椎骨増殖症と嚥下障害．脊椎脊髄 27：999-1003，2014
6) 横山　修，高内裕史：高齢頸髄損傷におけるリハビリテーションの問題点と課題（第2報）—合併症と介護面の問題点．日脊髄障害医会誌 28：68-69，2015

2 褥瘡

　脊髄損傷者にとって褥瘡は，尿路感染症と並んで最も代表的な合併症である．脊髄損傷の急性期から慢性期のいかなる時期にも発症する．予防の大切さが浸透してきているため，大学病院や救命救急センターなどの脊髄損傷急性期の治療を行う病院での発症は，以前に比べて減っていると思われる．しかし，海外の報告であるが，近年でも脊髄損傷専門病院でさえ30％以上の発生率があるという文献もある1)．慢性期となると，在宅生活・社会生活を送るなかでの発症は後を絶たない．褥瘡は予防可能なので，予防さえすれば大きな問題にはならないなどという意見もあるが，現実はそうなっていない．当院の調査では，脊髄損傷発症後初回の坐骨部褥瘡手術までの期間は平均17.7年であった．17年以上褥瘡に気をつけた生活を行って褥瘡なしで過ごしていたが，なんらかの原因で発症してしまい手術となったとも考えられる．生涯にわたって予防し続けるのは非常に努力を要すると推察され，すべての褥瘡が予防可能なわけではないとの意見もある．米国の報告では，脊髄損傷者では年間23〜30％に褥瘡が発生し，生涯では85〜95％に発生するとされ，また脊髄損傷者の7〜8％は褥瘡が原因で死亡しているという

ものもある2)．死亡には至らなくても，いったん発症すると脊髄損傷者の褥瘡は重症化しやすく，保存的治療は長期間かかるうえに結局治癒しないことも多く，入院・手術を必要とすることが多い．いずれにしても，身体的・精神的・社会的損失は非常に大きく，発症を予防し，発症した場合には速やかな治癒を目指す必要がある．脊髄損傷者では，褥瘡自体が入院の原因となり，褥瘡以外には重篤な合併症がない場合も多く，褥瘡さえなければ就業・就学などの社会生活が可能なことが多い．なるべく短期間に治癒させることが重要であり，脊髄損傷者の褥瘡の治療は，保存的治療が原則とされる高齢・寝たきり患者などに発生する褥瘡とは分けて考える必要がある．

1 褥瘡の定義と好発部位

　褥瘡とは「骨突出部での外力の持続による皮膚と皮下組織の阻血性障害」と考えられる．日本褥瘡学会による正式な褥瘡の定義とは語句は異なるが，意味するところは同じである．ここでの外力には，単なる圧迫のみの場合と，圧迫に剪断力（ずれ）が加わった場合とがある．

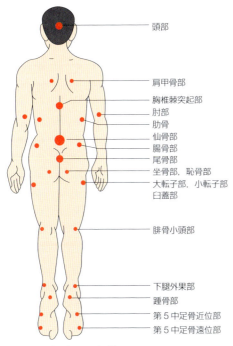

図 4-9 褥瘡好発部位

表 4-2 当院での褥瘡部位別手術数（1973～2015 年）

部　位	数（％）	部　位	数（％）
坐骨部	1,135（41.6％）	踵骨部	52（1.9％）
仙・尾骨部	848（31.1％）	胸腰椎棘突起部	24（0.9％）
大転子部	374（13.7％）	大腿骨頭部	22（0.8％）
腸骨部	74（2.7％）	腓骨骨幹部	21（0.8％）
足関節外果部	57（2.1％）	腓骨頭部	17（0.6％）
第 5 中足骨部	54（2.0％）	その他	49（1.8％）
		計	2,727

骨突出部であればすべて発症部位となりうるが，脊髄損傷者での好発部位は坐骨部，仙・尾骨部，大転子部などである（図 4-9）．当院での 1973～2015 年までの部位別手術数を示す（表 4-2）．総数 2,727 件のうち，坐骨部が 1,135 件で約 42％を占めて最も多く，仙・尾骨部が 848 件で 31％，大転子部が 374 件で 14％と続いており，その他は腸骨部や足部（外果，第 5 中足骨，踵骨など）が多かった．手術件数であるため発生数とは厳密には一致しないが，一定の目安にはなっていると考えられる．このうち，坐骨部は座位や車椅子乗車時に発症し，仙骨部は急性期や合併症治療などで背臥位となったときに発症しやすい．大転子部は，側臥位や体格に合わない車椅子乗車，便座などで発症する．褥瘡は 1 部位のみでなく，多発することも多い．ちなみに脊髄損傷者以外では仙骨部，踵骨部，大転子部など臥位で発症する部位が圧倒的に多く，脊髄損傷者との大きな違いである．

2 原因とリスクファクター

定義にもあるように皮膚への外力の持続が直接の原因である．一般的に褥瘡のリスクファクターとしては，身体の可動性の減少，局所の血液灌流の減少，皮膚の湿潤・外傷，貧血や低栄養など全身状態の不良，関節拘縮，肥満や痩せ，高齢などがある．また局所の血流に対する影響から，糖尿病，低血圧，喫煙などもリスクファクターとなる．脊髄損傷者では，完全麻痺，四肢麻痺，痙縮の存在，以前（急性期）の褥瘡の既往などが高リスクとして挙げられる．特に脊髄損傷急性期では皮膚の易損性が高まり，非常に発生しやすくなる．

ほかに社会的要因（収入や結婚の有無，教育水準など）が影響するという報告もある．性別や人種に関しては定まった見解はない[2]．

3 褥瘡深達度分類

かつては Shea の分類[3] がよく用いられていたが，これを基に近年の褥瘡に関する知見を加えて新たな分類が用いられている．日本褥瘡学会による DESIGN-R® の深さ項目（0～5 までの 6 段階に判定不能を加えた計 7 段階）や，米国褥瘡諮問委員会（National Pressure Ulcer Advisory Panel；NPUAP）とヨーロッパ褥瘡諮問委員会（European Pressure Ulcer Advisory Panel；EPUAP）によるカテゴリ/ステージⅠ～Ⅳに判定不能と深部損傷褥瘡疑いの 2 つを加えた計 6 段階の分類などが用いられている[4]．

DESIGN-R® の深さ項目では，浅い褥瘡を d（小

表 4-3 褥瘡の深達度分類

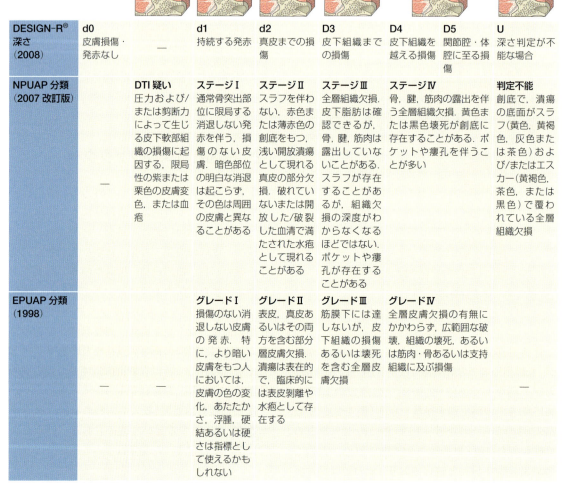

スラフ：軟らかい壊死組織，エスカー：硬い壊死組織．
〔日本褥瘡学会（編）：褥瘡予防・管理ガイドライン．p21, 日本褥瘡学会, 2009 より〕

文字），深い褥瘡を D（大文字）で表す（**表 4-3**）．深達度によって治療法がある程度決定され，一般的には手術適応となるものは D3 以上である．

4 症状・検査所見

初期には皮膚の発赤がみられ，進行すると皮下組織，筋肉，骨・関節へと波及して壊死や膿瘍を形成するが，最近では深部損傷褥瘡（deep tissue injury；DTI）といって深部から損傷が始まるという考えも提唱されている．いずれにしても，脊髄損傷者は痛覚脱失例が多いため初期には発見されにくいことも多く，圧迫が続けばその進行は驚くほど速やかで，骨・関節まで達してから診断されることも稀ではない．特に坐骨部では，座位時のずれによって皮下に滑液嚢腫が形成され，皮膚潰瘍がこの滑液嚢腫と交通すると大きなポケットをもつ褥瘡となる．また潰瘍など皮膚欠損を形成せずに滑液嚢腫に感染が起こり，皮下の膿瘍として発症することもある．この場合は原因不明の発熱が主訴となることがあり，脊髄損傷者の発熱では殿部をチェックする必要がある．

感染が重症化すると，骨髄炎や化膿性関節炎，壊死性筋膜炎，敗血症性ショックなどを発症し，速やかに処置を行わないと死亡する危険性がある．

血液検査では，貧血・白血球増加・低アルブミン血症・C反応性蛋白（CRP）の高値などがみられる．貧血は褥瘡からの出血，発熱などによる消耗や食事摂取不足などが原因で，低アルブミン血症は褥瘡の浸出液による蛋白質の喪失や食事摂取不足などが原因となる．これらは創傷治癒遅延の原因となるため改善させることが望ましいが，低アルブミン血症は褥瘡が治癒しないと改善しにくく，低アルブミン血症の治療には褥瘡の閉鎖が最適という逆説的な面がある．

5 予防

褥瘡は予防することが（ある程度は）可能であり，予防に優る治療はない．褥瘡発生の直接の原因は皮膚への外力の持続にあるので，これを避けること（＝除圧）が予防の基本となる．

1 除圧と皮膚観察

臥位では体位交換を急性期では2時間ごと，慢性期では4〜6時間ごとに行う．急性期には合併症の影響もあって困難な場合もあるが，なるべく早期に座位と離床がはかれるようにする．皮膚の観察を頻回に行い，発赤を防ぎ清潔を保つ．好発部位には特に注意する．

車椅子乗車が可能となれば，座圧測定を行い適切な座クッションを使用したうえで，プッシュアップを定期的に行う．プッシュアップは15分ごとに行うことが推奨される．四肢麻痺でプッシュアップ困難な場合は，体幹の傾けや車椅子のリクライニングなどによって除圧をはかる．

2 リスクファクターの回避

前述したリスクファクター（➡ 35頁）を避けることが予防につながると考えられる．年齢や完全四肢麻痺は変えられないが，そのほかは避けることが可能である．脊髄損傷者では褥瘡の既往が褥瘡発生と再発のリスクファクターとなっており，

急性期に褥瘡を発生させないことがその後の褥瘡発生予防にもつながる．

3 車椅子上の褥瘡予防

車椅子での長時間座位が原因で発生する褥瘡の好発部位は，前述のように坐骨部や尾骨部，大転子部である．この好発部位を中心とする骨突出部には圧力が集中しやすいため，座位時に圧力を分散させることが褥瘡予防の基本となる．除圧動作の評価，適切なクッションの選択が重要であるため，詳細に後述する（「車椅子上の褥瘡予防」参照 ➡ 44頁）．

4 ベッド上の予防

脊髄損傷の急性期では2時間ごと，慢性期では4〜6時間ごとを目安として体位交換を行う．ベッド上での好発部位は，仙骨部・大転子部・下腿・足部などなので，これらの骨突出部が除圧されているかを確認する．

ベッド上ではマットレスの選択がポイントとなる．体圧分散能に優れるマットレスは，褥瘡予防にはよいが，ベッド上での移動や車椅子移乗がしにくくなることがあり，身体機能に合ったマットレスを選択する必要がある（第9章「2. ベッド・マットレス」参照 ➡ 240頁）．

6 治療

治療の前提として，褥瘡感染による発熱などの全身症状を認める場合には，感染を鎮静化させる必要がある．高熱や炎症反応が著明な高値を示す場合には，可及的速やかな処置を行わないと，致死的になることがある．

膿瘍形成があれば切開・排膿し，壊死組織は切除・デブリドマンする．デブリドマンは特に重要で，軟膏による化学的デブリドマンは時間がかかるため，外科的に行うほうが効果的である．壊死組織がなくなるまで徹底的に行うことが望ましい（図4-10a，b）．十分に行われないと褥瘡が深部へ進展することがある．脊髄損傷者は知覚脱失例が多いので無麻酔で可能だが，高位脊髄損傷者

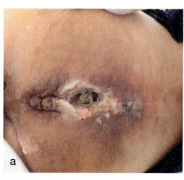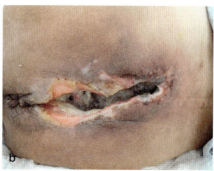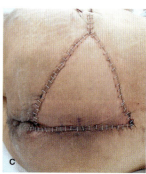

図 4-10　仙・尾骨部褥瘡
 a：入院時．壊死組織があり感染を伴っていた．
 b：デブリドマン後．ポケットを頭側方向へ切開し，デブリドマンを施行した．手術時の皮切を想定して切開した．壊死組織がまだ残存している．
 c：大殿筋筋皮弁術を施行した．

(第5胸髄節より高位)では自律神経過反射に注意する．デブリドマンは病棟や外来で行うことが多いが，出血しやすいので(出血しない程度のデブリドマンでは効果がないことが多い)，確実に止血する必要がある．当院では病棟・外来にもバイポーラ凝固器を用意してあり，重宝している．広範で深部まで達している場合には手術室で行う．いずれにしても，止血操作に自信がない場合には安易に行うべきではない．

高熱や血液検査での白血球数，CRPの異常高値など，感染症状が強い場合には感受性のある抗菌薬を投与するが，感染症状が強くない場合には抗菌薬投与は必要なく，耐性菌の問題から安易な使用は控えるべきである．

1 保存的治療

(1) 除圧

除圧は予防に重要であるが，治療の基本も除圧である．重症化する前であれば，除圧によって治癒することも多い．車椅子乗車や座位を(なるべく)しない，車椅子上ではプッシュアップや除圧動作を頻回に行う，適正な座クッション・マットレスを使用することなどを心がける．ずれ・摩擦による刺激を防ぐことも重要である．

(2) 消毒と洗浄

感染がコントロールされていれば消毒は不要なことが多く，洗浄処置を行う．洗浄は生理食塩水を用いるが水道水でもかまわない．褥瘡周囲の皮膚は石けん水で洗う．

消毒薬は創傷治癒の点から不利益とされており，保存的治療の場合には最小限の使用とする．手術を前提としている場合には，良好な肉芽形成よりも感染のコントロールを重視するため消毒薬を使用することが多い．保存的治療でも，細菌感染によって治癒が阻害される場合もあるので，治癒が遷延する場合には消毒を試すと有効なことがある．

(3) 創傷被覆材

ポリウレタンフィルム，ハイドロコロイド，ポリウレタンフォームなどを使用する．創傷治癒には湿潤環境が有利という観点から行われる．褥瘡の深さや肉芽の状態，滲出液の量などによって適切なものを選択する．排膿があるなど感染徴候が強い場合には行わない．尾骨部など肛門近傍では使用しにくい．

(4) 軟膏療法

種々の軟膏が使用されている．作用機序によって，化学的デブリドマンを行うものと肉芽増殖，上皮形成を促進するものなどに分けられるが，決定的なものはない．当院では手術までの補助的治療として行うことが多い(表4-4)．

(5) ポケットの処置

大きなポケットを有する褥瘡では切開を勧めている報告が多い．治癒するまで徹底的に保存的治

表 4-4 褥瘡治療に用いる軟膏

使用目的	成分名	商品名
創の保護	アズレン	アズノール® 軟膏
感染・壊死組織の除去	スルファジアジン銀	ゲーベン® クリーム
感染の抑制	精製白糖・ポビドンヨード	イソジン® シュガー，メイスパン®
肉芽増殖	トレチノイントコフェリル	オルセノン® 軟膏
肉芽増殖・上皮形成	トラフェルミン	フィブラスト® スプレー
	アルプロスタジル アルファデクス	プロスタンディン® 軟膏
	ブクラデシンナトリウム	アクトシン® 軟膏

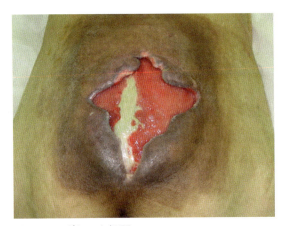

図 4-11 ポケット切開
前医で十字切開を施行された例．切開後に皮膚が退縮するため欠損が大きくなって再建しにくくなる．

療を行うつもりであれば別だが，手術を要する可能性が高い脊髄損傷者の褥瘡では手術時の皮膚切開を考慮して行うべきである．切開しなくても消毒や洗浄の処置が可能な場合は多く，後述するようなフルニエ (Fournier) 壊疽をはじめとした致死的な感染を発症している場合 (➡ 44 頁) を除いて，切開は必要最小限にする．ポケット内の消毒・処置が可能となればよいのであって，すべての方向のポケットを切開する必要はない．行う場合は，十字の切開はなるべく避け，長軸方向の切開を原則とする (図 4-10b)．当院でも前医で切開をされたあとに，保存的な治癒が困難という理由で紹介されることがあるが，切開したことで皮膚欠損が巨大となってしまい閉鎖に苦労することがある (図 4-11)．

(6) 陰圧閉鎖療法 (negative pressure wound therapy；NPWT)

創面を陰圧に保ち，良好な肉芽形成を促す方法である．保険適応となっており，いろいろな機種が使用されている．感染がある場合は使用できないこと，最大 4 週間しか使用できないため根治にまでは至らないケースが多いこと，仙骨部や坐骨部では治療中にベッド上安静が必要となることなどから，手術のほうがはるかにメリットが大きい．当院では主になんらかの理由で手術ができない場合の補助的治療法として使用しているが，実際には手術ができない症例は少ないため，脊髄損傷者の殿部での使用例はほとんどない．良好な肉芽の形成を目的として術前に使用することがあるようだが，手術時には肉芽は切除されるので，どれだけ意味があるか疑問である．術後に離開や再発した場合の使用も，通常の保存的治療が無効であれば再手術のほうが効果的であるため，必要性をあまり感じない．いずれにしろ，速やかな治癒を希望する脊髄損傷者にとっては，褥瘡が少し小さくなったり，良好な肉芽が増えたりしても，褥瘡が根治しなければ大きな意味はなく，かえって治療期間を延長させることになってしまう．

機械が小型化されて携帯可能となったため，下腿や足部では車椅子乗車しながら使用可能であり，殿部より使用しやすい．植皮前の処置としては有用である．

2 観血的治療

脊髄損傷者では痛覚脱失例が多いため，褥瘡が重症化しやすく，保存的治療では治癒しにくい例も多い．また，長期間 (6 か月～1 年程度) を費やせ

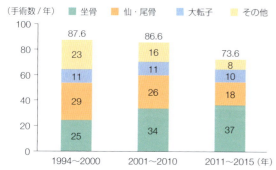

図 4-12 当院の年平均の部位別手術数の変化(手術数/年)

ば保存的に治癒する例もあるが，患者および病院側の社会的事情などから現実的でない．保存的に治癒したとしても，大きな瘢痕が残るため皮膚が易損性となり再発しやすくなるという欠点もある(図 4-15a ➡ 42 頁)．前述のように，脊髄損傷者では速やかな治癒を目指す必要があり，このため多くは手術を要することとなる．

手術の適応はほかの手術と同様で，全身状態が許せば，保存的治療に抵抗するものとなる．必ずしも褥瘡の深達度とは関係しないが，実際には DESIGN-R® 分類で D3 以上がほとんどである．

当院の部位別手術件数では坐骨部が最多であり，褥瘡手術全体に占める割合は近年少しずつ増加している(図 4-12)．年平均の手術数は 1994～2000 年が 87.6 件，2001～2010 年が 86.6 件でほぼ変化なく，2011～2015 年では 73.6 件とやや減少しているが，坐骨部の年平均手術数はそれぞれ 25 件，34 件，37 件と増加傾向にある．全体の手術件数がやや減少しているのは，褥瘡予防が浸透してきていることや，脊髄損傷のうち不全麻痺例が増加していることなどが影響している可能性がある．坐骨部の褥瘡は脊髄損傷慢性期の在宅生活中に発症することが多く，予防しにくいことに加えて，保存的に治りにくいために手術件数が減らないのではないかと考えている．

(1) 手術の実際と後療法，麻酔

手術法を部位別に述べるが，どの部位でも共通する点がある．まず，褥瘡をピオクタニンで染色し，肉芽・壊死・瘢痕組織を取り残さないように鋭的に切除する．仙骨部以外は基本的には骨切除を行うが，坐骨の全切除は再発時に会陰や股関節に褥瘡が発生し治療が困難になるので安易に行うべきではない[5]．

当院では原則として空気流動ベッドを術後 2～3 週間使用している．空気流動ベッドは手術創に圧力がかからず，体位交換しなくても他の部位に褥瘡が発生することもないため有用であるが，エアマットでも対応可能である．殿部の褥瘡では術後 3 週で座位，4 週で車椅子乗車を原則としているが，座位が原因の部位では皮膚の状態によっては座位開始を遅らせる場合もある．車椅子は 1 日 1 時間乗車から開始し，徐々に連続乗車時間を延長し，乗車開始後 2～3 週で時間制限なしとする．

褥瘡の手術は感染症の手術と考え，術前培養をもとに感受性のある抗菌薬を，原則として術後の CRP が正常化するまで投与することが重要である．当院でもかつてはこのことの重要性に気づいておらず，通常の手術の予防的処置のように抗菌薬投与を行っていたことがあったが，術後感染によって創離開する例が多かった．メチシリン耐性黄色ブドウ球菌(MRSA)感染では抗 MRSA 薬を使用するという当たり前のことを行って治療成績が改善したという経験があり，感受性がある抗菌薬投与が重要であるという認識に至った[6]．このことは特に強調しておくべきと考える．

麻酔は，脊髄損傷の麻痺レベルと知覚障害の程度から選択する．褥瘡は基本的には知覚脱失部に発生しているため無麻酔でも可能であるが，第 5 胸髄節以上の高位脊髄損傷者では手術の刺激によって自律神経過反射を起こし，血圧が 200 mmHg 以上となり脳出血などを発症するといった危険性があるため，麻酔をかけたほうが安全である．当院では手術は腹臥位で行うことが多く，特に頸髄損傷者では術後の呼吸器合併症のリスクから全身麻酔はなるべく避けており，脊椎麻酔で行うことが多い．二分脊椎例や腰椎穿刺部と褥瘡が近接する場合は，全身麻酔で行うことが多い．痙縮が強い場合も麻酔を行ったほうが手術はしやすい．知覚残存の場合は当然麻酔を行う．

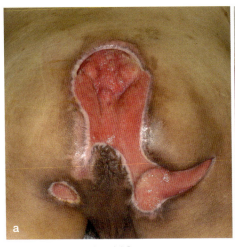
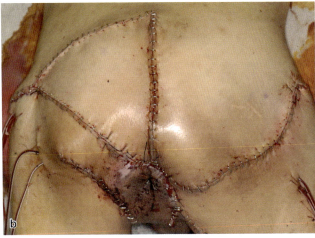

図 4-13　褥瘡の多発例①
a：仙・尾骨部と両側坐骨部褥瘡の合併例．
b：手術直後．仙・尾骨と右坐骨は左大殿筋筋皮弁＋右回転皮弁，左坐骨部は縫縮術を施行した．

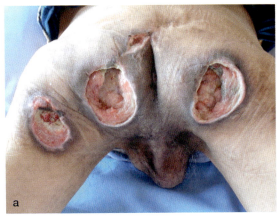
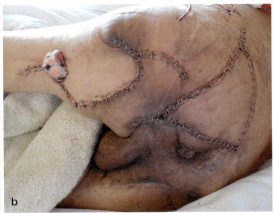

図 4-14　褥瘡の多発例②
a：多発褥瘡（両坐骨部と尾骨部，左大転子部褥瘡）．
b：手術後．2回に分けて手術を施行した．1回目の手術で右坐骨部，2回目で尾骨部，左坐骨部，左大転子部褥瘡の手術を施行．尾骨と左坐骨部は大殿筋筋皮弁，左大転子部は大腿筋膜張筋筋皮弁＋植皮を行った．

(2) 部位別の手術法
①坐骨部（図 4-13, 14）

　当院では第一選択として大殿筋筋皮弁術を行っている．筋皮弁は縫縮に比べるとやや侵襲が大きいが，褥瘡切除後の死腔を充填しやすい，縫合線が荷重部にかからない，血流が良いため感染に強い，皮弁の血行が安定している，などの利点がある．ほかには posterior thigh flap（後大腿皮弁）や大腿筋膜張筋筋皮弁なども用いる．

使用できる筋皮弁がない場合は局所皮弁や縫縮を行う．縫縮は複数回の再発時にも同じ術式で対応可能なことが大きな利点であり，手術成績も短期成績では筋皮弁にはやや劣るが，当院の調査では89％は1回の手術で治癒しており有用である[7]．また縫縮は縫合線が荷重部に当たることが欠点とされているが，やはり当院の調査では長期成績（再発率）は筋皮弁と縫縮で差がなく，大きな欠点ではないと思われる[8]．使用できる良い皮弁が

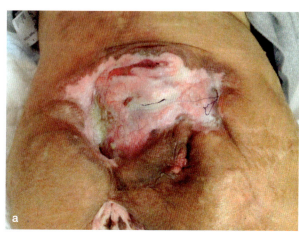
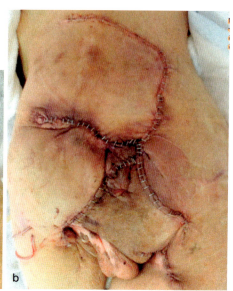

図 4-15　仙骨部褥瘡
a：脊髄損傷受傷時にできた仙骨部巨大褥瘡が瘢痕治癒した部位に再発を繰り返した症例.
b：術直後. 瘢痕を含めて広範に切除し, 各種皮弁を組み合わせて再建した.

ないからといって手術を簡単に諦めるべきではない.
　いずれの方法でも坐骨結節部の切除（平坦化）を併用する. 再発予防と感染巣の除去が主な目的である. かつては当院でも坐骨の全切除（閉鎖孔が開放される）を行っていたことがあるが, 前述したように再発時に尿道褥瘡瘻や化膿性股関節炎を発症し治療が困難となることがあるため, 結節部の平坦化のみを行い全切除は行っていない.
②仙・尾骨部（図 4-10, 13, 15）
　大殿筋筋皮弁や筋膜皮弁を第一選択としている[9]. 大きな皮膚欠損の場合は両側の大殿筋筋皮弁を用いる. 局所皮弁（回転皮弁）は筋皮弁が利用できない場合に行う. 剝離を十分に行えば大きな褥瘡でも可能である. 複数回の再発にも同じ術式で対処できるが, 回転皮弁後の大殿筋筋皮弁は血流の点で問題がある. 尾骨にかかる褥瘡では尾骨を切除することが多いが, 尾骨の前面には静脈叢があり出血しやすいので切除時には注意する.
　肛門に近い部位は縫合しづらく, 便で汚染されやすいが, 術前の特別な排便コントロールはしていない. 肛門周囲が全体に褥瘡となってしまい, 褥瘡のなかに肛門が島状に浮いているような症例

を経験したことがあり, この場合は人工肛門を造設してから再建術を行った（図 4-16）.
③大転子部（図 4-14）
　皮膚の緊張に無理なく行えるものは縫縮してもよい. 開口が 5 cm 以上のものやポケットが大きいものは大腿筋膜張筋や大殿筋による筋皮弁を行う. 大転子の突出部を切除するが, 切除量が多すぎるとのちに骨折することがあるので注意を要する.

（3）手術成績
　手術成績には短期成績と長期成績がある. 短期成績は, 手術によって治癒したか否かで判断するが, 治癒の定義が問題となる. 単に術直後, または抜糸（抜鉤）時に離開や潰瘍などがないだけでは治癒したとはいえない. 車椅子常用者では車椅子乗車後に手術創がどう影響するのかが問題となる. 当院では, 術後に時間制限のない車椅子乗車を行い, 再手術を要することなく褥瘡なしで退院した場合を治癒としている. この定義に基づくと, 平成 20（2008）～27（2015）年の 8 年間では 1 回の手術での治癒率は 94％（延べ 610 例中 572 例が治癒）であった. 平成 8（1996）年からの 2 年間では治癒率が 80％（延べ 157 例中 125 例が治癒）であっ

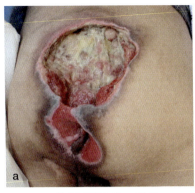
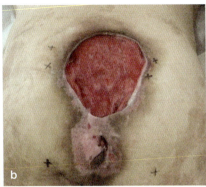
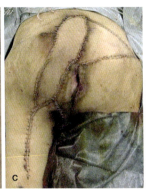

図 4-16　肛門周囲全体の褥瘡
　a：巨大褥瘡術前．仙骨部から肛門周囲に及ぶ巨大褥瘡．便による汚染を防ぐため人工肛門を造設した．
　b：人工肛門造設後．人工肛門造設により肛門周囲の褥瘡はほぼ治癒した．
　c：再建手術直後

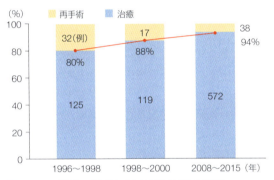

図 4-17　当院の褥瘡に対する治癒率の推移

たので，成績は向上している（図 4-17）．治癒せずに再手術となる原因の第一は感染によるものと考えられ，感染巣の十分な除去に加えて術中・術後に感受性のある抗菌薬投与を行ったことが，成績向上の理由と考えている．1 回の手術で治癒せず再手術となった場合も，再手術によってほとんどが治癒するが，治癒までに数回の手術を要する例も稀には存在する．平成 22（2010）〜28（2016）年の 7 年間で，のべ 480 例の褥瘡に対して手術を施行したが，476 例は治癒して退院した．治癒しなかった 4 例のうち，1 例は退院後に自宅で治癒し，もう 1 例は再入院して手術し，その後治癒した．

　長期的には，再発が問題となる．当院の調査では，術後 5 年以上経過観察できた坐骨部褥瘡 51 例中 17 例（33％）に同部位での再発がみられた．再発までの期間は 2 年以内が 65％と多くを占めたが，5 年以上経過後の再発も 29％あった[8]．さらに長期に経過観察すれば再発率は徐々に高くなると思われるが，だからといって手術が無効であると考えるのは誤りである．再発した場合でも，再手術によってほとんどが治癒する．再発するからという理由で手術しなければ，褥瘡をもったままで長期間生活せざるをえなくなり，不利益は甚だしい．

　再建術式によって再発率が異なるという報告もあるが，Sameem らは過去の文献のレビューにより術式と再発率に関係がないと報告している[10]．保存的には治癒させることが困難な場合が多いため，あまり術式にこだわりすぎずに手術治療を積極的に行うべきと考える．

（4）エタノール硬化療法

　無水エタノールを注入して褥瘡のポケットを癒着させる方法である．皮膚欠損が小さく，ポケットを有する褥瘡が適応である．感染徴候がある褥瘡は適応でない．侵襲が少ないことが最大の利点で，内科的合併症や皮膚の条件などの制約で通常の手術が困難な場合には試してみてもよい．術後の安静期間は通常の手術と変わらないため治療期間が短くなるわけではなく，成績も通常の手術のほうが優れているので，あくまでも補助的な治療法であり，実際には対象となる症例は限られる．

7 特殊な症例

1 化膿性股関節炎

褥瘡の感染が波及して化膿性股関節炎を発症することがある．原因となる褥瘡は大転子部に発生することが多いが，坐骨切除後の再発褥瘡も原因となる．重症化して敗血症や播種性血管内凝固症候群（disseminated intravascular coagulation；DIC）になりやすく，迅速な処置を要する．臨床症状，血液検査をもとに画像（CT・MRIなど）で診断し，切開・排膿，病巣掻爬，持続灌流などを行うが，股関節切除を余儀なくされる場合もある[11]．股関節離断は必ずしも必要ではなく，患肢温存可能であるが，股関節切除でも車椅子ADLに影響するので，車椅子動作再獲得のために術後のリハビリテーションが必要となることの説明と同意を得て行う[12]．

2 Fournier 壊疽

会陰部に感染が達し，壊死性軟部組織感染症を発症することがある．会陰部壊死性軟部組織感染症はFournier壊疽と呼ばれる．非クロストリジウム属菌による感染症である．速やかに切開・排膿・広範なデブリドマンを行わないと，致死性の経過をとる危険性が高い．

高熱，炎症反応の高値，会陰から殿部・大腿に及ぶ発赤，腫脹，膿貯留などの症状やCT・MRIなどの画像所見から診断する．

3 肛門周囲膿瘍

坐骨部や仙・尾骨部褥瘡の感染が深部に波及すると肛門周囲膿瘍を発症することがある．手術時に膿瘍を切除，洗浄することで対処可能なことが多い．痔瘻が合併している場合もある．

4 褥瘡癌

経過が長い褥瘡では扁平上皮癌が発生する場合がある．主に仙骨部に発生する．肉芽に増殖様変化がみられ，特有な悪臭がすることが多い．診断時には仙骨に浸潤して進行しており，切除は困難

で予後は不良であるので，長期間褥瘡が治癒していない状態を避けることが必要である．

8 再発予防

脊髄損傷者の褥瘡は再発しやすいことが知られている．手術で治癒しても，退院して早期に再発してしまうことも稀ではない．脊髄損傷による麻痺や知覚脱失などは生涯変わらないので，常に予防し続けないと再発してしまうことになる．まず，本人や家族に予防の大切さを十分に認識させることが重要である．ほかに，車椅子，座クッション，マットレスの適正な使用はもちろん，生活様式の改善，過度の飲酒を避ける，禁煙するなどの基本的な健康管理，入浴時に殿部に傷をつくらない，などといった細やかな注意が必要となる．これらの対策には医師や看護師だけではなく，理学療法士，作業療法士をはじめとしたリハビリテーションスタッフや管理栄養士・薬剤師ほか種々の職種がかかわる必要があり，当院でも積極的に行っている．

手術したからそれで終了ではないことはいうまでもなく，また，再発するのは本人の自覚が足りないからだと突き放すのでもなく，粘り強く予防策を行うべきである．

9 車椅子上の褥瘡予防

車椅子での長時間座位が原因で発生する褥瘡の好発部位は坐骨や尾骨を中心に車椅子に接触する骨突出部である．この好発部位を中心とする骨突出部には圧力が集中しやすいため，他の部位に圧力を分散することが褥瘡予防の基本となる．この圧力を分散させることを体圧分散（pressure redistribution）という．体圧分散とは人体に接触している面の荷重を分散させる支持面の能力を表す[13]．ヨーロッパ褥瘡諮問委員会（EPUAP），米国褥瘡諮問委員会（NPUAP），環太平洋褥瘡対策連合（Pan Pacific Pressure Injury Alliance；PPPIA）が合同で作成したガイドラインではpressure redistributionという言葉を使用し[14]，日本褥瘡学

会ではこれを体圧分散としている[15]ことから,本項でもこの用語を使用する.体圧分散が良好な状態を実現し,この状態のもとで適切な除圧動作を体得することが車椅子上の褥瘡予防の基本である.そのためには①生活様式の把握,②褥瘡好発部位や発生部位にかかっている圧力の確認,③身体機能と除圧動作の評価,④身体と機器との適合評価と対策実施を行う.

1 体圧分散の基本的な考え方

車椅子上での生活では坐骨,尾骨,大転子といった殿部周辺の骨突出部が褥瘡好発部位となる(図4-18)[16].この殿部周囲の褥瘡発生予防のために車椅子に座る際にはクッションを使用する.クッションによる褥瘡予防の基本的な考えかたは,包み込み(envelopment)と沈み込み(immersion)[13]の提供である.包み込みとは接触するクッションの面全体で人体を包み込む能力,沈み込みとはクッション(支持面)の中への沈み込みの深さである[13](図4-19)[17].十分に包み込みと沈み込みを提供するためには,①厚さ,②本体素材と表面の柔らかさが必要となる.骨突出部がクッションの底に付いて高い圧力が加わっている状態を底づき(bottoming out)という[13,18](図4-20)[17].底づきを生じると骨突出部への圧力が高くなり,褥瘡発生リスクが高くなることから,底づきを起こさないようにすることが重要である.また,クッションが必要以上に硬いと十分な沈み込みが提供できずに骨突出部に加わる圧力が高くなる.以上より適切な体圧分散とは,底づきを起こさず,適切な沈み込みと包み込みが提供された状態と考える.

2 車椅子上の褥瘡予防の実際

(1) 生活様式の把握

まずは生活のなかで車椅子に乗車している時間を把握する.曜日によって異なることが多いので,1週間の生活パターンを把握する.就労・就学

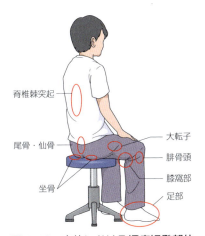

図4-18 座位における褥瘡好発部位
〔森田智之:褥瘡リスクの評価.廣瀬秀行,清宮清美(編):障害者のシーティング.p26,三輪書店,2014より〕

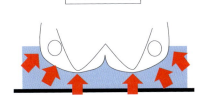

図4-19 体圧分散「包み込み」と「沈み込み」
(森田智之:脊髄損傷者の褥瘡予防と理学療法.PTジャーナル47:308-317, 2013をもとに作成)

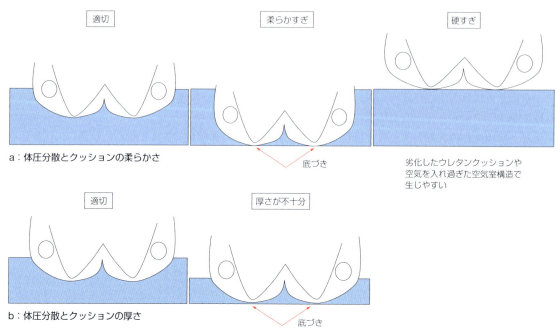

図 4-20 体圧分散とクッションの柔らかさ・厚さの関係
（森田智之：脊髄損傷者の褥瘡予防と理学療法. PT ジャーナル 47：308-317, 2013 をもとに作成）

状況や外出機会の頻度も車椅子乗車時間を把握するためには重要な情報である. また, 排泄方法, 入浴頻度, 自動車乗車時間の把握も移乗の頻度や殿部に高い圧力が加わっている場面の特定のために重要である.

(2) 褥瘡好発部位や発生部位にかかっている圧力の確認

褥瘡が発生した場合は写真や実際の観察により創部の部位と状態を確認する. 場合によっては治癒後も観察は継続する. 車椅子上に座ってしまうと褥瘡の場所がわかりにくくなるので, 骨突出部などを目安に触診で褥瘡の場所がわかるように確認しておく.

①触診による圧力の確認

確認したい部位の下に手を差し入れて圧力を確認する. 定量的評価はできないが, 実際に加わっている圧力を実感することができる（図 4-21）.

②計測器による圧力の確認

接触圧計測器により圧力の定量的評価を行う. 接触圧計測器は座面全体の状態が確認できるタイプと局所の圧力を計測できる携帯型タイプがある

（図 4-22）.

座面全体の状態が確認できるタイプは圧力の分布を視覚的に確認することができ, 対象者と問題点の共有, 姿勢の変更や除圧動作の効果確認が行いやすいという利点がある. ただし0点較正（キャリブレーション）の定期的な実施や運用面でデータ管理などが必要である.

携帯型は局所の数値の確認にとどまるが, 使いかたによっては除圧動作の指導に使うこともできる. また0点較正も不要で持ち運びもしやすい. 価格面でも座面全体を確認できるタイプと比べて安価である.

いずれの場合も現状を確認し, 介入によってどの程度圧力が変化するかに重点をおいて計測値を比較する. たとえば同じ対象者でクッションを変更した場合の圧力の変化を比較するが, 原則として計測値は対象者間では比較しない.

計測の限界として, 接触圧計測は褥瘡発生予測の一助となるがこれがすべてではない. 健康な皮膚では褥瘡発生には至らない圧力が, 激突や擦過などで皮膚表面に創が発生している部位に加わる

と褥瘡が発生することもある．また褥瘡発生は外力が加わっている時間も重要な要素であるが，時間は接触圧計測器では測定できないため，この圧力が加わる時間がこれくらい，という解釈が必要となる．このほかに外力が加わっている部位の温度や湿度，姿勢によって生じる剪断力や摩擦力も評価できない[19]．

(3) 身体機能と除圧動作の評価

身体機能評価は，車椅子上座位，端座位，背臥位で行う．まず車椅子上座位ではアライメントを確認する．背臥位では脊柱，股関節，膝関節，足関節の可動性と筋緊張を評価する．そして端座位ではアライメントが修正されるかを確認する．この一連の評価をマット評価という[20]（図 4-23）．

移乗の場面で殿部を激突させることも褥瘡発生リスクとなることから，移乗方法を評価し，車椅子の形状が容易な移乗を可能にしているかを確認

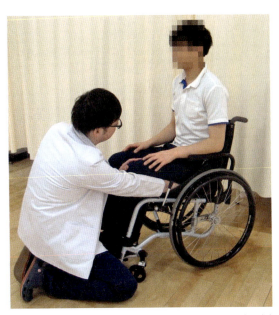

図 4-21　殿部の下に手を入れてのクッション確認例

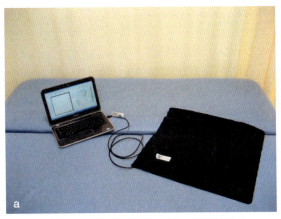

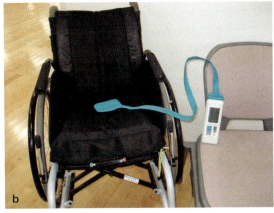

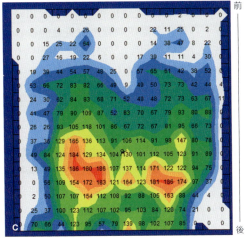

図 4-22　接触圧計測器の例
a：圧力分布測定装置 FSA/BodiTrak（タカノ社）
b：携帯型接触圧力計測器 Palm Q®（ケープ社）
c：圧力分布測定装置での計測結果例．赤い部分が高い圧力を示している．

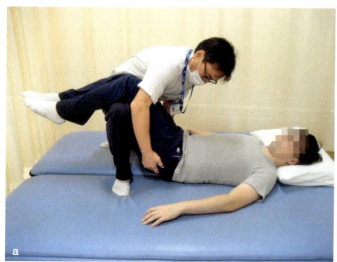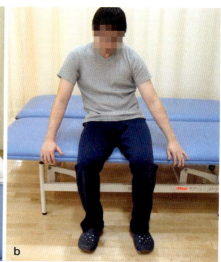

図4-23　マット評価の一例
a：背臥位，b：端座位

する．
　除圧動作はプッシュアップで殿部を浮かせる方法がよく知られているが，そのほかに片側の肘でアームサポートを支えての重心移動や体幹の前屈，伸展，側屈も除圧動作として有効である[21]（図4-24）．また，下肢の支持性がある不全麻痺者の場合は，下肢で支えて立ち上がるように殿部の圧力を軽減する方法も除圧動作となる．対象者がこれらの方法を知っているか，意識して行っているか，そして1時間に何度行うかを問診や実際の動作で評価する．

（4）身体と機器との適合評価と対策実施
①車椅子・クッションと身体の適合
　車椅子上座位のアライメントが非対称な場合，端座位でのマット評価により非対称性が修正可能か否かで対応方法が異なる．車椅子上で骨盤傾斜しており，背臥位と端座位でも骨盤傾斜が修正されない場合は変形と考え，挙上している側の坐骨結節の下にパッドなどを挿入し（図4-25），そのアライメントのまま圧力分散をはかる．背臥位や端座位で骨盤傾斜が修正される場合は柔軟性の左右差と考え，下制している側の坐骨結節へのパッド挿入やサイドサポートの使用などでアライメントを修正して圧力を分散する方法を検討する．
　車椅子では，バックサポートやレッグサポートのパイプなど硬い構造物が身体を圧迫していないかを確認することも重要である．また足部の保護のため，車椅子乗車時には靴などを履くことを推奨すべきである．

②クッションの選択
　褥瘡予防のためには体圧分散が良好なクッションを選択することが基本である．しかし，体圧分散が良好なものは調整が必要で，一定の自己管理能力が必要なことも多い．そのほかにも姿勢保持性能，重量，汚染時の対応方法，移乗動作など総合的な検討が必要である．

③除圧動作に関する知識と実施方法の指導
　除圧動作は対象者の身体機能を評価し，適切な方法を指導する．このとき接触圧計測器を用いて計測しながら行うと除圧の程度が視覚的にわかり，対象者も理解しやすい．除圧動作の頻度は15分に1回，1時間に4回を目標にする[22]．導入にはオートリピート機能の付いたタイマーが有効である．

④生活指導
　浴室，トイレ，自動車といった車椅子上以外の場面でも高い圧力が好発部位に加わると褥瘡発生の原因になる．これらの生活場面で，高い圧力や激突などの褥瘡発生につながる状況をどのように回避するかを支援者が一緒に考え，方法を伝えて

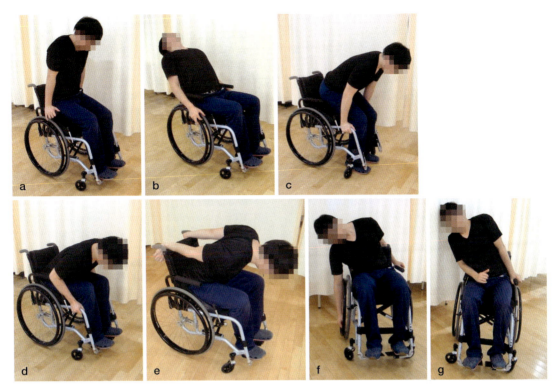

図 4-24 除圧動作
a：両上肢でのプッシュアップ，b：体幹伸展，c：下肢で支持
d：前方で支持しての体幹前屈，e：グリップに上肢をかけての体幹前屈，f：体幹側屈，g：肘で支えての除圧

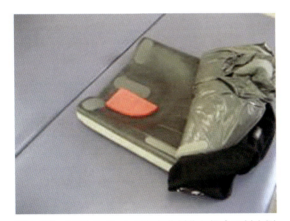

図 4-25 アライメントが左右非対称な場合の対応例
座面の高さを左右で変える．

実践につなげることが重要である．また，殿部の観察は鏡を用いると一人でも行えることを伝える．このような方法を指導し，好発部位の皮膚が健康な状態を保っているかを常に確認するよう推奨する．また，褥瘡を発見したときには受診するように伝えておく．

■文献
1) Verschueren JH, Post MW, de Groot S, et al：Occurrence and predictors of pressure ulcers during primary in-patient spinal cord injury rehabilitation. Spinal Cord 49：106-112, 2011
2) Marin J, Nixon J, Gorecki C：A systematic review of risk factors for the development and recurrence of pressure ulcers in people with spinal cord injuries. Spinal Cord 51：522-527, 2013
3) Shea JD：Pressure sores：classification and management. Clin Orthop Relat Res 112：89-100, 1975
4) 日本褥瘡学会（編）：褥瘡予防・管理ガイドライン．日本褥瘡学会，2009
5) Eltorai I, Khonsari F, Montroy R, et al：Urinary fistulae after radical ischiectomies in surgery of ischial pressure sores. Paraplegia 23：379-385, 1985
6) 渡辺偉二，林　輝明，内田昭雄，他：脊損者の褥瘡の術後早期創離開例の検討（第2報）．日パラ医誌14：32-33, 2001

7) 渡辺偉二：脊髄損傷者の坐骨部褥瘡に対する縫縮術の手術成績. 褥瘡会誌 13：130-133, 2011
8) 渡辺偉二：脊髄損傷者の坐骨部褥瘡に対する手術の長期成績. 褥瘡会誌 17：99-102, 2015
9) 渡辺偉二, 林 輝明, 岸本明雄：脊損者の仙骨部褥瘡. 日脊髄障害医会誌 18：112-113, 2005
10) Sameem M, Au M, Wood T, et al：A systematic review of complication and recurrence rates of musculocutaneous, fasciocutaneous, and perforator-based flaps for treatment of pressure sores. Plast Reconstr Surg 130：67e-77e, 2012
11) 渡辺偉二, 吉野正昭, 青木千恵：褥瘡から発生した脊髄損傷患者の化膿性股関節炎に対する股関節切除術. 臨整外 48：179-183, 2013
12) 渡辺偉二, 林 輝明, 内田昭雄, 他：脊損者の大腿骨近位部切除術後の ADL. 日パラ医誌 11：196-197, 1998
13) National Pressure Ulcer Advisory Panel, Support Surface Standards Initiative：Terms and definitions related to support surfaces. 2007
http://www.npuap.org/wp-content/uploads/2012/03/NPUAP_S3I_TD.pdf
14) National Pressure Ulcer Advisory Panel, European Pressure Ulcer Advisory Panel and Pan Pacific Pressure Injury Alliance：Prevention and Treatment of Pressure Ulcers：Quick Reference Guide. Cambridge Media, 2014

https://www.npuap.org/wp-content/uploads/2014/08/Updated-10-16-14-Quick-Reference-Guide-DIGITAL-NPUAP-EPUAP-PPPIA-16Oct2014.pdf
15) 日本褥瘡学会用語集検討委員会：日本褥瘡学会で使用する用語の定義・解説―用語集検討委員会報告 3. 褥瘡会誌 11：554-556, 2009
16) 森田智之：褥瘡リスクの評価. 廣瀬秀行, 清宮清美（編）：障害者のシーティング, p26, 三輪書店, 2014
17) 森田智之：脊髄損傷者の褥瘡予防と理学療法. PTジャーナル 47：308-317, 2013
18) 日本褥瘡学会用語集検討委員会：日本褥瘡学会で使用する用語の定義・解説―用語集検討委員会報告 2. 褥瘡会誌 10：162-164, 2008
19) Wheelchair seating—Part 9：Clinical interface pressure mapping guidelines for seating. ISO/TR：16840-9, 2015
20) Minkel JL：Mat Evaluation. pp115-117, International Seating Symposium, 2001
21) 武田正則, 古澤一成, 谷本義雄, 他：脊髄損傷者における車いす上除圧・減圧姿勢の検討. 総合リハ 38：563-569, 2010
22) Consortium for Spinal Cord Medicine Clinical Practice Guideline. Pressure Ulcers：What You Should Know-A Guide for People with Spinal Cord Injury. Paralyzed Veterans of America, pp15-18, 2002

3 排尿障害

1 脊髄損傷における排尿障害（急性期・回復期・慢性期の膀胱機能）

本来, 膀胱の尿を溜めたり出したりする機能は, 主として脊髄の最も下端である仙髄の排尿中枢からの指令によって, 膀胱と尿道が協調して弛緩と収縮を起こすことによって成り立っている（図 4-26）.

脊髄に損傷を受けると, 急性期にはいわゆる「脊髄ショック」という状態になる. このとき受傷部位より下位の脊髄は一時的に機能を停止するため, 膀胱は完全に弛緩して尿が多量に貯留した状態になる. 数週間後, 受傷部位以下の脊髄の機能が回復してくると膀胱は仙髄の反射によって不随意に収縮をするようになり尿失禁が始まる. この時期, すなわち回復期には膀胱の反射性収縮の有無や程度などが変化していく. 受傷3〜4か月以降の慢性期になると, 尿の貯留や下腹部の刺激によって膀胱は反射性の収縮を繰り返し失禁状態となるが, 膀胱と尿道括約筋との協調した動きがうまくいかないために残尿が多量に生じる状態（排尿筋括約筋協調不全）で固定する（図 4-27）.

上記は完全麻痺を想定した経過であるが, 不全麻痺であれば損傷の程度や範囲によって, ほとんど自然に近い排尿ができる場合から, まったく自排尿が不可能で常時カテーテルを必要とする状態までさまざまである.

1 急性期の排尿管理

脊髄損傷急性期には, 全身管理のために厳密な水分管理を行う必要から, ほぼ全例で初療時に直ちに膀胱にカテーテルを留置することになる. も

し仮にカテーテルを留置しなければ，上記のように完全に弛緩した膀胱であるために，膀胱から尿を排泄することができずに数日で急性腎不全（尿毒症）になってしまう．

急性期には脊髄ショックのために，尿路の粘膜は非常に脆弱な状態となり高い発熱を伴う尿路感染症（急性前立腺炎，急性腎盂腎炎）に罹患しやすい．また，急性期のカテーテル留置は膀胱結石の成因になり，回復期のリハビリテーションを遅滞させることにもなる．これらの尿路合併症は，異物であるカテーテルの留置が主な原因であるので，可能な限り早くカテーテルを抜去することが望ましい．

具体的には，全身状態が安定し輸液量が減って一日尿量が 2,000 mL 程度に安定してきたところで，留置カテーテルを抜去し間欠導尿に移行する．尿意がないので，あらかじめ時間を決めて一日に 6～8 回の導尿を行う．膀胱の過伸展を起こさないために 1 回尿量を 400 mL 以下にすることを目標とし，尿量（すなわち飲水量）をコントロールし導尿回数を設定する．膀胱の過伸展は膀胱壁の虚血をもたらし，将来の膀胱の萎縮や膀胱変形の原因になるからである．

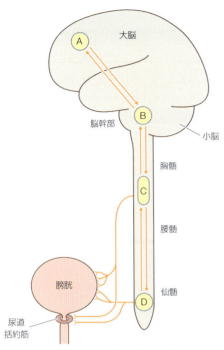

Ⓐ 前頭葉内側の排尿中枢：尿を我慢したり出したりする指令を出す．
Ⓑ 脳幹部（橋）の排尿中枢：排尿筋と括約筋の協調運動を制御する．
Ⓒ 胸腰髄の排尿中枢：交感神経の指令を出す．尿を溜める作用を受け持つ．
Ⓓ 仙髄の排尿中枢：副交感神経の指令を膀胱に，体性神経の指令を尿道括約筋に出す．尿を出す作用を受け持つ．

図 4-26　排尿の神経支配

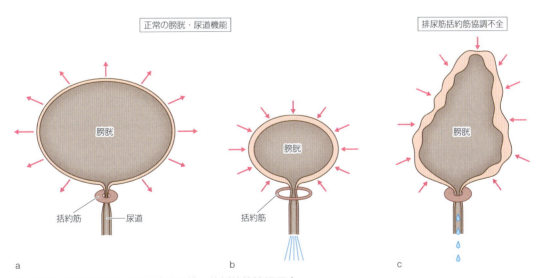

図 4-27　正常の膀胱・尿道機能と排尿筋括約筋協調不全
a：正常の蓄尿時．膀胱は弛緩し，括約筋は緊張している．
b：正常の排尿時．膀胱は収縮し，括約筋は弛緩する．勢いよく尿が出る．
c：排尿筋括約筋協調不全．膀胱が収縮するときに同時に尿道括約筋も収縮してしまう．脊髄障害でよくみられる異常である．膀胱は縦長になり壁は徐々に厚く変形してくる．多量の残尿が発生する．

Note 排尿筋括約筋協調不全

生理的な排尿では，蓄尿時（膀胱に尿を溜めている状態）には膀胱は自ら能動的に弛緩し，同時に尿道括約筋は持続的に緊張している．一方で排出時（尿を出すとき）には膀胱が持続的に収縮し，同時にこの間だけ尿道括約筋が十分に弛緩していなければならない（図4-27参照）．このような膀胱と尿道括約筋のお互いに同期した動きを「排尿筋括約筋協調運動」といい，脳幹部の橋にある排尿中枢によってコントロールされている．脊髄損傷では橋にあるこの調節の指令が仙髄の排尿中枢に届かないために，協調運動がうまくできなくなってしまう．この状態を「排尿筋括約筋協調不全」という．すなわち排尿時に膀胱が収縮しているのに尿道括約筋も同時に収縮してしまう，あるいは弛緩が不十分である，または弛緩のタイミングがずれてしまう状態である．したがって，脊髄損傷による神経因性膀胱では，尿がまったく出せないか，もしくは多量の残尿が生じてしまうことになる．

以前は，急性期の尿路には細菌を持ち込まないことがいちばん重要であるとの考えから，減菌操作での間欠導尿（無菌的間欠導尿）が最善であるとされていた．しかし実際には，看護師が病棟で行う通常の清潔間欠導尿との差がないことが明らかになっている．看護師は通常の処置に用いるディスポの手袋を着用し，普通のネラトンカテーテルを用いて可能な範囲の清潔な操作により導尿を行う．院内感染の予防のために，処置前後には手洗いを励行することが重要である．

間欠導尿を行えば尿路に細菌が侵入することはほぼ必発であり，ある程度の頻度で尿路感染症による発熱をきたすことはやむを得ないことである．その際に適切な対処をするために，急性期には1～2週間に1回は尿検査（一般検尿・尿沈渣）と尿細菌検査を施行しておくとよい．

2 回復期の排尿管理 （膀胱機能の評価と排尿方法の選択）

受傷（発症）後2～3週間すると完全に停止していた脊髄の機能が動き出し，損傷した部位以下の脊髄においてさまざまな脊髄反射が出現し始める．回復期の定義はさまざまであるが，この時期をもって脊髄損傷の回復期という見かたもできる．排尿に関しては膀胱や尿道の動きを直接制御するのは脊髄の下端にある仙髄の排尿中枢であるが，この部位でも神経の活動が始まり反射による膀胱の収縮がみられるようになってくる．膀胱の収縮は尿が膀胱内にある程度以上溜まると自然に起こるが，下腹部や外陰部に対するさまざまな刺激で誘発されることが多い．介護のために外陰部に触れたりあるいは衣類がこすれたりするだけでも，これらが刺激となり膀胱の反射を誘発することがある．

この時期になると全身状態も安定し始め，脊髄損傷者としての新たな身体機能を獲得するためにさまざまなリハビリテーションが開始される．排尿に関しても，まずは回復しつつある膀胱機能の評価を行い，全身状態や上肢機能の状態をみながら将来にわたる排尿方法を選択してその準備にとりかかることになる．

(1) 回復期には排尿方法を選択し確立する

回復期に行うべきことは，生涯にわたっての排尿方法を適切に選択し，これを身につける訓練に取り組むことである．まずは以下の方法で膀胱や身体的機能の評価を行い，実施の可能性のある排尿方法を提案する．

①脊髄損傷の重症度—完全麻痺か不全麻痺か？ 麻痺の程度は？

受傷後1か月以上経過しても完全四肢麻痺あるいは完全対麻痺の状態であれば，自排尿の回復はまず見込まれず，カテーテルによる排尿が必要になる．不全麻痺であれば将来的に自排尿が可能となりカテーテルフリーの状態にまで回復すること

がありうる．ただし，われわれの経験を集計したところ，退院時までにカテーテルフリーになった症例の割合は ASIA 分類の AIS B（運動機能は完全麻痺，知覚は不全麻痺）であればおおよそ 13％，AIS C（運動・知覚とも不全麻痺，運動麻痺は歩行可能なレベルではない）であれば 38％，AIS D（不全麻痺であり歩行が見込まれる）であれば 80％程度であった．麻痺の重症度は回復期の間は変化し改善することがあるので，リハビリテーション科や整形外科の主治医とよくディスカッションして回復の可能性を確認することが必要である．

②膀胱の機能を評価する
　―間欠導尿に適した膀胱か？
　上記のような検討を行ったうえで間欠導尿の習得

膀胱機能の評価方法

　膀胱機能障害の評価方法で最も基本的なものは，残尿測定と膀胱内圧測定である．

●残尿測定
　自然排尿であっても腹圧排尿であってもあるいは失禁性排尿であっても，カテーテルを用いずに自力で排尿できる場合には残尿量を測定することが最も重要な情報をもたらす．
　残尿測定の方法としては，排尿直後にカテーテルで導尿して尿量を測定する方法と，排尿直後にエコーを用いて残尿量を測定する方法がある．これは普通の汎用エコーでも容易に計測できるし（図1），残尿測定専用の携帯タイプのエコーを用いれば，看護師が病室のベッド上で容易に計測することができる（図2）．

●膀胱内圧測定法（図3）
　膀胱内に尿が溜まっていく過程で，膀胱内の圧力がどのように変化するかを診る検査方法である．これは蓄尿時に膀胱内が高圧になっていないかを把握するために最も有用な方法であり，適切な排尿管理をするうえで最も重要な情報をもたらす．この検査で得られた結果を膀胱内圧曲線といい，脊髄損傷では主に3つのパターンがみられる（図4）．
　括約筋筋電図：膀胱内圧を測定するときに同時に尿道括約筋の筋電図を測定することがある．前述した排尿筋括約筋協調不全の有無を判定することができる．

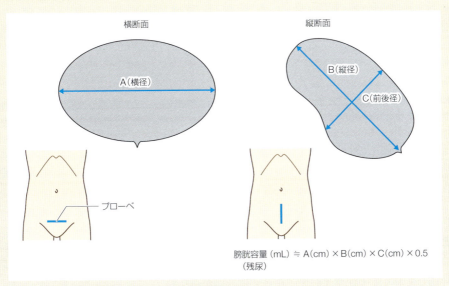

図1　超音波断層装置（エコー）による残尿測定
排尿直後に膀胱の容量を測定する．膀胱の描出は容易である．3方向の径から算出する．

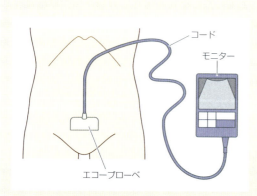

図2 携帯型の超音波残尿測定装置
残尿測定のみを目的とした測定器で，本体(モニター)・エコープローベとも手のひらに収まる大きさである．プローベを下腹部(膀胱直上)に押し当てて測定開始のスイッチを押すと，まもなく残尿量が表示される．病棟で看護師が施行可能．

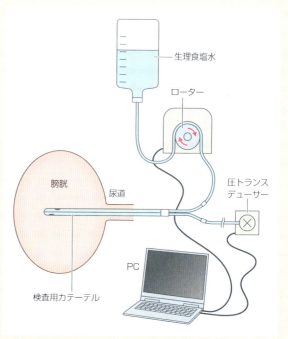

図3 膀胱内圧測定
膀胱内に細い検査用のカテーテルを挿入する．生理食塩水を一定流量で注入し，同時に膀胱内圧を経時的に測定する．圧トランスデューサーで圧力を電気信号に変換し，パソコンで膀胱内圧曲線を描出し解析する．

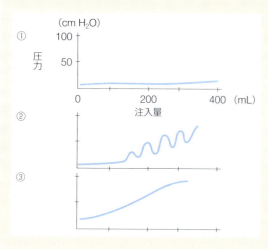

図4 膀胱内圧曲線3種類
①排尿筋低活動：膀胱内に尿が貯留しても膀胱内圧は低いままである．膀胱は軟らかく収縮がみられない．低圧蓄尿である．
②排尿筋過活動：ある程度尿が溜まると膀胱が反射性収縮を起こし始める．律動的な収縮を繰り返す，あるいは高い圧力のまま一定となる．高圧蓄尿である．
③低コンプライアンス膀胱：膀胱に尿が溜まるほどに膀胱内圧が上昇していく．膀胱壁が硬くなっている場合，自律神経による調節の障害で起こる場合，あるいはその両方が原因となる．高圧蓄尿である．

を目指すときには，可能であればカテーテルを抜去する前に膀胱内圧測定を実施し，現時点での膀胱機能を評価しておくことが望ましい．たとえば反射が非常に強い膀胱であれば100 mLも溜まらないうちに失禁を起こしてしまうことになる．このような状態で間欠導尿を開始しても，失禁対策に苦慮することになり本人のモチベーションも上がらない．

この時点での膀胱内圧測定で，機能的な膀胱容量が小さい場合や高圧蓄尿の状態が観察される場

合(すなわち反射性収縮が強い膀胱や硬く小さい膀胱)には，あらかじめ抗コリン薬などの膀胱弛緩薬の内服を開始して膀胱の低圧化と膀胱容量の増大をはかっておく．

一方，弛緩した低圧で大きな膀胱であれば，間欠導尿の回数を少なめに設定することも可能である．また尿意があてにならなければ，しっかり時間を決めて導尿しないと膀胱の過伸展をきたしてしまいがちになる．

③上肢の機能を評価する

一自己導尿が習得できるか？

頚髄損傷者であれば，膀胱機能とは別に上肢機能の状態を把握することがきわめて重要である．すなわち今後のリハビリテーションによって自己導尿の習得が可能か否かで，排尿方法の選択肢が決まることがある．頚髄損傷のレベルでいえば，男性の場合はC5Bであれば自己導尿自体はなんとか可能であるとされている．しかし実生活で間欠自己導尿を継続するためには，C6レベルでなくては実用性が得られない．女性では開脚位をとり陰唇を開くなどの操作が必要なので，C7以下のレベルで自己導尿が可能になるとされている．

④退院後の生活を考慮する

排尿方法を選択するうえでは，回復期のリハビリテーションを終えて退院した後の生活がどうなるのかまでも考慮する．すなわちその人の置かれた社会的状況を把握しなければならない．これについては特に担当のソーシャルワーカーが最も把握しているはずであり，リハビリテーション科の医師や泌尿器科医とともにディスカッションを重ねていくことが重要である．自宅に戻り生活するのか，介護施設・障害者施設などに入所して生活するのか，職場や学校に復帰・復学するのか，通勤・通学はどうするのか，などの退院後に予想される生活環境をあらかじめ把握しておくことが求められる．そのうえで，間欠導尿が可能なのか，学校や勤務先でそれが困難であれば間欠式バルーンカテーテルの使用を考慮すべきなのか，あるいはあえて間欠導尿よりも膀胱瘻(カテーテル留置)を選ぶか，入居予定の施設ではどのような排尿方法であれば受け入れが可能か，などの検討を行っ

ておくことが必要である．

情報収集におけるソーシャルワーカーの役割はとても大きい．

(2) 留置カテーテル抜去の方法

もちろん急性期から間欠導尿を開始できていれば理想的であるが，合併症の治療などで回復期になるまで留置カテーテルが挿入されたままであることが多いのが現実である．ここでは回復期になって初めてカテーテルを抜去するときの手順を述べる．

この時期になっても完全麻痺の状態であれば，自排尿が回復することはまず見込めないので，永続的な間欠導尿の導入を前提にして留置カテーテルを抜去しなければならない．不全麻痺であれば排尿機能が回復し自排尿が可能となる場合があるので，まずは留置カテーテルを抜去し間欠導尿を行いながら自排尿が可能なのかどうかを見極める．この際，残尿量を適宜測定し100 mL以下になれば間欠導尿を中止することができる．間欠導尿の回数を徐々に減らしていくか一気に中止するかは一長一短であり，ケースバイケースで判断する．

カテーテルを抜去する前にカテーテルのクランプと開放を繰り返す，いわゆる「膀胱訓練*(注：正しい用語ではない)」を行っていた施設もあるが，この方法は尿意を確かめることにはなっても，膀胱機能を回復したり膀胱容量を大きくしたりする訓練にはならない．カテーテルを留置したまま尿を溜めることは，膀胱を高圧環境にさらし有熱性尿路感染症のリスクになるだけなので当院では行っていない．

留置カテーテルから間欠導尿に移行するときに，有熱性尿路感染症を合併することをしばしば経験する．この時期に，尿路にはすでに細菌が常在する状態になっているので，膀胱の使いかたを大きく変更するときに細菌が急に増殖するからである．このときに限っては予防的に抗菌薬を投与

---

*膀胱訓練：過活動膀胱などで起こる頻尿や尿意切迫感を改善するために行うもので，少しずつ尿意を我慢することを習慣的に行う機能訓練のことである．

することは考慮されてもよいだろう．事前に尿細菌検査・薬剤感受性検査を施行し，感受性のある抗菌薬を選択することは抗菌薬の適正使用として最低限の条件である．投与期間としては1〜2週間が適当であると考える．

(3) 脊髄損傷者の排尿方法

排尿方法には大きく分けて，①自排尿，②間欠導尿，③カテーテル留置の3つの方法がある．各々の長所・短所や，選択の基準（適応）を概説する．

①自排尿

ここでいう自排尿とは，カテーテルを用いずに自らの尿道から排泄できることである．そのなかには，まったく自然な排尿，腹圧をかけての排尿，脊髄損傷者に特有な膀胱の反射性収縮を誘発することによる排尿などが含まれる．本人の意思とは関係なく膀胱の反射によって自動的に尿が排泄されている状態も自排尿のなかに含めることとする．

不全麻痺で排尿機能障害が軽度であれば自排尿が可能となる．自分でコントロール可能な排尿で，残尿も100 mL以下である場合には問題がない．もし強く腹圧をかけるような無理な排尿をしている場合には，膀胱変形が徐々に進行し腎機能障害に至ることがあるので注意を要する．

重度の不全麻痺や完全麻痺では，尿道から断続的に尿が流出していても膀胱に多量に溜まった尿が少しずつあふれ出ている状態であることもしばしば経験する．これを溢流性尿失禁といい，放置しておくと不可逆的な腎機能障害に至ってしまう危険な状態である．このような場合には，本人は往々にして「自排尿が可能なまでに回復している」と思い込んでいることも多い．

反射性排尿といって脊髄反射による膀胱の収縮を利用した排尿方法や，腹圧排尿といって下腹部を強く圧迫することによる排尿方法を訓練で獲得することも可能であり，かつてはカテーテルを用いる必要がないなどの利点から広く普及していた（これらの方法はしばしば「叩打・手圧排尿」と呼ばれていた）．しかしこれらの方法は，膀胱や腎臓に少しずつ無理がかかり長期的には合併症が多いことがわかってきたので，近年ではほとんど採用されなくなっている．かつて反射性排尿や腹圧排尿をより効率よく安全に行うために広く普及していた「尿道括約筋切開術」は，手術時に出血などの合併症が多いことや長期的な治療成績が思わしくないことなどから，現在ではほとんど行われなくなっている．

②間欠導尿法（図4-28）

脊髄損傷や他の疾患による神経因性膀胱に限らず前立腺肥大症による高度の排尿障害に対しても，間欠導尿法は非常に優れた対処方法である．間欠導尿による排尿は生理的な排尿に近く，さま

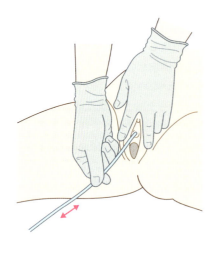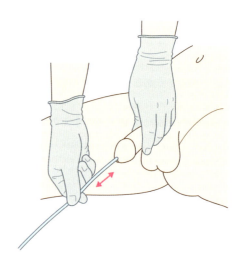

図4-28　間欠導尿
医師・看護師が行う場合にはディスポの手袋を着用する．自分で行う場合には，普通は手袋は着用しない．

ざまな理由で膀胱や尿路全体に対して最も愛護的である．これは1972年に米国のLapidesが考案した排尿方法であり，その優れた効果が明らかになるにつれて，1980～1990年代にかけてわが国でも急速に広がった．

間欠導尿は，自分で導尿することができればほぼすべての症例で適応がある．ただし頚髄損傷者などで上肢・体幹の機能に障害がある場合には，単にカテーテルの挿入や抜去ができるだけでなく，導尿のための姿勢の保持，着衣や道具の用意や片づけ，排泄した尿の処理までの一連の動作がどれだけ自分でできるかが問題であり，間欠導尿開始後にリハビリテーションの一環として取り組んでいくことになる．自分で導尿することができなくても，介助者が行える環境であれば間欠導尿で維持することも可能だが，24時間体制で介助者が導尿を行うことは現実的にはなかなか難しいことである．

以下に間欠導尿を行ううえで理解しておくべき3つのポイントを示す．

・清潔操作にはあまりこだわらない

Lapidesはこの方法を，clean intermittent catheterizationすなわち清潔間欠導尿として発表した．cleanとはあくまで清潔操作であり，滅菌操作あるいは無菌的操作ではない．事前に手洗いや手指の消毒を行いカテーテルはむやみに周囲に接触させないなどの基本的な清潔操作は行ったほうがよいが，導尿の操作によって膀胱の中にはある程度の細菌が入ってしまうことを前提として行われる方法である．この方法では，導尿のたびに主として尿道内の細菌を膀胱内に押し込んでしまうが，膀胱内で増殖した細菌の大部分は次の導尿時に体外に排泄されるため，ある程度以上には膀胱内の細菌は増えないということを理論的背景としている．

・導尿の回数は多いほうがよい

したがって尿路感染症を予防するためには，間欠導尿の回数は原則として少ないよりも多いほうが良い．導尿操作による尿路感染症を心配して回数を減らそうとするのは誤りであり，膀胱を完全に空にする回数が多いほど膀胱内の細菌数が少な

く膀胱粘膜も健全な状態を保持することができる．標準的には1日6回程度であるが，尿量が多い場合や尿混濁が目立つ場合などには，一時的にでも1日8～10回の導尿を行うこともある．もし自排尿が回復してくるようなら適宜回数を減らしていくことはできる（➡55頁）．

・間欠導尿は膀胱を低圧化し，良い状態を保持する

間欠導尿を行うたびに膀胱はほぼ完全に空になる．それは生理的な排尿すなわち残尿がほとんどない良好な排尿と似たような状況をつくり出す．また膀胱を空にする回数を増やすことによって，膀胱を本来の低圧環境にすることができる．膀胱の低圧化は膀胱変形を予防するためにきわめて重要である．間欠導尿では長期間にわたって膀胱を良い状態に保てることになり，将来の膀胱変形・萎縮など尿路合併症のリスクを大幅に低減することができる．このことを脊髄損傷者本人が理解することは，間欠導尿を継続的に行うための動機づけとしても大切なことである．

③-1 カテーテル留置（尿道カテーテル留置，膀胱瘻カテーテル留置）（図4-29）

頚髄損傷などで自己導尿が困難な場合，あるいは骨盤骨折の合併などで尿道が間欠導尿に適さない場合などには，やむを得ずカテーテル留置を選択することになる．カテーテル留置は日常生活上は手間がかからず便利ではあるが，カテーテルという異物を体内に留置するのであるから種々の合併症のリスクを伴うことになる（表4-5）．カテーテルは通常は尿道に留置するが，カテーテル閉塞や尿道皮膚瘻などのトラブルが少なく管理がしやすい膀胱瘻をつくり，ここからカテーテルを留置する方法もある．膀胱瘻とは下腹部正中の恥骨上縁から約5cm程度の部位に直接膀胱に通じる穴（瘻孔）を人工的に造ったものである．

③-2 間欠式バルーンカテーテル（図4-30）

2016年春から一時留置型で再利用可能なバルーンカテーテル，すなわち間欠式バルーンカテーテルが保険診療で供給できるようになった．このカテーテルは，夜間のみの使用（ナイトバルーンともいう）あるいは日中の外出時などでどう

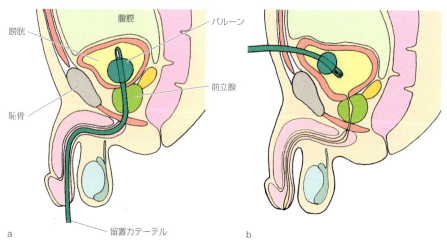

図 4-29　留置カテーテルの設置方法

a：尿道カテーテル留置．一般的なカテーテル留置法である．長期留置で尿道粘膜・前立腺に慢性炎症はほぼ必発である．そのために有熱性尿路感染症をおこしやすい．カテーテルはなるべく細めがよいが，カテーテル詰まりとそれに伴う自律神経過反射をおこしやすい．

b：膀胱瘻カテーテル留置．下腹部切開による膀胱瘻造設術または経皮的膀胱瘻造設術を要する．前立腺部尿道に異物がないので，有熱性尿路感染症を起こしにくい．太いカテーテルを留置できるのでカテーテル詰まりが少ない．カテーテル交換時の尿道損傷のリスクはきわめて低い．

表 4-5　カテーテル留置による合併症

有熱性尿路感染症	尿道留置で多く，膀胱瘻で少ない．男性では尿道は前立腺の内部を通るので急性前立腺炎を起こしやすい．
膀胱結石	尿道留置・膀胱瘻とも同様に発生する．当院の集計ではカテーテル留置期間が 10 年間で約 40％の人が膀胱結石の手術を受けている．
尿道損傷，尿道皮膚瘻	特に男性に多い．カテーテル交換時に誤って尿道内でバルーンを膨らませると尿道粘膜が破れ，のちに尿道狭窄を起こす．また尿道に炎症を起こすと難治性となり，尿道から皮膚にかけての瘻孔ができてしまうことがある（尿道皮膚瘻）．
カテーテル閉塞	尿中の結晶成分や浮遊物がカテーテルの内腔を閉塞し膀胱内に尿が多量に貯留してしまうことがある．頚髄損傷者では，自律神経過反射などの重大な合併症を引き起こす．この場合，緊急対応が必要になる．膀胱瘻では太いカテーテルを留置できるので合併症は比較的少ない．
尿道括約筋不全	尿道留置でも，あるいは膀胱瘻留置でも，カテーテル脇からの尿漏れはある程度避けられない．尿道留置では，特に尿道が短い女性に多い．尿漏れを改善するために留置カテーテルを太くすると一時的には尿漏れは減少するが，ほどなくして尿道括約筋はさらに緩んでしまい尿漏れはかえって増悪してしまう．

しても間欠導尿ができないときに限って一時的に用いるためのカテーテルで，繰り返し利用が可能な製品である．いずれの場合でも膀胱の過伸展（尿の溜まりすぎ）を防止するので膀胱の保護のために有用であるし，また留置している間は尿失禁を防止することができる．

しかし一時的な留置であっても尿路感染症などの合併症はおこりうるし，また自分で挿入しバルーンを膨らまさなければならないので尿道損傷などの事故のリスクがある．

3　慢性期の排尿管理

回復期のリハビリテーション入院ののち，自宅あるいは施設などで新しい生活を始めると，生涯にわたっての排尿管理が必要になる．これを慢性期の排尿管理と呼ぶことにする．

20 世紀の半ばまでは，脊髄損傷になって 10 年ないし 20 年もすると，神経因性膀胱（膀胱の機能障害）が原因で水腎症から腎機能障害となり透析患者になってしまうことも稀ではなかった．また

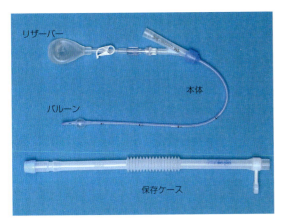

図 4-30 間欠式バルーンカテーテル
間欠導尿を行っている患者が一時的に留置するときに用いるカテーテルである．繰り返し利用できる．夜間のみ，外出時のみ，スポーツのときなどいろいろな利用方法がある．

体力が低下した状態で尿路感染症に罹患すると，重症感染症から敗血症となり不幸な転帰をたどることもあった．医療福祉制度が充実した現在では透析になることさえ滅多にはみないが，適切な排尿管理を怠ると治療のために長期の入院が必要になり，それがきっかけで体力を大きく損なうことにもなりかねない．

適切な尿路管理とは，長期的に腎機能を保持することが最も重要な目的であり，その次にQOLをなるべく高く保つような排尿方法を長期にわたって維持することである．

(1) 定期受診と定期検査
①自排尿は要注意である

カテーテルを用いない自排尿が可能であることは良いことである．しかし脊髄損傷のために尿意が正常でない場合など，本人の自覚がなくても膀胱や腎臓に思わぬ負担がかかっていることがあり要注意である．特に尿意が曖昧な場合には実は多量の残尿をかかえていることがあり，過剰の腹圧をかけて排尿している場合には膀胱に負担がかかっていて膀胱変形が徐々に進行していることもある．残尿が多量であったり膀胱変形が進行してくると，上部尿路（腎と尿管）が高圧状態となり水腎症をきたしてしまう．

したがって，尿意が曖昧な場合や腹圧排尿をしている場合，常時少量ずつ失禁をしている場合，極端な頻尿がある場合などにはぜひとも泌尿器科を受診して尿路を再評価してもらうべきである．

②間欠導尿の場合には
医師による「在宅自己導尿指導管理」が必要

間欠導尿に使用するカテーテル，潤滑油，消毒液は健康保険によって支給されるが，そのためには医師による定期的な診療を要し，在宅自己導尿指導管理料が算定される．つまり間欠導尿の継続は医師による適切な評価と指導があってはじめて安全に行うことができるのである．使用するカテーテルの種類や必要量にもよるが，1〜3か月に1回の頻度で病院への通院または医師の往診が必要である．排尿についての主治医をもち，平時からよく相談しておくべきである．尿路の定期検査は，1年に1回は腎臓・膀胱のエコー検査または静脈性尿路造影法（intravenous urography）と呼ばれる造影X線検査またはCTなどの画像検査を受けておいたほうがよい．

③留置カテーテルでは膀胱結石に注意する

留置カテーテルを維持管理するためには，2〜4週ごとにカテーテルの交換を要する．そのたびに原則として医師の診療を受けることになる．

カテーテルを常時留置する場合に最も注意するのは，膀胱結石の発生である（→63頁）．膀胱結石はカテーテルに付着するリン酸マグネシウムアンモニウムの結晶が膀胱内に沈殿して形成される．救急外来でよく診る健常者の尿路結石の多くはシュウ酸カルシウムやリン酸カルシウムが主成分であり，膀胱結石はこれとは異なる機序で形成される．カテーテルすなわち異物に加えて尿路に細菌が常在することも必要条件なので感染性結石ともいう．膀胱結石は小さいうちであれば日帰り内視鏡手術で比較的容易に摘出できるが，大きくなると入院や麻酔が必要となり非常にやっかいなことになる．これを回避するためには，半年に1回は単純X線検査を受けておきたい．

(2) 慢性期の排尿管理　Q&A

当院の泌尿器科外来には多くの脊髄損傷者が排尿管理のために通院しており，さまざまな質問を受ける．また専門病院ということもあって，外部の医療者からの問い合わせや質問も多い．これら

の質疑は多岐にわたるので，慢性期の排尿管理については，Q & A の形で紹介したい．

①間欠導尿について

Q1　尿混濁への対処法

ときどき尿混濁がみられます．尿路感染症で高熱を出すのが心配なので予防のために抗菌薬を内服してよいですか？

A1　お勧めできません．尿路感染症に対して予防的に抗菌薬を内服することは，いたずらに薬剤耐性菌を増加させるだけであり，本人にとっても周囲の人々に対しても不利益であることは明らかです．尿混濁が気になるときには，①水分摂取量（すなわち尿量）を増やす，②導尿の回数を増やす，③膀胱に尿を残さないように最後まで丁寧に導尿する，の3つの方法で対処します．

Q2　自己導尿でのカテーテル挿入困難

最近急にカテーテルが入りにくくなりました．スムーズに入るときが多いのですが，いったん入らなくなると何度やってもなかなか入りません．尿道が狭くなっているのでしょうか？　（男性）

A2　多くの場合は，尿道括約筋が強く収縮していることが原因です．尿道括約筋は膀胱の出口から3 cm くらい手前にあり，尿が漏れないように常時収縮している筋肉ですが，なんらかの原因によって脊髄反射が亢進するとこの収縮が強くなりカテーテルが通過しにくくなります．

対処としては，①5～10分くらい休んでからゆっくり再挿入してみる，②少し太いカテーテルや硬いカテーテル，あるいはチーマン型という先が曲がっているカテーテルを用いてみる，③ウラピジルという括約筋の収縮を少し弱める薬を内服する，などの方法を試してみます．これらで対処困難な場合には一時的に(2～4週間ほど)留置カテーテルを入れておき間欠導尿を再開すると解決することがほとんどです．

また医師の判断で，尿道損傷・尿道狭窄が疑われる場合には尿道造影や内視鏡などの検査を行うことがあります．

Q3　間欠導尿における血尿

間欠自己導尿をしています．ときどき血尿があります．導尿の最後に出てくる尿に血が混ざり，カテーテルの先端に血液が付着しています．検査を受けたほうがよいでしょうか？

A3　尿道内の粘膜は機械的刺激に弱く，また前立腺の中を通っている尿道は表面に静脈がたくさんあり，カテーテルの通過で出血しやすい部位です．間欠導尿に際して，出始めの尿や最後に出る尿に少量の血液が混ざるのはほとんどが尿道からの出血で心配はありません．カテーテルの先端に付着した血液または小さな血のかたまりが尿中に混ざって出てくることも，ほとんど心配ありません．

もし導尿に際して初めから終わりまでのすべての尿に血液が混ざり赤いときには，尿路結石や尿路悪性腫瘍が隠れている可能性もありますので，泌尿器科で相談しましょう．特に50歳以上の人でこのような血尿が出た場合には，早めに検査を受けることをお勧めします．

Q4　間欠導尿の回数

現在は残尿が150 mL 程度で，1日4回は自排尿のあとに間欠導尿を行っています．導尿をするたびに膀胱の中に細菌を入れているのではないかと心配しています．導尿の回数は減らせませんか？

A4　この場合はケースバイケースです．（有熱性）尿路感染症の予防の観点からは，間欠導尿の回数は多いほうが良いのです．間欠導尿の回数を減らすと，残尿として尿が膀胱内に停滞することによって膀胱内の細菌数が増加します．逆に膀胱を空っぽにする回数が多いほど膀胱の中の細菌数は少なくなり，尿路感染症で熱を出す頻度が低くなることがわかっています．また間欠導尿をしている膀胱内はすでに細菌が常在している状態になっていますので，導尿のたびに細菌を入れているのではないかという心配は無用です．

一方で膀胱の抵抗力には個人差が大きいようで，導尿の回数を減らしても尿路感染症を発症しない人も少なくありません．間欠導尿がその人の生活の支障になっているようであれば，導尿回数を減らしてみるのも一つの方法です．われわれの経験では残尿が150 mL 以下になっても有熱性尿路感染症を発症しない人には，間欠導尿を中止することも視野に入れながら導尿の回数を減らして

みることをしばしば提案しています．いずれにしても，医師と患者がよく相談しながら注意深く進めていく必要があります．

②留置カテーテルについて

Q5　カテーテル詰まりの予防方法は？

頚髄損傷者です．尿道にカテーテルを留置していますが，不意にカテーテルが詰まってしまい困ります．急に起こる激しい頭痛と顔面の冷や汗で気がつき，カテーテルの周りから尿が多量に漏出しています．訪問看護師を呼ぶと血圧が200 mmHg以上あり，救急車で病院に搬送されました．このようなことがたびたび起こります．対処方法はありますか？

A5　カテーテル詰まりを予防するためには，飲水量を増やして尿量を多くすること，カテーテルを太くすること（膀胱瘻造設も考慮する），膀胱洗浄で予防と対処をすること，カテーテル交換の間隔を短くすることの4つの方法を提案します．

カテーテル詰まりは，尿中の結晶成分（主成分はリン酸マグネシウムアンモニウム）や膀胱粘膜が脱落して固まった尿中の浮遊物などがカテーテルの内腔に詰まり，その塊が成長することによって起こります．完全閉塞でなくても（チューブ内に尿の流出がみられても）内腔が狭くなるといわゆる半閉塞（半詰まり）の状態となり，膀胱内に尿が多量に溜まってしまいます．

これを防止するためには，たくさん水を飲んで尿を薄くすることが有効です．しかし3,000 mLや4,000 mLの尿を出すような水分摂取を長く続けていると，習慣性の多飲から水中毒になってしまうこともあり注意が必要です．

またカテーテルは太くするほど詰まりにくくはなりますが，尿道留置の場合14または16 Frの太さが標準であり，それ以上太くすると尿道粘膜を痛めて潰瘍が形成され，そこに感染をおこし尿道皮膚瘻などの厄介な合併症が発生する頻度が高くなってしまいます．せいぜい一時的に18 Frを留置するのが限界です．解決しない場合には，さらに太いカテーテルを留置できる膀胱瘻を造ることを検討します．膀胱瘻であれば，20 Frが標準で，22 Frあるいは24 Frにしてもなんら問題は起こ

りません．

そのほかに膀胱洗浄を行うことがカテーテル詰まりの予防と対処として有効です．膀胱内の沈殿物を除去しカテーテルの内腔に付着したものを洗い流すことができるので，ある程度の効果があります．もし閉塞や半閉塞状態になって自律神経過反射が起こっても，膀胱洗浄で閉塞を解除できることも多いので，病院を救急受診しなくて済むこともあります．そのためには普段から家庭内で，家族や訪問看護師が膀胱洗浄できる体制をつくっておくことが必要です．

なおカテーテル詰まりの防止目的で抗菌薬を予防的に内服することは無効であるばかりでなく，薬剤耐性菌を発生させる原因になりますので，行ってはいけません．

Q6　膀胱洗浄について

カテーテル詰まりの防止のために膀胱洗浄を行いたいのですが，担当医は，「膀胱洗浄は意味がなく，尿路感染症の発生を誘発するだけである．たくさんのエビデンスがある」と言って認めてくれません．どう考えればよいのでしょうか？

A6　この先生のおっしゃるエビデンスは，病院内での短期的なカテーテル留置を対象とした研究で得られたものです．確かに病気やけがで入院し手術や集中治療室での治療を受けている数週間程度のカテーテル留置の場合には，閉鎖式システムのカテーテルを用いて膀胱洗浄などは一切行わないようにしたほうが良いことはエビデンスとして明らかになっています．しかし，脊髄損傷者の留置カテーテルは在宅での生活で生涯継続しなければならないものであって，状況がまったく違います．在宅での長期カテーテル留置において膀胱洗浄が尿路感染症に及ぼす影響については，良いとするエビデンスも悪いとするエビデンスもありません．経験的には膀胱洗浄で尿路感染症が改善することはありませんし，感染症を誘発することもありません．膀胱洗浄はカテーテル閉塞を予防し対処することが目的です．また日常的に膀胱洗浄を行うことによって，合併症としてしばしば問題になる膀胱結石の発生率をある程度低下させることが期待されます．

2 泌尿器科的合併症

　脊髄損傷者が呈する尿路合併症でよくみられるものは，有熱性尿路感染症，副生殖器感染症と尿路結石である．また尿道のトラブルや陰嚢内の膿瘍形成なども散見される．これらの合併症の対処方法・予防方法などについて説明する．

1 有熱性尿路感染症，副生殖器感染症

　本来，腎臓から膀胱までの尿路には細菌は存在せず無菌状態である．しかし排尿障害のためにカテーテルを使用している場合には，留置カテーテルであっても間欠導尿であっても，ほぼ100％で尿路に細菌が常在すると考えてよい．また，カテーテルを使用していなくても残尿が多い状態であれば，細菌が常在することも多い．ただし，たとえ尿路に細菌が常在していても，それによって発熱をきたしたり炎症による痛みや頻尿などの症状が起こらない限りは病的な状態とはいえず，治療の対象にはならない．すなわち尿路から細菌が検出されるだけでは「尿路感染症」とはいえないということに留意する．

（1）急性腎盂腎炎，急性前立腺炎

　細菌が腎臓や前立腺の内部で増加し炎症をおこすと高熱をきたす．しかし，本来これらの疾患で特徴的な腰背部痛や排尿困難などの症状は，脊髄損傷者では知覚麻痺があるためにはっきりしないことが多い．これらの有熱性尿路感染症に対しては，抗菌薬の投与を中心とした治療を速やかに行う．休養・安静と十分な水分補給も重要である．入院して持続的に点滴の治療をするか外来通院での治療にするかは，重症度や本人の生活環境などから総合的に判断する．最近では薬剤耐性菌が増加しており，抗菌薬の選択の問題はあるが，適切な治療が行われれば数日～1週間程度で解熱する．この際，尿路感染症の診断には十分な注意が必要である．脊髄損傷者では平素より尿路には細菌が常在しており慢性尿路感染の状態であることが多いので，尿所見のみから尿路感染症の診断を決定してはならない．脊髄損傷者は知覚麻痺があり症状が出にくいので，急性虫垂炎，急性胆嚢炎，

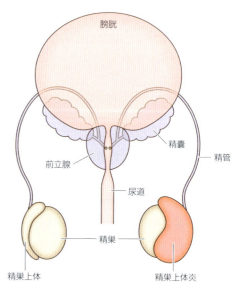

図4-31　急性精巣上体炎
細菌が精子の通り道である精管を逆行して精巣上体に至る．細菌感染症によって精巣上体は大きく腫れ，高熱が出る．

褥瘡，下肢の蜂窩織炎など他の感染症との鑑別によく気をつける必要がある．

（2）精巣上体炎，陰嚢内膿瘍（図4-31）

　神経因性膀胱による排尿障害に比較的よくおこる合併症である．尿道カテーテル留置，間欠導尿，膀胱瘻カテーテル留置，自排尿の順に多い．尿道内の細菌は時として精管を逆行して精巣上体に侵入し感染巣をつくる．精巣上体は大きく腫脹し局所は熱感を帯びて赤くなり，全身的な高熱をきたす．なお精巣に細菌感染が及ぶことはほとんどない．精巣上体が精巣を守っているような仕組みになっているともいえる．治療は抗菌薬の内服または点滴，局所の冷却，安静である．局所や全身状態などを総合的に診て入院の必要性を判断する．精巣上体炎は特定の人が繰り返し発症する傾向がある．
　また精巣上体炎は完全に治しておかないと，局所で細菌感染巣がくすぶってしまい，陰嚢内に膿瘍を形成することも珍しくない．この膿瘍は陰嚢皮膚に自壊して瘻孔を形成し排膿する．この状態になると難治性となり排膿を繰り返すようになる．慢性化した陰嚢内膿瘍は，膿瘍全体を切除する手術を要することが多い．

2 尿路結石（図4-32）

(1) 膀胱結石

慢性期の脊髄損傷者の合併症として次に多いものが，膀胱結石である．尿路にあるカテーテルなどの異物の存在と尿中に常在する細菌が膀胱結石の原因となる．カテーテル留置で多く，間欠導尿では比較的少ない．

脊髄損傷者における膀胱結石の主成分は，リン酸マグネシウムアンモニウムである．これは一般の尿路結石の成分であるシュウ酸カルシウムやリン酸カルシウムとは形成過程がまったく異なり，尿路に常在する細菌が重要な役割をはたすので，「感染性結石」ともいわれる．

当院で集計したところ，たとえば膀胱瘻カテーテル留置の場合では，10年カテーテルを留置していると約40％の人で膀胱結石を摘出する手術を1回以上受けていた．また間欠導尿の場合には，摘出した膀胱結石を調べるとほとんどの症例で結石の芯に陰毛が認められた．間欠導尿の際にたまたま膀胱内に陰毛が迷入してしまい，これが芯になって結石が形成されるのである．頻度は明らかではないが，カテーテル留置に比べれば1/10以下である．

膀胱結石の治療は，最大径がおよそ3cm以下であれば内視鏡で砕石し取り除くことができる．大きな結石になると，砕石の操作で膀胱粘膜からの出血が多くなり途中で中止せざるをえなくなったり，また術後の血尿が濃くなり対応が必要になるなどのトラブルが増える．当院では3cmを超えるような大きな結石では，開腹手術を選択することが多い．

また膀胱結石の内視鏡手術では，自律神経過反射を呈する患者では異常高血圧をきたし危険な場合が多いので，原則として（知覚がなくても）麻酔が必要である

膀胱結石の予防方法は，水分摂取量を多くして一定以上の尿量を確保する，すなわち結晶が析出しにくい薄い尿にすることを第一に考える．

(2) 上部尿路結石（腎結石，尿管結石）

脊髄損傷による神経因性膀胱があると，膀胱結

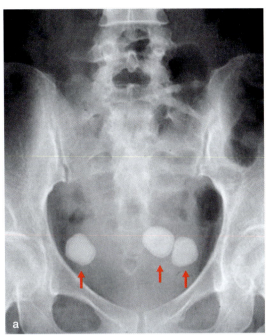

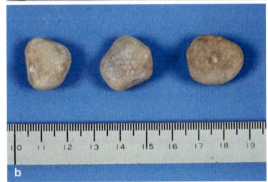

図4-32 膀胱結石
間欠導尿を行っている症例．約3年間受診がなかった．最近，尿失禁が増加したとの訴えで来院した．大きな膀胱結石を3つ認めた(a，最大径22mm)．膀胱高位切開で結石を摘出した(b)．

石だけではなく上部尿路結石（腎結石，尿管結石）の発生もやや多くなる．その理由は，膀胱が高圧環境におかれることが多いために腎から尿管にかけての尿の流れがうっ滞すること，上部尿路にも細菌の侵入のリスクが高くなること，さらに運動不足も直接的・間接的に上部尿路結石の発生リスクになることが知られている．

上部尿路結石では，一般的な尿路結石の成分であるシュウ酸カルシウムやリン酸カルシウム，尿酸結石などの成分が多いが，膀胱結石と同様に

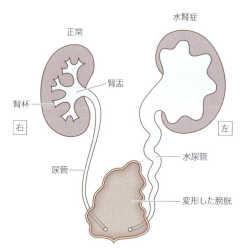

図 4-33 水腎症
右は正常の腎・尿管，左は水腎症・水尿管の模式図である．膀胱は神経因性膀胱のために変形している．

リン酸マグネシウムアンモニウム結石（感染性結石）であることも少なくない．

3 水腎症，腎機能障害

　神経因性膀胱による膀胱機能障害のために膀胱内に尿が高圧でうっ滞すると，腎臓で産生された尿の流れが滞り徐々に尿管や腎臓内（腎盂・腎杯）が拡張し始める．この状態を水腎症という（図4-33）．また水腎症のもう一つの原因として，神経因性膀胱による膀胱尿管逆流症が挙げられる．膀胱内の高圧環境は膀胱壁に肥厚と凹凸をもたらすが，これによって尿管と膀胱の接合部にある逆流防止機構が破綻し，いったん膀胱に溜まった尿が尿管・腎臓に逆流してしまう現象である．この逆流現象によっても尿管や腎臓内の圧力が高い状態になり，やがて水腎症が出現してくる．水腎症の状態が続くとやがて腎機能が低下し始め，不可逆的な腎障害となる．
　水腎症の予防・治療は，尿をしっかりと体外に排泄し，膀胱内を低圧環境に維持することである．カテーテル留置は膀胱の圧力環境という面からは最も有利である．水腎症を発症してしまった場合にはとりあえずカテーテルを留置すれば改善し腎機能障害を回避することができる．間欠導尿は生理的な排尿に最も近い方法であるが，反射が強く異常な収縮を繰り返す膀胱や硬くなってしまった膀胱（低コンプライアンス膀胱）では高圧環境となってしまうので，膀胱を弛緩させる薬（抗コリン薬やβ_3作動薬）を内服しなければならない．また間欠導尿の回数を増やすことで膀胱内を低圧化することができるので，間欠導尿を徹底して行うだけで水腎症は改善していくことも多い．

4 尿道憩室，尿道皮膚瘻，尿道狭窄

　主として尿道にカテーテルを長期間留置した場合に起こりやすい．カテーテルによる物理的な圧迫によって，尿道粘膜は容易に傷がつき，そこから細菌が侵入して尿道周囲に炎症が起こり，やがて膿瘍となる．尿道は陰茎腹側（下側）の皮膚に接しているので膿瘍から皮膚に瘻孔ができやすい．やがてそこから膿が排泄されるとそのあとには袋状の空洞ができ（尿道憩室），その空洞を通して尿道と皮膚の間に穴があいてしまう（尿道皮膚瘻）．いったんこの瘻孔ができると難治性であり，たとえ縫合しても容易に再開通してしまう．また，尿道粘膜に炎症が起こると，その治癒過程で粘膜や粘膜下の組織が硬い瘢痕となり，これが引きつれて尿道が狭くなることで（尿道狭窄），間欠導尿やカテーテル交換に支障をきたすようになる．

3 性機能障害

1 男性

（1）勃起・射精機能障害と勃起障害治療薬（PDE5 阻害薬）

　男性では勃起も射精もほとんど自律神経系によって制御されている．したがって膀胱直腸障害と同様に，脊髄損傷の程度や部位によってさまざまな程度に障害を受ける．勃起は陰茎海綿体の血液の充満によって起こるため比較的単純な仕組みであるが，射精のメカニズムは前立腺・精囊・膀胱の出口の括約筋・尿道括約筋などの複数の部位が協調しておこる非常に複雑なメカニズムである．
　脊髄損傷者の勃起現象は，性的興奮によって起こる性的勃起と，性的興奮とは関係なく起こる反

射性勃起がある．前者はいわゆる普通の勃起現象であり，不全麻痺であって脊髄損傷の程度が軽いほど良好な勃起がみられるが，程度が重くなるほど勃起の硬度が低下したり持続時間が短くなったりして満足できる勃起が得られなくなる．一方，完全麻痺あるいはそれに近い状態では，性的な興奮では勃起はまったく得られないが外陰部の刺激で自覚なく勃起現象が起きるようになる．

脊髄損傷者は性的勃起あるいは反射性勃起を用いて性交することができるが，勃起の硬度や持続時間が不十分であるために，満足な性交ができないことも多い．

脊髄損傷における勃起障害に対しては，PDE5阻害薬と呼ばれる勃起障害治療薬が良い適応である（一般名：シルデナフィル，バルデナフィル，タダラフィルなど）．これらの薬は陰茎海綿体局所に直接作用し，勃起の硬度を強くし持続時間を長くする．したがって不全麻痺での性的勃起の障害や完全麻痺での反射性勃起が不十分である場合のいずれであってもある程度は有効である．ただしPDE5阻害薬は虚血性心疾患の治療薬との併用で死亡事故が起きることもあり，必ず医師の処方が必要である．インターネットで出回っているPDE5阻害薬は違法であり危険性が指摘されている．またこの薬は原因がどんな疾患であれ保険診療が認められていないので，診療費・処方料・調剤料・薬剤料のすべてが自己負担となる．

一方，射精障害については，現在のところ有効な治療方法がない．前述のように射精は自律神経の複雑な制御によって成立しているために，これを人工的におこすような内服薬はいまだに存在しない．不全麻痺であって勃起の硬度や持続が不十分であるために射精ができない場合には，PDE5阻害薬の内服で射精が可能になることもある．

（2）精子採取と人工授精

脊髄損傷者であって挙児（妊娠・出産を経て子どもをもつこと）を希望する者は，自然な形での受精ができない場合には，精子を人工的に採取しなければならない．標準的に行われているのは，精巣を小さく切開して精巣のごく一部を採取しそこから精子を得る精巣精子採取術（testicular sperm extraction；TESE）である．採取された精子は凍結保存されて人工授精に供されることが多い．精巣組織を採取するにあたっては局所麻酔で可能であるが，高位脊髄損傷者では特有の自律神経過反射に注意しなければならない．

次に人工授精では，微小なガラス管を用いて妻から採取した卵子中に精子1個を注入し授精が確認されれば子宮内に戻す卵細胞質内精子注入法（intracytoplasmic sperm injection；ICSI）が用いられる．

2 女性

（1）卵巣・子宮の機能

女性の性機能（卵巣や子宮の機能）はホルモン系で維持されている．これは視床下部−下垂体系から分泌される性腺刺激ホルモン〔黄体形成ホルモン（luteinizing hormone；LH）や卵胞刺激ホルモン（follicle stimulating hormone；FSH）〕と卵巣から分泌される女性ホルモン（黄体ホルモンや卵胞ホルモン）の作用で維持されている．この調節はきわめて精巧にできているが，幸いなことに脊髄損傷ではこの調節機能が障害を受けることはほとんどない．脊髄損傷の急性期には無月経となることが多いが，回復期には性周期も元に戻ってくる．

したがって，卵巣・子宮の状態や機能が障害を受けることは少なく，原則として性生活や排卵・受精についても大きな問題は生じない．

女性の性生活については，男性ほど難しい問題が生じることはないが，知覚と自律神経の障害によって腟の湿潤が低下することや，高位損傷者では自律神経過反射が障害になることがある．また，たとえ腟の知覚麻痺があっても，非麻痺域への愛撫によって極致感を得ることができるのも女性の特徴であるといわれている．

（2）妊娠・出産

妊娠期間では子宮内の胎児に対する影響は少ないが，増大した子宮が膀胱と尿管を圧迫することにより水腎症になりやすくなってくる．間欠導尿をしていても，妊娠後期にはカテーテル留置になる場合もある．膀胱炎や腎盂腎炎などの尿路感染症にも罹患しやすくなる．また出産に関しては娩出力

が弱くなることや，自律神経過反射が強くなることなどがあり，帝王切開が選択される率が比較的高いといわれている．高度医療機関での出産を勧められることもあるので，妊娠がわかったら早めに産婦人科の医師に相談して出産の準備をしておくようにしたい．

4 排便障害

1 脊髄損傷者の排便障害

排便メカニズムについて，健常者の場合と，脊髄損傷者の特殊性を述べる．

1 健常者の排便メカニズム

朝起きて立ち上がると，起立大腸反射によって大腸の蠕動運動が生じる．朝食をとると，胃大腸反射が誘発されて腸運動が亢進し，糞便が直腸内に移動して直腸内圧が上昇する．この内圧の上昇という刺激は，骨盤神経を介して脊髄を上行し，大脳に伝達されて便意として感じる．一方，肛門管上部にある知覚神経によって，直腸に貯留している内容がガスであるか液状便であるか，あるいは固形便であるかが識別される．この反応は，脊髄後根を通って大脳に伝達される．直腸内容がガスである場合には，意識的な外肛門括約筋の弛緩によってガスのみが放出される(sampling response)．液状便の場合には，40～60秒程度を限度として外肛門括約筋の意識的な収縮によって我慢することができる．しかし，これを超えると下痢便の排出となる．

固形便を認識したときにこれを我慢する習慣がつくと，直腸内圧は一時的に上昇し，次第に低下，ついには便意が消失することとなる．この状態が繰り返されると直腸内に糞便が嵌入した状態となり，排便困難(便秘)やイレウスなどの合併症を引き起こす．

固形便を認識して排便してもよい状況，たとえば便器に座って排便できる姿勢になると，肛門直腸角が鈍角になり便が直腸へ移行しやすくなる．肛門直腸角とは，肛門管と下部直腸の長軸が交わってつくる角度である(図4-34)．通常は立位で約90°の角度を形成しているため，便失禁がお

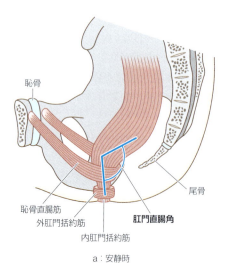
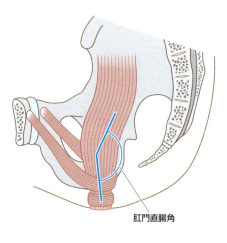

a：安静時　　　　　　　　　　　　　　b：排便時

図4-34　肛門直腸角

こりにくくなっている．直腸内圧の上昇は直腸肛門反射（内肛門括約筋と外肛門括約筋の弛緩）を促し，さらに意識的に腹圧をかけることによって，便の排出が行われる．以上に示した一連の神経反射と内・外肛門括約筋をはじめとする筋肉群の協調作用が，健常者における排便メカニズムの基本になっている．

2 脊髄損傷者の特殊性

　脊髄損傷者では，障害を受けている髄節部で上下の神経伝導が遮断されている．このため大脳を介する機能はすべて消失する．したがって排便行為は，脊髄を介する部分的反射のみで行うことになる．つまり，sampling response のような微妙な判断を必要とするコントロール機能を含めて，意識下の行為はすべて困難となる．

　また高位の脊髄損傷者では腹筋の麻痺があるため腹圧をかけることができない．

　排便パターンは個人差があるため，障害の程度や生活様式に合わせて計画的に行える方法を確立していく必要がある．

2 排便訓練・排便コントロール

　脊髄損傷の急性期では胃腸管の蠕動不全による麻痺性イレウスのため，一時的に腹部膨満の状態に陥る．この時期を乗り越えると，脊髄反射が回復してくるため排ガスがみられるようになる．しかし最初から自然排便を期待することは難しい．

排便困難の状態が長期間続けば，消化吸収に大きな影響を及ぼし，栄養面からみても重大な問題をきたしてくる．脊髄損傷者では，急性期から排尿訓練を行うことの重要性が指摘されている．それと同様に，排便訓練も早期から始めるべきである．便失禁は訓練の妨げや将来的な社会復帰にあたっての障害（外出することに消極的になるなど）となるため，自分に合った排便方法を確立する必要がある（表4-6，図4-35）．脊髄損傷後でも温存されている反射群，たとえば起立大腸反射，胃大腸反射，直腸肛門反射などを利用できるため，毎日一定の時間に排便し，コントロールする．また，規則的な食生活を送ることで排便がコントロールしやすくなる．具体的には次のようなことが訓練の基本になる．

1 食事

　規則正しくできるだけ座位で食事をとり，間食は控える．暴飲暴食は下痢や便失禁の原因となるので避ける．繊維性食物が不足しないように野菜や果物を意識してとる．

2 排便時間

　排便は，毎日行うことが理想であるが，以前からの習慣や腸の動き具合，脊髄損傷者の日課やスケジュール，介助が必要な場合は介助者の生活，訪問サービスの予定に合わせて排便間隔を調整していく．排便は毎回一定の時間に試みる．食後にゆっくりと落ち着いてできるようにすると，胃大腸

表4-6　排便方法の特徴や利点・欠点

	特徴	利点	欠点
トイレ	自宅のトイレが使用できる場合や便座への移乗や摘便ができる場合に使用する	自然な排便方法である	車椅子が入れるように自宅トイレの改修が必要な場合がある
シャワーキャリー	自宅のトイレへの移乗はできないが，座位を保持できる場合に使用する	ベッド上の排便より排便時間の短縮が可能である トイレに直接座るより座位が安定してとれる	自力で移乗が困難な場合，介助量が多い
ポータブルトイレ	自宅のトイレが使用できない場合に使用する	自宅改修が不要であり，準備が容易である	摘便の動作や介助が必要な場合，行いにくい
ベッド上ビニール排便*	側臥位の保持が可能で，摘便による排泄が必要な脊髄損傷者に用いる．ベッド上での排便方法	上肢の障害がない場合，自力でもベッド上の排便が可能 後始末が簡便にできる	ビニール排便の方法を習得することが必要である 排泄に時間を要することがある

＊7章「脊髄損傷の看護」参照，212頁．

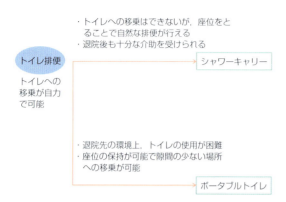
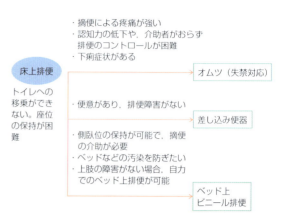

図 4-35　排便方法の選択

反射を利用できる利点があるが，脊髄損傷者や介助者の生活に合わせた時間を選ぶとよい．排便の所要時間は，長いと自分の生活に支障をきたすことや介助者に負担がかかることが考えられる．また，訪問サービスを導入するのであれば1時間以内に終了できることが望ましい．

3 排便の誘発

排便時は腹部を時計回りにマッサージする．下腹部に手圧をかけて腹圧の補助とする．指で肛門部を刺激する．肛門洗浄機の刺激で排便が誘発されることもある．または，排便を促す坐薬を挿入してもよい．新レシカルボン®坐薬は，炭酸ガスの発生により，直腸内圧を上昇させて排便反射を誘発する．これは自然排便に近い方法である．

4 便意

脊髄損傷者では，健常者と同様の便意を感じることができない．しかし高位の脊髄損傷者は腸管内容物が下りてくるときに，独特な感覚をもつことがある．たとえば，鳥肌が立つ，発汗，下肢筋の痙縮などの自律神経過反射による症状や，満腹感といったものである．このような徴候に注意して排便をコントロールすることも大切である．

5 排便姿勢

排便のために座った姿勢をとると，肛門直腸角は鈍角となり便が通過しやすくなる．さらに座った姿勢は，重力によって便が肛門の方向に移動しやすく，また腹圧をかけることも容易であるため，座位での排便が望ましい．

しかし，急性期の患者で，身体を自由に扱えない間は，排便をベッド上臥位で行わざるをえない．便座へ腰かける動作が行えるようになったら，座位で排便を行うほうが合理的である．

(1) 臥位で行う排便

脊髄損傷の急性期や四肢麻痺者の場合，排便は全介助で行うことがある．このような場合は側臥位で行うことが多い．また，浣腸や摘便も介助者に頼らざるをえない．摘便を行うときは，介助者の手圧により腹部へ圧をかけることと，直腸肛門反射を利用すること，さらに無理な摘便操作にならないことに気をつける必要がある．

(2) 座位で行う排便

座位で排便を行えるようになれば，重力の助けなどによって自然の排便機構を利用できる利点がある．しかし，便座への移乗が困難または座位バランスの悪い頚髄損傷者は，シャワーキャリーなどを利用し，安全に排便を行う方法もある．

6 下剤

下剤の種類・量・服用のタイミングを排便の性状や排便時間などにより，個別に合った条件で使用できるように調整する．

下剤の服用は，腸蠕動を亢進させ，便失禁のリスクを伴うため，必要に応じて使用する．

筋弛緩薬や抗コリン薬では副作用として便秘がある．内服を継続することが多いので下剤を併用

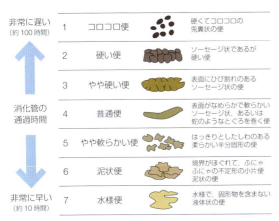

図 4-36 ブリストルスケール
(Longstreth GF, Thompson WG, Chey WD, et al : Functional bowel disorders. Gastroenterology 130 : 1480-1491, 2006 より)

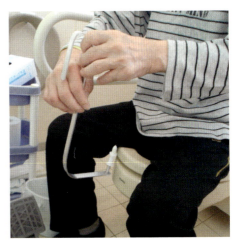

図 4-37 坐薬挿肛器

してコントロールする.

7 摘便

腹部の圧迫だけでは排便ができない場合,摘便を行う.摘便は,直腸粘膜を傷つけることがあり,乱暴に行うことは危険である.しかし,上手に行えば効果的でもあるので,摘便の正しい方法を身につけておくべきである(7章「1.日常の看護手順」参照 ➡ 212頁).

摘便は内痔核や痔出血,憩室などの原因となるため,肛門・直腸粘膜を傷つけないよう注意し,最小限に留める.

8 洗腸

洗腸器は,肛門から直腸内に温水を注入し,微温湯による洗腸を連続して行うものである.これは硬便を少しずつ溶かすことと,排便反射を誘発することを目的としている.

洗腸器を用いた排便は,洋式トイレに座った姿勢で行う.微温湯の入ったバッグを肛門から60～90cmの高さに吊り下げ,バッグに接続しているカテーテルの先端を肛門内に挿入する.そして水圧によって直腸内に温水注入を繰り返す.

9 人工肛門の造設について

排便管理を行うにあたり,人工肛門を造設する場合もある.排便コントロールが困難で,QOLが保てない場合や,排便に対する介護負担が大きい場合など,理由はさまざまである.人工肛門を造設するには手術が必要であり,身体的な侵襲を伴う.また,新たに人工肛門の管理について指導が必要である.人工肛門は,排便方法の一つとして挙げられるが,その患者にとって適応であるかは,十分検討する必要がある.

また,肛門近接部位に褥瘡が発生し,排泄物による創部の汚染が,褥瘡の治癒を妨げているときにも,人工肛門を造設することがある.一時的なものであっても,術前から十分な説明を行うことが必要である.

10 便の観察

排便状況をアセスメントするには,便の性状を観察することが重要である.排便の性状を評価するにはブリストルスケールを用いるとよい(図4-36)[1]).

3 排便用器具と環境

1 排便用自助具

坐薬挿肛器は,坐薬固定部と長柄,肛門内部への坐薬挿入機構によって構成されている(図4-37).これは四肢麻痺など,手指の巧緻性低下によって坐薬を肛門内へ挿入することができない脊髄損傷

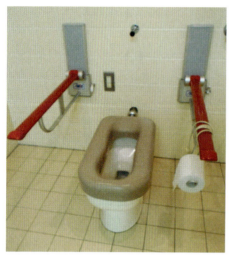

図 4-38 長便座

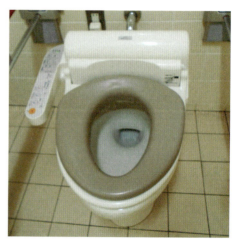

図 4-40 やわらか便座

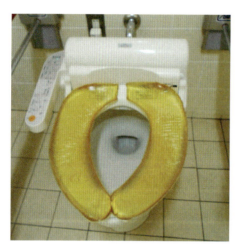

図 4-39 アクションパッド

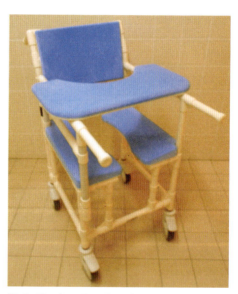

図 4-41 シャワーキャリー

者の自助具として使用されている．

2 肛門洗浄機

現在，国内の多くの洋式トイレに肛門洗浄機が備えられている．排便終了後の洗浄に使用するが，肛門が刺激されることから，排便誘発にもつながる．携帯用の洗浄器も市販されている．

3 トイレ環境の整備

車椅子からトイレの便座へ乗り移る場合に，車椅子をどの方向から便座に近づけるかは，障害レベルや身体能力によって異なる．対麻痺であれば練習を積むことによってほとんどの洋式便座に自力で乗り移ることが可能になる．便座の位置が低い場合は，便座を高くする．あるいは便座の上に取り外し可能なシートを置いてもよい．便器の形状としては，いわゆる身体障害者用便器と呼ばれているものが使いやすい（図 4-38）．この形は，介助で後始末を行うことが容易となる．便座上に長時間座っている必要がある場合は，褥瘡予防の目的でクッションやシートを用意する（図 4-39，40）．

四肢麻痺では，便座への移乗に介助や移乗用機

器の使用が必要になる．さらに便座の上で座位バランスを維持するため，便座の周囲に腕で身体を支えるための台やクッション，手すりを取り付ける工夫やシャワーキャリーの使用が必要になる（図4-41）．

■**参考文献**

1) Longstreth GF, Thompson WG, Chey WD, et al：Functional bowel disorders. Gastroenterology 130：1480-1491, 2006
2) 神奈川リハビリテーション病院看護部脊髄損傷看護編集委員会（編）：脊髄損傷の看護―セルフケアへの援助．pp113-114, 医学書院, 2003
3) 目谷浩通, 沢田光思郎（編）：リハビリナースのための超重要疾患マスターブック．リハビリナース2014年秋季増刊：62-63, 2014

5 自律神経機能障害

1 脊髄損傷者の自律神経の特性

脊髄損傷者の自律神経機能障害の特性として押さえておきたいポイントがある．そのポイントは①脳幹由来の副交感神経系（特に迷走神経）は脊柱外を走行するため損傷を免れていること，②交感神経系は損傷レベルで脳幹および視床下部にある自律神経中枢からの支配が遮断されること，③T5～12レベル由来の内臓神経が障害されることが挙げられる．この内臓神経は大量の血液がプールされている腹部内臓器の血管運動を支配している．自律神経過反射（autonomic dysreflexia；AD）や起立性低血圧はこの腹部内臓器の血管運動の調節機能が障害されることで生じるため，T5～6以上の損傷レベルで合併する．これらをまず把握することが重要である．

2 自律神経過反射[1]

■ メカニズムと症状

自律神経過反射の病態の発現として，膀胱や直腸などの拡張といった麻痺域の侵害刺激が加わると，この刺激が脊髄後根から脊髄視床路を上行する．このとき，脊髄損傷者では損傷レベルにおいて脳幹・視床下部にある自律神経中枢の制御が遮断され，交感神経反射が抑制されず，各髄節に支配されている血管が次々と収縮し，血圧が上昇する．特に，T5レベル以上の脊髄損傷者では内臓神経が上位中枢からの抑制を失い，内臓神経が支配する大量の血液がプールされている腹部内臓器の血管が収縮する．そのため，大量の血液が駆出され，高血圧発作をきたす．脳出血をきたす場合もある．この血圧上昇は圧受容器を介して脳幹部の循環中枢に伝わり，脳幹由来の副交感神経が賦活され，非麻痺域では前述の血管拡張に伴う皮膚の紅潮や頭痛，発汗，散瞳，鳥肌立ち，徐脈，鼻閉などを起こす（図4-42）．自律神経過反射の頭痛はガンガンとバットで殴られたような激しい痛みでクモ膜下出血の症状と似ている．こうした激しい頭痛と，著明な高血圧にもかかわらず徐脈がみられたらまず自律神経過反射に間違いない．自律神経過反射は慢性期だけでなく，急性期でも起こりうる．発生頻度は完全四肢麻痺で91%，不全四肢麻痺で27%と麻痺が重度であるほど高い[2]．また，排便操作や尿流動態検査などで著明な血圧上昇があるにもかかわらず自覚症状がない silent AD の場合もあり，自覚症状だけでは判断せず，慎重な操作が必要といえる．逆に冷や汗，頭痛など過反射の症状を尿意，便意の代償として活用している場合もある．

■ 治療と対応方法

自律神経過反射を起こした場合，まずは原因を速やかに取り除くことが重要である．過反射の原因の85%が膀胱や直腸の充満である[3]．そのため，

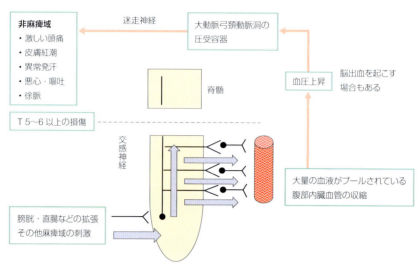

図 4-42　自律神経過反射のメカニズム

まずは導尿やカテーテルの留置，摘便を行う．留置カテーテルの場合は圧迫の有無や膀胱洗浄で閉塞の有無を確認する．しかし，こうした操作が過反射を悪化させてしまう場合もあり，注意が必要である．膀胱や直腸以外にも，褥瘡や陥入爪，内科的疾患などが原因の場合もあり，麻痺域の入念な観察や血液，X線検査，CTなどで精査する必要がある．一般に原因が除去されると血圧は速やかに改善する．

自律神経過反射が起きたときは臥位であれば座位にし，体を締めつけている衣服を緩め，起立性低血圧を誘発させる．原因の除去後も血圧の改善がみられない場合は薬物治療を行う場合がある．降圧薬としてCaブロッカー，ニトロ製剤，αブロッカー，アンジオテンシンⅡ変換酵素阻害薬などが用いられる．降圧薬投与後，血圧が低下しすぎる場合があり，即効性があり，半減期の短い降圧薬を選択し，厳重な血圧管理が必要である．自律神経過反射改善後，排便などの操作で過反射が数日誘発される場合があり，しばらくは摘便に潤滑剤を普段より多めに使うなどよりいっそう慎重に対応していく必要がある．

自律神経過反射は普段から排便や排尿のコントロールを行い，尿閉や便秘などを起こさないように管理して予防していくことが重要である．

3　起立性低血圧

1　メカニズムと症状

起立性低血圧は背臥位から起立位にポジションを変えて3分以内に収縮期血圧の 20 mmHg 以上の低下，あるいは拡張期血圧の 10 mmHg 以上の低下が認められた場合と定義されている．起立性低血圧は脊髄損傷者の74％に認め，59％に自覚症状を認める[4]．

通常，座位や起立位による血圧低下は圧受容器反射を介した交感神経賦活による血管収縮と，心臓交感神経・迷走神経の協調による頻脈や心収縮力の増加により，血圧や循環血液量が維持される．しかし，T5レベル以上の脊髄損傷者では前述の内臓神経が障害されるため腹部内臓器の血管の収縮が障害され，腹部内臓器の血管に血液が貯留し，静脈還流が低下する．そのため，循環血液量，心拍出量が低下し，血圧が低下する．さらには脳血流量の低下により，自覚症状としては眠気，生あくび，めまい，耳鳴り，眼前暗黒などが生じ，意識消失を起こす場合がある．一方，脈拍数については圧受容器とその求心性線維および迷走神経は正常機能のため，圧受容器反射により代償性に迷走神経が抑制を受けて頻脈となる．

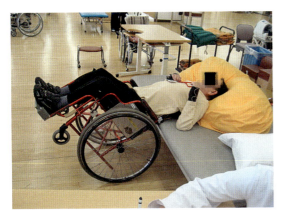

図4-43 起立性低血圧への対応
キャスターを挙げ，頭部を下方に，下肢を上位にする．
（横山　修：脊髄損傷の合併症．総合リハ 40：551-555, 2012 より）

2 治療と対応方法

　薬物療法では選択的α受容体アゴニストであるミドドリン（メトリジン®）が収縮期血圧の上昇を認め有効であったと報告された[5]．そのほかにドロキシドパ（ドプス®）などがある．また，薬物療法により血圧が上昇しすぎる場合もあるため，注意が必要である．

　薬物以外では腹帯や弾性ストッキングなどで圧迫による静脈還流量を増加させる方法がある．訓練としては起立台を用いた起立訓練で起立性低血圧に対する代償能力を獲得していく．

　ベッド上での対応として，ギャッチアップ時は，2～3回に分けて段階的に座位にする．それでも起立性低血圧症状を起こしたときは深呼吸を促し，本人の呼気に合わせて腹部を圧迫することで改善する．前屈姿勢をとるだけでも効果がある[6]．無効時はギャッチダウンし，改善不十分であれば下肢を挙上し，必要に応じてルートを確保して補液し改善を待つ．

　車椅子上で症状がみられた場合，キャスターを挙げ，頭部を低くし，下肢を高く挙げ，症状が改善するのを待つ（図4-43）[1]．キャスター挙げをしなくても下肢を挙上し，さらには下肢を上下左右に揺さぶることもある．また，腹部を圧迫することもある．起立性低血圧による意識消失は訓練中や患者の送迎中にも起こりうるため，対応方法を身につけておく必要がある．

4 体温調節（発汗）障害

　汗腺や立毛筋は交感神経に支配されている．そのため，脊髄損傷者は麻痺域でこれらが障害され，麻痺域の発汗障害をきたし，熱がこもり，うつ熱を起こすことがある．うつ熱は重症感に乏しく，食欲も比較的保たれている．治療としては室温を下げ，氷嚢などによる冷却を行う．このとき，皮膚を保護するため直接皮膚に当てないようにし，同じ場所に放置しないよう注意する．氷嚢は動脈が比較的浅い部分を走っている頸部，鼠径部，腋窩などに当てるのが適当である．アルコールの気化熱を利用した全身清拭も効果がある．霧吹きで顔面に水をかける，冷たい濡れタオルで拭くなどの対応もある．また布団などを掛けすぎていないか注意する．場合によっては足を出すなどで対応することもある．

　脊髄損傷では逆に帯状（節性分布）の多汗域を認めることがある[7]．脊髄や末梢神経損傷例では無汗域と機能残存部の境界の多汗域を認めることがあり，borderzone sweating, perilesionary hyperhidrosis などと呼ばれている．機序については不明である．また損傷部位以下の髄節支配域に持続性多汗が出現する場合がある．こうした多汗に対してはプロパンテリン臭化物（プロ・バンサイン®）15 mgを1日3～4回内服する．副作用として口渇，消化管運動低下があり，イレウスなどに注意する．

■ 文献
1) 横山　修：脊髄損傷の合併症．総合リハ 40：551-555, 2012
2) Curt A, Nitsche B, Rodic B, et al：Assessment of autonomic dysreflexia in patients with spinal cord injury. J Neurol Neurosurg Psychiatry 62：473-477, 1997
3) Teasell RW, Arnold JM, Krassioukov A, et al：Cardiovascular consequences of loss of supraspinal control of the sympathetic nervous system after spinal cord injury. Arch Phys Med Rehabil 81：506-516, 2000

4) Illman A, Stiller K, Williams M : The prevalence of orthostatic hypotension during physiotherapy treatment in patients with an acute spinal cord injury. Spinal Cord 38 : 741-747, 2000
5) Nieshoff EC, Birk TJ, Birk CA, et al : Double-blinded, placebo-controlled trial of midodrine for exercise performance enhancement in tetraplegia : a pilot

study. J Spinal Cord Med 27 : 219-225, 2004
6) 神奈川リハビリテーション病院看護部脊髄損傷看護編集委員会(編) : 起立性低血圧の援助. 脊髄損傷の看護—セルフケアへの援助, pp71-72, 医学書院, 2003
7) 齋藤　博 : 発汗の神経機構. 神経内科 68 : 363-372, 2008

6 異所性骨化

異所性骨化とは，本来は骨がないところに骨ができるものである．脊髄損傷や脳血管障害などの麻痺や人工関節置換術に伴って関節周囲に発生することがある．脊髄損傷者ではしばしばみられ，発生頻度は10～53％と報告されている[1,2]．小さな骨化がX線検査などで偶然発見されることも多いが，20～30％では関節可動域制限などの症状を呈し，強直に至るものも数％みられるといわれている．常に麻痺域に発生し，股関節や膝関節周囲に認めることが多い．拘縮が進むと座位保持や車椅子動作などに支障をきたすようになり，ADLに多大な影響を及ぼすことになるため，早期に診断し適切な治療を行う必要がある．

1 病因

原因は明確にはなっていないが，外傷，局所の感染，褥瘡，深部静脈血栓症(deep venous thrombosis ; DVT)などがリスクファクターとして挙げられている．人種・性別による差はなく，完全麻痺に多い．弛緩性麻痺例には少ない．外傷が主因であるとの報告がある[3,4]．外傷は，機械的ストレスによる炎症反応を介して間接的に，または直接骨芽細胞刺激因子を放出することで骨化をもたらす，あるいは関節周囲筋内に出血して血腫が形成され，間葉系細胞が骨芽細胞に変化して骨化をきたすなどの説がある．

2 症状

脊髄損傷発症から1～6か月の間に発生することが多い．関節周囲の腫脹・発赤・可動域制限などが初発症状となる．痛覚残存例では疼痛もみられる．進行すると車椅子移乗困難や座位姿勢不良などADLに支障をきたすようになり，関節強直に至ることもある．ほかに，痙縮の増悪，微熱などの症状がみられることもある．

股関節に最も多く，次いで膝，肘関節などに発生する．股関節では，進行すると関節前方に腸骨から転子部にかけて骨化がブリッジ状に形成され，屈曲・外旋・外転位での拘縮や強直に至る．不良肢位が原因で除圧しにくくなり，殿部や膝，足部などに褥瘡発生のリスクが高まる．

骨化は発生後6～18か月で成熟するといわれており，成熟すると皮質・髄質・ハバース管を有し，ほぼ正常の骨と同様となる．

3 診断

血液検査では，血清アルカリフォスファターゼ(alkaline phosphatase ; ALP)が高値となる．ALPは臨床症状が明らかになる以前から上昇するが，小さな骨化では異常値とならず，また骨化成熟の指標とは必ずしもならない[5]．白血球数，C反応性蛋白(CRP)，クレアチンキナーゼ(CK)も高値となるが，必須ではない．

単純X線像(図4-44a)は，発生早期では所見がなく，骨化が現れるには発症後数週間を要する．

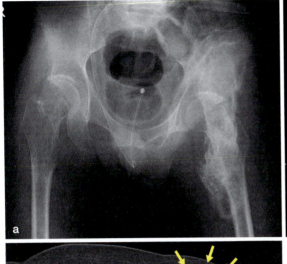
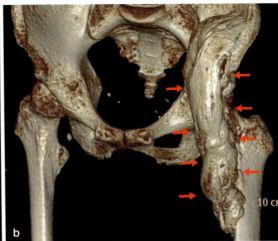
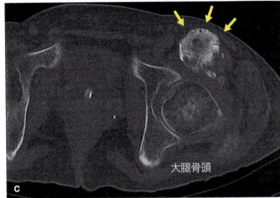

図4-44　初回手術前股関節画像
a：両股関節単純X線像．
b：3D-CT像．左股関節前面をブリッジ状に覆う大きな骨化巣（矢印）を認める．
c：CT像．左股関節（大腿骨頭）前方に円形の骨化（矢印）がみられるが，関節包は保たれている．

早期診断には，骨シンチグラムが有用である．単純X線で所見がない時点でも，骨シンチグラフィでは取り込みがみられる．骨シンチグラムは骨化が成熟すると正常となるといわれており，骨化成熟の指標にも有用とされている．

MRIでは筋内にT2強調画像でhighおよびlow intensityが混在した画像を認める．単純X線より早期に所見が得られるが，特異的ではない．CTは単純X線同様，早期診断には向かないが，骨化の範囲や形態を把握しやすいため術前検査として有用である（図4-44b，c）．

鑑別診断として骨折，DVT，蜂窩織炎，腫瘍などが挙げられる．骨折や腫瘍は単純X線やMRIで鑑別する．DVTはDダイマー値や静脈エコー，造影検査などで鑑別するが，骨化と合併することがある．蜂窩織炎は発赤・熱感・発熱などが著しいことが多い．

4　予防

病因は明確ではないが，リスクファクターである外傷・感染・褥瘡・DVTなどを避けることが予防につながる．特に重要と考えられる外傷との関連では，早期の関節可動域（range of motion；ROM）訓練によって関節拘縮をきたさないようにすることが大切である．脊髄損傷発症とROM訓練開始時期のインターバルが，骨化発生に大きくかかわるといわれている[2]．拘縮が起き始めたのちにROM訓練を行うと，容易に軟部組織が損傷し骨化を発生させやすくなるため，可能なかぎり早期に暴力的でないROM訓練を開始し，関節包や筋肉の柔軟性を維持する必要がある．

非ステロイド性抗炎症薬（インドメタシン）には骨化発生を予防する効果があると報告されているが[6]，消化性潰瘍のリスクのため，特に脊髄損傷

急性期では予防目的での投与はしづらい.

5 治療

1 薬物治療

発症したらエチドロン酸二ナトリウム（ethane-1-hydroxy-1,1-diphosphonate；EHDP，ダイドロネル®）の内服を開始する．EHDPには骨化の増大を抑制する効果があるが，発生した骨化を縮小させる効果はないので，発生初期の骨化が大きくない時点から内服させる必要がある．成人では800〜1,000 mgを1日1回食間に内服する．3か月間以上の服薬は原則として禁止されているが，実際には中止により骨化が増大してくる症例もあり（リバウンド効果），少なくとも6か月以上の内服の継続が必要とする報告もある[2]．副作用として高リン血症があるが，低カルシウム血症を呈することは少なく，当院の経験では大きな問題にはならないようである．

EHDPは術後の再発予防にも使用する．

2 放射線照射

低線量の放射線照射が骨化の予防や抑制に効果があると報告されているが，当院では経験がない．

3 手術

（1）適応

薬物療法には発生した骨化を縮小させる効果はないので，ADLに影響するような骨化の場合は手術を考慮する．再発の多さや合併症などから手術は推奨しないという報告もあるが，大きな骨化の場合にADLを改善させる方法は手術以外にはない．実際にADLに最も影響するのは股関節，次いで膝関節であり，手術対象も股・膝関節がほとんどである．車椅子生活では，股関節・膝関節とも屈曲可動域が90°以上保たれていることが望ましいので，屈曲90°以下の拘縮が手術適応の目安となるが，ADLにどの程度支障があるかを個々の症例ごとに検討して適応を決定することになる．

（2）手術時期

手術時期に関しては，以前は骨化が成熟してから行うことが勧められていたが，そもそも骨化成熟の判断が困難であることと[2]，待機期間が長くなると強直間際まで進行し，手術の効果が不十分となることから，拘縮が悪化する以前に行ったほうがよいという報告が増えている[7,8]．骨化成熟と再発には関係がないとの報告もある[7]．

（3）手術方法

骨化の楔状部分切除は侵襲は少ないが，大きな骨化や拘縮が強い場合にはROMの改善が不十分になりやすいため，可及的な全切除が望ましい．骨化の全切除は侵襲が大きくなるが，適切な時期に行えばROMの改善が得られる．骨化の立ち上がり付近から可能なかぎり骨化を切除する．股関節では，骨化は股関節前方をブリッジ状に覆っていることが多いが，関節包は保たれるので股関節を開放せずに切除が可能とされている（図4-44c）．実際には手術操作により関節包が損傷されることもある．骨化と正常の骨皮質の間にノミなどを入れて切除するが，術中・術後の骨折予防のため本来の大腿骨骨皮質は切除しないように注意する．大腿動静脈の損傷に注意する．

術前の股関節の拘縮持続期間が長い場合には，軟部組織の拘縮のために骨化を切除してもROMの改善が不十分なことがあり，この場合は股関節切除（頚部切除または転子部切除）を追加する[9]．もともとの拘縮のため股関節を切除しても著明な不安定性は出ないことが多いが，術後の車椅子でのADLに影響を与えるので，術前の説明と術後のリハビリテーションが重要である．特に最近では将来の再生医療に期待している患者が多く，関節切除などに抵抗を示すことが多くなっている印象がある．

（4）手術のデメリット

デメリットとして，出血・感染・骨化の再発などがある．骨化全切除の場合は輸血を要することが多い．術中のみでなく術後の出血量も多くなる．手術時間と術後血腫の影響か，手術部位感染（surgical site infection；SSI）も多いといわれている．再発する例も多く，再手術を要することもあ

る．再発予防のため，術後にEHDP内服を行う．

(5) 当院での手術例

手術対象となる骨化は減少している印象があり，これはEHDP内服や予防対策の効果によると思われる．当院では2000年以降で11例14関節の手術（再手術は含まない）を経験した．部位別では，股関節が7例9関節，膝関節が4例5関節であった．手術対象となる股関節の骨化は前述のように大きなものがほとんどだが，膝関節の手術例

5関節中4関節は，大腿骨内顆もしくは外顆部に限局した骨化であり，残りの1関節は膝関節後面の骨化であった．

股関節の9関節のうち，再発した3関節は再手術を施行した．膝関節では再手術例はなかった．

6 症例

40代男性．脊髄梗塞による対麻痺（T9，AIS：A）．

2014年4月，対麻痺を発症した．前医入院中の同年7月に左股関節異所性骨化が発生し，徐々に拘縮が進行したため，当院を受診した．当院受診時は，左股屈曲30°，外転10°，外旋60°でほぼ強直しており，車椅子移乗は介助を要していた（図4-44）．血清ALPは高値で，骨化は未成熟と考えられたが，拘縮が強いため同年11月骨化切除術を施行した（図4-45）．術中出血量1,600gで輸血を施行した．

術後EHDPを内服したが，2016年3月ごろから徐々に骨化が増大し，左股屈曲15°，外転45°，外旋75°で再びほぼ強直位となったため（図4-46），8月に再手術を施行した（図4-47）．再手術後は左股屈曲110°，伸展-15°，外転45°，内転

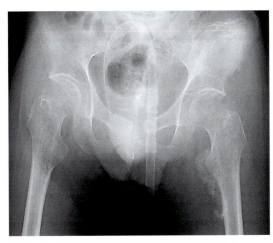

図4-45　両股単純X線正面像（初回手術直後）
骨化は立ち上がりの部分を除いてほぼ全切除されている．

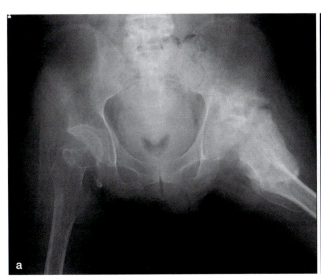
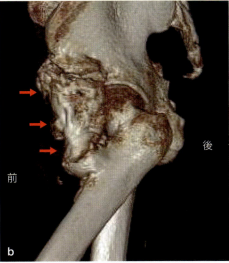

図4-46　再手術直前股関節画像
a：単純X線正面像．初回術後1年4か月で骨化が再発し，左股関節がほぼ強直位となった．
b：3D-CT側面像．左股関節前方の骨化巣を認める（矢印）．

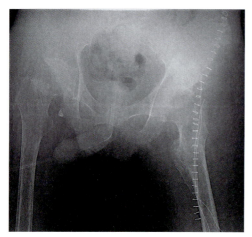

図 4-47 両股単純 X 線正面像（再手術直後）
骨化はほぼ全切除されている．

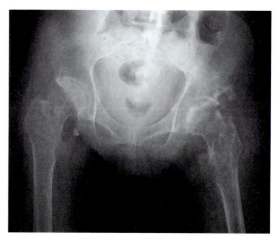

図 4-48 両股単純 X 線正面像（再手術後 7 か月）
骨化はわずかに再発がみられるが，関節可動域は保たれている．

0°，外旋 60°，内旋 0°と改善した．再手術後 7 か月の時点で骨化はわずかに再発がみられるが，可動域は保たれている（図 4-48）．再手術後 3 か月で薬疹が疑われる皮疹が出現したため，EHDP を一時中止した影響で骨化がわずかに再発したと考えられた．

■ 文献

1) Teasell RW, Mehta S, Aubut JL, et al：A systematic review of the therapeutic interventions for heterotopic ossification after spinal cord injury. Spinal Cord 48：512-521, 2010
2) van Kuijk AA, Geurts AC, van Kuppevelt HJ：Neurogenic heterotopic ossification in spinal cord injury. Spinal Cord 40：313-326, 2002
3) Snoecx M, Muynck M, Van Laere M：Association between muscle trauma and heterotopic ossification in spinal cord injured patients：reflections on their causal relationship and the diagnostic value of ultrasonography. Paraplegia 33：464-468, 1995
4) Bravo-Payno P, Esclarin A, Arzoz T, et al：Incidence and risk factors in the appearance of heterotopic ossification in spinal cord injury. Paraplegia 30：740-745, 1992
5) Citak M, Grasmücke D, Suero EM, et al：The roles of serum alkaline and bone alkaline phosphatase levels in predicting heterotopic ossification following spinal cord injury. Spinal Cord 54：368-370, 2016
6) Banovac K, Williams JM, Patrick LD, et al：Prevention of heterotopic ossification after spinal cord injury with indomethacin. Spinal Cord 39：370-374, 2001
7) Garland DE, Orwin JF：Resection of heterotopic ossification in patients with spinal cord injuries. Clin Orthop Relat Res 242：169-176, 1989
8) Genêt F, Ruet A, Almangour W, et al：Beliefs relating to recurrence of heterotopic ossification following excision in patients with spinal cord injury：a review. Spinal Cord 53：340-344, 2015
9) Meiners T, Abel R, Böhm V, et al：Resection of heterotopic ossification of the hip in spinal cord injured patients. Spinal Cord 35：443-445, 1997

7 痙縮

1 疫学

脊髄損傷における痙縮の合併頻度は受傷3か月未満では32.4%，その後，経過とともに増加する．受傷から2年までで77.3%まで増加し2〜3年でプラトーに達するとされている．男性，壮年者，四肢麻痺，重度麻痺でより合併頻度が高い[1]．痙縮を合併すると関節可動域制限を生じる場合や，起居動作や座位保持などに支障をきたす場合があり，顕著な例では社会生活が制限されてしまうことも少なくない．

2 病態生理

痙縮は通常，上位運動ニューロンの障害により生ずる．このため，馬尾損傷など二次ニューロン以下の損傷である場合には生じにくい．脊髄損傷における痙縮は，脊髄内の錐体路が障害され筋紡錘内の動的γ運動神経（γ1）が亢進し，速度依存性の相動性伸張反射が亢進することにより起こる[2,3]．その様子は「折りたたみナイフ現象（clasp-knife phenomenon）」ともいわれる．関節を他動的に速く動かしたときに抵抗が強く，ゆっくりと動かせば抵抗が弱くなる状態である[2]．

皮膚への疼痛刺激などにより誘発される下肢・体幹の集団屈曲反射や集団伸展反射などもよくみられ，腹筋群に生じると尿失禁・便失禁の原因となることもある．また，しばしば疼痛を伴い，胸部に生じる場合には締めつけられるような痛みとして訴えることがあり虚血性心疾患などとの鑑別が必要である．

3 評価

各関節を他動的に動かし，そのときに受ける抵抗で筋緊張を評価する．Ashworth Scale，modified Ashworth Scale（表4-7）[4]，Penn Spasm Frequency Scale（表4-8）[5]などの評価尺度を用い

表4-7　modified Ashworth Scale

0	筋緊張の増加がない
1	罹患部位を伸展や屈曲したとき，可動域終末に引っかかるような感じやわずかな抵抗感を呈する程度の筋緊張増加
1+	可動域の 1/2 以下の範囲で引っかかるような感じの後にわずかな抵抗感を呈する程度の筋緊張の増加
2	ほぼ全可動域を通して筋緊張の増加が認められるが，罹患部位は容易に動かすことができる
3	筋緊張の著しい増加で他動的に動かすことが困難
4	罹患部位は固く，屈曲や伸展ができない

(Bohannon RW, Smith MB：Interrater reliability of a modified Ashworth scale of muscle spasticity. Phys Ther 67：206-207, 1987 より)

表4-8　Penn Spasm Frequency Scale

0	筋のスパスムなし
1	刺激により筋のスパスムが誘発される
2	1時間に1回未満の頻度で筋のスパスムが突発的に起こる
3	1時間に1回以上の頻度で筋のスパスムが突発的に起こる
4	1時間に10回以上の頻度で筋のスパスムが突発的に起こる

(Penn RD, Savoy SM, Corcos D, et al：Intrathecal baclofen for severe spinal spasticity. N Engl J Med 320：1517-1521, 1989 より)

るのが一般的である．また，電気生理学的検査としてH反射や表面筋電図などを用いることもある．運動・感覚の刺激により誘発される反射性のスパスムについて，理学所見のみならず患者への聴取により評価することが重要である．治療の際にはこれらの変化とともに日常生活動作/生活関連動作（ADL/APDL）やQOLの変化をとらえることが望ましい．ADLが自立していない場合には，介助者への聞きとりも行う．

4 治療

効果の可逆性と痙縮の分布などから治療法を選択する（図4-49）[6]．痙縮の治療にあたっては，リハビリテーションや社会生活において痙縮がどのような阻害要因になっているのかを考慮する必要

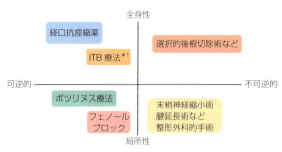

図 4-49 痙縮の治療
*1：ITB療法：髄腔内バクロフェン療法
(Ward AB : A summary of spasticity management—a treatment algorithm. Eur J Neurol 9 : 48-52, 2002 をもとに作成)

がある．たとえば，夜間に繰り返す下肢屈曲痙縮のために不眠となる場合や，殿部・踵部の褥瘡を誘発してしまう場合がある．また，内転筋の痙縮により自己導尿が困難となることもある．一方で，移乗動作や立位などを行う際に下肢痙縮により支持性を得ていることもある．他覚的所見とともにこのような点に留意し，治療を行うことが重要である．

なお，痙縮増強の原因として脊髄損傷患者においては褥瘡，麻痺域の各種感染（尿路感染，蜂窩織炎，肺炎など），尿路結石，便秘，異所性骨化，痔核など肛門部疾患，疼痛，天候・温度変化，精神的緊張などがある．これらを認める場合，その改善が第一である．

1 非薬物療法

(1) リハビリテーション，ポジショニング

痙縮は同一動作を繰り返し訓練することによっても軽減する．ストレッチは重要であるが，深部静脈血栓症の合併などにより抗凝固療法を行っている場合，腸腰筋などに筋内血腫を生ずることがあるため注意が必要である[7]．

ベッド上のポジショニングや車椅子シーティングも重要である．これは褥瘡や転倒・転落の予防にもつながる．入眠中のスパスム抑制には，枕・クッションなどを用いて股関節・膝関節を軽度屈曲位に保つとよい．車椅子ではバックサポートやクッション，前座高・後座高，フットサポート位置の調整などにより筋緊張を低下させることができる．また，クローヌスが生じた際の抑制方法を指導しておくことも必要である．

生活期の患者では外来通院や通所でのリハビリテーションを行っていることが多いが，痙縮が強い場合，リラクセーションやマッサージに費やす時間が増える．このような患者では訪問マッサージなど他の医療資源を利用することも有用である．

(2) 装具療法

拘縮予防や変形矯正に有効であるが，感覚障害や皮膚機能低下により褥瘡を生じやすく，長期的な使用の際には注意が必要である．

(3) 物理療法

一時的な痙縮の抑制が得られる．電気刺激では痙縮筋の拮抗筋を刺激することで相反性抑制による痙縮の軽減が期待できる[2]．温熱療法なども有効であるが，感覚障害を伴うため熱傷に注意が必要である．

2 薬物療法

抗痙縮薬について表4-9にまとめた．基本的には少量から開始し治療効果をみながら漸増することが望ましい．副作用として眠気や脱力が生じやすく，転倒・転落に注意が必要である．夜間のスパスムによる不眠があればこの副作用を利用することもある．内服加療では十分な効果が得られない場合や副作用が強くみられる場合，後述のボツリヌス治療や髄腔内バクロフェン療法を考慮することも必要である．なお，全体として肝障害を生じやすいため特に導入初期には血液検査を適宜行う．このほかに眠気，めまい・ふらつき，脱力，消化器症状がよくみられる．

3 ボツリヌス治療

(1) 作用機序

ボツリヌス菌が産生するボツリヌス毒素（ボツリヌストキシン）が神経筋接合部における神経終末内でのアセチルコリン放出を抑制することにより神経筋伝達を阻害し，筋弛緩作用を示す．効果は投与後数日〜2週間で現れ，1〜2か月をピークとして，その後効果が減弱する．通常3〜4か月持続する．薬剤に対する抗体が産生されることを防

表4-9 抗痙縮薬

種類	一般名	商品名	作用機序	その他の副作用
中枢性抗痙縮薬	ジアゼパム	セルシン® ホリゾン®	脊髄内・脊髄上位ニューロン内でGABAのGABA$_A$受容体への親和性を高め，シナプスを阻害する	依存性，刺激興奮，呼吸抑制など
	バクロフェン	ギャバロン® リオレサール®	脊髄・脊髄上位中枢に作用しγ-運動ニューロンを抑制することで筋紡錘の感度を下げる	意識障害，呼吸抑制，依存性など
	エペリゾン塩酸塩	ミオナール®		アナフィラキシー，TEN[*1]，Stevens-Johnson症候群など
	チザニジン塩酸塩	テルネリン®		ショック，心不全，呼吸障害など
	クロルフェネシンカルバミン酸エステル	リンラキサー®		TEN，腹痛，白血球減少，血小板減少など
	アフロクアロン	アロフト®		発疹など
末梢性抗痙縮薬	ダントロレンナトリウム	ダントリウム®	骨格筋の興奮-収縮連関に直接作用する	PIE症候群[*2]，好酸球増多，胸水，アナフィラキシーなど

*1 TEN：toxic epidermal necrolysis（中毒性表皮壊死融解症）
*2 PIE症候群：pulmonary infiltration with eosinophilia syndrome

ぐため，投与間隔は最低3か月あける必要がある．

（2）適応

内服でのコントロールが困難な場合や痙縮が限局的である場合には適応となる．拘縮予防の観点からは早期に導入することが望ましい．また，鎮痛薬でのコントロールが困難な痙縮痛がある際にも効果が得られる場合がある．

なお，ボトックス®の保険適応上，1回あたりの総投与量に上限があり（上肢最大240単位，下肢最大300単位，上下肢合計最大360単位），痙縮が広範な領域に及ぶ場合には他の治療との併用も考慮する必要がある．

（3）投与方法

エコーガイド下，または電気刺激装置を使用して行うことが望ましい．針刺入時に疼痛を伴う際は局所麻酔薬を併用する場合もある．治療例として，上衣更衣の際に肩内転痙縮が問題になる場合には大胸筋に，車椅子に移乗する際の膝屈曲痙縮が問題となる場合には大腿二頭筋に，といった具合に投与計画を行う．投与筋の選択に悩む場合は局所麻酔薬を注入するキシロカイン®テストにより検討することもある．

脊髄損傷患者においてボトックス®を用いる場合，両側への投与が必要となることが多く単位数上限のなかでどのように各筋に割り振るかが問題となる．この場合，痙縮の特に強い筋を選択す

るなどの工夫が必要である．その際，modified Ashworth Scaleや反射性のスパスムの様子などを参考にし，各部位における痙縮の強弱により，投与単位数を増減して割り振るとよい．また，痙縮が全般的である場合には二関節筋を優先的に選択することで広い範囲で効果が得られる．ただし，このような場合にはボトックス®を投与していない筋の痙縮が代償的に増強することもあるため注意が必要である．また不全麻痺症例で歩行可能な場合や，完全麻痺症例で痙縮を利用し移乗時の支持性を得ている場合などには転倒・転落のリスクが高まるため注意が必要である．このような点も踏まえ，導入初期にはリハビリテーションの併用も含めて入院で対応することも検討すべきである．また，外来診療においても治療内容が一定となるまでは投与後1～2か月を目安に治療効果を確認することが望ましい．

（4）その他

薬価が非常に高額であり，導入の際には公的医療保険と患者，双方の費用負担に注意が必要である．入院中に導入する場合，包括医療制度のもとでは経営面で実施が困難である．また，各種医療費助成制度の利用により患者側の費用負担を抑えられるよう配慮する．

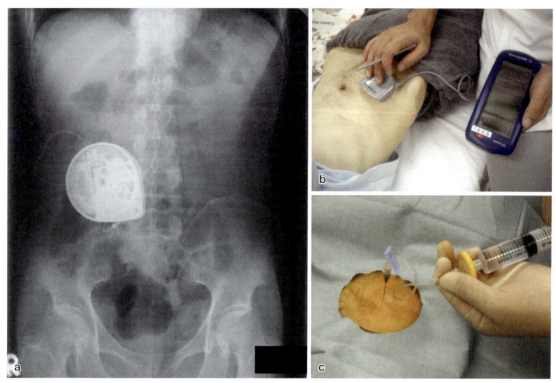

図 4-50　ITB 療法
a：手術実施後の X 線写真
b：プログラマによる投与量の調整
c：薬剤の補充（リフィル）

4 髄腔内バクロフェン療法（intrathecal baclofen therapy：ITB 療法）

(1) 作用機序

バクロフェンは $GABA_B$ レセプターに作用して抗痙縮作用や鎮痛作用を発揮する．ITB 療法はバクロフェンを髄腔内に直接投与することで，経口投与の 1/100～1/1,000 程度の量で痙縮の緩和が得られ，脳内に移行する量は微量で眠気などの副作用が少なく[8]，脊髄損傷患者の痙縮治療に有効とされている．

(2) ITB 療法の流れ

①スクリーニング

ITB 療法は痙縮の内服治療による効果が不十分な場合に，まずスクリーニングから行う．成人ではバクロフェン 50 μg を腰椎穿刺で投与し，経時的に効果を判定する．4～6 時間後に効果が最大となり，24 時間以後に投与前の状態に戻る．効果が不十分な場合は 75 μg，100 μg と漸増し判定する．それでも効果不十分の場合は対象外となる．小児では 25 μg/日から開始し，50 μg，75 μg，100 μg と漸増し判定する．副作用のアレルギー，尿失禁や便失禁，頭痛の有無や効き過ぎた場合の状態などを十分に観察する必要がある．

②手術

スクリーニングで効果を認めた場合に手術を行う．手術は全身麻酔で行われ，ポンプは下腹部の皮下あるいは筋膜下に設置する．当院では排便時，下行結腸への腹部マッサージができるように右下腹部にポンプを埋め込んでいる（図 4-50a）．

カテーテルを髄腔内に挿入し，先端は T9～10 の高さに留置する．ただし，上肢への効果を期待する場合は C5～T2 に留置することがある[8]．

バクロフェンの投与量は通常 50 μg/日から開始

する．しかし，当院では最初の3例中2例に腹部症状（イレウス1例，腹部膨満感1例）を認めたため，25 μg/日から投与している[9]．

③合併症

ITB療法の主な合併症に離脱症候群や過量投与がある．離脱症候群ではバクロフェンの突然の中断により，痙縮の増強，筋痙攣，高熱，意識障害，横紋筋融解，多臓器不全などを合併し死亡する場合もある．原因として，カテーテルの逸脱，折損，ポンプの電池切れ，補充忘れ，誤った用量設定などがある．対応としてX線画像でカテーテルの逸脱などがないかといった原因究明とともに，異常な筋痙攣への対処として全身麻酔や腰椎穿刺にてバクロフェンの投与を行うことがある．

過量投与の場合は軽症では傾眠，ふらつき，めまい，重度の場合は意識低下，呼吸抑制，痙攣発作，昏睡などを合併する．原因としてプログラミングの誤り，規定以上の急激な増量，ポンプの故障などが挙げられる．対応として軽症の場合，投与量の減量，重度の場合，ポンプ内の薬液を空にし，腰椎穿刺で髄液を30～40 mL抜き取り，呼吸管理を含めた全身管理を行う．

④調整・管理

プログラマのエヌビジョンを用いて体外からバクロフェンの投与量を調整する（図4-50b）．術後の滴定期では増量30％，減量20％以内の範囲で，維持期では増量40％，減量20％以内の範囲で行う．薬剤の補充（リフィル）は3か月ごとに行う必要がある（図4-50c）．このとき，ポンプ内の薬液を抜き取り，そのときの残量とエヌビジョンから設定された残量（リザーバーボリューム）との差がないかを確認する．

ポンプの電池寿命のため，5年ごとにポンプの交換手術が必要になる．

脊髄損傷者の痙縮は長期的経過で変化する．そのため，状況に合わせて投与量を変更する場合がある．その場合，痙縮の程度だけでなく，歩行，移乗などADL面も含めて総合的に評価していく必要がある．

■文献

1) 富永俊克：筋骨格系．全国脊髄損傷データベース研究会（編）：脊髄損傷の治療から社会復帰まで―全国脊髄損傷データベースの分析から，pp44-57，保健文化社，2010
2) 道免和久：9. 痙縮・固縮．江藤文夫，里宇明元（監修）／安保雅博，上月正博，芳賀信彦（編）：最新リハビリテーション医学，第3版，pp155-162，医歯薬出版，2016
3) Kottke FJ：Neurophysiologic therapy for stroke. In：Licht S(ed)：Stroke and its Rehabilitation. Baltimore, 1975
4) Bohannon RW, Smith MB：Interrater reliability of a modified Ashworth scale of muscle spasticity. Phys Ther 67：206-207, 1987
5) Penn RD, Savoy SM, Corcos D, et al：Intrathecal baclofen for severe spinal spasticity. N Engl J Med 320：1517-1521, 1989
6) Ward AB：A summary of spasticity management―a treatment algorithm. Eur J Neurol 9：48-52, 2002
7) 池田篤志：脊髄損傷．総合リハ40：851-858, 2012
8) 内山卓也，加藤天美：ITBによる痙縮治療の適応と効果．脳神経外科ジャーナル25：149-156, 2016
9) 横山修，高内裕史，高倉朋和，他：ITB療法の術後合併症．日脊髄障害医会誌24：154-155, 2011

8 疼痛

1 疫学

脊髄損傷では疼痛が34～94％に合併する．全国脊髄損傷データベースを用いた分析[1]では四肢麻痺で80％，対麻痺で68％と四肢麻痺に多く，また，不全四肢麻痺が83％と最多で，完全四肢麻痺や完全対麻痺より有意に高率であった．Ragnarssonは重度の疼痛については四肢麻痺で10～15％，胸髄損傷による対麻痺で25％，馬尾損傷で42～51％と損傷レベルが低位であるほど多いと報告した[2]．これらより，疼痛は損傷高位が高いほど合併率は高く，低位であるほど重度の疼痛が多い傾向

にあるといえる．疼痛が発生する時期は受傷直後
で34%，受傷後1年以内では58%に認め，受傷後
半年以内から生じることが多い．また47%が経過
とともに増悪し，軽減するのは7%[3,4]とわずかで
ある．

2 評価

1 疼痛の強さ[5]

視覚的アナログ評価スケール(Visual Analogue
Scale；VAS)は臨床上広く使用されている．痛み
が100 mmの直線上のどの位置に相当するかを
チェックする．そのほかに0～10までの11段階で
痛みの強さを数値で表す数値評価スケール
(Numerical Rating Scale；NRS)，語句で表す語
句評価スケール(Verbal Rating Scale；VRS)，表
情で表す表情苦痛評価スケール(Faces Pain
Scale；FPS)などがある．

2 疼痛の性質

(1) 神経障害性疼痛スクリーニング質問票 (表4-10)[6]

神経障害性疼痛スクリーニング質問票は日本ペ
インクリニック学会を中心に作成され，7項目の
質問に対し，0～4点の5段階評価で回答し，12点
以上が神経障害性疼痛の可能性が高いとされる．

(2) NPSI(Neuropathic Pain Symptom Inventory)(表4-11)[7]

NPSIは自発痛，発作痛，誘発痛，異常感覚に
関して合計10項目の疼痛の性質に関する項目を
各11段階のNRSで回答し，さらに自発痛と発作
痛の過去24時間に起きた時間や頻度を質問して
いる．

3 その他

疼痛自体の評価以外に，疼痛による日常生活に
及ぼす影響の評価としてBrief Pain Inventory
(BPI)，疼痛生活障害評価尺度(Pain Disability
Assessment Scale；PDAS)がある．また健康関連
QOLとしてSF-36®，EuroQOLがある．

表4-10　神経障害性疼痛スクリーニング質問票

あなたが感じる痛みはどのように表現されますか？
1）針で刺されるような痛みがある
　□全くない　□少しある　□ある
　□強くある　□非常に強くある
2）電気が走るような痛みがある
　□全くない　□少しある　□ある
　□強くある　□非常に強くある
3）焼けるようなひりひりした痛みがある
　□全くない　□少しある　□ある
　□強くある　□非常に強くある
4）しびれの強い痛みがある
　□全くない　□少しある　□ある
　□強くある　□非常に強くある
5）衣類が擦れたり，冷風に当たったりするだけで痛みが走る
　□全くない　□少しある　□ある
　□強くある　□非常に強くある
6）痛みの部位の感覚が低下していたり，過敏になっていたりする
　□全くない　□少しある　□ある
　□強くある　□非常に強くある
7）痛みの部位の皮膚がむくんだり，赤や赤紫に変色したりする
　□全くない　□少しある　□ある
　□強くある　□非常に強くある

(小川節郎：日本人慢性疼痛患者における神経障害性疼痛スク
リーニング質問票の開発．ペインクリニック 31：1187-1194，
2010 より)

表4-11　Neuropathic Pain Symptom Inventory (NPSI)(一部修正)

自発痛
Q1　焼けつくような自発痛
Q2　絞り上げられるような自発痛
Q3　圧迫されるような自発痛
Q4　過去24時間での自発痛
　　持続的，12時間以上，8～12時間，4～7時間，1～3時間，1時間以内

発作痛
Q5　電気ショックのような発作痛
Q6　刃物で刺されるような発作痛
Q7　過去24時間での発作痛の回数
　　20回以上，11～20回，6～10回，1～5回，0回(発作痛はなかった)

誘発痛
Q8　皮膚をこすられると起こる
Q9　皮膚を押されると起こる
Q10　冷たいもので触れると起こる

異常感覚
Q11　針でチクチクとつつかれるような感覚
Q12　ビリビリとしびれたような感覚

12の質問項目からなり，各11段階のNRSで評価し，Q1，Q2，
Q3の平均，Q5とQ6の平均，Q8，Q9，Q10の平均，Q11と
Q12の平均を合計し，100点満点に換算して総得点とする．
(Bouhassira D, Attal N, Fermanian J, et al：Development and
validation of the Neuropathic Pain Symptom Inventory. Pain
108：248-257, 2004 より一部改変)

3 分類(表4-12)

　脊髄損傷の疼痛の分類は，国際疼痛学会(International Association for the Study of Pain；IASP)では侵害受容性疼痛(nociceptive pain)と神経障害性疼痛(neuropathic pain)に分類し，神経障害性疼痛では部位に応じて above-level, at-level, below-level に分類している[8]．近年，国際的なグループによる International Spinal Cord Injury Pain Classification(ISCIP Classification)で新たな分類がなされている[9]．この分類は，IASP の分類と似ているが，脊髄損傷に関連する疼痛と関連しない疼痛とを区別し，また神経障害性疼痛では，脊髄損傷に関連する損傷部(at-level SCI pain)，損傷部下方(below-level SCI pain)とその他に分類している点が IASP の分類と異なる．以下に ISCIP Classification に準じて述べる．

1 侵害受容性疼痛

(1) 筋・骨格系の疼痛

　脊椎の不安定性による疼痛では，急性期に脊柱の損傷部位を中心とした疼痛を生じる．多くは2～3週間以内に軽減し，脊柱の安定性が得られる．慢性期では脊椎の内固定による固定の金具で疼痛を発生する場合があり，術後1年半を目安に抜去することがある．

　脊髄損傷者では上肢の負担が大きく，肩および上肢に痛みが生じることがある．ADL に支障があれば，ADL 動作などの見直しが必要になる．

(2) 内臓痛

　突然の頚部痛や肩痛は要注意である．胃潰瘍，胆石症などの場合，腹部の感覚が脱失しているため，腹痛や圧痛を認めず，頚部痛や肩痛で発症することがある．突然の頚部痛や肩痛では血液検査や腹部 X 線，CT などで内科的疾患がないか精査することを勧める．

(3) その他の侵害受容性疼痛

　自律神経過反射による頭痛などがある(第4章「5. 自律神経機能障害」参照 → 71頁)．

2 神経障害性疼痛[10]

　神経障害性疼痛では内因性鎮痛機構として，下行性抑制系と脊髄内抑制系がある．下行性抑制系は精神の興奮状態では脳幹から脊髄痛覚ニューロンへ投射する下行性抑制系が賦活化され，末梢から伝わる痛みは脊髄レベルで軽減する．実際，興奮や大きな喜び，感動などで持続する痛みを忘れることがある．

　脊髄内抑制では，脊髄内の抑制系介在ニューロンが触刺激によって γ-aminobutyric acid(GABA)やグリシンが分泌され，末梢から伝わる痛みが脊髄レベルで減弱される．痛い箇所の周囲をさすることで痛みが軽減する現象がこれに相当する．

　そのため，手指にしびれがある場合，粘土材質を用いた訓練などで，手指に感覚刺激を与えながら訓練を行うこともある．しかし，逆にしびれが

表4-12 脊髄損傷による疼痛の分類

a：IASP による分類

病態	タイプ	原因
侵害受容性	筋・骨格系	骨，関節，筋の損傷または炎症 脊柱不安定性 筋スパスム 二次性過用症候群
	内臓	腎結石，膀胱直腸障害 自律神経過反射
神経障害性	above-level	圧迫性単神経痛，CRPS*
	at-level	神経根圧迫，馬尾損傷 脊髄空洞症，境界部痛
	below-level	外傷性脊髄損傷・虚血

b：ISCIP による分類

病態	タイプ	原因
侵害受容性	筋・骨格系	関節炎，骨折，筋痙縮
	内臓	胆石症，心筋梗塞，排便障害による腹痛
	その他	自律神経過反射による頭痛，片頭痛，術後の皮膚創
神経障害性	at-level SCI pain	脊髄，神経根，馬尾損傷
	below-level SCI pain	麻痺域のしびれ
	その他	上肢の過剰使用による手根管症候群
その他		線維性筋痛症，CRPS*など

＊：complex regional pain syndrome(複合性局所疼痛症候群)

悪化する場合もあり，本人に合った方法や，疼痛部位にこだわらず，介入しやすい部位や動作からアプローチし，最終的に疼痛部位や関連した動作へとつなげていく方法がある．

趣味につながる作業を行うことも有効である．作業中には痛い，しびれるといった訴えはほとんど聞かれず，在宅生活でも夢中になれる趣味的な活動をもつことが重要である．

4 治療

■1 薬物治療[11-13]

神経障害性疼痛患者の薬物療法では，疼痛が完全に消失するわけではない．また，眠気，脱力感などの副作用もある．そのため，副作用が許容される範囲で症状が緩和されることが目標になる．治療の継続や中断についても患者の意向を十分に考慮したうえで決定する必要がある．以下に主な薬物について説明する．

（1）Ca²⁺ チャンネル $\alpha_2\delta$ リガンド〔ガバペンチン（ガバペン®），プレガバリン（リリカ®）〕

中枢神経系において電位依存性カルシウム（Ca^{2+}）チャネルの $\alpha_2\delta$ サブユニットと結合することで興奮性神経伝達物質の遊離を抑制する．

①ガバペンチン

わが国では抗けいれん薬として使用されているが，神経障害性疼痛では保険適応にはなっていない．

②プレガバリン

抗けいれん作用はガバペンチンより強く，高い血中濃度が保たれるため鎮痛効果が高いことが期待される．副作用としてめまい，眠気，下腿浮腫，体重増加などがあり，心不全に至る場合もある．プレガバリンの初期用量は 150 mg/日 朝・夕食後 2 回投与から開始するが，高齢者では 25～75 mg/日 就寝前 1 回投与から開始することもある．

（2）三環系抗うつ薬（tricyclic antidepressant；TCA）〔アミトリプチリン（トリプタノール®），ノルトリプチリン（ノリトレン®），イミプラミン（トフラニール®）〕

三環系抗うつ薬は抗うつ作用を示すよりも低用量，短期間で鎮痛効果を発揮する．主な作用機序はセロトニン・ノルアドレナリン再取り込み阻害作用を介した下行性疼痛抑制系の活性化である．

アミトリプチリンは抗コリン作用による副作用も懸念されるため，特に高齢者では少量から開始する．また，心疾患，緑内障や前立腺肥大症がある患者では特に注意する．口腔内乾燥や便秘は頻度が高いが神経障害性疼痛に対する低用量の処方ではあまり問題にならない．

（3）セロトニン・ノルアドレナリン再取り込み阻害薬（serotonin-noradrenalin reuptake inhibitor；SNRI）〔デュロキセチン（サインバルタ®）〕

デュロキセチンはセロトニンとノルアドレナリンが下行性疼痛抑制系を賦活し痛みを抑制すると考えられている．1 回 20 mg/日から開始し，1～2 週ごとに 40～60 mg/日まで増量する．副作用は傾眠や悪心，便秘などがある．投与開始時に悪心・嘔吐などの副作用が出現する可能性があるが，制吐薬の併用で軽減できる．

（4）ワクシニアウイルス接種家兎炎症皮膚抽出液（ノイロトロピン®）

帯状疱疹後神経痛に対して鎮痛効果が示されている．重篤な副作用が少なく，忍容性が高いことが特徴である．

（5）オピオイド鎮痛薬〔トラマドール（トラマール®，ワントラム®），トラマドール/アセトアミノフェン配合剤（トラムセット®）〕[14]

オピオイドは μ 受容体に作用し，侵害受容伝達の抑制と下行性疼痛抑制系の活性によって強力な鎮痛効果を発揮する．弱オピオイドではトラマドール錠やトラマドール/アセトアミノフェン配合錠がある．いずれも投与開始時に悪心・嘔吐が出現することもあり，制吐薬と服用することで軽減することができる．その他の副作用として，めまい，傾眠，便秘などがあるが依存や乱用の発生

率は低い．トラマドール/アセトアミノフェン配合錠はアセトアミノフェンの即効性とトラマドールの持続性を合わせもつ鎮痛効果を有する．

トラマドール以外のオピオイド鎮痛薬は便秘，悪心，眠気などの副作用の発現頻度が高く，長期にわたって持続する可能性があり，安全性が高いとは言い切れず，安易に処方するべきではない．

（6）非ステロイド性抗炎症薬（nonsteroidal anti-inflammatory drugs；NSAIDs）〔ロキソプロフェン（ロキソニン®）など〕[15]

侵害受容性疼痛に対し使用され，末梢性に作用し，シクロオキシゲナーゼ（cyclooxygenase；COX）を阻害することでプロスタグランジンやトロンボキサンA_2の産生が抑制され作用する．痛みの治療薬では最も多く使用される薬物ではあるが，胃粘膜障害や腎機能障害といった副作用もあるため，漫然とした使用は避けるべきである．

（7）アセトアミノフェン（カロナール®）[15]

アセトアミノフェンは侵害受容性疼痛に対し使用される．中枢性に作用し，プロスタノイド抑制，下行性疼痛抑制系のセロトニン系を賦活するなどの作用が推定されている．副作用はNSAIDsと比較して少なく，大量服薬による肝機能障害以外は副作用の懸念がないので比較的安全に使用できる．

2 外科的治療

疼痛に対する外科的治療として脊髄刺激療法や脊髄切除術（cordotomy）などがあるが確実に解決できるものではない．したがって第一の選択にするべきではない．脊髄刺激療法[16]は脊髄硬膜外腔に電極を留置し，持続的に脊髄を刺激して難治性疼痛を軽減する治療法である．しかし，後索機能が完全に障害された脊髄損傷の場合，効果はほとんど期待できない．

3 その他

（1）経皮的電気刺激（transcutaneous electrical nerve stimulation；TENS）

Davisらは胸髄レベルや馬尾損傷に効果を認め，頚髄レベルでは効果を認めなかったことを報告している[17]．TENSによる一時的な疼痛軽減効

果で運動療法の導入につながれば意義は大きいといえる．

（2）反復経頭蓋磁気刺激（repetitive transcranial magnetic stimulation）

反復経頭蓋磁気刺激療法は完全麻痺や知覚脱失症例では効果が得られず，不全麻痺や知覚が残存している症例に有効で，周期性の激痛では効果が見込めず，一日中痛みがある持続性疼痛に有効とする報告がある[18]．

（3）認知行動療法（cognitive behavioral therapy；CBT）

認知行動療法は，疼痛から疼痛行動へ転換する方法で，痛みや鎮痛などへの執着を避け，歩行やADLなどの行動に着目し，QOLの向上につなげていく手法である．脊髄損傷者の場合，薬物療法との併用で効果が得られるといった報告がある[19]．

（4）運動

脊髄損傷における運動の効果についてTashiroらは脊髄損傷モデルラットでトレッドミル歩行訓練が痙縮や異常痛覚の緩和に有効であり，痙縮や疼痛の抑制をつかさどる分子〔potassium chloride cotransporter 2（KCC2）〕の発現が有意に増加したことから分子学的にも有効であることを証明した[20]．当院では完全対麻痺に対するロボットでの歩行訓練で境界領域の激しい疼痛が軽減した症例を経験し，運動が有効である可能性がある（第15章「2．ロボティクス」参照 ➡ 307頁）．

実際，定期的に運動習慣をもつことで疼痛が軽減された報告は多く，こうした定期的な運動習慣をもつことが重要である．

■ 文献

1) 富永俊克：筋骨格系．全国脊髄損傷データベース研究会（編）：脊髄損傷の治療から社会復帰まで―全国脊髄損傷データベースの分析から，pp44-57，保健文化社，2010

2) Ragnarsson KT：Management of pain in persons with spinal cord injury．Spinal Cord Med 20：186-199，1997

3) Turner JA, Cardenas DD：Chronic pain problems in individuals with spinal cord injuries．Sem Clin Neuropsychiatry 4：186-194，1999

4) Turner JA, Cardenas DD, Warms CA, et al：Chronic

pain associated with spinal cord injuries : a community survey. Arch Phys Med Rehabil 82 : 501-509, 2001
5) 西村大輔, 米川裕子, 安部洋一郎：痛みの評価. 診断と治療 104：1369-1376, 2016
6) 小川節郎：日本人慢性疼痛患者における神経障害性疼痛スクリーニング質問票の開発. ペインクリニック 31：1187-1194, 2010
7) Bouhassira D, Attal N, Fermanian J, et al：Development and validation of the Neuropathic Pain Symptom Inventory. Pain 108：248-257, 2004
8) Burchiel KJ, Hsu FP：Pain and spasticity after spinal cord injury：mechanisms and treatment. Spine 26：S146-S160, 2001
9) Bryce TN, Biering-Sørensen F, Finnerup NB, et al：International spinal cord injury pain classification：part 1. Background and description. Spinal Cord 50：413-417, 2012
10) 横山　修：脊髄障害性疼痛のリハビリテーションと生活指導. 臨床リハ 25：570-576, 2016
11) 橋口さおり：鎮痛補助薬. 診断と治療 104：1397-1401, 2016
12) 大迫正一, 松田陽一, 植松弘進, 他：脊髄障害性疼痛の薬物治療. 臨床リハ 25：552-558, 2016

13) 日本ペインクリニック学会神経障害性疼痛薬物療法ガイドライン改訂版作成ワーキンググループ（編）：神経障害性疼痛薬物療法ガイドライン. 改訂第2版, pp48-89, 真興交易医書出版部, 2016
14) 山口重樹, Donald R Taylor：オピオイドを使いこなす. 診断と治療 104：1389-1395, 2016
15) 久保麻悠子, 平川奈緒美：NSAIDs とアセトアミノフェン. 診断と治療 104：1383-1388, 2016
16) 樋口佳則, 岡原陽二, 和泉允基, 他：脊髄障害性疼痛に対する脊髄刺激療法. 臨床リハ 25：564-569, 2016
17) Davis R, Lentini R：Transcutaneous nerve stimulation for treatment of pain in patients with spinal cord injury. Surg Neurol 4：100-101, 1975
18) 齋藤洋一：脊髄障害性疼痛に対する反復経頭蓋磁気刺激. 臨床リハ 25：580-582, 2016
19) 川村博文, 西上智彦, 伊藤健一, 他：疼痛に対する物理療法・運動療法. Jpn J Rehabil Med 53：604-609, 2016
20) Tashiro S, Shinozaki M, Mukaino M, et al：BDNF induced by treadmill training contributes to the suppression of spasticity and allodynia after spinal cord injury via upregulation of KCC2. Neurorehabil Neural Repair 29：677-689, 2015

9 骨代謝と骨折

1 骨代謝

　脊髄損傷では麻痺域の骨粗鬆症が進行し, 軽微な外力や, 明らかな外力が加わったエピソードがないにもかかわらず, 下肢の骨折を合併する場合がある. こうした下肢の脆弱性骨折をきたしやすい状況にあるにもかかわらず, 脊髄損傷の骨粗鬆症への関心度や治療方法は決して十分とはいえない. しかし, 骨折を合併した場合は骨癒合に長期を要し, 医療経済的損失は大きい. そのため, 脊髄損傷の骨粗鬆症を最小限に食い止めることが重要である.

1 脊髄損傷の骨代謝

　脊髄損傷では突然の麻痺による麻痺域の不動, 非荷重により骨量喪失をきたす. 一般に脊髄損傷に伴う骨量喪失は2期に分けて考えられている[1].

受傷から18〜24か月までの骨吸収が促進され, 急速に直線的に骨量が減少する時期と, 受傷後2〜3年以降の骨形成が抑制されるとともに, 緩徐に骨量が低下する時期である.

　急激に骨量が減少する時期では, 下肢の骨塩量が1週間で0.59%（1か月で2.5%）減少し, 60週間にわたって継続したという報告がある[2]. また, 受傷後12〜18か月では, 年齢を一致させた健常者と比較して股関節部で28%, 大腿骨遠位部では37〜43%, 脛骨近位部では36〜50%の骨密度がそれぞれ低下していたとする報告[3] や, 受傷後2年で下肢の骨量が40%損失したとする報告がある[4].

　慢性期では, 骨密度は毎年3%ずつ減少するという報告[3] や, 大腿骨頚部で27〜40%, 膝で37〜70%, 脛骨で7〜25%減少しているといった報告がある[4].

表4-13　脊髄損傷後の下肢の脆弱性骨折の危険因子

- ☐ 受傷年齢　16歳以下
- ☐ アルコール摂取
　（5 servings/day）
- ☐ BMI＜19
- ☐ 受傷後10年以上
- ☐ 女性
- ☐ 運動完全麻痺（AIS A・B）
- ☐ 対麻痺
- ☐ 脆弱性骨折の既往
- ☐ 骨折の家族歴
- ☐ 抗けいれん薬内服
- ☐ ヘパリン使用
- ☐ オピオイド使用

（Craven BC, Robertson LA, McGillivray CF, et al : Detection and treatment of sublesional osteoporosis among patients with chronic spinal cord injury : proposed paradigms. Top Spinal Cord Inj Rehabil 14 : 1-22, 2009 より）

表4-14　麻痺域の骨粗鬆症

年齢	定義
男性：60歳以上 閉経後の女性	股・膝領域　Tスコア-2.5以下
男性：59歳以下 閉経前の女性	股・膝領域　Zスコア-2以下 脆弱性骨折の危険因子3項目以上
16～90歳の男女	脆弱性骨折の既往 脊髄損傷以外の骨粗鬆症の原因がない

（Craven BC, Robertson LA, McGillivray CF, et al : Detection and treatment of sublesional osteoporosis among patients with chronic spinal cord injury : proposed paradigms. Top Spinal Cord Inj Rehabil 14 : 1-22, 2009 より）

2 骨代謝マーカーからみた脊髄損傷の骨代謝

骨代謝マーカーは骨量が現在喪失している状態か，今後骨粗鬆症へと進行する危険や骨折の発生する危険があるかなどの予測に有効である．Reiter らは，受傷後1年以内の急性期と5年以上の慢性期の骨代謝マーカーを比較したところ，骨吸収マーカーはいずれも正常値の上限を超えた高値で，急性期のほうが慢性期より有意に高値を示したと報告している[5]．骨形成マーカーでは急性期のほうが高い値を示したが，いずれも正常値下限を下回っていた．これらから骨吸収は急性期，慢性期を問わず活動的で，特に急性期でより活動的である．一方，骨形成に関しては正常値より低い値であることから骨形成はあまり活性化されていない状況といえる[5]．こうしたことを反映してか，急性期で骨密度の低下は著しく，慢性期では緩徐に低下する．無動性骨粗鬆症でも同様なことが起きており，宇宙飛行における骨代謝では宇宙飛行開始後2～3週間で骨吸収マーカーの尿中デオキシピリジノリン（Dpd）やⅠ型コラーゲンN末端テロペプチド（NTx）が約2倍増加し，早期から骨吸収が亢進する[6]．また，3か月の長期臥床の場合でも2週間以内に骨吸収マーカーが1.5～2倍程度に増加した報告[7]や，骨形成マーカーのⅠ型コラーゲンC端プロペプチド（PICP）が約50日後から30～40％低下することも報告され[8]，長期臥床は骨吸収マーカーが亢進し，骨形成マーカーが低下する．吸収と形成の均衡が失われたアンカップリングの状態といえる．

3 脆弱性骨折の危険因子と麻痺域の骨粗鬆症

脊髄損傷者は骨密度の低下から脆弱性骨折を合併する．その大部分は移乗動作時や軽微な外傷受傷時，または明らかな外傷起転がない場合にも認められ，大腿骨遠位部や脛骨近位部に合併することが多い．脊髄損傷後に合併する脆弱性骨折の危険因子は女性，年齢，経過年数，低BMI値，抗けいれん薬内服，生活習慣として飲酒，喫煙などがある．Craven らは脊髄損傷後の下肢に合併する脆弱性骨折の危険因子のチェックリスト（表4-13）と麻痺域の骨粗鬆症（sublesional osteoporosis；SLOP）の定義（表4-14）を作成し[3]，脆弱性骨折の危険因子12項目中3項目以上で中等度，5項目以上でハイリスクとした．脊髄損傷者では疼痛薬として抗けいれん薬を内服している場合もある．脊髄損傷者の健康管理では，骨密度の測定により骨の状態を把握するとともに，生活習慣や内服薬など含めた危険因子をチェックすることが重要である．

4 治療および予防

（1）薬物療法

脊髄損傷に伴う骨粗鬆症の予防や改善のガイドラインはないのが現状である．一般に脊髄損傷に伴う骨粗鬆症に対する薬物療法のエビデンスでは，ビスホスホネートが骨吸収を強く抑制し，受傷から12か月以内に投与することで骨粗鬆症の予防に効果的であるとする報告がみられる[9]．しかし，

ビスホスホネートの効果は受傷後1年以内の急性期に限られ，骨吸収を軽減する効果は認めるが，骨形成に対する効果は限られている[10]．

慢性期ではアレンドロネート10 mg/日とカルシウム500 mg/日を経口で24か月内服することで全身，股関節部，脛骨の骨密度の維持に有効であったとする報告[11]や，ビタミンDが下肢の骨密度の維持に有効であったとする報告がある[12]．

(2) 非薬物療法

非薬物療法では受傷後1年以内の場合，有効な方法は認められていない．慢性期においてはFES-サイクルエルゴメータや，立位・歩行による荷重負荷，運動などの効果が認められている．

①FES-サイクリングエルゴメータ[13]

FES-サイクリングエルゴメータでは慢性期の骨量改善に効果が認められるが，効果を上げるためには少なくとも週3回，6か月間継続する必要がある．さらに，FES-サイクリングエルゴメータは設備や技術の問題もあり，一般化は困難である．

②運動[14]

受傷後スポーツを始めた時期が早いほど下肢，体幹，全身の骨密度が高値であったとする報告もあり，早期にスポーツに取り組むことが有効と思われる．

③立位・歩行による荷重負荷

受傷後1年以内の急性期の場合や，慢性期の場合でも荷重負荷の訓練が有効であったという報告はほとんど認められない．しかし，Aleknaら[15]は1日1時間以上，週5回の立位訓練を実施した群と実施しなかった群とを比較したところ，2年後で立位訓練を実施した群のほうが下肢や骨盤で骨密度が有意に高値であったと報告した．効果がみられなかったとする報告は時間や頻度，期間が不十分だった可能性がある．そのため，骨に関して効果を得るためには訓練時間，頻度など積極的な荷重負荷を長期的に続けていく必要があると思われる．

今後再生医療が実現した場合，その後のリハビリテーションで，骨密度が著明に低下した脆弱性骨折をきたしやすい状態での立位・歩行訓練は骨折のリスクが高くなる．そのため，骨密度低下をいかに最小限に食い止めるかが重要であり，骨密度が著明に低下する急性期から早期の薬物療法や荷重負荷などの検討も必要と思われる．

2 骨折（慢性期，下肢長管骨骨折）

慢性期脊髄損傷者では麻痺に伴う二次性骨粗鬆症によって著明な骨萎縮がみられる．車椅子生活によって下肢に荷重がかからなくなるため，骨萎縮は下肢に著明となる．腰椎は座位で荷重がかかるために下肢ほどは著しくはないことが多い．このため，軽微な外力によって，下肢長管骨に骨折を起こしやすい．下肢のなかでも大腿骨骨幹部から膝周囲（大腿遠位，下腿近位）に特に多い[16]．著明な骨萎縮をきたすのは完全麻痺例がほとんどであり，必然的に骨折例は痛覚脱失例が多くなるため，健常者の骨折とは異なる特徴があり，診断・治療に注意を要する．慢性期脊髄損傷者では上肢の骨折は少ないため[17]，軽微な外力によって発症する下肢長管骨骨折について特徴的なことを中心に述べる．

1 原因

高エネルギー外傷で骨折するのは当然だが，慢性期脊髄損傷者ではそれよりも軽微な外力で骨折することが圧倒的に多い．当院における5年間の慢性期脊髄損傷者の下肢長管骨骨折での入院症例の調査では，交通事故による骨折は1例のみで，軽微な外力による骨折が41例43骨折と，大部分を占めていた[18]．41例43骨折の原因では，車椅子での転倒・転落が65％（43骨折中28骨折）で最も多く，次いでベッドからの転落，関節可動域（ROM）訓練，体幹前屈，下肢のひねりなどがみられた．7％（3例）の症例では骨折の明らかな原因は不明であった（表4-15）．

2 症状と特徴

骨折部の腫脹，皮下出血，異常可動性，軋轢音，発熱などを訴えて受診することが多い．受傷時に

表 4-15 骨折の原因

原因	症例数
車椅子での転倒・転落	27
ベッドから転落	2
下肢ROM訓練	2
体幹前屈	2
下肢ひねり	2
移乗時にぶつけた	1
更衣時に膝が外側に倒れた	1
介助者が転倒	1
原因不明	3
計	41例

(渡辺偉二:慢性期脊髄損傷者の下肢長管骨骨折.日脊髄障害医会誌 26:178-179,2013 より)

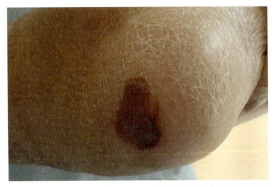

図 4-51 シーネ固定による踵骨部褥瘡(左下腿骨折)
比較的早期に発見されたが治癒まで2か月程度を要した.

「バキッと音がした」などと訴える場合もあるが,受傷時期が不明で腫脹してきて受診する場合もある.発熱が主訴で下肢の腫脹に気づいておらず,単純X線検査で骨折が判明し本人が驚くなどという場合もある.痛覚脱失例では腫脹などの症状があれば,必ず画像検査を行うべきである.発熱もときどきみられるが,下肢が腫脹したまま安静を保たず,通常の車椅子生活を続けることが原因ではないかと考えている.

脊髄損傷者では痛みを感じないため医療機関の受診が遅れる場合がある.当院の症例では受傷から医療機関の受診まで平均2.7日経過しており,受傷当日に受診したものは30%弱で,4日以上経過したものが40%もあった.このため受診までの間に下肢の腫脹が著しくなることが多い.

低エネルギー損傷のため,開放骨折は少ないが,両側同時の受傷や複数回骨折はみられる.

好発部位は前述のように大腿から膝周囲といわれている.当院の41例43骨折では,大腿骨が27骨折(全体の63%,近位部9・骨幹部4・遠位部14),下腿骨が16骨折(37%,近位部8・骨幹部0・遠位部8)であり,膝周囲がほぼ半数を占めていたが,大腿近位や下腿遠位も少なくなかった[18].

3 治療

以前は骨萎縮のため内固定が困難で保存的治療を勧める報告が多かったが,固定材料の改良などによって手術が行われるようになった[19,20].脊髄損傷者では健常者よりは偽関節による問題は少ないが,車椅子常用者といっても偽関節による不安定性や軋轢音,著しい変形治癒などが好ましくないのは当然である.医療者側には,車椅子常用のため健常者と同じ治療をする必要がないと考える傾向があるかもしれないが,患者側は骨癒合させる治療法を希望する場合が多い.なるべく希望に添った治療法を行うべきであると考える.

(1) 治療方針

保存的治療では,ギプスなどの外固定が中心となるが,痛覚脱失した麻痺肢のため褥瘡発生のリスクが高い.ギプス包帯を全周性に巻くと皮膚の観察が不可能となり,褥瘡を発見することができなくなるため,当院ではシーネとして使用することがほとんどである.綿包帯を厚めに使用し,連日皮膚のチェックを行うが,そのたびに固定をはずすことになり,固定性の点で問題となる.また,踵は特に褥瘡のリスクが高いため(図4-51),下腿遠位部骨折以外では固定しないようにしている.2関節固定の原則からははずれるが,足関節の自動運動が可能なことはほぼないので,問題となることは少ない.痙縮が強い症例では外固定自体が困難で,保存的治療の限界のこともある.ギプス以外では,既製の膝装具なども利用可能であるが,ギプスと同様の注意が必要である.

ROM訓練や車椅子移乗などのリハビリテー

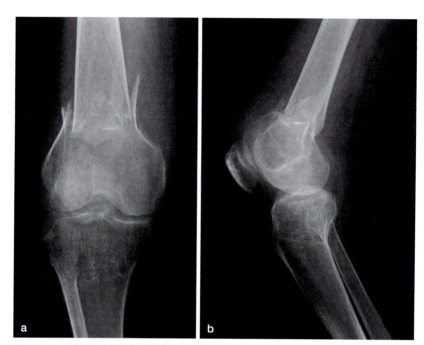

図 4-52 大腿骨骨折受傷時単純 X 線像
a：右大腿骨顆上骨折正面像
b：側面像

ションは，痛覚脱失であることを念頭におき慎重に進める必要がある(疼痛を感じないため，骨折部の安静が保ちづらく，無理な負荷がかかりやすい)．保存的治療では，仮骨ができてある程度の固定性が得られるまでは，車椅子移乗訓練や ROM 訓練が十分にできないため，治療期間の長期化や安静持続による褥瘡発生の高リスク化，関節拘縮の発生などの不利益が多い．このため，当院では適応があれば積極的に手術を行い，外固定の除去や早期離床とリハビリテーションを開始し，早期の社会復帰をはかっている．

手術例では術後にスクリュー脱転を経験したことがある．骨萎縮が強いのは事実であり，特に骨端部では強固な固定性が得られない場合もある．麻痺肢で痛みを感じないことも考慮に入れ，慎重な後療法が求められる．

(2) 部位別の治療法
①大腿骨
　大腿骨骨折の治療は手術を原則としている．前述のように近年，内固定材の改良が進み，関節近傍の骨折でも良い固定性が得られやすくなっている．骨萎縮があっても，手術可能な例が多い．当院の症例では，大腿骨骨折 27 例のうち 20 例に整復固定術を行った(図 4-52，53)．手術例の多くは外固定を必要とせず体位交換も行いやすく，早期離床・ADL の獲得が可能と思われる．転位のある大腿骨近位部骨折 3 例に術前の鋼線牽引を行ったが，牽引に伴う合併症はなかった．褥瘡や鋼線の逸脱などに注意すれば，術前の鋼線牽引は行ってもよいと考えるが，それよりも早期の手術施行が望ましく，近年は牽引は行っていない．

大腿骨頚部骨折は，転位が小さければ内固定の適応だが，麻痺肢のため人工骨頭置換術の適応はないと考えており，当院では施行した例はない．転位が大きい場合に内固定をせず偽関節となっても，頚部骨折の場合は ADL 上大きな問題とはならない．ただし，軋轢音が続くことなど十分な説明をする必要がある．

②下腿骨
　下腿近位部骨折は転位軽度または近位骨片が薄

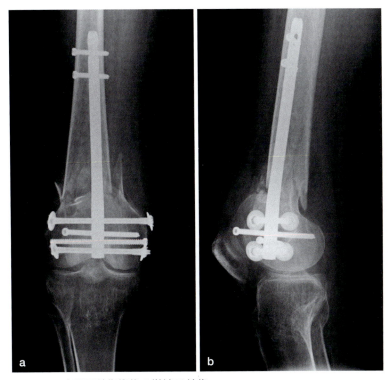

図 4-53　大腿骨整復術後の単純 X 線像
a：髄内釘固定術後正面像
b：側面像

く内固定困難のため，保存的治療が選択されることが多い．不安定性があれば，内固定が可能な場合は大腿骨骨折と同様に手術の適応と考えている．

下腿骨幹部と遠位部骨折は大腿骨骨折に比べてシーネなどの外固定での治療が行いやすく，多少の転位があっても保存的治療が選択されることが多かったが，外固定や安静によって特に踵骨部褥瘡が発生しやすいため，注意深い観察と除圧が必要である．前述したように，当院ではギプスシーネ使用の場合，綿包帯を厚く用いる，踵部を開窓するなどで対処しているが，それでも褥瘡が発生してしまうことがある（図 4-51 ➡ 91 頁）．外固定の除去と早期の車椅子 ADL の獲得を目的として，手術を選択してもよいと考える．

③手術後療法とリハビリテーション

車椅子乗車は可及的速やかに開始すべきである．歩行しないので下肢に荷重がかかることはないが，車椅子移乗時や体位交換時には慎重に行う必要がある．痛覚脱失例であるため，無理な肢位をとってしまうことがあることを意識する．また，著明な骨萎縮が存在することを十分に患者・家族に説明し，特に下肢のひねりを避けるようにする．

X 線検査で仮骨が認められるまでは，車椅子移乗の際は，下肢をひねらないように介助や見守りをすることが望ましい．

骨癒合に関しては，少なくとも健常者と同程度に得られると思われる．当院の 41 例 43 骨折では，骨折部切除を行った 1 骨折を除いて 42 骨折に骨癒合が得られた．麻痺肢で骨萎縮が強いが，骨癒合には大きな影響はないと考えられる．

■ 文献

1) Troy KL, Morse LR：Measurement of Bone：Diagnosis of SCI-induced osteoporosis and fracture risk prediction. Top Spinal Cord Inj Rehabil 21：267-274, 2015

2) Wilmet E, Ismail AA, Heilporn A, et al：Longitudinal study of the bone mineral content and of soft tissue composition after spinal cord section. Paraplegia 33：674-677, 1995

3) Craven BC, Robertson LA, McGillivray CF, et al：Detection and treatment of sublesional osteoporosis among patients with chronic spinal cord injury：proposed paradigms. Top Spinal Cord Inj Rehabil 14：1-22, 2009

4) Doherty AL, Battaglino RA, Donovan J, et al：Adiponectin is a candidate biomarker of lower extremity bone density in men with chronic spinal cord injury. J Bone Miner Res 29：251-259, 2014

5) Reiter AL, Volk A, Vollmar J, et al：Changes of basic bone turnover parameters in short-term and long-term patients with spinal cord injury. Eur Spine J 16：771-776, 2007

6) Smith SM, Nillen JL, Leblanc A, et al：Collagen cross-link excretion during space flight and bed rest. J Clin Endocrinol Metab 83：3584-3591, 1998

7) Watanabe Y, Ohshima H, Mizuno K, et al：Intravenous pamidronate prevents femoral bone loss and renal stone formation during 90-day bed rest. J Bone Miner Res 19：1771-1778, 2004

8) Inoue M, Tanaka H, Moriwake T, et al：Altered biochemical markers of bone turnover in humans during 120 days of bed rest. Bone 26：281-286, 2000

9) Chappard D, Minaire P, Privat C, et al：Effects of tiludronate on bone loss in paraplegic patients. J Bone Miner Res 10：112-118, 1995

10) Bryson JE, Gourlay ML：Bisphosphonate use in acute and chronic spinal cord injury：a systematic review. J Spinal Cord Med 32：215-225, 2009

11) Zehnder Y, Risi S, Michel D, et al：Prevention of bone loss in paraplegics over 2 years with alendronate. J Bone Miner Res 19：1067-1074, 2004

12) Bauman WA, Spungen AM, Morrison N, et al：Effect of a vitamin D analog on leg bone mineral density in patients with chronic spinal cord injury. J Rehabil Res Dev 42：625-634, 2005

13) Frotzler A, Coupaud S, Perret C, et al：Effect of detraining on bone and muscle tissue in subjects with chronic spinal cord injury after a period of electrically-stimulated cycling：a small cohort study. J Rehabil Med 41：282-285, 2009

14) Miyahara K, Wang DH, Mori K, et al：Effect of sports activity on bone mineral density in wheelchair athletes. J Bone Miner Metab 26：101-106, 2008

15) Alekna V, Tamulaitiene M, Sinevicius T, et al：Effect of weight-bearing activities on bone mineral density in spinal cord injured patients during the period of the first two years. Spinal Cord 46：727-732, 2008

16) Frotzler A, Cheikh-Sarraf B, Pourtehrani M, et al：Long-bone fractures in persons with spinal cord injury. Spinal Cord 53：701-704, 2015

17) Vestergaard P, Krogh K, Rejnmark L, et al：Fracture rates and risk factors for fractures in patients with spinal cord injury. Spinal Cord 36：790-796, 1998

18) 渡辺偉二：慢性期脊髄損傷者の下肢長管骨骨折．日脊髄障害医会誌 26：178-179, 2013

19) Freehafer AA, Hazel CM, Becker CL：Lower extremity fractures in patients with spinal cord injury. Paraplegia 19：367-372, 1981

20) 宮本達也，柴崎啓一，中井定明：脊髄損傷患者の下肢長管骨骨折の治療．整・災外 29：683-689, 1986

10 深部静脈血栓症

　欧米における重度外傷や脊髄損傷者の深部静脈血栓症（deep venous thrombosis；DVT）発生頻度は40～80％で，肺塞栓症は入院2日目以降の死亡原因の第3位と報告されている[1]．そのため，DVTの早期からの発生予防，早期診断，治療が重要であり，リハビリテーションの果たす役割は大きい．

1 成因

　DVTの成因はVirchowが提唱した①血流の停滞，②血管内皮障害，③血液凝固能亢進の三徴がよく知られているが，急性期の脊髄損傷者にも同様のことが当てはまる．長期臥床，下肢麻痺などによる血流の停滞，外傷，手術などによる血管内皮障害や血液凝固能亢進などがある．また，最近では血栓性素因としてプロテインS欠乏症など先天性疾患も考慮する必要がある．異所性骨化による血管の圧迫でDVTを合併する場合もあるため，異所性骨化の有無も念頭においておく必要がある．

2 脊髄損傷と DVT

脊髄損傷は急性期では 10〜40％に DVT を合併し，合併する時期は受傷した当日には認められず，2〜12 日目に多い[2,3]．Matsumoto ら[2]は受傷から 1 日以内に入院し，24 時間以内に手術した症例に対し DVT の発生する時期を調査したところ，DVT を合併したのは平均術後 7.5 日目であった．DVT は術後 1 日目では認められず，術後 3 日目からは 25％に合併し，7 日目で 41％，14 日目で 8％，28 日目で 25％の発生率であった．また，完全麻痺の場合 78％に DVT を合併したことから，急性期では完全麻痺の場合に特に注意が必要である．

3〜6 か月の亜急性期では DVT を 2.0〜8.0％に認め，肺塞栓症は 0.5〜6.0％に合併し[3]，急性期より減少する．慢性期では DVT の発生率はさらに減少し，1 年目で 2.1％，2 年目で 1.0％，5 年目以降は約 0.5％程度で経過とともに減少する傾向にあった．

また，1 年目における麻痺の程度と DVT 発生率は完全四肢麻痺で 2.7％，完全対麻痺で 3.2％，不全四肢麻痺で 1.4％，不全対麻痺で 1.2％とそれぞれ完全麻痺のほうが有意に高かった[4]．急性期，慢性期ともに，完全麻痺ほど DVT を合併しやすい傾向にあった．

3 診断

1 D ダイマー

D ダイマーは肺塞栓症や DVT などの静脈血栓塞栓症において感度が非常に高い．しかし，炎症などでも高値を示すため特異性は低く，除外診断として適している．血漿ピークが発症後 2〜3 日目であるため，発症直後では DVT などを見逃す可能性もある．

2 エコー検査[5,6]（表 4-16，図 4-54，55）

エコー検査は感度，特異度とも変わらず，非侵襲的で簡便なため，スクリーニング検査だけでなく，血栓の範囲や性状の評価に関しても下肢静脈造影以上に有用な検査法である．

下肢静脈エコー検査において，急性期における新鮮血栓では血管内部は血栓で充満することが多いため低輝度で，正常静脈に比べて血管径は拡大する．血栓は時間の経過とともに溶解・退縮し，徐々に血管径は縮小し，血栓の輝度は上昇する．さらに血栓の器質化が進むと高輝度の線状エコーとして描出される．また，好発部位のヒラメ静脈血栓を見落とさないこと，血栓の中枢端で浮遊血栓がないかなど詳細な観察が必要である．

血管圧迫法を用いてプローブにより圧迫した場合，正常の静脈では静脈内腔が完全に消失するが，血栓が存在する場合，血栓のため内腔が変形しないことや残存することがある．血管圧迫法は

表 4-16　深部静脈血栓症のエコー所見

		正常	静脈血栓	
			急性期	慢性期
安静時評価	呼吸性変動	あり	なし	なし
	大腿動静脈径	動脈＞静脈	動脈＜静脈	動脈＜静脈
	静脈径の左右差	なし	あり	あり
	静脈内血栓像	なし	あり（低輝度）	あり（高輝度）
静脈圧迫法	静脈非圧縮所見	——	あり（完全）	あり（非完全）
血流誘発法				
パルスドプラ法による血流増加反応		良好	不良	不良
カラードプラ法による血流欠損所見		——	あり（完全）	あり（非完全）

（田中幸子，西上和宏，谷口信行，他：下肢深部静脈血栓症の標準的超音波診断法．超音波医学 35：35-44，2018 より改変）

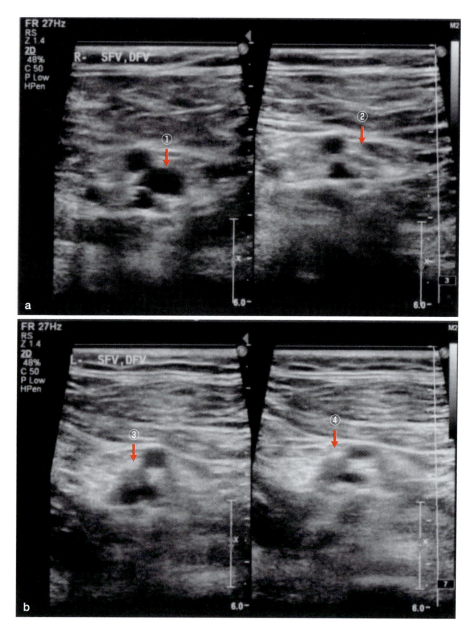

図 4-54　深部静脈血栓症（DVT）のエコー所見
a：正常な浅大腿静脈（①）．血管圧迫法で静脈内腔が消失（②）．
b：血栓で充満した浅大腿静脈（③）．血管圧迫法で内腔がほとんど変形せず残存（④）．

信頼性が高いが，血栓を遊離させる危険もあり，注意を要する．

3 造影 CT，MRV

　造影 CT や MRV（MR venography）は静脈エコーが困難な患者や，腹部や胸部病変が疑われる場合に有効である．造影 CT では造影剤を使用し，被曝するため侵襲が決して低いわけではないが，下肢静脈から腹部，肺動脈まで一度に検査することが可能である．診断では静脈充填欠損や静脈径拡張が重要な所見となる（図 4-56）．MRV は下腿静脈や下腿筋内静脈のように多数静脈が存在する

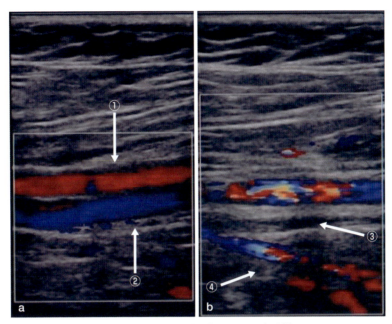

図 4-55 深部静脈血栓症のエコー所見（カラードプラ法）
a：正常な浅大腿動脈（①）と浅大腿静脈（②）．
b：浅大腿静脈は血栓で充満され血流が認められない（③）．深大腿静脈からの血流を豊富に認める（④）．

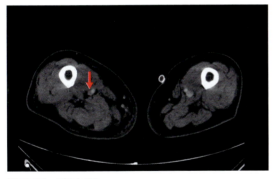

図 4-56 造影 CT
右大腿静脈は深部静脈血栓で充填され，造影されず欠損像を認める（矢印）．

部位での診断に有効である．

4 静脈造影

　静脈全体を通してみることができるが，侵襲的で熟練を要するため，最近ではエコー検査や造影 CT が選択される．

5 肺換気血流シンチグラフィ（図 4-57）

　肺塞栓症では換気シンチグラフィで異常所見がない部分に，血流シンチグラフィで楔形の欠損像を示す．肺血流シンチグラフィの肺塞栓症の所見は，辺縁が直線状で肺表面に達する区域性の欠損である．多くは多発欠損を呈する[7]．

4 治療

　DVT の治療目的は DVT の縮小・消失により臨床症状を改善させること，肺塞栓症を予防することにある．治療の基本は抗凝固療法であるが，大腿静脈から腸骨静脈，下大静脈に及ぶような広範囲の DVT に対し，抗凝固療法に加えて血栓溶解療法，カテーテル治療，あるいは外科的血栓摘出術も考慮される．また血栓が遊離して肺塞栓症を起こす危険が高い場合は下大静脈フィルターの挿入を検討する．

　抗凝固療法の実際は，未分画ヘパリン 5,000 単

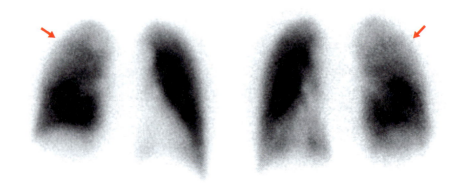

図 4-57　肺換気血流シンチグラフィ
右上肺野に陰影欠損を認める(矢印).

表 4-17　経口抗凝固薬とワルファリンの薬理学的特徴の比較

	ワルファリン (ワーファリン®)	ダビガトラン (プラザキサ®)	リバーロキサバン (イグザレルト®)	アピキサバン (エリキュース®)	エドキサバン (リクシアナ®)
投与回数	1日1回	1日2回	1日1回	1日2回	1日1回
阻害ターゲット	ビタミンK依存性因子	第Ⅱ因子	第Xa因子	第Xa因子	第Xa因子
最高効果到達時間	3～5日	1時間	2.5～4時間	3時間	1～2時間
投与量	可変的	150 mg 1日2回 110 mg 1日2回	15 mg 1日1回 3週間は1日2回 その後1日1回 (腎機能低下例は 10 mg 1日1回)	10 mg 1日2回 7日間 その後 5 mg 1日2回	30 mg 1日1回, 60 mg 1日1回 (高曝露例では調整)
半減期	40時間	12～14時間	7～11時間	12時間	9～11時間
相互作用	多数	P-糖蛋白阻害薬	CYP3A4/ P-糖蛋白阻害薬	CYP3A4/ P-糖蛋白阻害薬	CYP3A4/ P-糖蛋白阻害薬
腎排泄率(%)	0	80	35	25	40
抗凝固効果モニタリング	必要	不要	不要	不要	不要
中和剤	ビタミンK	なし	なし	なし	なし

(Granger CB, Armaganijan LV：Newer oral anticoagulants should be used as first-line agents to prevent thromboembolism in patients with atrial fibrillation and risk factors for stroke or thromboembolism. Circulation 125：159-164, 2012 より一部改変)

位静注後，活性化部分トロンボプラスチン時間(APTT)値の1.5～2.5倍延長を目標に1,400単位/時の持続注入あるいは約17,500単位の皮下注射を1日2回行う．ヘパリンの治療期間は1週間を目安に行う[8]．ワルファリン経口投与が可能であれば，ワルファリン経口投与を開始して，プロトロンビン時間国際標準比(PT-INR)をみながら徐々に未分画ヘパリンからワルファリンに切り替える[9]．ワルファリン治療の至適治療域は国際的にはPT-INRが2.0～3.0とされているが，わが国では出血性合併症を考慮して1.5～2.5になるように調節することが多い[10]．その後，定期的にモニターしながらフォローする．また近年，ワルファリン以外にも経口抗凝固薬が登場している．これらはワルファリンと比較して，効果がピークに達するまでの時間や半減期が短い．食物や薬物相互作用は少なく，モニターが不要で使用しやすいが，中和剤がないことや，高齢者や腎障害の患者に対しては注意を要するといった問題がある(表4-17)[8]．

DVT の急性期における理学療法については明確な結論は出ていない．浮遊性のある血栓がないか，抗凝固療法が治療域に達しているかなどの肺塞栓症のリスクを総合的に評価し，慎重に進めていくことが必要である．

脊髄損傷者では抗凝固薬を内服している場合，間欠的自己導尿による血尿，摘便操作による血便，筋肉内出血などを合併する場合があり，排尿や排便操作はより愛護的に行う．また皮下血腫の有無など注意深い観察が必要である．

5 予防

DVT の予防は早期離床，関節可動域(ROM)訓練(特に足関節背屈運動)，弾性ストッキングの着用，間欠的空気圧迫法，抗凝固療法による予防などがあげられる．弾性ストッキングは踵部に圧迫による褥瘡を合併する場合があり，注意が必要である．抗凝固療法予防[11] は，低用量未分画ヘパリンでは8時間もしくは12時間ごとに未分画ヘパリン 5,000 単位を皮下注射するか経口抗凝固薬投与が行われることがある．

用量調節未分画ヘパリンは最初に約 3,500 単位の未分画ヘパリンを皮下注射し，投与4時間後のAPTT が正常上限となるように8時間ごとに未分画ヘパリンを前回投与量±500 単位で皮下注射する．

用量調節ワルファリンではワルファリンを内服し，PT-INR が 1.5〜2.5 になるように調節する．

こうした予防は 3〜6 か月持続することが勧められているが，中止後に DVT を合併した症例を経験したこともあり，中止する場合は内服を漸減する．中止後も D ダイマーや下肢静脈エコーなどでフォローしていくといった注意が必要である．

■ 文献

1) Geerts WH, Bergqvist D, Pineo GF, et al：Prevention of venous thromboembolism：American college of chest physicians evidence-based clinical practice guidelines(8th edition). Chest 133：381S-453S, 2008

2) Matsumoto S, Suda K, Iimoto S, et al：Prospective study of deep vein thrombosis in patients with spinal cord injury not receiving anticoagulant therapy. Spinal Cord 53：306-309, 2015

3) Alabed S, Belci M, Van Middendorp JJ, et al：Thromboembolism in the sub-acute phase of spinal cord injury：a systematic review of the literature. Asian Spine J 10：972-981, 2016

4) McKinley WO, Jackson AB, Cardenas DD, et al：Long-term medical complications after traumatic spinal cord injury：a regional model systems analysis. Arch Phys Med Rehabil 80：1402-1410, 1999

5) 北川孝道：超音波検査による血管内病変の検出．天理医学紀要 19：99-104，2016

6) 田中幸子，西上和宏，谷口信行，他：下肢深部静脈血栓症の標準的超音波診断法．超音波医学 35：35-44，2018

7) 星　俊子：診断 2. 胸部単純 X 線写真，CT，シンチグラフィー．石丸　新(編)：新しい診断と治療の ABC 86. 静脈血栓塞栓症・下肢静脈瘤，pp46-51，最新医学社，2014

8) Granger CB, Armaganijan LV：Newer oral anticoagulants should be used as first-line agents to prevent thromboembolism in patients with atrial fibrillation and risk factors for stroke or thromboembolism. Circulation 125：159-164, 2012

9) 藤田　悟：深部静脈血栓症．救命医学 35：1801-1806，2011

10) 中村真潮，井阪直樹：静脈血栓塞栓症に対する抗血栓療法—DOAC 時代を迎えて．診断と治療 104：539-545，2016

11) 上山裕二：脊椎・脊髄損傷の DVT 予防．救急医学 31：1729-1733，2007

11 脊髄・延髄空洞症に対する外科治療

当院では，交通事故，転落外傷，スポーツ外傷など種々の原因で脊髄損傷をきたした患者に対し，亜急性期から慢性期のリハビリテーションを施行している．そうした経過のなかで，脊髄損傷では損傷部位よりも頭側に脊髄空洞が生じてくることがある．たとえば，症状が胸髄損傷で下肢だけの麻痺だったものに，脊髄空洞が頚髄に拡大して上肢機能の障害が加わったり，さらに空洞が延髄

にまで広がり嚥下機能障害や顔面の知覚低下をきたしたりする.

1 外傷後脊髄空洞症

1 概要

外傷後脊髄空洞症は1971年, Barnettにより脊髄外傷後に空洞が形成されることが初めて報告された[1]が, 比較的まれといわれていた. その後, 画像診断技術の進歩とともに発生頻度は増加し, MRIでは脊髄損傷の12〜22%に空洞が合併すると報告されている[2].

発症は受傷後数週間〜数年, 時には10年以上を経て, 解離性感覚障害の進行, 感覚脱失レベルの上昇, 上下肢・体幹の痛みやしびれなどを呈する. 当院の経験でも, リハビリテーションのため入院中に合併することもあれば, 外来通院中や紹介元の医療機関に戻ったあとに症状を呈することもある.

2 治療法

治療法は, 脊髄空洞(syrinx)とクモ膜下腔(subarachnoid)とをシャントチューブでつなぐS-Sシャントや, 脊髄空洞と脳槽(cistern)とをつなぐS-Cisシャントの内シャント術が一般的である[3]. また, 脊髄空洞と腹腔や胸腔などをつなぐ外シャント術, 脊髄癒着部剥離・硬膜形成術なども施行される.

3 当院の手術症例

20代男性, 仕事中の転落外傷による頸椎損傷(第4〜7頸椎)のため急性期病院で後方固定術を施行された. 当院の入院リハビリテーション, 障害者センターでの自立支援訓練を経て, 右手特殊フォークで摂食自立, 車椅子走行自立, 移乗軽介

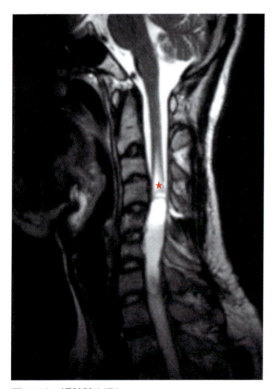

図 4-58 退院時MRI
脊髄損傷の頭側, 第3, 4頸椎部に脊髄空洞(★印)が生じている.

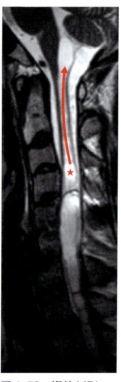

図 4-59 術前MRI
脊髄空洞が延髄まで拡大している(↑).

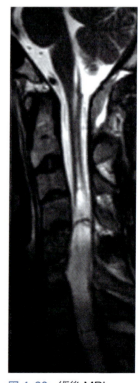

図 4-60 術後MRI
頸髄から延髄の空洞が縮小している.

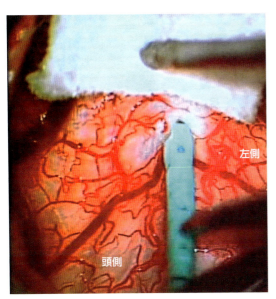

図 4-61　術中写真
頸髄後正中左外側で空洞症のため脊髄表面が菲薄化している部分にシャントチューブを挿入しようとしている（手前が頭側）．

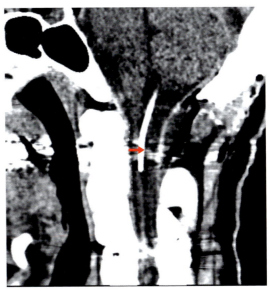

図 4-62　術後 CT
脊髄空洞から脳槽へのシャントチューブ（→）．

助レベルまでに回復し在宅生活を送っていた．しかし，受傷から5年後，左頸部（第2～5頸髄）での温痛覚低下と嚥下時のむせ込みを訴えた．MRIで頸髄から延髄に至る脊髄空洞症を指摘され脳神経外科に紹介された．

頸髄空洞-脳槽（S-Cis）シャント術を施行したところ空洞は縮小し症状も改善した．手術後5年経過したが，幸い症状の再燃はない．術前・術後のMRI画像（図4-58～60），術中写真（図4-61），シャントチューブの写った術後CT画像（図4-62）を提示する．

脊髄損傷患者にとって，残された機能が障害されてしまう脊髄空洞症は二重苦となってしまう．症状が非可逆的になる前に手術が施行できるよう早期診断が望ましい．

■ 文献

1) Barnett HJ, Jousse AT, Morley TP, et al：Post-traumatic syringomyelia. Paraplegia 9：33-37, 1971
2) 久保田基夫：脊髄空洞症（Syringomyelia）のすべて―脊髄空洞症について詳しく知りたい方のために．(http://www.kameda.com/files/kameda_portal/pr_cms/pdf/spine3.pdf)
3) 磯島　晃，阿部俊昭，大橋洋輝，他：外傷性脊髄空洞症の外科治療．神経外傷 35：22-28, 2012

12　脊髄損傷患者への心理学的支援

リハビリテーション・アプローチは，身体機能面の改善と心理的再適応とがうまくかみ合ってこそ最大の効果を発揮する[1]といわれている．そこで本項では，心理的再適応に至るまでの心理的プロセスについて触れたのち，それを妨げる要因と留意点について整理し，あわせて当院で脊髄損傷患者に実施している心理学的評価「SCI（Spinal Cord Injury）バッテリー」（WAIS-Ⅲ簡易実施，POMS，TEG）について述べることとする．

1 心理的再適応に至るまでの プロセス

リハビリテーションの分野ではしばしば上田による「受容の諸段階」[2]が心理的再適応に至るプロセスとして用いられている。すなわち①ショック期(「実感が湧かない」と何も感じない時期)，②否認期(「何とかなるだろう」と幻想を抱く時期)，③混乱期(「たいへんなことになった」「どうして私が」と悩みの激しい時期)，④解決への努力期(「悪いことばかりではない」と納得しようとする時期)，⑤受容期(「吹っ切れた」「不幸ではない」と立ち直る時期)の5段階である。そして，このプロセスを推し進めるものは他者との比較に基づく相対的な価値観から，自分の人間としての存在価値に心から納得する「価値変換」であるという。また各段階は必ずしも一方向的に進んでいくのではなく，実際には各段階を行ったり来たりしながら，少しずつ「真の受容」[3]に近づいていくとしている。

段階理論にみられる心理的プロセスは，見かたを変えるならば前半は無意識的な反応であり，後半に向かうに従って意識化されていく過程であるといえる。また前半が情緒的反応であるのに対し，後半になるにつれ目的志向的な行動に向かっていく過程であるともいえる。よって支援する側のかかわりは，初期は支持的な対応のもと，身近な生活動作のなかで現在，安全にできることと難しいことを確認していくありかたが望まれるといえよう。やがて時間の経過とともに将来を見据えた目的志向的なかかわりに移行していくが，その際も理想目標(将来達成したい目標)と現実目標(そのためにいま現在達成すべき目標)を整理しながら訓練を進めていくことがポイントとなる。

また南雲は「苦しみ」の緩和における「慣れ」の重要性をあげ，慣れることが新たな生活習慣の形成への第一歩である[4]，と主張している。実際，「慣れ」が果たす役割は大きいように思われる。ある脊髄損傷患者は入院初期の面談では悲観的で，外出についても「自信がない」「意味がない」と拒否的であった。しかし，初外出後は「こんな体でもできた」と笑顔をみせ，その後も外出を繰り返してい

くなかで「家族と旅行に行くのが目標」と笑顔で語るようになった。さらに受傷前はあまり興味がなかったスポーツにも関心を示し，車椅子でできるものを見つけ，退院後も続けていきたいと話すまでになった。小さな成功体験を重ね状況に慣れることで，いままでになかった新しい視点や感じかたが生まれてきたものと考えられる。つまり「慣れ」と「価値変換」は対立するものではなく，お互いが併存し影響し合いながら「心理的再適応」に向かう要因となっている様子が確認できる。

段階理論についてはさまざまな批判もある[5-7]が，ステレオタイプな見かたに陥らないように気をつけさえするならば，支援者が患者の一時の情緒的反応や言動に振り回されずに見通しをもち，冷静に支援していくうえで有用なものであると考える。

2 心理的再適応を妨げる要因と 留意点

本項では心理的再適応を妨げる個人内要因として便宜的に①認知的要因，②情緒的要因(抑うつ)，③(特に高齢者にみられる)性格的要因に分けて整理した。

1 認知的要因

心理的再適応が進むには自身の状況を客観的に把握する能力や障害に関する知識[8]，将来の見通しを立てるなどの認知能力が必要である。しかし脊髄損傷には脳損傷が合併することも少なくない[9]。そのため認知障害が生じ心理・社会的適応に困難をきたす場合がある。ある脊髄損傷患者は受け身的な生活スタイルが主である入院初期では病棟生活に適応していたが，リハビリテーションが進み自己管理が要求される中盤以降になってくるとスケジュール管理や事前準備ができないといった行動がスタッフから指摘され，自立生活への課題が顕在化してきた。改めて認知機能の検査を実施すると注意機能や遂行機能などの認知障害が明らかになった。同様のケースを複数みてきた経験から，入院時に実施するSCIバッテリーに認

知機能のスクリーニング検査として WAIS-Ⅲ（Wechsler Adult Intelligence Scale Third Edition）の簡易検査[10]を実施し認知的な適応力を確認している.

2 情緒的要因

従来は脊髄損傷患者における抑うつは必発であり,「障害受容」のために不可欠[11]とも考えられていた. しかし近年の研究では, 抑うつは一部の患者にみられるだけである[5]との指摘や, 受傷後比較的早期（おおむね6か月以内）に発現するタイプと後期（おおむね6か月以降）に出現するタイプで質的な違いがあるとの指摘もある[4]. いずれにせよ抑うつは慢性化したり, また自殺の危険因子ともなったりしうるので注意を要する.

一般に, 物悲しい表情や言動など明らかに抑うつ的な場合は周囲にも気づかれやすく適切な対応を受けやすいが, なかには一見しただけではわかりにくいケースもある. ある脊髄損傷患者は口ではさまざまな希望を述べながらも, 実際に自立行動を求められる段階になると行動が伴わないことがスタッフから指摘された. このような場合も実は抑うつ状態により意欲の低下が生じている可能性が考えられる. 患者の情緒面の訴えは必ずしも言葉で発信されるわけではなく, 時には身体症状（痛み, 不定愁訴など）や行動（意欲低下, 攻撃行動など）に置き換えられている場合もあることを確認しておきたい. 当院では短時間で気分・感情の状態を測定できる[12]POMS（Profile of Mood States）短縮版を実施し, 行動観察による情報と合わせて情緒的適応状態をみている.

3 性格的要因

臨床場面では「頑固」「自分のやりかたに固執する」といった高齢者が「難しい」患者のケースとしてあげられてくることがある. しかし, このような否定的な性格特徴については「高齢期に生じる剥奪的状況への反応」[13]との指摘がなされている. 喪失体験と獲得体験のバランスが崩れ, 不安定な状態から安定を取り戻そうとしている行動が「頑固」や「自分のやりかたに固執する」行動である

のかもしれない. また吉岡[14]は高齢者にエゴグラムを実施し, 身体的ケアを必要とする施設入所の高齢者の多くは自己否定のプロフィールがみられることを報告し, 自尊心を大切にしたケアの必要性を訴えている. 当院では交流分析理論を基礎とし作成された[15]東大式エゴグラム（Tokyo University Egogram；TEG）を入院時に実施し, そのエゴグラム・プロフィールから予想される効果的なかかわりかたについて情報を提供するようにしている.

なお近年, 高齢者における脊髄損傷（頚髄損傷・不全麻痺）が増加しており, 加えて高齢ゆえのさまざまな要因によって若年者に比べ到達できるゴールが低くなりやすいことも指摘されている[16]. また当事者からは「もう先が長いわけではないから」と投げやりな言葉が聞かれることもある. その言葉の背景にはうまくできないことへの戸惑いや不全感, 誰にも理解されない孤独感があるのかもしれない. このようなときセラピストはどうかかわるべきなのか？ 正解があるわけではないが, 時には目的志向的なかかわりをいったん置き, 高齢者の気持ちに寄り添い, その人の心のペースに合わせ「今日も頑張りましたね」「ゆっくりやりましょうね」と, 同じ歩幅でともに歩んでいくようなありかたが望まれるのではないだろうか.

才藤[17]は対談のなかで, 医療スタッフの存在が患者にとっての強化因子になることが大切だ, と述べている. 「あの先生がいると元気が出る」「あの看護師にほめてもらえるように今度はこれを頑張ろう」といった身近な人間関係が, また医療に携わる自身の存在が患者のモチベーションを引き出すカギにもなることを確認しておきたい.

■文献

1) 山岸すみ子：身体障害者への心理的アプローチ. 保坂隆（編）：現代のエスプリ　リハビリテーション心理学. pp151-160, 至文堂, 1996
2) 上田　敏：障害の受容―その本質と諸段階について. 総合リハ8：515-521, 1980
3) 上田　敏：リハビリテーション―新しい生き方を創る医学. p188, 講談社, 1996
4) 大田仁史（監修）/南雲直二（著）：リハビリテーション

心理学入門—人間性の回復をめざして. pp66-67, 荘道社, 2002

5) 南雲直二：脊髄損傷患者の障害受容—stage theory 再考. 総合リハ 22：832-836, 1994

6) 本田哲三, 南雲直二：障害の「受容過程」について. 総合リハ 20：195-200, 1992

7) 細田満和子：「障害の受容」再考. 総合リハ 37：899-902, 2009

8) 古牧節子：リハビリテーション過程における心理的援助. 総合リハ 14：719-723, 1986

9) 田口芳雄, 卯津羅雅彦, 松澤源志：頭部外傷と脊椎脊髄疾患. 脊椎脊髄 13：351-356, 2000

10) 藤田和弘, 前川久男, 大六一志, 他（編）：日本版 WAIS-Ⅲの解釈事例と臨床研究. pp183-195, 日本文化科学社, 2011

11) 永井昌夫：脊損者の心理. リハ医学 14：181-183, 1977

12) 横山和仁（編）：POMS 短縮版　手引きと事例解説. p1, 金子書房, 2005

13) 進藤貴子：高齢者福祉と高齢者心理学. 川崎医療福祉学会誌 20：29-44, 2010

14) 吉岡久美子：高齢者のエゴグラム・プロフィールの特徴と心理的援助に関する探索的研究. 健康心理学研究 14：32-37, 2001

15) 東京大学医学部心療内科 TEG 研究会（編）：新版 TEG—解説とエゴグラム・パターン. ppⅰ-ⅲ, 金子書房, 2002

16) 富永俊克：高齢者頸髄損傷患者の早期リハビリテーション阻害・遅延因子の検討と多面的対応. リハ医学 38：190-193, 2001

17) 才藤栄一：リハビリテーション心理学の現状と未来. 保坂　隆（編）：現代のエスプリ　リハビリテーション心理学. pp5-36, 至文堂, 1996

5章 動作練習

1 動作練習の考えかた・進めかた

1 完全麻痺における身体運動機能障害の理解と介入ポイント

　脊髄損傷の動作練習にあたって，身体運動機能障害の特性を理解する必要がある．脊髄損傷者の動作を能力的要素と機能的要素に分け，介入のポイントを構造化したものを図 5-1 に示す．能力的要素は動作を構成するバランス制御と動作方法を示したものである．人が重力下で動作するには，支持基底面と重心との位置関係を良好に保ち，転倒しないようバランスを制御したなかで動く必要がある．脊髄損傷者では脊髄の横断的損傷により身体を上下に分ける麻痺が生じ，姿勢や動作の土台となる下半身に麻痺が生じるため，バランス制御能力が著しく障害される．そのような状況下で完全に麻痺した身体機能を補うため，残存機能による代償運動パターンを駆使して動作を遂行する必要がある．機能的要素は能力的要素を構成する下層の構成要素であり，柔軟性，筋活動，身体知覚，阻害要因の大きく4つに分けられる．これらの要素で障害像を考えると介入しやすい．各構成要素を臨床的評価や介入概念のポイントも含め，詳細を解説する．

1 座位バランス障害と新たなバランス制御の獲得（図 5-1-①）

　脊髄損傷者の動作練習では，座位バランスの獲得が第一優先事項と考える．日常のほとんどの時間を車椅子で過ごす脊髄損傷者にとって，座位保持は ADL の基本である．しかしながら，頸髄損傷者だけでなく股関節周囲筋以下の下肢機能が麻痺する胸腰髄損傷者にとっても座位保持は容易ではない．健常者と四肢麻痺者の座位バランスを比較したイメージを図 5-2 に示す．健常者は体幹・

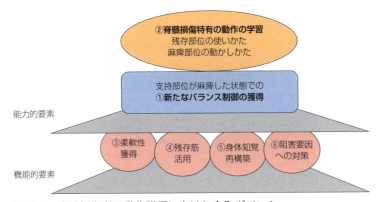

図 5-1　脊髄損傷者の動作獲得に向けた介入ポイント
上層部に動作の能力的要素，下層部に機能的要素を示す．

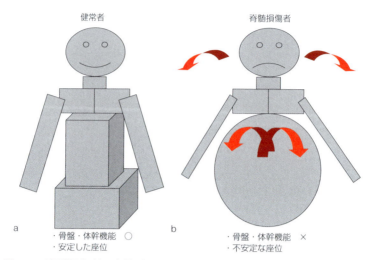

図 5-2　脊髄損傷者の座位バランスイメージ（完全損傷＝横断的麻痺）
a：健常者は骨盤・体幹が安定し支持基底面を感じられ，安定した土台を有する．
b：一方，脊髄損傷者はバルーン上に乗ったように不安定な状況で，頭頸部・上肢帯はバランス制御に使われ，本来のパフォーマンス機能に負の影響を及ぼす．

下肢が安定しており，上肢が自由に使える（図5-2a）．しかし，体幹・下肢に麻痺が生じる四肢麻痺者においては，イメージとしてバルーン上に上肢帯・頭頸部が乗っている，非常に不安定なバランス状況と考えられる．本来パフォーマンスに使われる上肢帯もバランス制御に使われ，パフォーマンスとしての機能は負の影響を受ける（図5-2b）．

損傷以下の身体が完全に麻痺することにより，生後獲得してきたバランス制御が使えず，座位バランスが不良となり，新たなバランス制御を獲得する必要がある．主に上肢帯の支持を利用した座位バランス制御を習得する必要があるが，四肢麻痺者においては体幹・下肢機能に加え，上肢帯機能にも麻痺が生じるため，著しいバランス障害をきたす．特に上腕三頭筋が麻痺するC6以上の高位損傷者では肘折れが生じるため，肘ロック機構の代償運動を必要とする．対麻痺者は，上肢が完全に機能するうえ，体幹や下肢機能も残存する可能性があり，よりダイナミックなバランス制御を獲得できる．実用的な支持基底面を生理的限界域まで広げるために，左右にボールを投げ，拾って返す練習などを通して，バランス制御に必要な身体運動を学習する（図5-3）．

座位保持に必要な条件として，体幹屈曲可動域（脊柱のCカーブ）が保たれていることが挙げられる．これは股関節を中心軸に胸椎部体幹と頭頸部上肢の重みをつり合わせることによりバランスをとりやすくする（図5-4a）．また，骨盤の支持基底面から考えると，側方には坐骨結節間に10数cmの距離があり，比較的安定を保ちやすいが前後方向は狭く，不安定である．骨盤を後傾させ，尾骨との3点固定支持をつくると安定性が増す（図5-4b, c）．そのためにも脊柱のCカーブの獲得は必要になる．

2 脊髄損傷者特有の動作パターンの習得（図5-1-②）

セラピストにとって，脊髄損傷者特有の動作パターンをイメージできることは重要である．完全損傷では，損傷以下の機能は完全に失われるため，残存機能で失われた機能を代償する必要がある．脊髄損傷者の基本動作パターンは健常者のパターンとは違い，その残存レベルに見合った特有の動作パターンを指導し，動作獲得に向けて介入する必要がある．それゆえ，参考となるパターンは，その残存レベルの患者が過去に習得してきたパターンであり，脊髄損傷者特有の動きかたであ

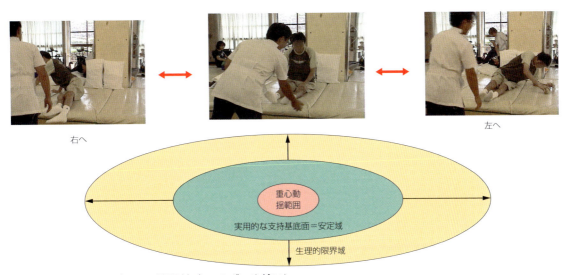

図 5-3 対麻痺者のバランス練習(左右へのボール拾い)
実用的な支持基底面を生理的限界域まで広げるために,左右にボールを投げ,拾って返す練習などを通して,バランス制御のための身体運動を学習する.

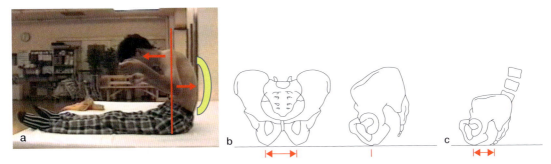

図 5-4 座位保持に必要な条件
a:脊柱のCカーブ(C5BⅡ症例).股関節軸を中心に胸椎部体幹の重みと頭頸部上肢の重みをつり合わせる.
b:骨盤の安定性.左右の坐骨間は10数cmあり安定がよいが,前後方向は狭く不安定である.
c:脊髄損傷者の座位にみられる特徴的な骨盤傾斜.座位で前後方向の安定性を得るために骨盤を後傾し左右坐骨と仙骨の3点支持となる.

るため,経験が少ないセラピストではイメージしにくいところでもある.麻痺部位を動かすために,残存部位を巧みに使い,力源を麻痺部位に伝える方法として以下がある.

(1) 残存部位が直接麻痺部位に接し動かす方法

例として,前方移乗時やベッド上更衣などで直接上肢により下肢を持ち上げる動作がある.

(2) 残存部位の力源を麻痺部位に触れずに伝播させる方法

例として,プッシュアップ動作において上半身の運動で殿部を引き上げることや,寝返り動作で上半身を振る力を骨盤・下肢に伝え回転する運動がある.

また,代償運動を考えるうえでリンクモデルによる身体運動を理解する必要がある.リンクモデルとは,身体をいくつかの体節(剛体)に分割し,それらの体節が単一の回転中心をもつ関節(ジョイント)によって結合されていると想定する身体モデルである.このモデルを使うと身体運動を力学的に以下の2つでとらえることができる.

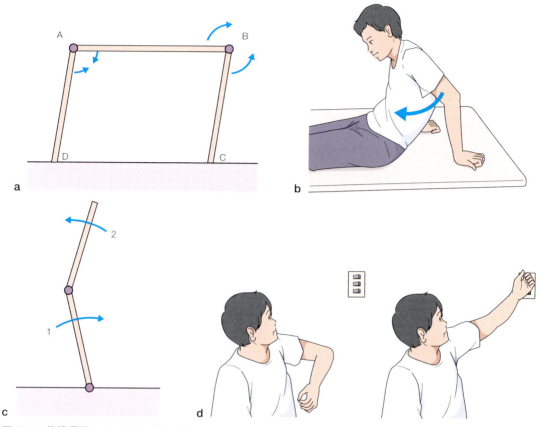

図 5-5　代償運動のリンクモデルと実例
a：閉鎖運動連鎖機構のリンクモデル，b：閉鎖運動連鎖機構を使った代償動作，
c：開放運動連鎖機構のリンクモデル，d：開放運動連鎖機構を使った代償動作．

(3) 閉鎖運動連鎖機構(closed kinetic chain mechanism)

図 5-5a に示すような両端が地面に接している閉鎖されたリンクモデルでは，関節 A の角度を小さくしようとする力が働くとリンクを構成しているすべての関節に運動が引き起こされ，隣接する関節 B の角度を大きくしようとする運動が同じ程度で起こる．これと同じことを図 5-5b に示す上腕三頭筋に麻痺のある C6 頚髄損傷者の上肢にも起こすことができる．座位で手をつき，殿部との間で閉じられたリンク機構を使って，肩屈曲のトルクを肘伸展トルクに変える運動であり，肘をロックする代償運動である．

(4) 開放運動連鎖機構(open kinetic chain mechanism)

図 5-5c に示すように一端のみが地面に接しており，もう一端が空中に開放されたリンクモデルでは，1 のリンクに素早い運動を起こし止めることで遠位にある 2 のリンクに逆方向の運動が起こる．これと同じことが図 5-5d に示す C6 頚髄損傷者のボタン押し操作などに活用できる．三角筋を利用して上腕を水平伸展運動から素早く逆運動を起こし止めることで前腕に運動が伝わり，上腕三頭筋が麻痺していても肘関節が伸展し，ボタンを押すことができる代償動作である．

3 柔軟性の獲得(図 5-1-③)

限られた力源を効率よく各身体部位に伝えるた

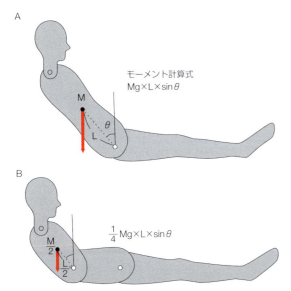

図 5-6　体幹を引き起こすために必要なモーメント
伸展拘縮のあるモデル A では柔軟性のあるモデル B の 4 倍のモーメントが必要である.

めには適度な柔軟性が必要である．運動学的には，関節の可動性がなければ運動は起きえず，柔軟性が乏しければ動くために大きな力を必要とする．身体の柔軟性を評価することは運動効率の評価につながる．急性期の安静固定による筋短縮や関節拘縮，または痙縮などによる身体の柔軟性低下は，そこから動くために大きな力が必要になり，運動の阻害要因となってしまう．臨床では患者の介助で重く感じ，患者自身も動きにくさを感じ，より努力性の運動となってしまう．起き上がり動作を例に挙げると，体幹に屈曲の柔軟性がないと動作が困難になる．その理由は図 5-6 のようなリンクモデルで説明ができる．A は体幹が硬い 1 つの剛体のようなモデルであり，この体幹を引き起こすのに必要な力のモーメントは，体幹の重さと軸からの水平距離との積になるので，Mg×L×sinθ となる．一方，B の体幹部分は 2 つの剛体からなり中心部で自由に動くモデルであり，体幹を引き起こすのに必要な力のモーメントは重さと距離がそれぞれ 1/2 となるため，1/4Mg×L×sinθ となる．力源の少ない頚髄損傷者においては，体幹の十分な屈曲可動域があるか否かは，起き上がり動作獲得の決定要素になりうる．

動作効率を改善するためには柔軟性を獲得する必要がある．各動作に必要な身体各部位の柔軟性を図 5-7 に示す．座位活動が中心の脊髄損傷者では下肢の柔軟性，特にハムストリングスの伸張性が必要であるが，頚髄損傷者において安易に急性期よりストレッチを開始することは避けたほうがよい．座位バランスや起き上がり動作で体幹屈曲の柔軟性が必要な頚髄損傷者においては，股関節屈曲制限が抵抗となり，体幹屈曲運動をつくりやすい．しかし，早期に過度な下肢伸展挙上（straight leg raising；SLR）レンジがあると抵抗がなくなり，体幹は前方に倒れやすく，体幹屈曲の柔軟性を獲得しにくい状況となる．あくまでも動作練習を進めるなかで評価し，必要な柔軟性を引き出していくことが重要である．

動作の中心となる体幹ストレッチの方法を図 5-8 に示す．四肢のみではなく体幹への介入が重要であり，セラピストにはぜひ習得してほしい技術である．

4 残存筋の活用（図 5-1-④）

残存筋を把握することは，動作の力源を評価することであり，四肢麻痺においては残存筋の状況から Zancolli の分類を利用し，ADL や諸動作の自立度を把握することができる（表 5-1）．Zancolli 分類では C6BⅡが ADL 自立の上限といわれているが[1]，上肢の残存筋だけではなく，肩甲帯周囲筋の筋力に注目することが大切である．たとえば，C6BⅠに比べて C6BⅡでは肩内転作用が働く患者がおり，肘のロック作用が強くなると同時に側方の安定性が増すため，側方移乗を獲得しやすくなる．肩甲骨周囲の筋は C4〜C6 の支配を受けており，わずかな損傷高位の違いにより，肩甲帯の運動機能に差が生じ，諸動作の自立度に影響が出るものと考えられる．上肢帯の筋や体幹筋の残存状況によりプッシュアップ能力にも差が生じる．体幹筋を活用できる胸腰髄残存レベルでは，プッシュアップにより床から車椅子への移乗が獲得できる可能性が高まる．

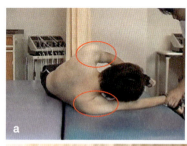
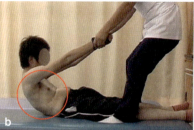
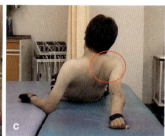
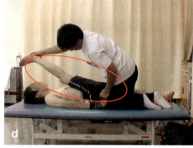
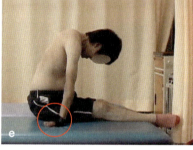
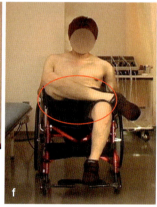

図 5-7　各動作に必要な柔軟性
a：寝返り時の肩外転，体幹の屈曲・回旋，b：起き上がり時の体幹屈曲，c：起き上がり時の肩伸展・水平外転
d：床上前方移動時の下肢伸展挙上（SLR），e：プッシュアップ時の手関節背屈，f：靴着脱時の股関節外旋

屈曲
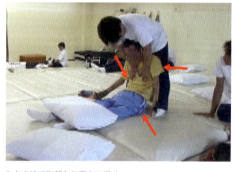
3点支持で胸郭を後下方に押す．

伸展
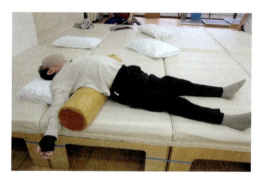

側屈
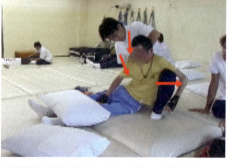
左側腹部を伸ばすように左へスライドし，右側肩甲帯・胸郭を左下方に押す．

回旋
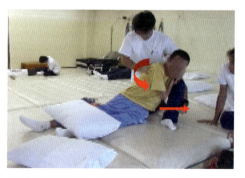
全体に左にスライドし，左肩を軸に右肩甲帯を固定し，右肩甲骨を左回旋方向に押す．

図 5-8　体幹（肩甲帯・脊柱・胸郭）柔軟性への介入例

表 5-1 各四肢麻痺レベル（Zancolli 分類）の諸動作自立度

残存機能レベル	人数(人)	平均年齢(歳)	車椅子駆動(%)	更衣(%)	寝返り(%)	起き上がり(%)	前方移乗(%)	排尿動作(%)	側方移乗(%)	排便動作(%)	自動車運転(%)
C4	14	36.0	0	0	0	0	0	0	0	0	0
C5A	10	33.5	60	0	0	0	0	0	0	0	0
C5B	21	29.0	86	19	24	10	10	5	0	0	0
C6A	16	23.9	94	60	47	40	25	20	6	7	9
C6BⅠ	15	24.7	100	73	73	67	67	40	27	7	14
C6BⅡ	19	27.7	100	89	89	89	95	81	69	25	41
C6BⅢ	24	27.9	100	100	96	96	96	76	70	67	35
C7A	3	40.0	100	100	100	100	100	100	100	100	67
C7B	1	47.0	100	100	100	100	100	100	0	0	0
C8A	6	34.2	100	80	80	83	83	80	80	80	40
C8B	13	28.3	100	92	92	92	92	92	83	92	50
全体	142	29.1	84	60	59	55	55	44	35	29	23

60%以上を青数字，60%未満を赤数字，0%を黒数字，60%以上獲得の枠境を色を塗って示す．

（小野田英也：外傷性頸髄損傷患者の ADL 自立状況．神奈川リハ紀要 17：47-48, 1990 より改変）

5 身体知覚の再構築（図 5-1-⑤）

動作学習には感覚フィードバックが必要であるが，麻痺部位の感覚が脱失している脊髄損傷者において，麻痺域による感覚フィードバックは期待できず，視覚的代償により動作を遂行しているものと考えられていた．しかし，実際には残存部位に伝わる力を感じとることで麻痺部位の身体を知覚することも可能である．Gibson による生態心理学理論には，手に持った棒を見なくても，その棒を振ることにより長さを把握できるダイナミックタッチ（運動性触知覚，図 5-9a）[2] や，感覚のないペン先で物をなでるとその質感がわかるリモートタッチ（遠隔地触知覚）などの概念がある[3]．これらの概念は，脊髄損傷者が麻痺した身体を視覚以外の感覚器を利用して知覚できる根拠となる．玉垣[4]はこの概念を応用して，目隠しをした状況下でも麻痺した下肢を簡単に操作し，ベッドへの移乗を遂行する頸髄損傷例を提示しており，視覚的代償がなくても身体の知覚が可能であることを報告している（図 5-9b）．身体を知覚するには能動的に身体を揺り動かすことが必要で，寝返り動作での骨盤回旋運動やプッシュアップ時の殿部スイング運動，車椅子上での殿部移動練習なども身体知覚の再構築に役立つものと考えられる．

6 動作の阻害要因への対策（図 5-1-⑥）

残存レベルにより ADL や諸動作の最終獲得能力は予測できるが，すべての症例でなしうるわけではない．合併症や随伴症状の程度などが，動作練習を阻害する要因となり，結果的に目標とする最終獲得動作に至らない場合がある．臨床上，阻害要因のない脊髄損傷者への介入でも経験を要するうえに，阻害要因がある場合は対策を講じる必要があり，さらに介入を難しくする．表 5-2 に阻害要因とその対策例を示す．

2 ADL・QOL を考えた基本動作練習（図 5-10）

動作イメージをもつことは難しいが，更衣や排泄などの ADL イメージやその後の社会生活イメージをもつことは，さらに難しい．セラピストは訓練室で基本動作練習を行うが，その場の練習に留まらず，ADL や QOL を考え，目標を定めて動作練習と結びつける必要がある．チーム医療の一員として広い視野で介入することが望まれる．

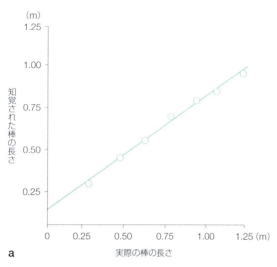

(Turvey MT：Dynamic touch. Am Psychol 51：1134-1152, 1996 より)

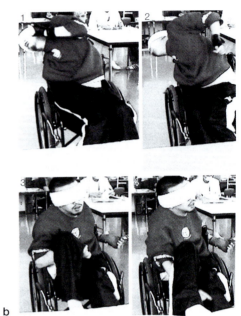

(玉垣 努：頸髄損傷へのアプローチ．ボバースジャーナル 22：26-33, 1999 より)

図 5-9　身体知覚の再構築（生態心理学の応用）
a：見えない棒の長さの知覚．生態心理学のダイナミックタッチの一例．振ることで長さを知覚判断させると，絶対的ではないがある程度の正確性を示す．
b：目隠しをしても移乗動作が可能な四肢麻痺者．視覚的代償ではなく，ダイナミックタッチなどを利用して麻痺域の身体知覚を獲得している実症例．

表 5-2　セラピストができる阻害要因への対策例

阻害要因の例	対策例
呼吸器合併症	深呼吸指導，咳嗽指導，胸郭柔軟性維持
排尿・排便障害	排尿・排便動作や環境の指導，飲水量の確認など
褥瘡	クッション選定，除圧動作指導，皮膚観察，関節可動域（ROM）維持
痙縮	誘発増強因子への対応，ストレッチ，ポジショニングなど
起立性低血圧	対応方法指導，下肢に弾性包帯，腹帯など
異所性骨化	麻痺域の関節をていねいに扱う，予防方法の指導
整形外科的合併症	保護と代償動作検討
内科的合併症	運動量調整，軽負荷動作検討，運動で循環促進
疼痛	要因分析と介入の検討

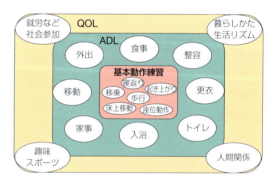

図 5-10　生活（ADLやQOL）を考えた基本動作練習
生活全般をイメージしながら基本動作練習を行うことが重要である．

3　動作練習を中心とした介入の進めかた

図 5-11 に完全麻痺者における介入目的に沿った経過の推移を簡単に示す．受傷直後はベッドサ

イドで対応し，身体機能維持や合併症予防に努め，車椅子移乗やADL獲得を目標に身体機能への介入を行う．また，時期をみて車椅子・クッションの選定や在宅環境の整備などを行い，退院生活の準備をする．各損傷レベルにより受傷から退院までの期間に違いはあるが，介入目的の経過は同様である．

図5-12にC6BⅡ四肢麻痺者をモデルとした動作練習を中心とした介入の流れを示す．介入時期は各症例の状態により異なるが，受傷から退院までの期間は約12か月間が目安である．その期間を座位姿勢（車椅子の種類など）で分けると，おおよその状態や介入のタイミングがわかる（図5-12-①〜④）．各時期における動作練習の目的や内容を述べる．

1 全期間

全期間を通して車椅子・クッションの選定や移乗法および介助方法の検討や指導を適宜行う（図5-12-⑤）．呼吸や褥瘡，自律神経障害などの合併症対策と予防は随時注意が必要である（図5-12-⑥）．動作しやすい身体機能の準備（柔軟性改善，残存筋を活用して荷重関節や動力源としての上肢帯機能改善，身体知覚の再構築）は全期間を通して介入が必要である（図5-12-⑦）．

2 ベッド上ギャッチアップ座位の時期
（図5-12-①，⑧）

ベッドサイド対応の時期で，肩甲帯や四肢・胸郭のモビライゼーションを中心にギャッチアップ座位や，三角筋の前部および後部線維を利用した上腕の振りにより肘や上腕二頭筋を伸張させる練習をする．

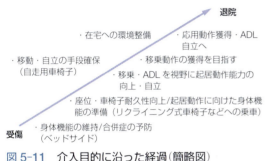

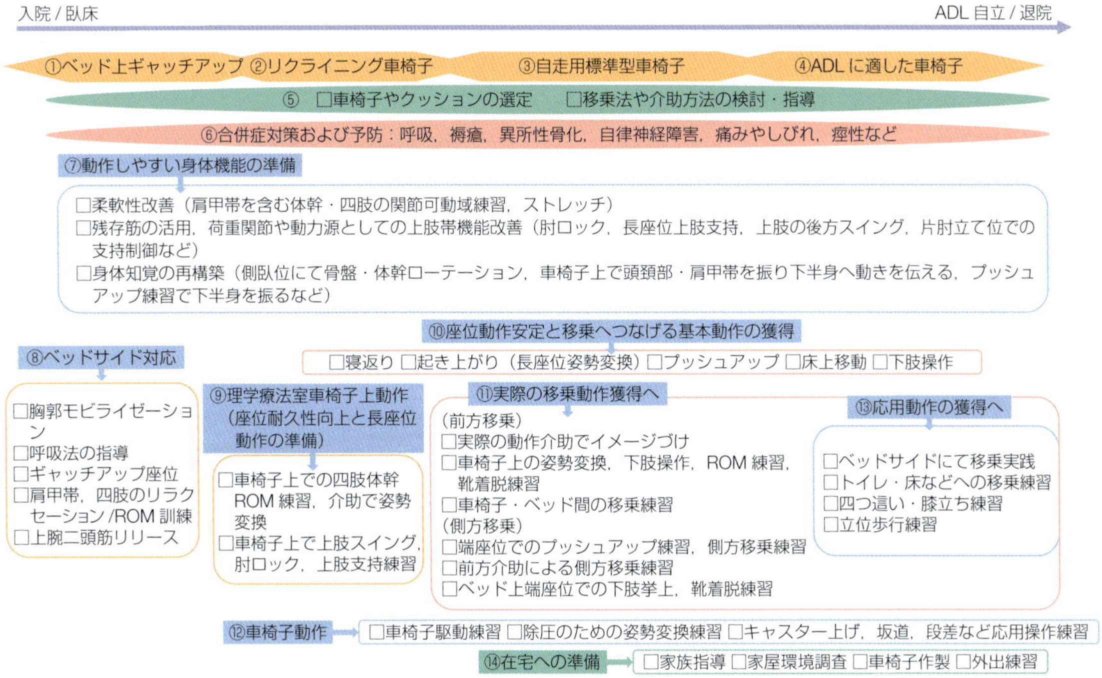

図5-11　介入目的に沿った経過（簡略図）

図5-12　四肢麻痺者（C6BⅡ）をモデルとした介入の進めかた

3 リクライニング乗車の時期
（図 5-12-②，⑨，⑩）

　この時期は，座位耐久性向上と長座位動作の準備をする期間であり，ベッド上臥位から脱却するため，リクライニング車椅子に乗車し理学療法室で練習を開始する．まずはリクライニング車椅子上で四肢体幹ストレッチ，上肢スイング，肘ロック，上肢支持練習を始める．起立性低血圧が改善し始めたら，より大きく動くためにベッド上での起居動作練習へ進める．

4 自走用標準型車椅子乗車の時期
（図 5-12-③，⑩〜⑫）

　この時期は，常時乗車する車椅子を標準型に変更し，車椅子関連動作の指導を本格化していく期間である．座位動作安定のために座位バランスや起居動作，プッシュアップ動作など基本動作を習得し，移乗動作練習につなげていく．移乗方法はベッドに対して車椅子を垂直に位置づける前方移乗と，斜め 30°に位置づける側方移乗があり，身体状況や目的により方法を選択する（詳細は第 5 章「7．移乗動作」参照 ➡ 133 頁）．

5 ADL に適した車椅子乗車の時期
（図 5-12-④，⑪〜⑭）

　この時期は，退院に向けて移乗動作や病棟 ADL の自立，応用的動作の獲得を目標とする期間である．患者の立場からは，一度は立位歩行練習をしたいと願うもので，できれば経験することも必要と思われる．また，退院後の生活を視野に家族への介助法の指導や家屋環境調査，車椅子作製の準備，外出練習なども実施していく．

■ 文献
1) 小野田英也：外傷性頚髄損傷患者の ADL 自立状況．神奈川リハ紀要 17：47-48，1990
2) Turvey MT：Dynamic touch. Am Psychol 51：1134-1152, 1996
3) 玉垣　努，松田哲也：生態心理学・アフォーダンス．冨田昌夫，竹中弘行，玉垣　努（編）：臨床動作分析．pp106-134，三輪書店，2018
4) 玉垣　努：頚髄損傷へのアプローチ．ボバースジャーナル 22：26-33，1999

---

2 ベッド上ポジショニング

1 臥位/座位のポジショニングの基本的な考えかた

　脊髄損傷者に対する臥位と座位の介入は，身体コンディションへの配慮という側面もある．このなかでもポジショニングは急性期から維持期にわたる全般において，最も基本となる．練習ではそのことを念頭におき，常に良質なポジショニングを前提としたセッティングを心がける必要がある．また当事者に対してもその重要性を常に伝え，生活動作の根底に「良質な姿勢が出発点になっている」という考えかたを定着させるよう指導を行っていくことが重要になる．

2 介入のポイント

1 臥位のポジショニング

　臥位（背臥位）のポジショニングにおいて重要となるのは，その姿勢が安楽かどうかである．しかしながら，ここでいう安楽は単にリラックスしているというだけでなく，その姿勢がさまざまな動作の基準になっているかどうかも含まれる．たとえば寝返りなどの起居動作練習を行う際には，動作の開始姿勢として肩甲骨が十分に引き出せているかどうか，下肢が中間位になっていて上体から連鎖する運動を妨げていないかなどである．

　感覚障害があり，かつ能動的な運動が十分に行えないと，多くの場合，なんとか動こうと過剰に

努力をして，全身を硬直させるような反応になりやすい．脊髄損傷者の場合はこれに加えて痙縮があるため，この傾向は相乗的に強くなる．これが日常化すれば拘縮や不活動の要因となり褥瘡などの合併症の要因になる危険もある．このまま運動を強引に行えば，動作は拙劣となり，さらに動こうとすればするほど筋緊張が高まるという「負の連鎖反応」を引き起こしかねない．特にC6レベルの四肢麻痺者の場合，肩甲帯を下制する筋の麻痺による挙上位が慢性化しやすく，これによる特徴的な拘縮位になることに留意しなくてはならない．

このような状況を回避しつつ，かつ効率的で適切な運動を行っていくためには，まず身体各部の過剰な連結を少なくするための練習が必要になる．臥位においては，まず頭頸部と体幹部の伸展固定(ベッドに押し付けられているような状態)が起こっていないかを確認して，上体の適切なポジショニングを行うとよい．順に肩甲骨周囲，腰背部，骨盤帯から下肢まわりと，頭部から尾部方向に向かって支持面と身体が安定して適合しているかどうかを確認する．外観的には矢状面からみた姿勢において，身体各部が独立した重心をもって支持面に良好に適合してるかどうかを評価する(図5-13).

2 座位のポジショニング（ギャッチアップ座位）

ベッド上のポジショニングにおける座位場面でよく用いられるのが，ギャッチアップでの長座位姿勢である．この姿勢は後述する動作練習時の座位とは違い，背もたれに体幹をゆだねて左右に倒れないようにすることが主目的になる．そのためこの場面では，臥位同様，身体各部の過剰な連結が誘発されていないかどうかを確認することが重要になる(図5-14).また，肩甲帯の慢性的な挙上位を改善する練習が重要であり，重力を活用して肩甲骨の下制をつくっていく必要がある．

ギャッチアップ座位では，身体を支えている主な面は殿部を含めた体幹部分であるが，特に骨盤部の安定性が重要である．能動的な座位と比してギャッチアップ座位は長座位がベースであるた

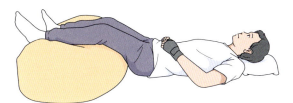

図 5-13　ベッド上ポジショニングの基本姿勢
枕やクッションを活用して，身体のカーブに合わせてポジショニングを行う．

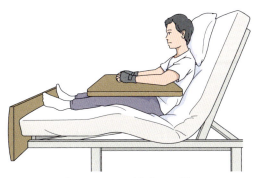

図 5-14　ギャッチアップ座位の一例
上肢の重みの影響をテーブルで減らし，膝を軽度屈曲させることでポジショニングを安定させている．

め，骨盤は後傾して下肢が投げ出されているような状態であり，ハムストリングスの張力や体幹部の柔軟性の影響を大きく受けることになる．

そのため介入では膝下に枕を入れるなどのポジショニングを行い，ハムストリングスの影響を少なくして，そのうえで骨盤部のアライメントを整える．それを基準にして腰背部のリラクセーションやマッサージを行いながら支持面への適合を行い，全体として安定した「土台」を構築していくように介入していく．また，このような環境より，ギャッチアップ座位は殿部のずれ応力(剪断力)を呈しやすい．このため介入では，そのつど介助で背もたれから背中を離し，剪断力を除去していくことも重要である(図5-15).

3 病態ごとのポジショニングの注意点

(1) 対麻痺者

上肢機能が残存していることが前提となるため，むしろポジショニングに対する意識が介入

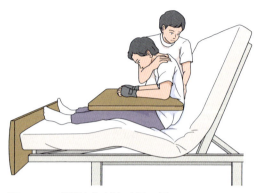

図 5-15　剪断力に対応する一例
ギャッチアップしたあとはベッドの移動軸と身体の関節の動きのギャップによって剪断力が生じている．そのため一度身体を前屈させて姿勢を再調整することが必要である（臨床では「背抜き」ともいわれる）．

者・本人ともに薄れやすい傾向がある．そのため介入では基本となるポジショニングを行い，身体各節の過剰な連結を回避するように環境設定を行うことが重要になる．特に下肢のアライメントは中間位を基準に十分に整え，痙縮による下肢全体の硬直をできるだけ少なくするように心がける．これはリラクセーションやマッサージを行う際にも重要なことであり，クッションやブロックマットなどを活用してポジショニングを実施する意識をもつようにする．

(2) 四肢麻痺者

残存する上肢機能も制限があることが大半であり，感覚障害も広範に及んでいる．そのため自身のポジションの修正が困難であるばかりでなく，どのような状況が適切であるのかを判断すること自体が難しい状況におかれている．介入者はその点を十分に考慮して，外観上のポジショニングだけに終始せず，常に相手の状況を確認する必要がある．たとえば枕を肩の下に1つ入れるときでも，その厚みが適切か？　差し入れかたが唐突で粗雑でないか？　などの愛護的な配慮が求められる．常に相手の「心地」に気を配るための対話を心がけ，リアルタイムで良好なポジショニングを心がけるべきである．

3　寝返り動作

1　寝返り動作練習の基本的な考えかた

寝返り動作は臥位からの姿勢変換として，きわめて重要な動作である．しかしながら脊髄損傷者では力源となる筋活動が限られ，かつ感覚による動作の即時的なフィードバックが困難になっていることが多い．さらに寝返り動作は動作の開始姿勢が臥位であることより，運動の広がりを視覚よりは体性感覚にゆだねる要素が相対的に多くなる．この特性により臨床的には寝返り動作が拙劣になることが多く，この点を考慮して介入することが重要になる．

一般に脊髄損傷者の寝返りは頭頸部ならびに上肢から始まる動作を基準とする．しかし，上肢機能が残存している対麻痺者で反動を乱用するような力まかせの動きが多くなっている傾向がある．この際，痙性筋は，唐突で強引な動きが誘発されてしまい，結果として動作のたびに硬直を強めてしまうことになる．この状況が続くと痙性筋は常に過緊張となり，身体各節の過剰連結が恒常化してしまう．結果，これが誘発する負の連鎖が姿勢変換を困難にさせる要因になってしまうため，練習は単に「できる・できない」の価値だけでなく，その質を考えていくことが重要になる．

このため練習では運動が効率よく連鎖していくパターンや条件を考慮し，力まかせではない動作の学習を促していく必要がある．

2 介入のポイント

1 開始姿勢への配慮（背臥位→側臥位）

動作の始まりとなる臥位は，ポジショニングの項（→114頁）で述べたような過剰連結を誘発していない構えをつくることが重要になる．特に頭頸部が支持面を押し付けていないか，上肢帯がこわばっていないか（肩甲骨をしっかりと外側に引き出せているかどうか）を確認することが重要になる．

2 可動性の確保と介入の進めかた

寝返り動作は頭部から尾部へ運動が波及していくことが前提となる．そのため体幹の回旋方向の可動性は重要である．この際，重要になるのが動作の連続性であるが，脊髄損傷者の場合は痙縮により連続性が阻害されることが少なくない．この点を考慮して練習では，上体からの動きを体幹の回旋につなげつつ，下肢が極端に硬直していないかどうかを確認する必要がある．この条件を満たすための他の重要な要因として，肩甲骨の前方突出の確保，動作を阻害しない四肢筋の柔軟性がある．そのため介入ではリラクセーションやストレッチなどを十分に活用して，全身が動作に有利に作用するようなコンディションづくりを行う．それでも痙縮が強い場合は，寝返り側の上肢を押さえて動作を容易にしたり（重さの提供），下肢を交差（クロス）させたり，半側臥位を開始姿勢にするなど，環境からの負荷を軽減する設定を行うとよい（図5-16）．

また寝返り動作は，骨盤のコントロール性が高まることにより円滑になるため，最初は側臥位で骨盤を前後に動かす練習から始めるとよい．側臥位での骨盤運動は重力を利用することができるため，力みなく動くことが可能で，かつ体幹・骨盤に前後の回旋運動が伝わるので，その運動を残存部位で感じとることができる．この特性を意識して寝返り動作を行っていくとよい（図5-17）．

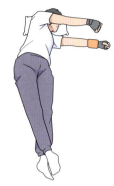

図 5-16　寝返り動作練習の一例と配慮点
寝返りの力源となる上肢から起こる運動が効率よく全身に伝播するように，環境で工夫する．図では上肢に錘を巻き寝返り側に重さを提供しつつ，下肢を交差させて運動が末梢まで伝播するようにしている．

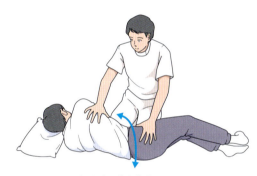

図 5-17　骨盤を転がす介入
可動性を確保しつつ，運動の伝播効率向上を図るために，側臥位にて骨盤を動かす練習を行う．これにより体幹の運動感覚を養い，重力を利用した寝返り動作の習得を目指していく．

3 終了姿勢の安定

寝返り動作が終了する側臥位が，安定した状態になるように姿勢を調整する．特に寝返り側の肩甲骨のアライメントが良好であること（十分に引き出された肩甲帯上に上体が適切に乗っていること）や，骨盤が寝返り側の股関節上に適切に乗っているかどうかを確認する．

また寝返り動作は側臥位に向かう「行き」の動作だけでなく，背臥位に戻る「戻り」の動きも含めて検討するとよい．戻りの動きは筋の活動様式が遠心性になるため，筋感覚を学習するうえでもとても意義のある場面である．しかしながら，この場面

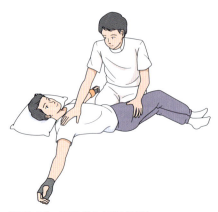

図 5-18 背臥位に戻る練習
寝返った姿勢から戻る動きは，身体を遠心性に制御する感覚を養う場面として意義がある．誘導を加えながら行えば防御性の緊張を緩和させ，円滑に練習を行うことができる．

は後ろ側へ落下する状態になるため，介助量を多めにし誘導を伴いながら対応する必要がある（図5-18）．

4 病態ごとの寝返り動作練習の注意点

(1) 対麻痺者

前述のように対麻痺者の場合は上肢機能が残存しているため，動作が唐突で力まかせの運動になる傾向がある．この場面は外観上動作が可能であるため自動運動による練習が多くなり，放置すればこの傾向は助長されてしまう．介入者はこの点を十分に考慮した環境設定や，雑ではない動作の指導を行うべきである．特に反動を利用したモーションを取り入れる際は，この注意がきわめて重要である．そのような配慮が，実際のADLでの反動を使ったり柵に腕を引っかけて動くような場面や，両肘をつきながら片肘で行きたい方向へ身体を回転させていくような場面において潜在的に反映されるように，根気よく取り組んでいく必要がある．

(2) 四肢麻痺者

四肢麻痺者の場合も基本的な考えかたは対麻痺者と同じである．しかし四肢麻痺者は動作を習得するのに多くの時間を要する．介入者は介助量を加減することで，段階的な環境設定を行っていくようにする．この場合，前述の側臥位の運動のほかに，練習に先立った十分な可動域練習（特に体幹）を行う．殿部にクッションなどを置いた半側臥位を開始姿勢にする．手の把持力を補填するための重錘バンドを活用するなど，負荷を軽減させる配慮を行うことも重要である．

4 座位姿勢・バランス練習

座位活動の準備

起立性低血圧の起こりやすい時期の対応としてはベッド上でのギャッチアップと併用してリクライニング車椅子乗車を開始し，座位の耐久性を上げていく．徐々にマット上での座位練習を導入し，座位バランス練習や起き上がり，寝返り，プッシュアップでの座位移動能力を獲得していく．同時に標準型車椅子への乗車と駆動練習を進めていく．

座位活動を獲得していくための要素として①体幹・肩甲帯・股関節の十分な可動性，②荷重関節としての肩の動的安定性，③バランス制御の再学習と身体知覚の再構築が重要であり，セラピストは常にこの3つの要素を動作練習のなかで意識しながらアプローチしていきたい．

1 車椅子上での座位練習

特に頚髄損傷者は座位練習の開始初期には起立性低血圧症状を起こすことが多いため，早期よりリクライニング車椅子に乗車し，車椅子上での介入を行う．車椅子乗車を始めるにあたっては，足部を保護するためにやや大きめの靴を履き，座面には圧分散性能が良いクッションを選択すること

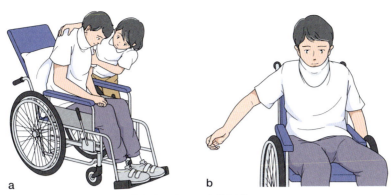

図 5-19 リクライニング車椅子上での座位運動
a：頭部を動かすことで重心が変化することを知覚していく．
b：上肢を振ることで肘が伸展することを学習していく．

を必須とする．車椅子上では頭部を動かすことで重心が変化することを体感したり，肘伸展筋の麻痺がある場合は腕を振ることで肘関節を伸展するなど，重力や慣性力を利用した動かしかたをこの時期より学んでいく（図 5-19）．車椅子上で前方のベッドに足を伸ばして長座位姿勢をとり，体幹前屈位で上肢支持を行うなど座位活動への準備を進めていく（図 5-20）．安定した環境のなかでセラピストが介入しながら，対象者自身が能動的に動く場面を増やすことで交感神経を刺激し，早期の起立性低血圧の改善を目指していく．

起立性低血圧の回数が少なくなったらリクライニング型から標準型車椅子へ移行する．標準型車椅子上で低血圧症状を起こしたらセラピストが前輪を上げて対処する（図 5-21）．

車椅子上でのバランス練習としてアームサポートやグリップを利用し前後左右に身体を傾け戻す練習を行う（図 5-22）．これは除圧動作としても有効であり，車椅子上姿勢変換や ADL に必要な移乗動作・靴着脱動作・床へのリーチなど頻繁に行う動きとなるため，車椅子と身体との関係性を構築していくうえで習得しておきたい．

2 マット上での座位練習

座位では，体重を支持する殿部や下肢に運動・感覚麻痺があり姿勢保持が困難なため座位練習開始時に固定的な姿勢となりやすい．このためバランス習得には，静的に姿勢を保持するというよりも車椅子上や長座位など安心して動ける環境下で能動的に動く経験を積んでいき，従重力方向の動きから練習を開始する．起き上がり練習は背臥位から始めるよりも，長座位から寝ていく練習から始めることで姿勢コントロールや肩周囲の柔軟性・支持性，上肢の操作性を習得しやすい．一連の動作を各運動相に分けて難易度の低い動作から行っていく（図 5-23）ことで，効率的に座位活動を獲得していくことを目指す．練習開始時はセラピストが介助・誘導し，対象者は前後左右へ能動的に重心を変化させながら支持基底面を変化させていく練習を行う（図 5-24）．どこまで身体を倒すと転ぶのか，どのタイミングで手をつくと倒れずに支えられるのか，どの方向に力を加えると姿勢を戻せるのかなど，バランスを崩しながら身体重心と支持基底面の関係性を知覚することで，動的安定性を習得していく．ダイナミックなバランス練習を行うにはキャッチボールなども有効である（第 5 章「1．動作練習の考えかた・進めかた」，図 5-3 を参照 ➡ 107 頁）．

(1) 背臥位↔長坐位姿勢変換の進めかた

四肢麻痺者では力源が少なく抗重力的な活動より重力を利用して動くほうが容易である．このため，起き上がり動作につながる背臥位↔長座位間の姿勢変換練習の進めかたとして難易度別にⅠ～Ⅳ相に分けて段階的に行うことで，動作を獲得し

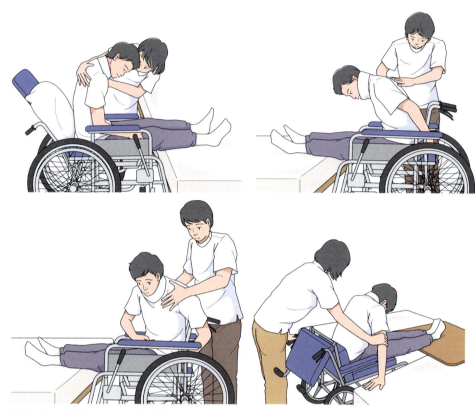

図 5-20　車椅子上での座位練習
ベッドの上に下肢を乗せて体幹前屈動作を行っていく．肩甲帯・体幹の可動性とともにハムストリングスの伸張性も同時に獲得していく．上肢支持の練習も進めていく．

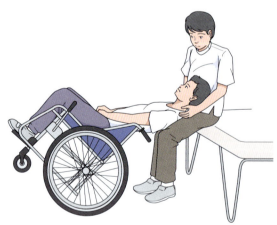

図 5-21　車椅子座位の開始
標準型車椅子上で起立性低血圧症状を起こしたらセラピストが前輪を上げて対処する．

やすくするとともに肩への負担も最小限に抑えつつ，肩関節の可動域を拡大しながら支持性を高めていくことができる(図 5-23)．

(2) 動作を 4 分割し，難易別に段階的に練習する

Ⅰ相：長座位

　背臥位に比べ重心が高く支持基底面が狭いため，不安定だが動きやすい．股関節を中心に前後に手をつきながら姿勢変換を行う．頸部や肩甲骨の動きをコントロールしながら体幹の前後屈の加速度に合わせてゆっくり上肢で支持できるように練習する(図 5-25)．

　上腕三頭筋が機能していない障害レベルでは，肩関節外旋・前腕回外位にし，肩を屈曲方向に力を入れ肘関節伸展位で上肢支持できることが重要である．この姿勢で肩甲骨の可動域練習を進めていく．練習初期は肘折れしないようにセラピストが上腕を介助しながら肩甲骨の動きを誘導し体幹

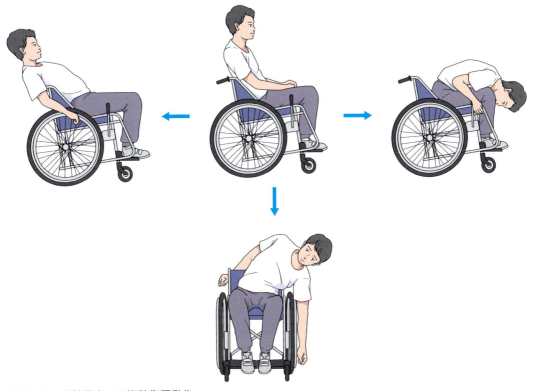

図 5-22 車椅子上での姿勢復元動作
前後左右にバランスを崩し元に戻す練習をする．この動作は除圧動作としても有効である．

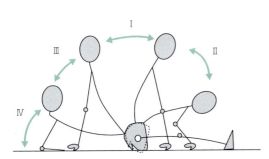

図 5-23 背臥位↔長座位移動動作の進めかた
介入では重力を利用した（従重力）活動から開始し，動作を難易度別に4つの運動相（Ⅰ～Ⅳ）に分けて練習を行う．

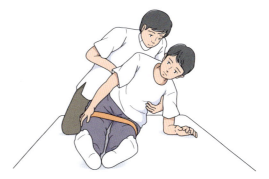

図 5-24 長座位でのバランス練習
従重力方向に姿勢を崩しながら支持基底面を変化させていく．練習初期はセラピストが対象者の重心と支持面の変化をとらえながら安定して動けるように誘導する．

へと動きを伝えていく（図 5-26，27）．

Ⅱ相：長座位↔前屈位

　前屈位から上半身を起こす場合，上腕三頭筋を主動作筋とした麻痺がある四肢麻痺者では大胸筋，三角筋前部を使って肩関節の水平内転と屈曲の動きから肘を伸展位でロッキングし，肩甲骨を前方突出しながら体幹を起こす〔閉鎖運動連鎖機構（→ 108頁）の利用〕．このとき頭部を振って屈曲させ，胸郭を屈曲させながら，体幹を後方に押すつもりで行うとよい．手は前方につくほど容易に

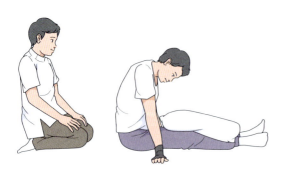
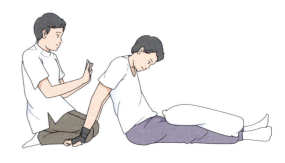
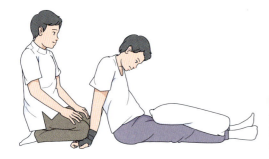

図 5-25　Ⅰ相
前後に重心移動しながら上半身が移動する速度に合わせて手をつき変える．肘伸展筋の麻痺がある場合はタイミングよく肘を伸展位でロックできることが重要．

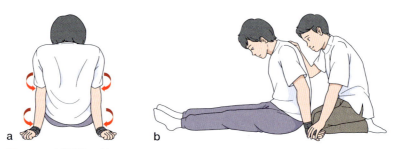

図 5-26　肘関節の伸展ロック
a：肩関節外旋・前腕回外位にし，肩を屈曲させて肘関節伸展位で上肢支持する．
b：練習開始時はセラピストが手のつきかたを介助して伝える．

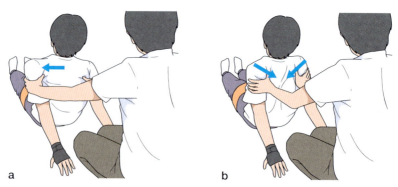

図 5-27　肩甲骨の動きを伴った上肢支持練習
a：肘折れしないように上腕を保持しながら肩甲骨の動きを誘導する．
b：肩甲骨内転・下制⇔外転・挙上しながら胸郭・肩甲骨の可動性を拡大していく．

4 座位姿勢・バランス練習　123

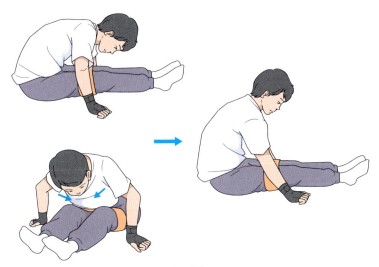

図 5-28　前屈位からの起き上がり動作
上腕三頭筋が麻痺していても肩関節を屈曲，内転することによって肘を伸展して上半身を起こすことができる（閉鎖運動連鎖機構の利用）．

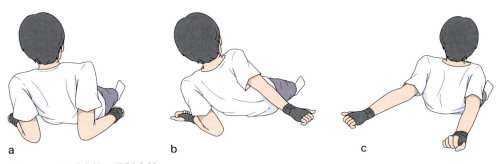

図 5-29　両手支持↔両肘支持
a：両肘支持での重心移動，b：片肘支持で反対側の上肢を伸展させる．c：片手支持で反対側の上肢を伸展させる．
この3要素を段階的に練習する．体幹の屈曲と肩の伸展・水平外転・肩甲骨の内転の十分な可動性が必要となる．

肘伸展できる．しかし，そこから体を起こすことは困難であるため，膝関節部の横あたりにつくとよい（図 5-28）．

練習開始時は前方へ転倒しやすいため，膝の上に枕を置いて練習を行う．またハムストリングスの伸張性を利用して前方制動を行う際には，股関節が外転・外旋しないように大腿部にベルトを巻いて固定すると体幹屈曲とハムストリングスの柔軟性がバランスよく得られやすい．

Ⅲ相：両手支持↔両肘支持

両手支持から片肘を床についていく動作を繰り返し，肩の使いかたや重心の移動方向を学習する．ここでは体幹屈曲と肩関節伸展・水平外転・肩甲骨内転の十分な可動性が必要となる．肘伸展筋に麻痺のある四肢麻痺者では，①両肘支持で左右の重心移動ができるか，②片肘支持しながらもう一方の上肢を振って肘伸展支持ができるか，③肘伸展した上肢で体幹を支えてもう一方の肘を伸展できるかという3つの段階的な動きが必要となる（図 5-29）．体幹に麻痺があると上肢のみで体幹を保持するため，支持面から体幹の質量重心位置が外れると姿勢保持が困難となる．このためセラ

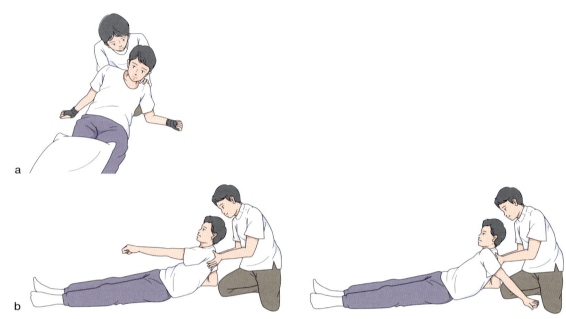

図 5-30　対象者の重心の適切な位置への誘導
a：両手支持→片肘の屈伸．片肘を屈曲しながら荷重をかけて少しずつ肩の柔軟性を出していく．セラピストは後方から介入し，肩の過度なストレッチを避け荷重量を調節しながら行う．
b：片肘支持しながら反対側上肢を振って手を後方につく．対象者の重心を適切な位置へと誘導し，上肢操作を促すことで動作が習得しやすくなる．

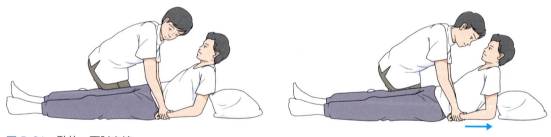

図 5-31　臥位→両肘支持
セラピストは対象者の前腕を固定し，頭頸部が上がったタイミングで肘を後方に引くように上肢の動きを誘導する．

ピストが動作介入時に対象者の重心を適切な位置へと誘導することで動作が習得しやすくなる（図5-30）．

Ⅳ相：両肘支持⇄臥位

重心が低く支持面が広いため動きにくい．臥位から両肘支持へは頭頸部屈曲と上肢支持のタイミングを学習する必要がある．介入方法の一つとしてセラピストが対象者の前腕を固定し，頭頸部が上がったことを確認したのち肘を後方に引くように上肢の動きを誘導する（図5-31）．

（3）荷重関節としての肩関節の動的安定性を得る

残存筋の筋力強化や肩の支持性，体幹回旋の可動性を得るのに図5-32のようなアプローチも取り入れる．片肘支持位や肘伸展位での片手支持が安定したら支持側の肩関節を中心に体幹を回旋する練習を行う（図5-33）．また腹臥位での両肘支持（図5-34），四つ這い位での両手支持で肩甲骨の動きを巧みに使いながら麻痺部位の重さを知覚し，荷重関節としての肩関節の支持性と可動性を獲得していく．

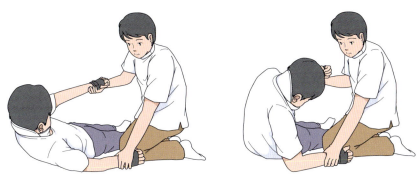

図 5-32　肩関節周囲筋の強化および体幹回旋の可動性改善への介入
支持側の前腕を固定し，上側の上肢を起き上がる方向へ誘導する．このときセラピストは対象者が十分に力を発揮できるように両上肢をしっかり固定する．

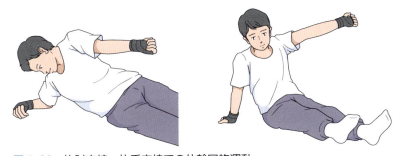

図 5-33　片肘支持・片手支持での体幹回旋運動
肩関節を中心に体幹を回転させることで肩の支持性や肘関節のコントロールを促通し，荷重関節としての肩関節を獲得していく．

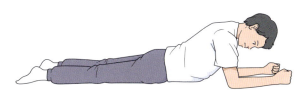

図 5-34　腹臥位での両肘支持運動
頭頸部の屈伸と肩甲骨の動きを協調して動かし，肩関節の支持性と柔軟性を引き出す．

5 起き上がり動作

起き上がり動作には複数の方法がある．麻痺の高位と残存筋力や可動域などに応じて適切な方法を選択し，練習するのがよい．しかし，どのような場所でも起き上がれるようになるためには複数の方法を習得しておくとよい．起き上がり動作が困難であってもギャッチアップベッドを用いれば動作は可能であるが，ズボンの着脱動作時などに片肘支持でのバランスが要求されるなど，起き上がり動作にはその他のADLで必要な要素が含まれている．

1 動作パターン

1 正面から起き上がる方法

①背臥位から両肘支持

肩関節を外転し，頚部を大きく屈曲させると同時に肩関節を内旋・伸展させて両肘支持となる（図 5-35）．四肢麻痺者の場合，両手をズボンのポケットに入れるか殿部の下に入れ，頚部の屈曲に合わせて両肘を屈曲させ体幹を引き起こす（図 5-36）．

②両肘支持から両手支持

上腕三頭筋に麻痺のある場合は片側ずつ肘を伸

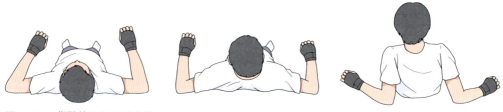

図 5-35　背臥位から両肘支持
肩関節外転位から内旋・伸展，頭頚部屈曲で肘支持姿勢になる．

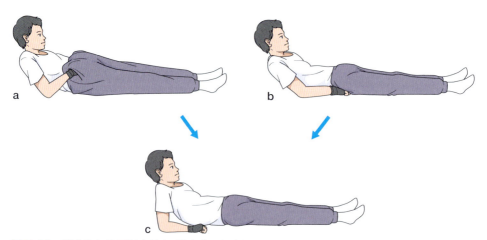

図 5-36　背臥位から両肘支持（四肢麻痺の場合）
a：ズボンのポケットに手を入れて固定．b：殿部の下に手を入れて固定．両上肢を下衣のポケット・殿部で固定し，肘を屈曲させ頭部を挙上する．c：肘を後方に引いて肘支持となる．

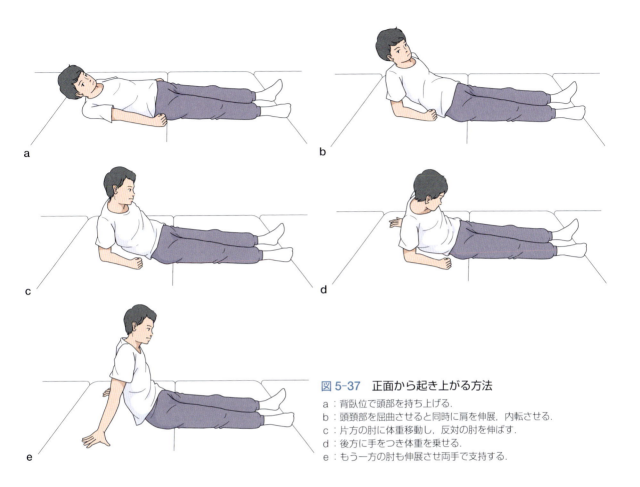

図 5-37　正面から起き上がる方法
a：背臥位で頭部を持ち上げる．
b：頭頸部を屈曲させると同時に肩を伸展，内転させる．
c：片方の肘に体重移動し，反対の肘を伸ばす．
d：後方に手をつき体重を乗せる．
e：もう一方の肘も伸展させ両手で支持する．

展位でロックし起き上がる（図 5-29）．体幹屈筋群や上腕三頭筋が残存していると動作は容易である（図 5-37）．

2 寝返りから起き上がる方法

①側臥位になる
②寝返りした側の肘で床を押すと同時に頭部を持ち上げ，上側の上肢にも荷重しながら体幹を起こしていく（図 5-38）．

　肘伸展筋に麻痺のある四肢麻痺者の場合，寝返りから半腹臥位になって両肘をつき，頭部を下肢側へ弧を描くようにして両肘支持で移動する．このとき，上側の上肢を下肢に引っかけ体幹を下肢方向に引きつけることで移動しやすくする．最後は前屈位から起き上がる（図 5-39）．

3 ベッド柵につかまって起き上がる方法
　（図 5-40）

①寝返る側の前腕をあらかじめベッド柵に引っかけておく．
②半側臥位まで寝返り，上側の手をベッド柵に引っかける．
③両上肢の力で上体を起こし，下側肘の上に体重を乗せる．
④上側上肢で引きつけながら，頭頸部を屈伸させて，その反動でついた下側肘の位置を徐々に下肢のほうへずらす．
⑤柵に引っかけた上側上肢を勢いをつけて強く屈曲して体幹を引き起こし，その瞬間を利用して下側肘を伸展して手掌をベッドにつく．
⑥上体を起こして，両手を前方についた長座位になる．

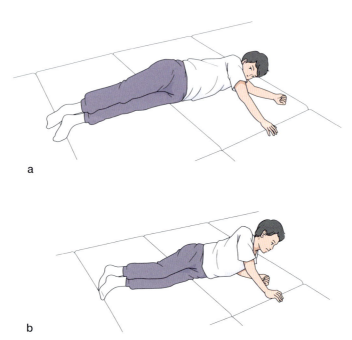

図 5-38　寝返りから起き上がる方法（上腕三頭筋の麻痺がない場合）
a：寝返りをする．
b：寝返りした側の肘を立てて体重を支える．反対側の手で支持しながら体幹を押し上げる．

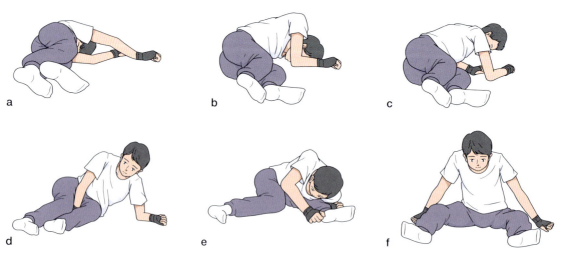

図 5-39　寝返りから起き上がる方法
a：上肢の重さを利用して寝返りをする．
b，c：下側の肩を外転させて床を押し，頭部が弧を描くようにしながら両肘で足側に移動する．
d：上側の上肢を下肢に引っかけ，体幹を下肢方向に引きつけることで足側に移動しやすくする．
e：足を上肢側に引きつけて支持基底面を近づける．
f：前屈位から起き上がる．

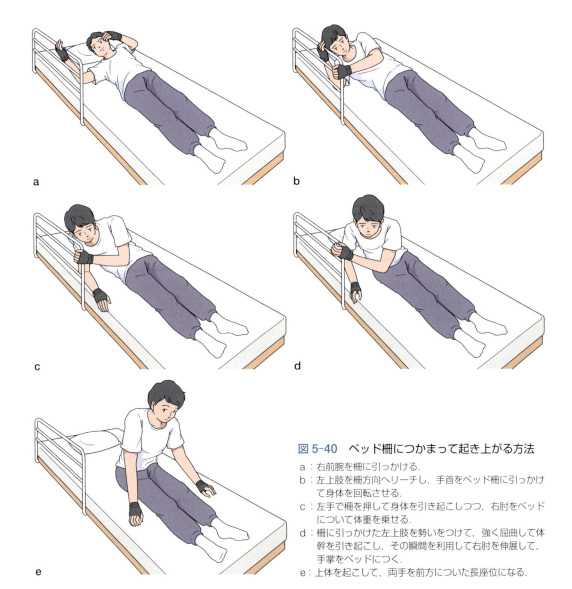

図 5-40　ベッド柵につかまって起き上がる方法
a：右前腕を柵に引っかける．
b：左上肢を柵方向へリーチし，手首をベッド柵に引っかけて身体を回転させる．
c：左手で柵を押して身体を引き起こしつつ，右肘をベッドについて体重を乗せる．
d：柵に引っかけた左上肢を勢いをつけて，強く屈曲して体幹を引き起こし，その瞬間を利用して右肘を伸展して，手掌をベッドにつく．
e：上体を起こして，両手を前方についた長座位になる．

6　プッシュアップ・床上移動動作

　図 5-41 に示すプッシュアップ動作は床上や車椅子上において殿部の位置を移動するために利用する基本動作である．移動のほかに褥瘡予防のための除圧動作としても用いられる．
　プッシュアップ動作は上肢の筋力があれば可能と考えがちだが，肩甲骨の運動性と安定性が非常に重要である．上肢筋力が十分に残存している対麻痺者であっても肩甲骨の動きを意識して練習し，動作獲得することが大切である．長期的に，上肢筋力だけに頼らないプッシュアップ動作の獲得は，腱断裂や肩関節障害といった二次障害予防にもつながると考える．

1　プッシュアップ動作に必要な条件

　動作遂行は肩甲帯周囲筋による肩甲骨の安定性

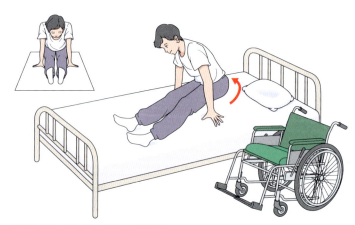

図 5-41 プッシュアップ動作
肩を支点に体幹を前傾し殿部を回転挙上する．

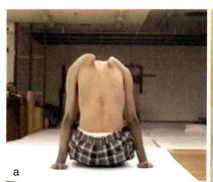
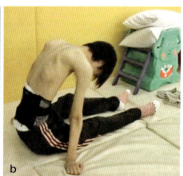
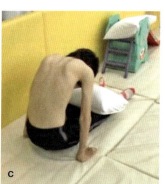
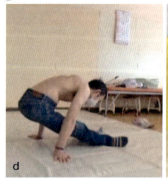
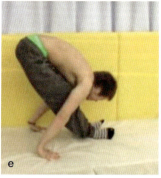

図 5-42 残存レベルとプッシュアップ動作
a：C5B，b：C6BⅠ/C6BⅡ，c：C7B．d：T4，e：L1．

に影響を受けるため，残存レベルにより動作能力にも差が現れる．

四肢麻痺者では，体幹を上方に吊り上げるために僧帽筋，前傾した体幹を支えるために三角筋や前鋸筋などの肩関節屈曲筋群の働きが重要になる．上腕三頭筋が効いていないレベルでは肘関節を伸展位にロックした状態での動作となるため，肩関節外旋の可動域と筋力が十分にあることが求められる．第 7 頚髄節残存レベルになると上腕三頭筋に加えて，大胸筋，小胸筋，前鋸筋といった肩甲骨を外転させる筋が十分に働くため，プッシュアップ動作は容易となってくる．対麻痺者においても，残存レベルによって胸郭と骨盤をつなげる筋の作用に差があるため，殿部を挙上できる高さに違いが生じてくる（図 5-42）．

プッシュアップ動作には体幹と下肢の関節可動

域の影響も大きい．安定した座位バランスと十分な体幹前屈，床に手をつきやすい上肢の有効長の獲得を両立させるために，体幹の屈曲とハムストリングスの伸張による下肢伸展挙上（straight leg raising : SLR）をバランスよく拡大することが望ましい．

2 肩甲骨の使いかたとプッシュアップ動作

肩甲骨の使いかたを獲得することから練習を開始する．確実な上肢支持，肩を支点とした頭部と体幹・殿部の重さのつり合い，支持面を押す方向，殿部が浮く感覚などを学習させ，プッシュアップ動作へつなげる．

長座位よりも端座位のほうがハムストリングスの影響が取り除かれることで，上肢での支持を確実に行うことができ，肩甲骨の使いかたを学習しやすい側面がある．端座位では前方への不安定性と床との距離感から恐怖心が起こりやすい．先に述べた座位バランス練習を先行して行うとともに，環境に十分配慮し転倒リスクを排除して取り組む必要がある．

1 上肢での支持（図5-43a）

肘をロックさせ，前傾姿勢で上肢支持し，身体の重さを肩にかけ支持することを確認する．上腕三頭筋が効かないケースでは肩関節外旋位にて肘ロックを確実に行う．前方へ倒れず，前後のバランスを保てるギリギリの位置を探る．

2 支持面を前下方へ押し，身体を後方へ押し戻す運動（図5-43b）

肩甲骨外転と体幹屈曲を意識させ肩甲骨の運動を学習する．

3 殿部を浮かす（図5-43c）

2の前下方へ押す運動は持続し，身体を後方へ押し戻すのではなく，前方へ重心移動することで頭部と殿部の重さのつり合いがとれる（殿部が浮きそうになる）位置を探る．手をつく位置は調整

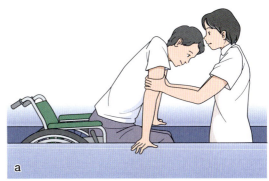

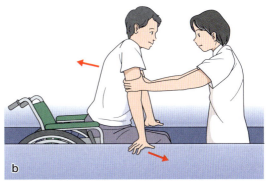

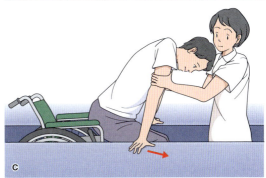

図5-43　肩甲骨の使いかたとプッシュアップ動作
a：上肢での支持．
b：支持面を前下方へ押し，身体を後方へ押し戻す．
c：支持面を押しつつ，前方へ重心移動し殿部を浮かす．

しながら効率のよい場所を選ぶ．セラピストは肩関節の空間的な位置が保持され，肩関節を軸にした回転運動で殿部が浮くように誘導する．

3 プッシュアップ動作と床上移動

肩甲骨の使いかたが獲得できたら，実際の移動動作へとつなげる．

対麻痺者ではプッシュアップ動作にて移動を行

う．練習開始当初は，プッシュアップ台を用いてもよい．これにより，有効上肢長が長くなり，プッシュアップ動作が容易となる．プッシュアップした状態で殿部を前後左右に動かす．前後に動かす練習では踵の摩擦を軽減するために滑りやすいシートやボードを敷くと動きやすい．また，殿部を後方へ高く引き上げる動作では運動方向を示すためにもセラピストが介助，誘導する(図5-44)．四肢麻痺者ではプッシュアップ台を把持できないため，有効上肢長を長くするために台や砂嚢に手をついて練習する．殿部挙上が可能となったら，段階的に高低差のある台などへ乗り上がる練習へと拡大する．

プッシュアップ能力が不十分で殿部挙上できない四肢麻痺者では，上肢で押すことにより殿部を滑らせて移動する．この場合も先に述べた肩甲骨の運動は重要である．長座位，体幹前屈位で上肢を支持し，左右に重心移動しながら回旋するように左右殿部を交互に移動する方法など(図5-45)が有効である．セラピストが殿部とマットの摩擦を軽減するように坐骨部に手を当て，回旋を容易にしながら動作誘導するとよい．動作遂行には前屈位から長座位へ姿勢を復元する能力も必要である．

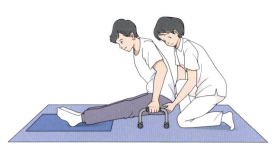

図5-44 対麻痺者のプッシュアップ動作練習
踵のスライディングシートとプッシュアップ台を使用する．

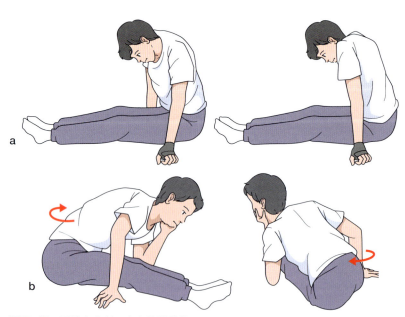

図5-45 四肢麻痺者の床上移動動作
a：左右に重心移動しながら回旋するように左右殿部を交互に移動する．
b：マットに肘をつき，その肘を中心に回旋しながら移動する．

7 移乗動作(トランスファー)

移乗動作は車椅子とほかの場所の間を乗り移る動作である.車椅子・ベッド間の移乗が動作の基本となり,車椅子・トイレ便座間,車椅子・自動車間,車椅子・床(マット)間など応用動作がある.ここでは,車椅子・ベッド間の移乗動作を自力で行う方法を述べる.

車椅子をベッドに直角づけし長座位で移動する前方移乗と,横づけし端座位で移動する側方移乗に大別できる(図5-46).同じ残存機能レベルでも動作獲得には年齢,性別,関節可動域,筋力,バランス能力などによる個人差が大きく影響する.そのため,どの方法での動作獲得を目指すべきか見極めながら練習を進める必要がある.

移乗動作というと殿部を移動させることだけに目が向きがちであるが,移乗動作自立のためには動作前後の姿勢変換や下肢操作,靴着脱動作などさまざまな動作を複合的に獲得する必要がある.

1 前方移乗

前方移乗は端座位バランス能力やプッシュアップ動作能力が不十分な四肢麻痺者で用いることが多い.対麻痺者であっても高齢者や女性などでは選択することがある.以下に手順を示す(図5-47).

①車椅子をベッドに対し30 cm程度離し,90°に向けて位置する.離しておくのは下肢をベッドへ挙上するための間隔が必要だからである.

②車椅子上で殿部を前方へ移動する.下肢を挙上する際に,前方へ倒れにくくすると同時に下肢を把持して後方へ倒れ込むことで下肢挙上の高さを得るためである.両側同時に移動するには,両手関節をアームサポートに引っかけて固定する.次に体幹を伸展し,バックサポート上縁に押しつけることで両殿部を前方へ移動する.左右交互に移動するには,一側上肢を車椅子グリップに引っかけ,体幹を固定させる.次いで体幹を回旋,伸展させ,対側殿部を前方へ移動する.これを左右繰り返す.

③下肢をベッドに挙上する.一側上肢を車椅子グリップに引っかけ,体幹を固定する.対側手関節部から前腕を膝窩に差し入れ,肘関節屈曲,手関節背屈にて下肢を持ち上げるとともに体幹を後方に倒すことで下肢挙上する.グリップに引っかけた上肢を戻し,挙上した下腿に差し入れて対側大腿部に足組みするように乗せ,靴を脱ぐ.下腿をベッドへ押しやるようにしたり,膝関節を押したりして,膝を伸展させベッドに乗せる.反対側も同様に挙上する.

④車椅子を前進させ,ベッドとの隙間をなくす.

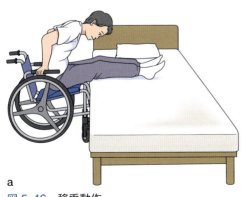

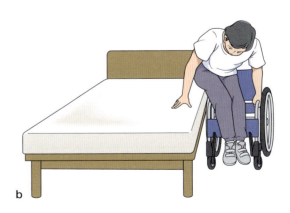

図5-46 移乗動作
前方移乗(a)と側方移乗(b)

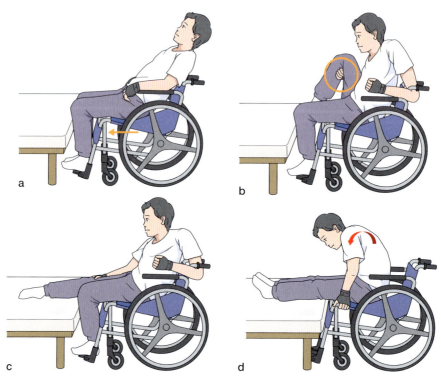

図 5-47　前方移乗の手順
a：車椅子とベッドを30 cmくらい離して止め，殿部を前方へずらす．
b，c：下肢をベッドに挙上する．
d：長座位での移動．

隙間が残らないように車椅子フット・レッグサポートの形状や移乗台など，環境面を整備する必要がある（図 5-48）．
⑤アームサポートを利用したり，ハンドリムを押したりして体幹を前屈させる．床上移動動作を利用してベッドに乗り移る（第5章「6．プッシュアップ・床上移動動作」参照 ➡ 132頁）．

前方移乗には，車椅子上での姿勢変換，下肢の操作，プッシュアップなど，他の動作にも関連するさまざまな要素が含まれている．そのため，最終的に側方移乗を獲得できるレベルであっても状況に応じて前方移乗の練習から取り組むこともある．

2　側方移乗

側方移乗は対麻痺者や四肢麻痺者であっても端座位バランス能力が十分であり，端座位での殿部の移動と付随する足挙上動作などが可能であれば実施する．便座や自動車移乗など応用性が高い方法である．以下に手順を示す（図 5-49）．
①車椅子をベッドに対し，斜め30°程度に位置する．
②移乗時に殿部がアームサポートに干渉しないよう，殿部をシート前方へ移動させる．足部はフットサポートから降ろし，床に置く．移乗時に滑らないよう，靴は履いたままにする．足部は原則，膝関節90°屈曲位で下腿が床に対し直角になるよう位置させる．移動方向の足部を足長の半分程前方に置くとよい．ベッドにつく手は，移乗後に殿部の入る幅を考慮して位置を決

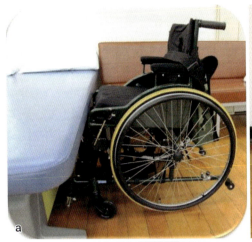
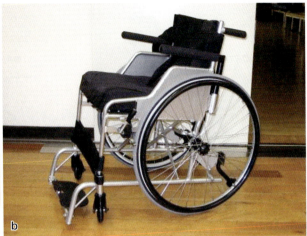
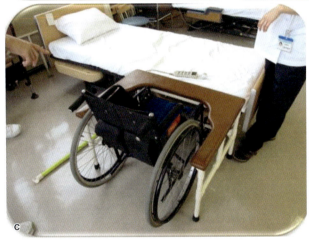

図 5-48　前方移乗の環境
a, b：車椅子とベッド間に隙間をつくらないフット・レッグサポートの形状
c：車椅子とベッド間の隙間を埋める移乗台

める．対側はアームサポートを把持する．
③プッシュアップ動作を利用して殿部を移動させる．プッシュアップ動作が不十分な場合や練習初期には一度の動作で殿部をすべて移動させようとせず，ベッドにつく手の位置を殿部に近づけて，数回に分けて移動させるとよい．この場合，一時的にアームサポート部分に殿部を置くことになるので，褥瘡のリスクに配慮する．また，トランスファーボードを利用（図5-50）し，大きく殿部を挙上するのではなく滑らせて移動する方法も選択肢となる．
④下肢をベッドに挙上する．ベッドに対し斜めになるように端座位をとり，必要に応じて上肢支持を用いながら座位バランスを維持し，ベッド奥側になる下肢から胡坐方向へ引き上げる．

端座位では，ハムストリングスによる体幹前方制動が効かなくなることと，視覚的な床との距離感により恐怖心が大きくなる．セラピストは前方に位置して動作指導，誘導するようにする．また，練習初期にはプッシュアップ時に車椅子を側方へ押してしまい，車椅子が動いてしまうことがあるので注意する．

3　車椅子・床（マット）間の移乗

車椅子から転落してしまったときや，入浴環境，寝具環境においてこの動作が必要となることがある．車椅子生活を前提として住宅改修を行えば日常的に床へのアプローチを行う必要はほとんどの場合解消できるが，殿部を高く挙上する練習

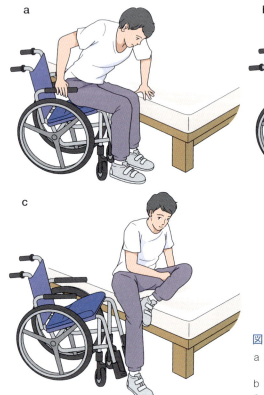
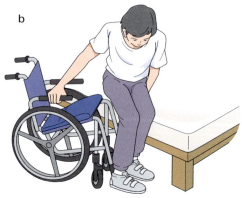

図 5-49　側方移乗の手順
a：車椅子をベッドに対し斜めに止め，シート前方へ移動する．
b：プッシュアップによる殿部移動．
c：下肢の挙上．

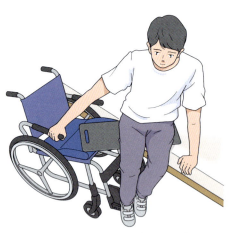

図 5-50　トランスファーボードの利用

は他の移乗動作のスキルアップにも役立つ．以下に降りかた，乗りかたに分けて手順を示す．

1 車椅子から降りる（図 5-51）

①車椅子をマットに対し直角に位置する．このとき，キャスターは前向きにする．移乗時に車椅子前部へ重さがかかるので，後輪が浮き車椅子が前方へ転倒しやすくなる現象を防ぐためである．
②前方へ殿部を移動させ，両下肢をやや斜め方向に伸展させる．片手はアームサポートを把持し，対側は床面につく．床面へ直接手をつくことが困難であれば，伸展させた下肢を伝うようにしながら床面に達するのがよい．
③下肢(踵)をマット上に滑らせながら殿部を回旋させて降りる．

2 車椅子へ乗る（図 5-52）

①降りかたと同様に車椅子を直角に位置する．
②車椅子に殿部を近づけ，下肢は少し斜めに投げ

7 移乗動作（トランスファー）　137

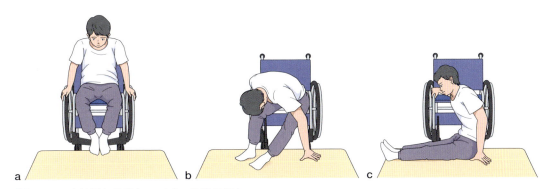

図 5-51　車椅子から床（マット）への降りかた
a：車椅子をマットに対し直角に位置させる，b：片手を床につく，c：殿部を回旋させながら降りる．

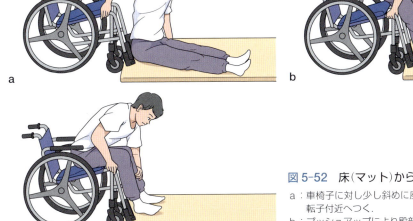

図 5-52　床（マット）から車椅子への乗りかた
a：車椅子に対し少し斜めに座り片手は車椅子を把持，他方は大転子付近へつく．
b：プッシュアップにより殿部を回旋させながら挙上する．
c：下肢伝いに床についた手を移動させ，上体を起こす．

出すように位置する．車椅子に対してどの程度斜めに構えるかは人によって違うので試しながら決定するとよい．一方の上肢は車椅子を把持し，他方は大転子付近の床につく．
③プッシュアップにて殿部を回旋させながら挙上する．挙上が不十分でシートに深く位置できなかった場合は殿部を左右に振るようにしながら押し込むようにする．

④下肢を伝って床についた手を移動させ，上体を起こし，車椅子上姿勢を整える．

練習段階では初めから，車椅子の座面高を目標とするのではなく，20 cm 程度の台から開始し，難易度を上げていく．

関節可動域や，プッシュアップ動作能力に応じて動作にはバリエーションがある（図 5-53）．

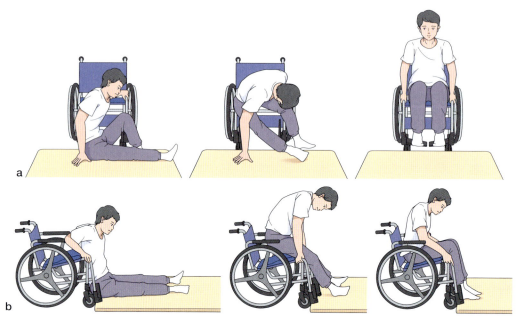

図 5-53　車椅子・床(マット)間の移乗のバリエーション
a：車椅子側の下肢を屈曲させる方法．膝を車椅子にもたれかけさせたり，顎で支えたりして安定させる．
b：両手で車椅子を把持し，まっすぐ後方へ上がる方法．

8　車椅子駆動

1　車椅子の設定

　効率的な上肢駆動を実現するためには，車椅子の後座高は上肢を下垂したときに第3指の指先から遠位指節間関節(distal interphalangeal joint；DIP関節)が駆動輪車軸の高さとなることが目安となる．また駆動するときに体幹が前方に倒れないように前座高，バックサポート高，バックサポート角度を調整する．

　駆動輪車軸の前後位置は駆動効率と安全性を考慮して決定する．キャスターと駆動輪では駆動輪のほうが転がり抵抗が圧倒的に少ない．車軸位置を前方に設定することによって対象者の座位での身体重心が駆動輪に近づき，より少ない力での駆動が可能となり，駆動効率が高くなる．またホイールベースが短くなることで回転効率も向上する．しかし，身体重心が相対的に後方に位置することにより，後方転倒のリスクが高くなる．また坂道を上るときには重心をより前方にすることが必要となり，高い身体能力が求められる．したがって初期から安易に車軸を前方に設定することは避け，十分な練習を積んだうえで身体能力や生活環境を評価して適切な車軸位置とすることが望ましい．

2　麻痺の重症度と損傷レベルによる特徴

1　ASIA Impairment Scale(AIS) A・Bの場合

　ほぼ上肢駆動となる．損傷レベルにより駆動の特徴が異なる．
(1)　四肢麻痺
　ハンドリムを握る動きができないことが多いため，ハンドリムへ力を伝達する方法を工夫する必

要がある．ゴムなどの摩擦係数が高い素材が付いているグローブを装着することや，必要に応じてハンドリムにビニールやゴムをコーティングすることが多い．ハンドリムを握らない場合はハンドリムとタイヤ間の寸法を5mm～1cmと狭く設定することも多い．体幹ベルトは姿勢安定性の提供や前方・側方への転落防止に有効である（図5-54）．

損傷レベルにより残存する上肢筋が異なるため，レベルに応じた駆動方法となる．上腕三頭筋が麻痺していると，上腕二頭筋や大胸筋を用いるために肩関節が外転位での駆動となりやすい．上腕三頭筋が機能するレベルでは肩関節を外転せずに駆動することが可能となってくる．いずれの場合も上肢だけではなく肩甲帯の動きが駆動に参加するように練習する．また，上肢筋力を補うためには肩関節の柔軟性が十分あることが望ましい．体幹筋が麻痺しているため，頭部の前後運動を有効に使えると動的な駆動を獲得しやすい．

(2) 対麻痺

基本的には上肢に麻痺がないが，肩甲帯と体幹の動きが駆動に参加するように練習することは四肢麻痺の場合と同様である．損傷レベルにより残存する体幹筋の範囲が異なるため，駆動のときに動かすことができる体幹の範囲が異なる．また脊柱に内固定が入っていると，その部分は分節的な体幹の動きができないことを考慮に入れる必要がある．

(3) 練習方法

いずれの場合も前方転落を予防するために体幹ベルトを使用することを勧める．体幹ベルトは股関節が屈曲して体幹が前方に倒れることを防ぐように取り付ける場所を工夫する．フェルトを底に貼り付けた木の箱を用意し，その中に重錘を入れて駆動する練習が有効である（図5-55）．またカーブの曲がりかた，狭い場所での回転のしかたを習得するためにはハンドリムを片方のみ，または両側を互い違いに動かす練習を行う．小さな段差を越えるときは重心を少し後方にすることでキャスターが段差を越えやすくなる．逆に前傾するとキャスターに荷重がより多くかかり，段差を

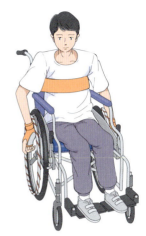

図 5-54 四肢麻痺者の駆動練習のための設定
ゴム付き手袋の装着とゴムを巻いたハンドリムで駆動効率を上げる．体幹ベルトで転落を予防し，姿勢安定性を提供する．

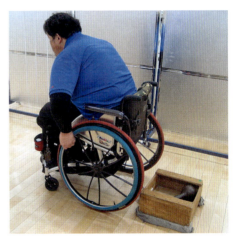

図 5-55 重り引き練習
クロスバーに紐をかけて車椅子に箱をつなぐ．重すぎると車椅子の破損につながるので注意が必要である．

越えられず前方転落の原因となることもある．坂道は下りのときは重心を後方に，上りのときは重心を前方にする（図5-56）．これらの一連の操作が可能となってきたら屋外駆動の場面を増やす．

キャスター上げ（ウィリー）の場合は，まずセラピストが後方から駆動輪を押さえ，対象者がハンドリムを押して重心位置を調整することによってキャスターを上げる練習を行う（図5-57）．キャスターが上がるようになってきたら，セラピスト

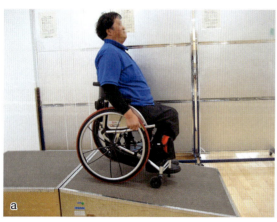
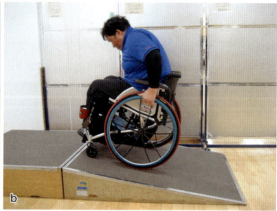

図 5-56　坂道昇降練習
a：下り坂では体幹を若干後ろに倒し，重心を後方にする．b：上り坂では逆に体幹を若干前傾し，重心を前方にする．

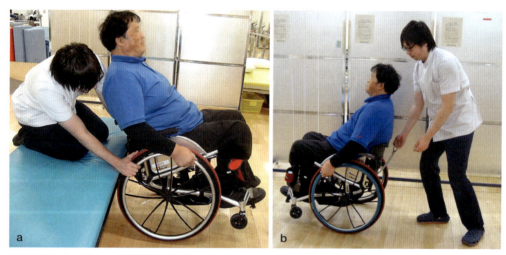

図 5-57　キャスター上げ練習
a：ブレーキを外し，後方からセラピストがタイヤを押さえた状態で対象者がハンドリムを前方に押すとキャスターが上がる．
b：対象者の上肢は体幹よりも前方でバランスの調整をする．キャスターが上がり過ぎて後方に転倒しそうなときは駆動輪を後方に引くと転倒を回避できる．

は徐々に手を離していく．その後，クロスバーに丈夫な紐を結び，セラピストが後方から安全を確保してキャスターを上げた状態での静止や段差昇降の練習を行う．このとき，対象者が体幹の前方に上肢が位置するよう意識できると，キャスターが上がり過ぎて後方に倒れそうなとき駆動輪を後方に引くことができる．この操作によりキャスターが下に降りて転倒を回避できる．

2 AIS C・D の場合

上肢駆動に加えて下肢駆動を併用することもできる．下肢駆動では，車椅子の前車高とクッション厚を合わせて対象者の座位下腿長に 2〜5 cm 加えた高さを目安とする．この高さは足底が床面に接地しやすい．またシート奥行は座底長よりも短くして，殿部を深く入れて下肢駆動しても膝窩が

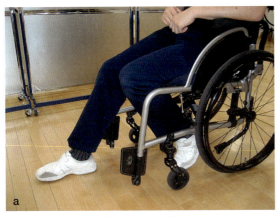 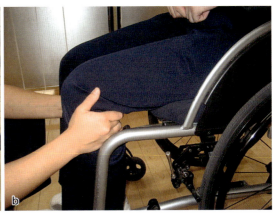

図 5-58 下肢駆動時のチェックポイント
a：駆動時に足がクロスバーや前方のフレームにぶつからない車椅子を選択する．
b：膝窩と座面前端が 5〜7 cm であることを確認する．

座面の先端に当たらないよう距離を 5〜7 cm とする（図 5-58）．殿部を深く入れた状態で駆動できると，身体重心が駆動輪に近づき駆動効率が高くなる．これによって滑り座位（仙骨座り）を防ぐことができ，前方への転落リスクを軽減することができる．また車椅子のフレームの形状で，前方が狭くなっているものは下肢の動きを阻害する可能性があるので注意が必要である．フットサポートは取り外し式を導入することも下肢駆動には有効である．

3 車椅子での転倒・転落予防

車椅子からの転倒・転落は車椅子操作に習熟した利用者でも生じており[1]，転倒・転落がどのような場面で起こっているかを知っておくことは予防のために有用である．

1 前方転落の例

①移動中：下り坂などの途中でキャスターが段差にぶつかり乗り越えられないときや，溝にはまったときなどに前方に投げ出された．ハンドリムをつかみ損ない前方に転落した．介助者に押してもらっているときにキャスターが段差にぶつかり前方に転落した．

②停止中：床に落ちたものを拾おうとして前方に転落した．

2 後方転倒の例

①移動中：スロープをキャスター上げで降りようとして失敗した．膝の上に荷物を置いてスロープを上り，前傾できず後方転倒した．車椅子でバックしていて急に止めたときに転倒した．

②停止中：腕を挙げたら後方に転倒した．後方のものを取ろうとして手を伸ばしたら後方に転倒した．重心が後方のまま急発進したときに後方に転倒した．段差越えを介助しようとして車椅子の前方を介助者が持ち上げた瞬間に後方転倒した．

3 側方転倒の例

道路の片斜面で側方に倒れた．

■ 文献
1) Nelson AL, Groer S, Palacios P, et al：Wheelchair-related falls in veterans with spinal cord injury residing in the community：a prospective cohort study. Arch Phys Med Rehabil 91：1166-1173, 2010

9 歩行

1 歩行の意義

　受傷直後の脊髄損傷者は，歩くことにこだわり，歩けないと宣告されることで精神的なショックを受ける．バリアフリー化が進んでいるものの，人間社会の多くのシステムは歩行を前提に設計されている．したがって歩行ができなくなることは，日常生活の営みが困難になり，職業に就く可能性や楽しみの多くを失うことを意味する．完全型脊髄損傷者にとって，装具を使用し練習によって獲得可能な歩行は必ずしも実用的とはいえない．完全型脊髄損傷者の歩行の意義とは二次障害の予防，視線の高さが同じになることでの心理的効果，自主練習などが挙げられる．不全型脊髄損傷者に対しては，実用的歩行の獲得の可能性があるため早期からの立位・歩行の介入が必要である．実用的歩行が獲得できないとしても，獲得した下肢機能は日常生活に役に立つ．

　脊髄損傷者の立位・歩行に対しては身体機能の維持・向上目的に介入していくべきである．装具装着から歩行まで自立すれば，自宅での歩行練習が継続できる．

2 歩行に必要な運動機能と練習

　完全型脊髄損傷者の歩行には，強力な上肢と体幹の筋力，タイミングをつかむ俊敏性，そして優れた平衡感覚が必要である．さらに，歩行に実用的価値を期待するとなると，段差・階段をクリアできなければならない．このレベルの歩行を獲得するためには，十分な練習時間が必要である．

　不全型脊髄損傷者の場合，体幹・骨盤帯の分節的な運動，股・膝関節の支持・制御能力，体幹・下肢の柔軟性，痙縮や感覚障害の度合いを考慮する必要がある．重症度により違いがあるが，動作効率を高める柔軟性の確保，筋活動の不均衡の是正や身体図式の再構築，脊髄歩行中枢（central pattern generator；CPG）の活性化を目的とした練習を実施する．CPGの活性化には下肢の交互運動と腕振りが必要で，下肢荷重と股関節角度変化という二つの求心性感覚入力が重要である．歩行様筋活動発生には練習量を多くする必要がある．練習量を多くする方法として体重免荷式トレッドミルトレーニング（Body Weight Supported Treadmill Training；BWSTT）がある．

3 歩行練習

　完全型脊髄損傷者が歩行練習を行う際の要点を述べる．

■1 平行棒内立位保持練習

①両側に長下肢装具を装着し，膝関節は伸展ロックする．長下肢装具の足継手は底屈−5〜−10°，背屈は制動なしとする．
②平行棒内で立位をとる．股関節伸展筋群は働いていないので，骨盤を後傾，股関節を伸展し，前方の靱帯成分によって股関節を伸展ロックする．
③同じ姿勢で，片手や両手を放しバランスの練習をする（図5-59a）．
④平行棒を握り，プッシュアップ動作と同じ要領で体幹を持ち上げる．なるべく殿部を高く上げて，ジャックナイフを折りたたむような動作を反復練習する（図5-59b）．

■2 平行棒内歩行練習

（1）**四点歩行**
　左手を前方に出し，骨盤挙上筋を働かせて右腰部を持ち上げ，右下肢を振り出して着地する．以降，右手，左下肢とこの動作を繰り返す（図5-60）．
（2）**二点歩行**
　左手と右足で体重を支え，体幹を右前方へ傾け右手と左足を同時に前方に出す（図5-61a）．
（3）**引きずり歩行**
　骨盤を後傾，股関節伸展を常に保ちつつ，身体

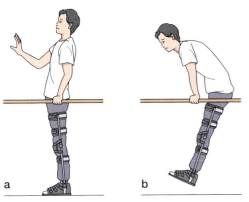

図 5-59　平行棒内立位練習
a：平行棒内で立位保持の練習．股関節を伸展位で行う．
b：体幹を持ち上げる．持ち上げて体幹を回転させる．ジャックナイフ運動の練習も十分に行う．

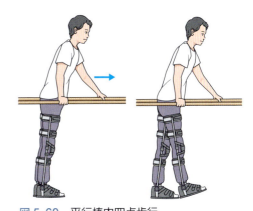

図 5-60　平行棒内四点歩行
左手，右足，右手，左足の順に歩行する．

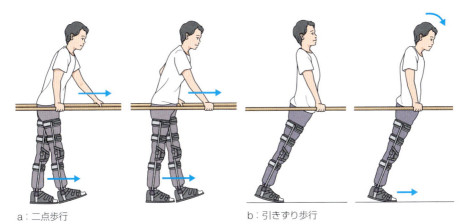

a：二点歩行　　　　　　　　　b：引きずり歩行

図 5-61　歩行

全体を前に傾け両手を前方に移す．ついで両下肢を床面上で引きずり前方に移動する（図 5-61b）．

(4) 小振り歩行

前方に置いた両手に体重をかけ，身体を押し上げつつ両下肢を床から離して振り出し，両手の位置より手前に着地させる（図 5-62a）．

(5) 大振り歩行

前方に置いた両手に体重をかけ，勢いよく身体を押し上げる．両下肢を床から離し，手の位置より前方に振り出す．股関節と体幹を伸展させて着地する（図 5-62b）．

3 松葉杖歩行練習

松葉杖歩行は，バランスをとることと体重を支えることを瞬時に切り替えながら行わなければならない．平行棒内での立位，バランス，歩行練習を十分に行ってから松葉杖歩行練習に入る．松葉杖歩行の種類および動作順序は平行棒内歩行と同様である．

4 椅子に腰かける練習（図 5-63）

①椅子に向かって正面に立つ．
②腰を引いて両股関節を屈曲する．左松葉杖を腋窩にしっかり固定し，これに体重をかけて

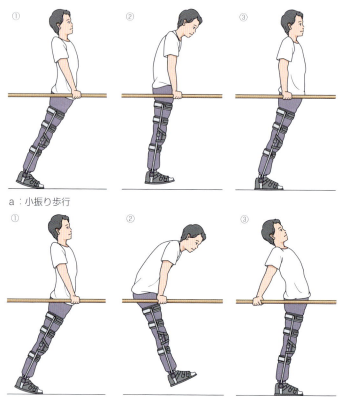

a：小振り歩行

b：大振り歩行

図 5-62　平行棒内歩行練習

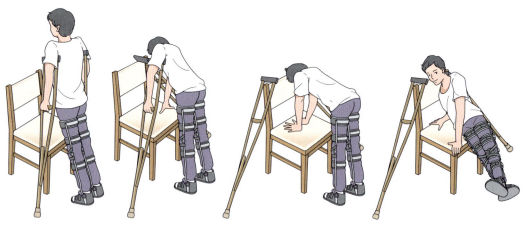

a：正面に立つ．　b：右手を椅子について体重を支える．　c：両手を椅子につく．　d：腰をひねって殿部を椅子につく．

図 5-63　椅子に腰かける練習

平衡を保つ．
③右松葉杖をゆっくりと腋窩から外し，椅子に立てかけ，右手を椅子につく．
④左松葉杖を腋窩から外し，椅子に立てかけ，両手を椅子につく．
⑤腰をひねって体幹を右に回旋しつつ，殿部を椅子につける．まっすぐ腰掛ける．

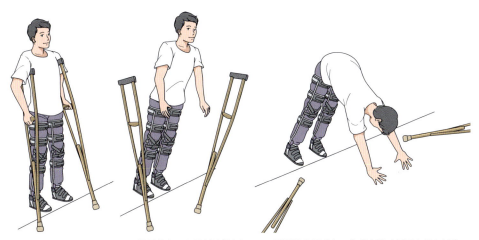

a：マットに向かって立つ. b：松葉杖をできるだけ静かに腋窩から離して倒し, 身体を前方に屈曲しながら倒す. c：股関節を屈曲し, 体幹を強く前屈させながら, 両手を前方にのばす.

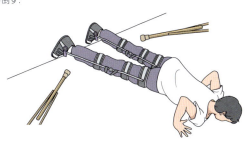

d：両手を床について肘を曲げ, 衝撃を吸収する. 顔を打たないように注意する.

図 5-64 転倒練習

5 椅子から立ち上がる練習

①椅子に浅く腰かける.
②左下肢を手で持ち上げて, 右下肢の上に交差させる.
③座席の右側に両手をつき, 腰を右に回旋しつつ, 後ろ上方に持ち上げる.
④両足を揃えて椅子に向かいあい, 腰を高く上げてバランスをとる.
⑤松葉杖を持って立位姿勢をとる.

6 転倒練習（図 5-64）

①床に敷いたマットに向かって立つ.
②松葉杖を腋窩から離して外側方に倒し, 体幹を前傾する.
③股関節を屈曲し, 体幹を前屈しながら両手を前方にのばす.
④両手を床につき, 接地の瞬間に肘を曲げて衝撃を吸収する. 顔を床に打ちつけないように注意する.

7 床からの起立練習（図 5-65）

①両松葉の杖先を前方に, 脇当てを手前に向けて身体の右側に置く.
②床にうつ伏せになり, 両下肢を広げて, 腕立て伏せの姿勢をとる.
③下肢を外旋位にし, 足底内側縁を床に接する. 練習当初は, 靴が滑らないよう配慮する.
④肘を伸ばしながら体幹を上方に押し上げ, 腰部を持ち上げる. 脊柱は過伸展させない.
⑤両下肢を引き付けつつ, 手を足元に移動する. 腰部を最も高い位置で安定させる.
⑥左手に重心を移して, 右手で 2 本の松葉杖の握りを持つ. 杖先を開いて体重を支える.
⑦左手を松葉杖にそえて, 脇当てを前胸部にしっかり固定する. 体重を支えながら体幹を

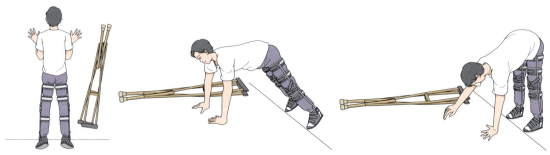

a：腹ばい　　b：腕立て伏せの姿勢から少しずつ手を後方に移動し，腰を後上方に高く挙上する．　　c：腰を高く上げるためには，強い上肢の筋力と股関節の可動域も必要である．

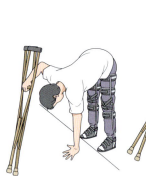 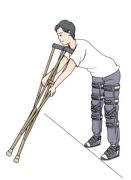 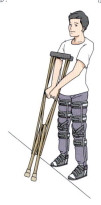

d：右手で2本の松葉杖の握りを持って，体重を支える．　　e：左手を松葉杖にそえて体幹を起こす．　　f：両手で体幹を垂直に立てる．股関節を過伸展してから，バランスを保って松葉杖を腋窩にあてる．

図5-65　床からの起立練習

起こす．
⑧左手の位置を持ち替えて身体を垂直に起こす．股関節を伸展位にしたら，松葉杖を左右交互に持ち換えて腋窩に当てる．

8 階段昇降練習（図5-66）

①階段に対して後ろ向きに立ち，一方の手で手すりを，他方の手で松葉杖を持つ．
②肩を中心軸として，体幹を後ろ上方に回転させつつ腰を高く挙上（ジャックナイフ運動）する．両足の踵を上の段に乗せる．
③体幹を起こし，手すりを持つ位置と松葉杖をつく段を上方に移動する．

階段を降りる場合は，やはり後ろ向きで動作を行うが，階段を上る動作に準ずる．

4 装具と歩行補助具

下肢の支持性が低い場合や歩行時の足部のクリアランスが不十分な場合，また歩行の安定性が低い場合は装具や歩行補助具が必要である．

1 短下肢装具（ankle foot orthosis：AFO）

足関節の支持を補うために用いる．金属支柱付き装具とプラスチック製装具が代表的である．足関節背屈筋群が弱い場合には足関節底屈制御が，底屈筋群が弱い場合には背屈制御が必要である．二方向制御足継手は，足関節の可動域や底背屈の補助を容易に調整できる．これは歩行訓練の初期に使うのがよい．これに対してプラスチック製は，軽量で外観もよく，装具の上から靴が履ける利点がある．一般的な靴ベラ式プラスチック装具（shoe horn brace：SHB）は，完成後に足関節部の

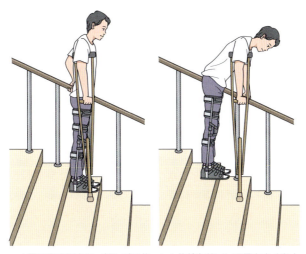

a：後ろ向きに立つ．杖と手の位置に注意する．　b：体幹を前屈して腰を高く挙上し，足を上の段に上げる．

図 5-66　階段を後ろ向きで昇る方法

角度調整ができないため，身体機能の変化が見込まれる場合は使いにくい．しかし障害が固定した後であれば，材質やデザインの工夫により足継手の可撓性を調整できるので，適切な装具が製作可能である．

2 長下肢装具
（knee ankle foot orthosis；KAFO）

足関節と膝関節の支持を補うために用いる．膝継手は伸展位で固定できるよう，輪止めなどのロック機構を付ける．足継手，足部については短下肢装具と同様である．支柱は金属製の両側支柱が一般的で，半月は皮革またはプラスチックとなる．膝あてを付けると膝関節の伸展位保持が一層確実になる．大腿部の支柱を短めにできれば座位をとりやすく，着脱もしやすい．軽量・簡略化された装具として Craig-Scott brace がある．

交互歩行装具として Walk-about®，Primewalk® など内側股継手付き KAFO があるが，歩幅が小さい，骨盤が回旋するなどの問題がある．近年では足継手を股継手と連動させ，下肢を振り出しても常に足底が床に平行になるようにすると同時に，足継手の背屈モーメントを反対側の股継手の屈曲モーメントに利用する装具 HALO®（Hip and Ankle Linked Orthosis）が開発されている．

3 骨盤帯付き長下肢装具
（hip knee ankle foot orthosis；HKAFO）

足関節から股関節まで，下肢全体の支持を補うために用いる．外側のロック付きの股継手では下肢の振り出しが困難で交互歩行が不能のため，実際の使用は立位の保持と平行棒内歩行程度に限られる．これに対して，HGO（hip guidance orthosis，ParaWalker）は股関節で下肢をやや外転位に保持し，屈伸は制限された可動域の範囲を小さい摩擦で動くようになっており，体幹を片側に傾けると反対側の下肢が振り出される．RGO（reciprocating gait orthosis）は両側の股継手がケーブルで結ばれており，片側の股関節が伸展すると反対側の股関節が屈曲し交互の振り出しが可能となっている．両者とも理論的には上部胸髄～下位頸髄の損傷者まで使用可能である．両者を比較すると，HGO は立位の安定性はよいが歩行速度が遅く，RGO は歩幅は広いもののやや不安定といわれている．

4 ロボット（powered gait orthosis；PGO）

駆動モーターにより関節部が稼働するロボットが開発されている．代表的なものにロボットスーツ HAL® や ReWalk™，WPAL（Wearable Power-

Assist Locomotor）などがある．また，Lokomat®という歩行トレーニングロボットも開発されている（第15章「2. ロボティクス」参照 → 303頁）．

5 歩行補助具

　練習として免荷式装置やサドル付き歩行器が用いられる．杖はロフストランド杖や松葉杖がよく使われる．歩行器には車輪付きと車輪なしのものがある．2輪または車輪のないものやブレーキがかかるものは，歩行以外にも立ち上がりなどに使用できる．

6 残存機能と装具の適応

　完全麻痺の歩行は次のように予測される．大腿四頭筋筋力が十分強くなるL4以下ならば短下肢装具を用いて実用的な歩行が可能である．腸腰筋，股関節内転筋が残存するL2, 3では長下肢装具と杖を用いて歩行ができる．しかし，実際には車椅子を併用することが多い．T12, L1では腰方形筋を用いて骨盤を引き上げることで交互歩行が何とか可能である．交互歩行装具を用いれば振り出しは可能だが実用性は乏しい．それ以上の麻痺レベルになると原則的には骨盤帯付き長下肢装具が必要となる．

10 移乗介助

　脊髄損傷者は体幹・下肢の麻痺が重篤であることが多いため，これまで示したような基本的な動作を獲得できるまで，移乗介助が必要となる．治療の一環としても本人の能力を引き出すように介助を行う．一方で高位頚髄損傷者の場合は高い移乗技術が必要なためリフトなどを積極的に使用し，安全に移乗することも重要である．

　安全に移乗するために，起立性低血圧，呼吸困難感，骨損傷部の安定，褥瘡の有無，排尿の現状（バルーン，集尿器使用の有無），関節可動域制限，疼痛などについて，事前の確認が必要である．また，生活期の脊髄損傷者は骨粗鬆症を合併していることが多いため荷重による骨折リスクに配慮が必要である．

1 立位移乗

　多くの脊髄損傷者では麻痺域の四肢・体幹の筋力が両側性に低下していることが多く，姿勢保持，下肢の支持の両面について介助が必要である．

1 部分介助（図 5-67）

　ここでは，中心性頚髄損傷に代表される不全四肢麻痺者を例に説明する．座位保持が可能であるが，下肢筋力の回復遅延や痙縮の増強など筋緊張のコントロールが難しいことが多いため膝折れの予防と方向転換を介助する．肩周囲や背部に可動域制限や疼痛を有していることが多く愛護的に接したい．

2 全介助
（クワドピボッド・トランスファー）

　下肢で体重支持ができない完全四肢麻痺者に用いる，介助者による膝の固定と重心移動を用いて行う方法である（図 5-68）．初めて移乗する場合や介助者が不慣れな場合，ベッド端座位が困難である場合には姿勢の安定を保証するために2人で介助することが望ましい．患者が十分に前屈できる場合は，介助者の腰と両腕で体幹部を支える方法を用いると介助者の負担はより少ない（図 5-69）．この場合，殿部は高く上がらないため，移乗先との高低差が少なく，車椅子のアームサポートが低い，もしくは外れる必要がある．

10 移乗介助　149

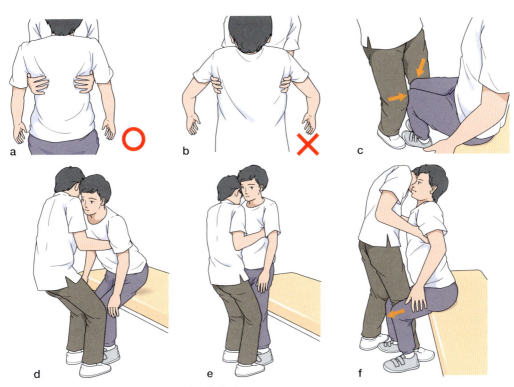

図 5-67　不全四肢麻痺者の部分介助立位移乗
a：胸郭をしっかりと支え，下肢の支持性を発揮しやすい位置にコントロールする．
b：腋窩から吊りあげるように抱えあげると，自発的な下肢の支持が乏しくなり，肩の痛みを生じやすい．
c：膝折れを防ぐために介助者の膝で軽く支える．押し過ぎると膝が過伸展し，腰が引けやすい．
d，e：介助者の腰を下げることで患者の体幹の前傾と足部への荷重を促す．
f：膝の支えがないと膝折れのとき腋窩で支えることとなり，肩関節の損傷につながる．

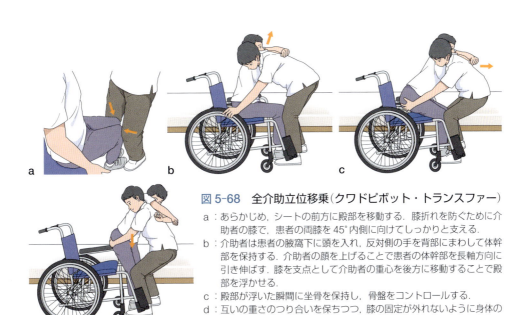

図 5-68　全介助立位移乗（クワドピボット・トランスファー）
a：あらかじめ，シートの前方に殿部を移動する．膝折れを防ぐために介助者の膝で，患者の両膝を 45°内側に向けてしっかりと支える．
b：介助者は患者の腋窩下に頭を入れ，反対側の手を背部にまわして体幹部を保持する．介助者の顔を上げることで患者の体幹部を長軸方向に引き伸ばす．膝を支点として介助者の重心を後方に移動することで殿部を浮かせる．
c：殿部が浮いた瞬間に坐骨を保持し，骨盤をコントロールする．
d：互いの重さのつり合いを保ちつつ，膝の固定が外れないように身体の向きを変え，体幹の重心を下げてゆっくりと着座する．

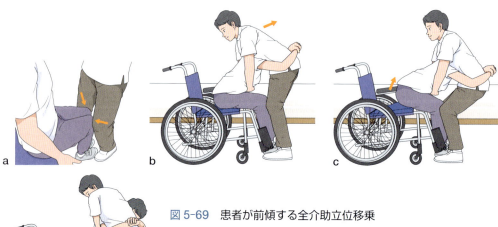

図 5-69 患者が前傾する全介助立位移乗
a：アームサポートやレッグサポートが外れる場合はあらかじめ外し，シートの前方に殿部を移動する．膝折れを防ぐために介助者の膝で，患者の両膝を45°内側に向けてしっかりと支える．
b：患者の体幹を前傾させて，肩を介助者の下腹部で支える．患者の胸の前で両手を組み，肘を伸ばしつつ脇を締めることで体幹部を支える．
c：介助者は胸を張ったまま重心を後方に移動し，膝を支点に殿部を浮かせる．
d：患者の殿部が少し浮いたところで方向転換する．進行方向と反対側の膝（図では左膝）で殿部を少し押し込む．

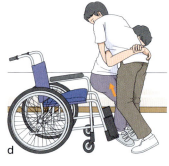

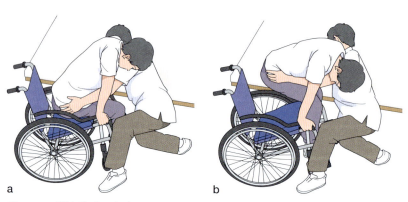

図 5-70 側方移乗の介助
a：介助者は片膝立ちとなり低く構え，移乗側に頭を倒し身体を寄せておく．そうすることで患者のプッシュアップ時の体幹前傾を妨げず，前倒れを予防できる．
b：殿部もしくは両大腿部を両手で支え，プッシュアップに合わせて，移動と挙上をサポートする．過介助はバランスを崩す原因となるため加減が重要となる．

2 座位移乗

1 側方移乗の介助（図 5-70）

上肢支持で端座位が可能な対麻痺者や四肢麻痺者を想定する．端座位保持が可能であっても，体幹の前傾が不十分でプッシュアップ時の殿部挙上が不十分であることが多い．この場合，介助者が前方に位置することで前倒れの危険を防ぎつつ殿部の移動を助ける．体幹の前倒れの心配がない場合には介助者が後方で殿部の移動のみをガイドする．

2 前方移乗の介助（図 5-71）

端座位が不安定であったり，プッシュアップが不十分な四肢麻痺者や高齢の対麻痺者では，比較

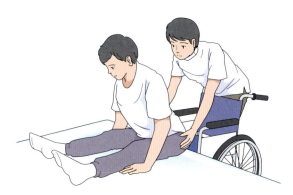

図 5-71 前方移乗の介助
車椅子のフット・レッグサポートをスイングアウトもしくは取り外し、車椅子とベッドの間の隙間をなくす。下肢の下にスライディングシートを敷くと摩擦による抵抗を減らすことができる。介助者は殿部の移動をサポートする。

的姿勢の安定している長座位のまま車椅子に移乗する。あらかじめ、ベッド上に下肢を乗せ、ベッドと車椅子座面に隙間ができないようにできるだけ接近する。

3 2人での持ち上げ移乗介助
（図 5-72）

非常時や外出先での床からの移乗の際に行う。負担が大きい介助動作であるため正しい介助法を身につけたい。日常的な生活場面で垂直移動に介助が必要な場合は、後述するリフトなどの福祉用具（9章「3. 移乗支援の機器」参照 ➡ 245頁）を用いることが望ましい。

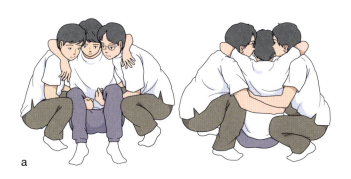
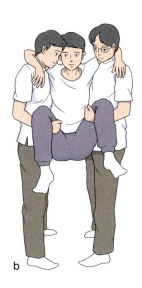

図 5-72 持ち上げ移乗介助
a：介助者は患者の両脇にしゃがむ。患者は介助者の肩に手をまわし、介助者は体幹部と膝窩部を前腕で支える。
b：声をかけ合うことでタイミングを合わせて立ち上がり、胸を張る。

11 不全麻痺の動作練習

1 不全麻痺の障害特性と動作練習について

不全麻痺の重症度は、ASIA Impairment Scale（AIS）による分類で感覚のみ残存する AIS B から麻痺症状がない AIS E まで幅がある。AIS B は運動機能が完全麻痺であるため、動作練習としては完全麻痺に準ずる。しかし、運動機能が改善する可能性もあることから、初期より体幹・下肢への荷重・運動刺激を入れることは意識する必要がある。AIS D は体幹・下肢の運動機能が実用化し、立位・歩行の獲得が目的となり、健常者の動作を手本に起居動作練習を進める。

AIS C レベルは考慮が必要であり、AIS B に近い状態であれば完全麻痺に準じた動作練習を必要とし、AIS D に近い状態であれば立位・歩行の獲得を視野に入れた動作練習が必要になる。セラピストは機能変化に注意しながら介入割合を変える

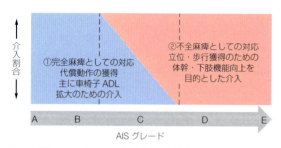

図 5-73 AIS 等級による介入の割合
①AIS A と B は運動機能が完全麻痺の状態であるため，完全麻痺としての対応が必要であり，代償動作の獲得や車椅子をベースにした ADL 獲得に向けた介入が中心．
②AIS D は運動機能が実用的な状態であり，立位・歩行の獲得や安定性向上を目的に体幹・下肢へ介入する．
③AIS C は程度や機能変化により介入割合を①～②に変える．

必要があり，完全麻痺および不全麻痺の介入方法を理解する必要がある（図 5-73）．

また，運動麻痺の分類には，脊髄の損傷部位により感覚障害が強い脊髄後部損傷型，運動障害と温痛覚障害が生じる脊髄前部損傷型，片側の運動麻痺，深部感覚障害と，対側の温痛覚障害が強いブラウン・セカール（Brown-Séquard）症候群型，下肢より上肢に麻痺が強い中心性脊髄損傷型がある．それぞれの障害特性を理解したうえで，練習方法を検討する必要がある．たとえば感覚障害が強ければ，トレッドミルなど一定したパターンで繰り返し歩行できる場面で鏡も利用しながら麻痺部位の知覚を促すことや，中心性脊髄損傷型では上肢帯（特に肩甲帯）の強化のため上肢への荷重刺激を多くし，のちに ADL に支障が出ないよう疼痛やしびれに配慮し，上肢・手指の関節可動域（range of motion；ROM）の確保などが必要である（上肢練習は第 6 章「13．上肢機能」参照 ➡ 202 頁）．

2 運動障害について

運動障害の本質は，麻痺による筋出力の低下（weakness）であるが，筋活動の不均衡や感覚障害および痙縮などが動作の質をゆがめている．動作を行おうとするとき，麻痺の少ない筋や反応しやすい痙性筋を過剰に使い，麻痺の重度な筋は使われずに取り残されてしまう傾向にある．高度なバランスを必要とする立位・歩行場面では，これらの筋活動の不均衡はさらに増長される．これを是正するにはまず過剰な筋緊張を緩め，筋活動のバランスを整える必要がある．

動作練習では，極力代償動作を避け，痙縮を含む筋活動の不均衡を是正したうえで，動作に必要な筋活動を促す．体幹・骨盤帯の中枢部の動的安定性改善と四肢の分離した運動性との関係性を考え，正常なアライメントでの姿勢制御や動作練習が重要である．

3 立位・歩行の獲得を視野に入れた体幹・下肢機能への介入[1]

歩行は身体各部位の運動が統合され，調和された動作である．立位・歩行練習だけが歩行を獲得する動作練習ではなく，各起居動作のなかで各身体部位の運動性を確認することが，動作の評価であり介入でもある．立位・歩行獲得に関連した各身体部位の運動要素を確認する動作場面を紹介する．

1 体幹機能（図 5-74）[1]

体幹筋の活動や体幹に対しての骨盤帯分離運動を評価するために，端座位における骨盤前後傾や左右傾斜運動を誘導し，追随できるかを確認する（図 5-74a～d）．また，腹部の筋活動が重要で，体幹後傾位から体幹を起こすことや，片側の骨盤挙上運動を誘導することで確認する．股関節機能と協調した動作でもあるため，股関節機能についても評価が必要となる．前方へ手を伸ばすリーチ動作は，股関節伸筋活動がなければ行えない動作であり，股関節機能も同時に評価が可能である（図 5-74e）．体幹と股関節機能の総合評価として，足底が床に着かない端座位において殿部でベッド上を前後に移動する動作（いわゆるお尻歩き）があり，高い能力が必要になる（図 5-74f）．

その他の動作場面として，寝返り動作を通して上半身に追随した骨盤の回旋運動を行うことで側腹部の筋活動を促すことができる．

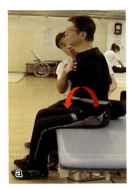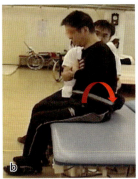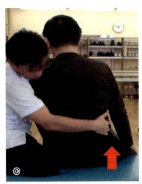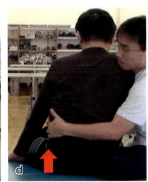
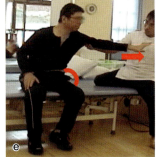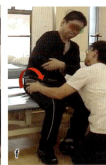

図 5-74　体幹機能の評価介入としての端座位動作
a：骨盤前傾運動，b：骨盤後傾運動，c：右坐骨挙上による骨盤の左傾斜運動，d：左坐骨挙上による骨盤の右傾斜運動，e：リーチ動作，f：殿部歩行（いわゆるお尻歩き）．
（藤縄光留，相馬光一，金　誠熙：不全型脊髄損傷者の歩行再建と理学療法．PT ジャーナル 43：203-211，2009 より）

2 股関節機能（図 5-75）[1]

　立位歩行はもちろん，立ち上がりや階段昇降など中腰姿勢が要求される場面では，股関節機能が重要になる．転倒による障害リスクが少なく股関節機能を評価する場面として，マット上での膝立て背臥位殿部挙上（ブリッジ動作）や膝立ち位，片膝立ち位，四つ這い位などがある．筋力を評価するのであればブリッジや片脚ブリッジが安全に評価できる（図 5-75a〜c）．ブリッジでの足踏み動作では回旋制御能力も評価でき，ベッド上の自主トレーニングとしても指導ができる．膝立ち位での評価は，膝屈曲位での股関節伸展活動であり，下肢伸展パターンを抑制した状態での股関節伸筋活動の評価となる（図 5-75d，e）．片膝立ちや四つ這い位動作は股関節の回旋制御能力の評価にもなる．これらの動作場面を練習する際は，最初は介助しながら，徐々に自立して行えるように進める．

3 膝・足部の機能

　不全麻痺者が陥りやすい立位姿勢の特徴を図 5-76 に示す．立位・歩行場面で最も不安なことは，膝折れ現象である．通常の転倒は棒が倒れるような状況で転倒までに多少時間があり対応が可能であるが，膝折れは瞬時に床へ落下してしまうため対応が難しい．それゆえ，患者は膝折れへの恐怖心が強く，それを防ぐために骨盤を後方に引き，体幹を前傾することで重心線を膝関節前方に位置させ安定を求める．さらに足関節の底屈運動を強め，膝のロックを強固にし，上半身は代償的に腰背部を伸展させた姿勢をとる．この状態では骨盤中間位での運動学習が進まず，代償的な上肢・体幹での動作を学習する恐れがある．
　この状況下での立位・歩行練習は長下肢装具（knee ankle foot orthosis；KAFO）を必要とし，まずは膝折れがない立位環境を設定し，代償的な体幹伸展筋の活動を抑え，骨盤後傾運動などで体幹分離運動を促す必要がある．また，膝折れの原因である弱化した膝伸展筋の強化を行う．一例と

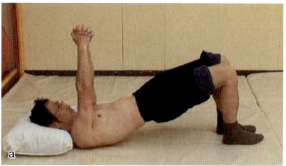 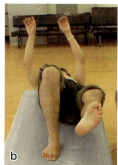 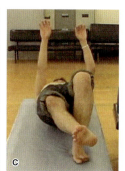

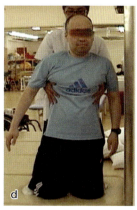 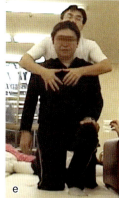

図 5-75 股関節機能を評価介入するブリッジ動作と膝立ち動作
a：膝立背臥位（ブリッジ）．上肢による代償を防ぐため挙上位にするとよい．
b：右片脚ブリッジ．
c：左片脚ブリッジ．
d：膝立ち動作．
e：片脚膝立ち動作．
（藤縄光留，相馬光一，金　誠熙：不全型脊髄損傷者の歩行再建と理学療法．PT ジャーナル 43：203-211，2009 より）

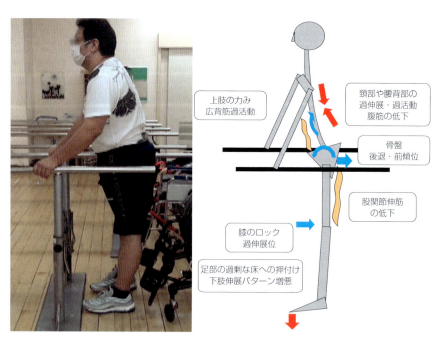

図 5-76 不全麻痺者の立位アライメントの特徴
膝折れを防ぐために骨盤後退・前傾位にし，足部で床を過剰に押付け，膝をロックする．体幹を起こすために代償的な体幹伸筋活動が強まり，歩行に不利益な姿勢をとる．

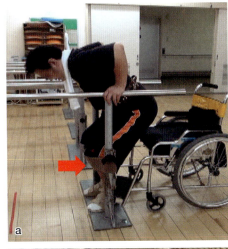
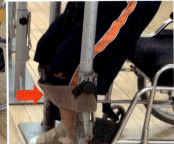
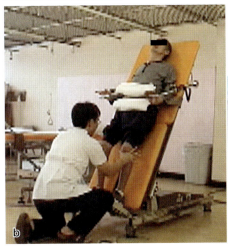
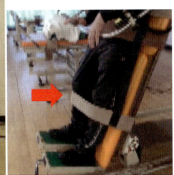

図 5-77　下肢の支持性向上のための膝屈伸運動
　a：平行棒内での膝屈伸運動．起立台などのベルトを平行棒に巻きつけ，膝折れ防止の環境を整える．
　b：起立台での膝屈伸運動．膝ベルトを工夫して設置すれば自主トレーニングとして行える．

して，平行棒内の支柱に起立台用のベルトを膝下に位置するように設置し，膝の屈伸運動を行う（図5-77a）．四肢麻痺では上肢による支持が困難なため，起立台立位で膝バンドを緩めた状況下で膝屈伸運動を行う（図5-77b）．

　足部の過剰な底屈を解除するためには，平衡反応を利用したポジションをとるとよい．骨盤・体幹を起こして，重心を後方へ移動させた踵重心の立位になるよう介助する．これにより腹筋の活動や足部背屈を促すことができる．

4 介助による立位歩行練習（図5-78）

　セラピストは膝折れを防止するために前方に腰かけ，セラピストの下腿を患者の膝蓋腱あたりに当て，立位をとってもらう．立ちやすくするために昇降式ベッドを利用するとよい（図5-78a）．左右前後に重心移動を誘導し，最終的に片脚で支持ができ，対側下肢を緩ませるように進める．支持側重心を前方へ移動させ，対側下肢を自然と振り出せるように誘導する．これを左右繰り返し，歩行練習へ進める．

　膝折れが改善すればバランス制御範囲を広げる

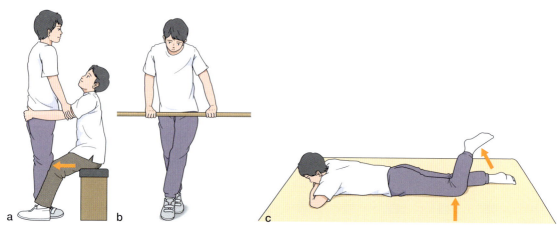

図 5-78　立位歩行練習
a：膝折れ防止対策として前方よりセラピストの下腿を患者の膝下に当て立位重心移動や膝屈伸運動を促す.
b：膝折れが改善したらステップ練習へ移行する.
c：遊脚相の下肢分離を確認するため腹臥位にて股関節伸展，膝屈曲運動を行う．分離が悪いと膝屈曲筋力が徒手筋力テスト(MMT)で3でも股関節伸展パターンに影響され困難となる．

ために，立位姿勢で側方あるいは後方より介助し，介助側に重心を移動させ，支持基底面を越えて対側の下肢をステップさせる（図5-78b）．

実際の歩行練習では後方より胸郭を介助し，しっかりと片側支持脚に重心移動をさせてから対側下肢を緩ませ（膝を軽度屈曲位にした状態），振り子の原理で下肢を振り出すように促す．患者は下肢を振り出そうと頑張ることが多いので，支持脚に体重をしっかり移し，楽に対側下肢を振り出すよう意識してもらうとよい．

遊脚期の評価介入として，腹臥位にて股関節伸展位での膝屈曲運動を行い，下肢の分離機能を確認する（図5-78c）．下肢に伸展・痙縮があるとこの運動が困難となる．下肢の分離運動を促す動作として，後ろ歩きの股関節伸展と膝屈曲を組み合わせた運動などがある．

5 量的な歩行練習を確保するための器具やロボットの必要性について

脊髄は活動依存性の可塑性を有するとされており，また神経栄養因子であるBDNF(brain-derived neurotrophic factor)は運動量との相関もみられると報告されている[2]．また，上位中枢からの入力がなくても歩行運動を起こし，下肢の自動的でリズミカルな協同的動作を発生させるニューロン回路(central pattern generator；CPG)が脊髄に存在する[3]．股関節を伸展させ交互運動を提供することでCPGが賦活され，脊髄をはじめとする中枢神経系において，歩行に関連した再組織化がはかれると考えられている．

このような運動量確保のためには人力のみに頼ることには限界があり，図5-79のような器具やロボットなどの活用が必要である（第15章「2．ロボティクス」参照 ➡ 302頁）．

4 高齢不全麻痺者の諸問題と対策
（表5-3）

脊髄損傷のなかでも高齢不全損傷者の割合は増加傾向にあり，動作練習では高齢者特有の問題を理解し，対策を講じる必要がある．

1 高齢不全麻痺者をとりまく諸問題

①合併症（特に呼吸器，泌尿器）のリスクが高く，せん妄など精神不安定も有していることがある．
②サルコペニア（加齢による骨格筋量の低下）やフレイル（高齢者の虚弱）といった老年医学的問題を有していることがある．加齢による身体機能

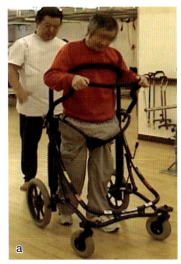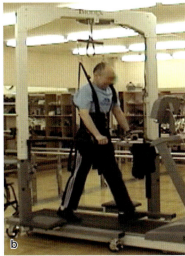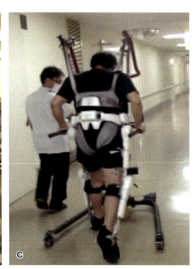

図 5-79　器具を利用した立位・歩行介入例
a：サドル付き歩行器，b：牽引式トレッドミル，c：牽引式歩行器とロボティクス(HAL®)

表 5-3　高齢不全麻痺者をとりまく諸問題と対策

問題	対策
合併症リスクが高い（特に呼吸器・泌尿器），せん妄など精神不安定も	・早期対応 ・早期離床
加齢による身体機能や生理的予備機能低下	・身体年齢を考慮 ・少量頻回介入の原則 ・病棟 ADL への反映
予後予測や目標設定が難しく，ADL 獲得未完での退院，介助者も高齢者の可能性	・離床・移動手段の確立 ・社会資源の活用

や生理的予備機能低下をきたしているため，活動性が低く受動的な場合がある．生活習慣や性格的な問題もあり，動作が ADL に汎化されにくい．
③予後予測や目標設定が難しく，ADL 獲得未完で退院することが多いうえに，介助者も高齢者の可能性がある．

2 対策

①早期離床を目標に座位保持や車椅子乗車を進め，生活リズムをつくることが合併症予防につながる．
②受傷前の活動量にもよるが，実年齢で判断せず身体年齢に合わせて介入する．若年者よりも低いゴールが想定されたとしても，それに向けての介入は，高齢者の特性（サルコペニアやフレイルなど）を考慮して実施する以外は，特に若年者と変わるものではない．実際は筋力低下や耐久性低下のため，少量頻回の原則で介入し，病棟 ADL に汎化させるため看護師との連携を密にすることが重要である．
③人的あるいは物理的な環境調整が必要になる．活動性低下からくる廃用症候群を避けるために離床を促し，何かしらの移動手段の確立や社会参加の機会を検討し，社会資源の活用を積極的に行う必要がある．

3 動作練習への具体的介入例

①動作練習の習慣化には，初めからつらい動作練習では拒否するリスクが高まるため，マッサージなど心地よい介入から始め，様子をみながらできる運動から開始する．
②体力を見極めて，少量頻回で動作練習を進める．たとえばモチベーションの高い歩行練習を数メートル，数回から始めるなど．
③必要性を理解できたら床への着座や立ち上がり，階段昇降など，ときどき負荷の高い動作を取り入れる．

④できる動作(たとえばベッド柵の手すりにつか
まって立ち上がり練習など)から病棟でも取り
入れてもらい，ADL へ汎化を促す．

5 | 高齢不全麻痺者の社会的目標

若年者や中年者は，就学や就労が社会参加の目
標となり，日中の活動が保証される．しかし，高
齢者は社会参加の場が少なく，福祉的かかわりが
少ないと自宅に閉じこもる傾向が高く，ともする
とベッドに寝たきり状態になる可能性がある．

入院生活のパターンがそのまま退院後の生活パ
ターンになりやすいため，病棟での生活パターン
やリズムは非常に重要である．朝のうちから車椅
子乗車時間や日中の活動量を確保し，離床を促し
生活リズムを確立することが望まれる．

また，家庭復帰した後は外出の機会(たとえば
通院，通所など)をつくることも重要である．外出
に備え前日より準備をするため，生活にメリハリ
がつき，気を張るなどの活動性改善によい機会と
なりうる．

■文献

1) 藤縄光留，相馬光一，金 誠熙：不全型脊髄損傷者の
   歩行再建と理学療法．PT ジャーナル 43：203-211,
   2009
2) Ying Z, Roy RR, Edgerton VR, et al：Exercise
   restores levels of neurotrophins and synaptic plastic-
   ity following spinal cord injury. Exp Neurol 193：
   411-419, 2005
3) Dimitrijevic MR, Gerasimenko Y, Pinter MM：Evi-
   dence for a spinal central pattern generator in
   humans. Ann NY Acad Sci 860：360-376, 1998

6章 ADL 支援，上肢機能

1 ADL 支援の進めかた

「頚髄損傷をはじめとする脊髄損傷患者の日常生活動作（activities of daily living；ADL）自立度やQOLは，セラピストの知識や技術によって大きく左右される」といわれている．そのため残存能力以上の日常生活や積極的な社会参加をしている頚髄損傷者を，われわれは"スーパー頚損"と呼び，このような"スーパー頚損"の誕生をお手伝いすることを目標としている．

脊髄損傷は中枢神経の障害でありながら伝導路の障害ということで，中枢神経疾患としてのリハビリテーション療法の対象と考えられてこなかった．したがって従来の治療内容は，残存筋の筋力強化や関節可動域の確保，そして自助具や福祉用具のような補助手段による動作能力の拡大が中心であった．

近年，脊髄損傷の多様化に伴い脊髄損傷者へのリハビリテーション療法は変化している．われわれは「損傷部以下の脊髄は死んでいる」という誤解から「麻痺部位は生きているが協調的に動けない」という考えかたへのパラダイムシフトを行い，麻痺部位へのアプローチを実践している．そういった考えから，脊髄の完全損傷と診断されても全身的な知覚と残存部位と麻痺部位の協調運動を促している．そして，あたかも感覚や運動が残存している不全損傷を思わせるような，優れた身体感覚を獲得することを目指しながら，残存レベルを拡げるようなチャレンジをしている．このような脊髄損傷者に対するリハビリテーション療法の変化とともにADL支援も大きく進化している．

1 脊髄損傷者の障害理解とADL 支援のポイント

私たちが座って食事をしたり，寝転んでテレビを見たりすることができるのは，椅子やマットに支えられていることを実感できるからである．そして，周囲の環境に合わせて自分がいつでも動くことができるので，いつも安心していられる．ところが急性期の脊髄損傷者は感覚が消失して筋肉が麻痺したために，臥位や座位で自分の支持面すら感じられず，支えにくくなり突然動けない状態になってしまう．そうなると自分の安全が感じられなくなるため，患者はリラックスして力を抜くことができなくなる．頚椎整復の頭蓋牽引や褥瘡予防の体圧分散マット，ベッドの自動傾斜機能など，周囲の無機質な医療機器の特殊な環境が不安や緊張をより強めていくこともある．

そのため基本的介入は，まず重力のある世界で過度な緊張をせずに，臥位や座位姿勢に適応していくことである．無理な筋力増強訓練や暴力的な関節可動域訓練は，全身の筋緊張をさらに強めてしまい，痛みや拘縮をつくる原因となりやすいので避けることが大切である．いかに頚部肩甲帯，体幹，上肢が姿勢制御の影響を受け過ぎず，可動性や能動性を発揮してリラックスして動作できるかが目標となる．詳細はADL支援の各論で述べていくが，われわれセラピストは以下のような意識をもって脊髄損傷者と接するべきと考える．

①どのように姿勢を保持・変換しながら動作できるかの気づきを促すこと

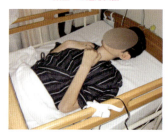
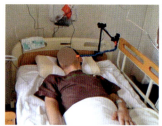
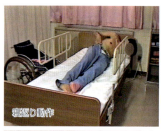
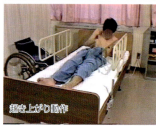
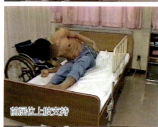
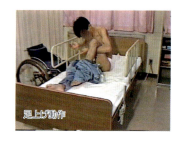
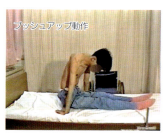

図 6-1　ベッド臥位からの ADL 獲得の流れ

②楽に動くことを学習できる段階づけや物理的環境を提供すること
③セラピストが少し触れることで安心して動ける環境を与えること
④徐々に介入を減らしていくこと
⑤さまざまな動作環境に応じて変化や工夫ができるようにすること

これらのポイントを踏まえた ADL 支援を提供できるセラピストが、脊髄損傷者に大きな影響を与えられるセラピストといえる.

2　脊髄損傷者に対する ADL 支援の流れ

受傷直後の安静固定中からベッド周辺の機器操作ができるよう援助する（図 6-1）. 安静固定を終えると、起立性低血圧を克服するために、ベッドの背もたれを少しずつ上げて、徐々に座位姿勢に慣れるようにする. ベッド上で背もたれ座位がとれるようになると、リクライニング型車椅子を使い始める（図 6-2）. そのため ADL 支援は、まず座位での上肢操作を目標とする. 具体的には書字、パソコン操作、食事・整容などの机上動作から始まり、車椅子の駆動につなげていく.

次に麻痺部位を積極的に動かす ADL 支援を行う. まず車椅子上で麻痺部位を動かすことを目標とする（図 6-2）. 具体的には、殿部を浮かしたり移動させる「車椅子上姿勢変換（除圧動作）」や背もたれから背中を浮かす「起き上がり動作」、これができると上衣の着脱や足の上げ下げが可能となる「足上げ・足組み動作」の獲得を目指す. これと並行して、臥位で麻痺部位を動かすことも目標とする（図 6-1）. 具体的には臥位から側臥位への「寝返り」、長座位への「起き上がり動作」といった起居動作の獲得を目指して、「ズボンの更衣動作」につなげていく.

座位姿勢を両上肢で支える能力が向上すると、次に「ベッド上での長座位移動や端座位プッシュ

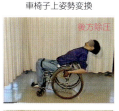
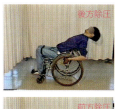
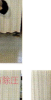
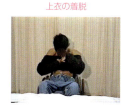
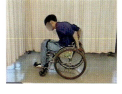

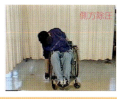

図6-2 車椅子座位からのADL獲得の流れ

アップ動作」の獲得を目指す（図6-3）．「ベッド移乗（前方・側方）」が可能になると，車椅子から対象物への移乗動作へと進める．段差や空間幅がある便座や浴室洗体台，自動車座席への乗り移りを目標とする．そして移乗動作や起居動作，上肢操作など，いくつかの動作が複合されたトイレや入浴，自動車関連動作などの応用動作の獲得にチャレンジしていく．

下肢機能が有効に働くようになった不全麻痺者は，ベッドからの"立ち上がり動作"や立位保持ができるようになると，"立位でのADL"や"自由歩行"が目標となる（図6-4）．加えて，床生活では立位から床への座り込みや，床からの立ち上がりといった"床上動作"が必要となり，"浴槽の出入り"につなげるよう支援していく．

3 ADL支援と機能的アプローチ

脊髄損傷者の身体内部で残存部位と麻痺部位が解離していると，臥位や座位の傾向をいっそう強めて身動きがとれず重篤なADL障害をもたらす．そのため急性期での環境適応的アプローチや，回復期における残存部位と麻痺部位をつなぐアプローチがADL支援において非常に重要である．

具体的には急性期や訓練初期では不安定性を与えないために，臥位では頭頸部や肩甲帯にタオルを差し込む．車椅子座位ではテーブルを使って安定感を与えることで支持面を感じやすくする．もし上肢を持ち上げる場合は，セラピストの身体に接触させて上肢の重みを支え，肩甲帯の運動性を引き出すように促通することが大事である．

脊髄損傷者が臥位や座位の環境に適応して活動的な生活を送るためには，残存部位だけではなく，麻痺している体幹や下肢を含めた全身の状況を知覚することが大切になる．具体的には，殿部をずらしたり足を持ち上げたりするなど麻痺部位を動かすことで，対象物特有の慣性モーメントを感じて座面の状況やベッドの高さなどの環境を知覚し，活動していく．可能な場合には，四つ這いや膝立ち，立位姿勢のなかで動く経験を積み，全身的な知覚と残存部位，麻痺部位の協調運動を促すことを積極的に取り入れていく（図6-4）．

このような活動を通して自分の身体を再認識していき，動くことで得られる"優れた身体感覚"が備わった脊髄損傷者になることが機能的アプローチの目標となる．そしてさまざまな環境との相互

6章 ADL支援，上肢機能

長座位移動
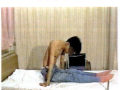

ベッド移乗（前方）
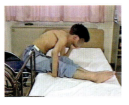

端座位プッシュアップ動作
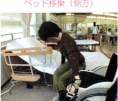

ベッド移乗（側方）

身障便座移乗
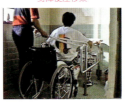

浴室洗体台移乗
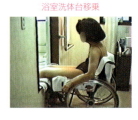

洋式便座移乗
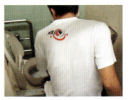

浴槽の出入り
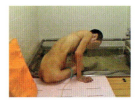

自動車移乗
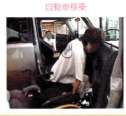

車載
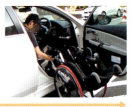

図 6-3 移乗動作からの ADL 獲得の流れ

立ち上がり動作

端座位　　　中間位　　　立位
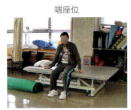
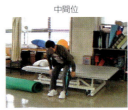

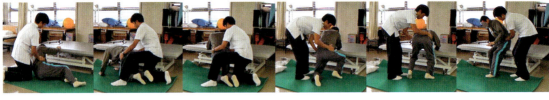

起き上がり　四つ這い　両膝立ち　片膝立ち　高這い　方向転換

床上動作

浴槽の出入り

立位ADL（移乗，更衣，排泄，入浴）

伝い歩き　自由歩行

図 6-4 立位動作からの ADL 獲得の流れ

関係のなかで柔軟に動くことが可能となると，高位損傷レベルでも ADL が自立した"スーパー頸損"が生まれるものと考える．

4 脊髄損傷者の ADL と社会参加を支援するセラピストの心得

たとえ重度の身体障害をもったとしても，セラピストとともに新たな秩序を発見して，自分なりの ADL を体得していくことで，動作能力や運動・感覚機能の改善を促通することができる．このような自分が置かれた環境や身体状況の気づきを促すかかわりは，すべてのライフステージにおいて自己管理の基本となる．そのため患者の退院後も全身運動と社会参加を積極的に促して，可能なかぎり長期的にかかわるようにする．あくまでもリハビリテーション療法はきっかけにすぎず，将来を見据えて予測・期待しながら見守ることが大切である．

そして活動参加へのアプローチのためには，評価・治療などのリハビリテーション技術はもちろん大切であるが，対象者の動機（やる気）と自信を引き出すために，対象者の生活の流れや価値観に密接にかかわり，自立生活や社会参加のきっかけを知ることが重要である．そのためセラピストは，最大限の準備と技術研鑽を行い，誠意をもって対象者から教わること，先入観をもたず成功を信じて挑戦することが大切である．

たとえ高位の頸髄損傷者であっても，自分の身体を知って動くことができれば，さまざまな自立の可能性がある．その実現のためには，セラピストが「自立予後の限界をつくらないこと」「患者・家族と一緒に訓練目標を定めること」「患者・家族に寄り添い，ともに歩む存在となること」など，多くのことを対象者から学んでいく必要がある．セラピストが限界をつくらず可能性を感じること，信じることが大切である．

■参考文献
1) 松本琢磨：頸髄損傷の急性期と回復期の ADL 支援．OT ジャーナル 37：531-537，2003
2) 松本琢磨：臨床動作分析とその適応 身体障害領域での実際．OT ジャーナル 38：977-984，2004
3) 松本琢磨：頸髄損傷など脊椎疾患に対する在宅分野における療法士の必要性．訪問リハ 5：107-112，2015
4) 玉垣 努：行為と姿勢制御—頸髄損傷者の行為を通して．作業療法 19：533-537，2000
5) 玉垣 努，松本琢磨，冨田昌夫：頸髄損傷者へのアプローチ—環境との関連性を考慮して．ボバースジャーナル 22：26-33，1999

2 ベッド周辺機器操作

病室での孤独感や精神的な不安を強めることは，ますます心身の緊張状態を強めてしまう．そのため安静臥床中にナースコールで医療スタッフを呼び出せることは，患者に大きな安心感を与える．特に人工呼吸器を使用していたり，発声が難しい重度の頸髄損傷者にとってナースコールの利用は重要である．

また，もし入院中の余暇時間にテレビ操作ができないとしたら，電源やチャンネルを操作してもらうたびに，他人に依頼するもどかしさや遠慮する気持ちを感じることとなる．退院後においても，介護者もテレビ操作を頼まれるたびに自分の活動を中断しなければならない．次第に日常の煩雑さのなかで面倒な気持ちが生じてしまい，お互いの気持ちに葛藤が生じてくることがある．そのような気持ちにならないためにも，自分のしたいことが自由に決定できるように，ベッド周辺環境を整備していく必要性がある．このような入院中からの生活支援は非常に大切であり，退院後の自立生活や社会参加に向けた気持ちの準備となる．

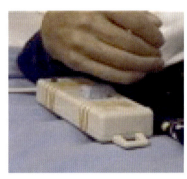
図 6-5 ナースコールへの簡単な工夫

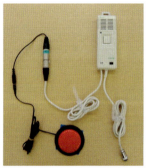
図 6-6 業者改造ナースコール

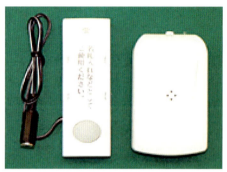
図 6-7 操作スイッチが接続可能な家庭用コール
〔株式会社エスコアール(https://escor.co.jp/products/products_item_E_chime_remocon_shindou.html)より〕

1 機器利用の際に押さえておくべきポイント

　手指機能が障害される頸髄損傷者にとって，受傷初期に指先を使うことは困難である．そのため取り扱う機器や操作部分の特性や性質を把握せねばならない．通常，機器の操作部分は，指で押したり，つまみ回すことが多く，頸髄損傷者が操作するには手背や骨の突起部分で操作が可能なボタンの大きさや配置のものが望ましい．手指での操作が困難な場合は，①口唇や舌でのスイッチ入力(C1～C3頸髄損傷者)，②口によるマウススティック操作や呼気でのスイッチ入力(C4頸髄損傷者)，③スティックの把持具での入力(C5～C7頸髄損傷者)，④麻痺手指での入力(C6～C7頸髄損傷者)での機器操作が一般的である．しかし臥床中は身体が布団に被われるので，布団の重さで腕が持ち上がらなかったり，ボタンに触れた感覚がわからないのでスイッチ操作が難しい場合がある．そのため臥床している場合は，布団の外に出ている頭頸部や顔面での操作が実用的となることもある．対象者の生活スケジュールと活動姿勢を把握して，機器の適応や操作方法を検討していくことが大切である．

2 利用機器のデザインと自立支援

1 ナースコール

　ナースコールは指先で操作する押しボタンであることが多く，手指の巧緻動作が可能なことを前提としてつくられている．ナースコールが誤作動しないように，ボタンは凹形状であり，ボタンを押すストロークが深く，力を要することが多い．そのためボタンが凸部分になるようにスポンジなどをボタンに接着する簡単な工夫(図6-5)や押しボタンの補助機器，ナースコール関連メーカーが準備している特殊呼出スイッチで対応することもできる．やむを得ない場合には，既存の握りボタン型のナースコールに，舌や頬，肩などで操作する各種スイッチを接続できるように設置業者に改造を依頼する(図6-6)．また患者が在宅に復帰する際には，狭く仕切られた個室部屋となることが多い．そのため，いつでも家族を呼べる家庭用コール(図6-7)は不可欠である．さらに対象者が単身生活の場合や，介護者が不在となる時間が多いときは，緊急通報システム(図6-8)や福祉電話(図6-9)，携帯電話などの導入も，操作能力に合わせ検討するのが望ましい．

2 リモコン

　電化製品のリモコンは，リモコン本体を持ちながら指先でボタンを押す操作が必要となる．その

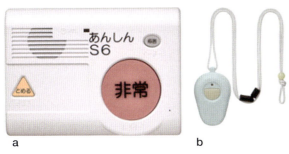

図 6-8　緊急通報システム
a：あんしん S6
b：ペンダント型ワイヤレス通報装置
〔NTT 東日本株式会社（http://web116.jp/shop/goods/anshins6/anshins6_00.html）より〕

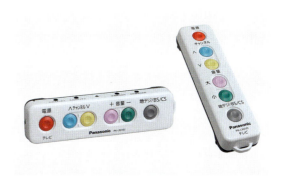

図 6-10　レッツ・リモコン
〔パナソニック株式会社（https://sumai.panasonic.jp/agefree/products/communication/letsremocon/）より〕

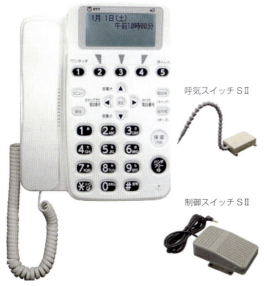

図 6-9　シルバーホンふれあい S Ⅱ
〔NTT 東日本株式会社（http://web116.jp/shop/goods/fureais2/fureais2_00.html）より〕

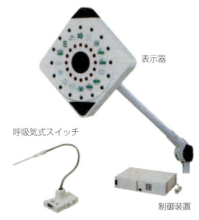

図 6-11　据え置き型環境制御装置
〔アイホン株式会社：アイホン WEB カタログ．2010〜2012 年度版アイホンインターホン総合カタログ．pp460-461（http://www.aiphoneshop.com/catalog/10_12/）より〕

ためボタンは小さく，狭い間隔で多数配置されていて，頸髄損傷者では押しづらいことが多い．病室ベッドサイドにはテレビが設置されていることが多いため，大きなボタンで押しやすい簡易型リモコン（図6-10）が便利である．このリモコンは，各種操作スイッチとの接続が可能であり，大型ボタンや呼気スイッチでテレビの制御ができる．複数の電化製品のコントロールが必要な場合は，本格的な環境制御装置（図6-11）やスマートフォンで操作可能な簡易的な環境制御装置（図6-12）も市販されている．在宅への導入には，使用する生活

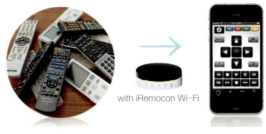

図 6-12　iRemocon〔株式会社グラモ：iRemocon（http://i-remocon.com/）より〕

環境と操作する電化製品の種類や数によって機種を検討せねばならない．そのため入院中や退院時は最小限の対応をしておき，在宅生活が安定した

時点で生活状況とニーズに応じた環境制御装置を検討すべきである．

急性期や入院中に，これらの支援機器の使用を余儀なくされたとしても，患者の回復や適応過程において必要なくなり，通常のものが使えるような能力が備わることが理想と考える．しかし退院後も機器が必要となる場合は，在宅生活に合わせた操作環境と機器を慎重に検討すべきである．東京大学・学際バリアフリー研究プロジェクト：AT2ED プロジェクト（http://at2ed.jp/）などで最新の機器の情報を得ておき，展示会などで触れて

おくことが大切である．必要があれば工学的サービスを提供しているリハビリテーションエンジニアや作業療法士に相談することを勧める．

■参考文献
1) 松本琢磨：ナースコールと環境制御．千野直一（編）：脊髄損傷のリハビリテーション，リハビリテーションMOOK 11，pp214-218，金原出版，2005
2) 宮永敬市，田中勇次郎（編）：作業療法士が行う IT 活用支援．pp81-89，医歯薬出版，2011
3) 松本琢磨：コミュニケーション・環境制御装置関連．玉垣 努，渡邉愼一（編）：福祉用具・住環境整備の作業療法，pp223-258，中央法規出版，2013

3 食事・整容

　頸髄損傷者における食事・整容動作は ADL のなかでは早期に自立可能な項目である．これらは残存機能レベルなどの身体状況によって自立度が異なり，車椅子やベッド上での姿勢に対する環境設定も重要である．そして，さまざまな状況に配慮しながら動作練習を進めていく必要がある．

1 食事動作の環境設定

　患者は入院当初，ベッド上での生活が中心となっているため，食事もベッド上座位で開始することが多い．食事をするための姿勢をとるにはベッドのギャッチアップだけでは不十分な場合があるため，クッションなどで身体の角度を調整する．体を起こす際は，起立性低血圧への配慮を十分に行う必要がある．また頸髄損傷者は体幹筋が麻痺しているため，安定した座位姿勢を保つために，前方に支持面となるテーブルを提供するとよい（図 6-13）．通常，病院に置かれているベッドサイドテーブルでは身体を支えるための支持面が小さく，不安定な環境となり動作が努力的になりやすいのに対し，当院で使用しているカットアウトテーブルは上肢で身体を支える支持面があり，動作は安定しやすい（図 6-14）．このテーブルは矢崎化工社製でオーダーメイドにて作製できるが，イレクターパイプと木の天板でできているため材料と工作ツールがあれば支援者が作製することも可能である．

2 上肢免荷装具の利用

　入院初期や C5 損傷レベルのケースのように肩周囲筋が弱い場合はポータブルスプリングバランサー（PSB）を使用する（図 6-15）．この場合の練習は，スマートフォン操作や本のページめくり，

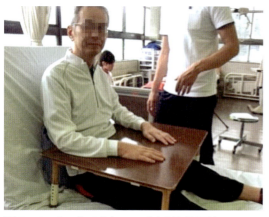

図 6-13　カットアウトテーブルと姿勢調整

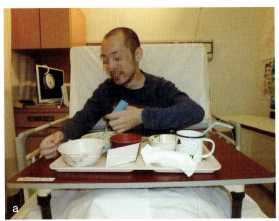
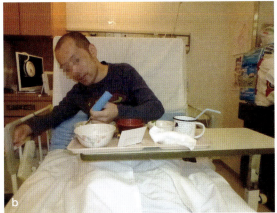

図 6-14　食事動作の違い
a：カットアウトテーブル，b：ベッドサイドテーブル

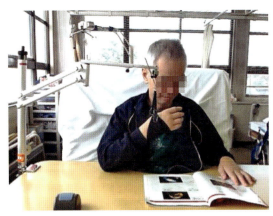

図 6-15　PSB を使ったページめくり

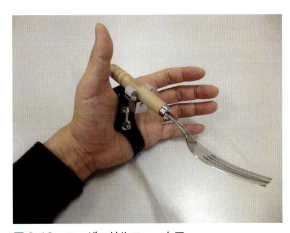

図 6-16　ユニバーサルニューカフ

顔を拭くといった動きから始め，操作に慣れてきたら食事につなげていく（6章「13. 上肢機能」参照 ➡204頁）

3　食事場面介入と把持具の利用

　スプーンやフォークの把持が困難な場合はそれらを固定するための自助具「ユニバーサルニューカフ」（市販品）を使用し（図6-16），手関節の背屈も困難な場合は手関節固定装具にキャッチャーを取り付けて提供する（図6-17）．
　この自助具は物を握ることができない人に，本来われわれが持つような三指把持に近い形でスプーンやフォークを手部に安定させるためのものである．特にスプーンで食べ物をすくったときに

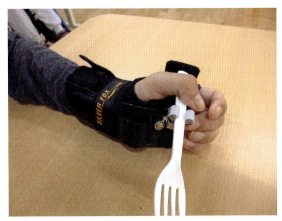

図 6-17　キャッチャー付き手関節固定装具

その違いが顕著に現れる．図6-18aはユニバーサルカフ使用時，図6-18bがユニバーサルニュー

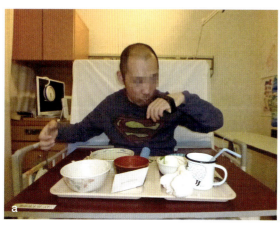
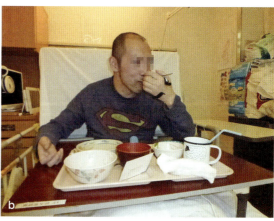

図 6-18　把持具の違いによる動作の違い
a：ユニバーサルカフは肩が外転し反対の上肢にもバランス反応が出現している．
b：ユニバーサルニューカフは肩が外転せずリラックスした食事ができている．

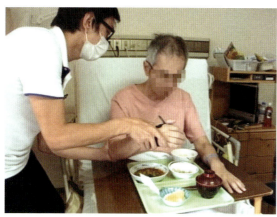
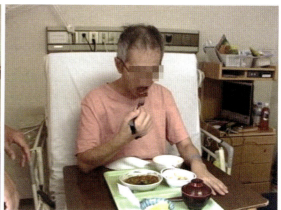

図 6-19　作業療法士による食事介入場面

カフ使用時のスプーンを使った食事場面である．スプーンは食べ物が乗ったとたん，水平に保たなければいけないという特性があるため，代償動作として肩が大きく外転してしまう．一方ユニバーサルニューカフでは代償動作がなく自然な形で食事をとることができる．

　セラピストは，実際の食事場面において適度な力で食事ができるよう手をとり一緒に動きながら誘導し，動作練習を行う（図 6-19）．

4　整容動作

　食事が円滑に行えるようになると次は整容動作へと展開していく．整容道具においても障害の特性に応じた持つための加工や，自助具の作製といった工夫やアプローチが必要となる．

1 歯磨き

　歯磨きは手部への固定と同時に毛先の方向変換が必要である．当院で作製した歯磨き自助具は，ベルトで手部に固定したスポンジに歯ブラシを差し込み使用する（図 6-20）．また簡易的な方法として髪留めのゴムを利用して手部を固定（図 6-21）したり，手関節の背屈により，手指屈曲を代償（テノデーシスアクション，図 6-22）し，把持したりする．胸の前で手と手を合わせて押さえる

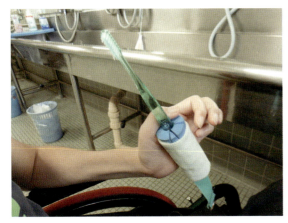

図 6-20　歯磨き自助具

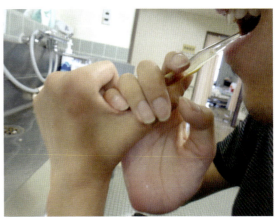

図 6-22　テノデーシスアクションと肩の水平内転による歯磨きの自立

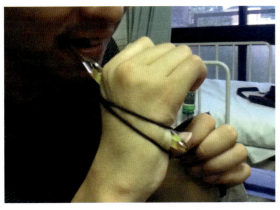

図 6-21　髪留めのゴムを利用した歯ブラシの手部への固定

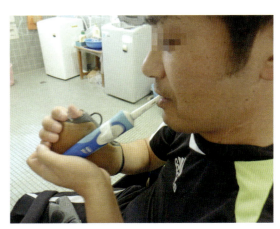

図 6-23　車椅子グローブによる電動歯ブラシの使用

肩の水平内転が十分に可能なレベルであれば，歯磨き，髭剃りなどは自助具を必要とせずに自立できる場合もある．電動歯ブラシはスイッチに簡易な加工をし，手関節が安定しない場合は持ち手を付けたり，車椅子グローブや手関節固定装具で安定させたりすると動作は効率的になる（図 6-23）．

2 コンタクトレンズ

受傷前から使用していた患者からのニーズが多く，若年者ではカラーコンタクトのニーズもある．コンタクトレンズの開封は難しい課題ではあるが，練習を重ねることで自助具なしで装着が可能になる場合がある．正面に鏡があり肘を置くだけのスペースがあるテーブルを使用し，ぶれないようにコンタクトレンズを持った手をもう一方の手で支えながら行う（図 6-24）．

3 化粧

化粧の自立は外出や他者との交流につながる重要な項目で，女性頚髄損傷者においては必ずといっていいほど求められる支援の一つである．特徴として，多くの化粧品は消耗品であるため直接加工することは少ない．さまざまな物品に触れ操作する練習を行うことで，機能障害があるなかでの道具の使いかたを学習する．たとえば図 6-25 では手指の独特の変形を生かし，パフや筆を指に

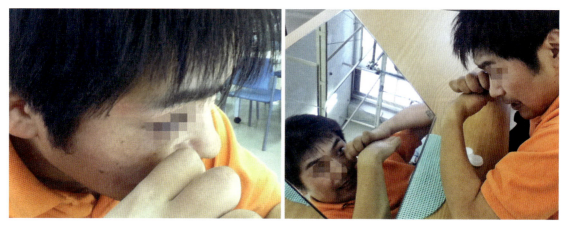

図 6-24　コンタクトレンズの装用

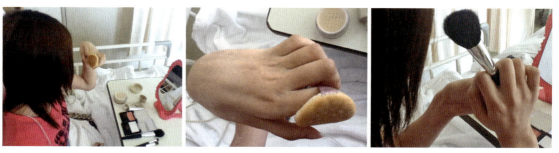

図 6-25　手指の独特の変形を生かしたパフや筆の使用

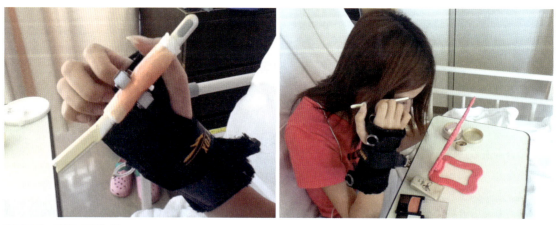

図 6-26　眉毛の手入れ

引っかける形で使用している．また，繊細な作業である眉毛の手入れで，手関節の運動が麻痺している患者がニューカフキャッチャーを取り付けたローラースケート用グローブにI字カミソリを装着させ眉を整えているケースもある（図6-26）．

4　書字・パソコン操作

　在宅重度障害者の積極的な社会参加は，従来の住環境や移動手段の提供だけでは不可能である．障害状況に合った適切な情報通信ネットワークなどを構築して，外出目的や活動フィールドを得ることが非常に重要である．

　脊髄損傷者のなかでも手指が有効に利かない頸髄損傷者は，書字動作やパソコンなどの操作ができなくなる．しかしC5〜C7頸髄損傷者は，食事動作にも使われる把持具による書字(図6-27)が可能であり，把持具にスティックを取り付ければ，パソコンやタブレット，スマートフォンなどの情報通信機器の操作も可能である(図6-28)．一方，C1〜C3頸髄損傷者は後述する特殊な入力方法によりパソコン操作は可能となる．C4頸髄損傷者は，ペンや筆を口にくわえた書字/絵画活動のほか，マウススティックによる情報通信機器操作や，障害者専用のハイテクノロジー機器の使用が中心となる(図6-29)．

1 パソコン操作上の課題

　パソコンに付属するキーボードやマウスであっても，頸髄損傷者は操作できなかったり，操作がしづらいことがある．具体的には，①キーボードが押しづらい/押せない，②複数のキーを同時に押せない，③文字が連続入力されたり，削除し過ぎてしまう，④標準マウスが使えない/使いづらい，などの問題が挙げられる．

2 キーボードを使いやすくするための手段

　手指の麻痺のためにキー入力が困難なとき，入力するためのスプリント(図6-30)や把持具(図6-28)，口にくわえるマウススティック(図6-

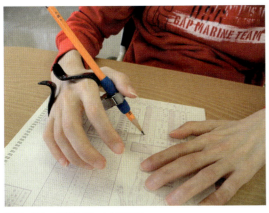

図6-27　把持具による書字

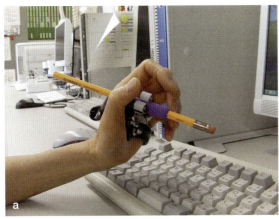
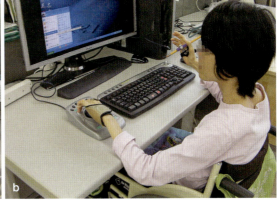

図6-28　入力用把持具
　a：把持具によるキーボード入力，b：パソコンの操作風景

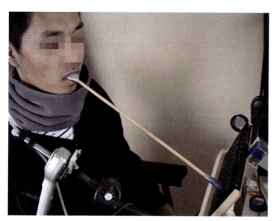

図 6-29　マウススティック

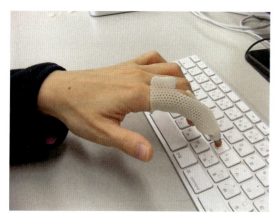

図 6-30　入力用スプリント

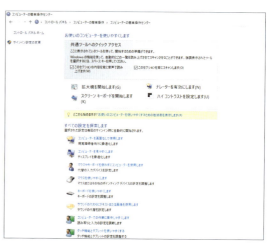

図 6-31　コンピュータの簡単操作センター

29)を作製したり，市販品を調整することで入力を支援することができる．

　上肢や頭部の運動範囲が狭く，標準キーボードが大きすぎる場合，市販の小型キーボードを用いるとすべてのキーを押すことができる場合がある．キーボードを打ちやすい角度で書見台に固定したり，ディスプレイが見やすくなるように木製傾斜台を作製したり，市販のノートパソコン台を紹介することもできる．

　Windows OS と Mac OS の標準機能には，障害のある人に対応したいくつかのアクセシビリティ機能がある．Windows OS では，コントロールパネルのなかに「コンピュータの簡単操作センター（図 6-31）」があり，Mac OS ではシステム環境設定のなかに「ユニバーサルアクセス」というアクセシビリティ機能が含まれている．ここでは多くのユーザーを占める Windows OS の「コンピュータの簡単操作センター」を中心に説明する．

　Ctrl キー，Alt キー，Shift キー，Windows ロゴキーなど，複数のキーを同時に押す操作が必要な場合，「固定キー機能」を使えば，同時にキーを押す代わりに順番にキーを押す操作でパソコン操作が可能となる．また間違って隣のキーを押してしまったり，意図していないキーを連続入力するといった誤操作を防ぎたい場合，「フィルターキー機能」を使えば，キーを押してからの認識時間を調整したり，連続入力を無視する設定も可能となる．

3　マウスを使いやすくするための手段

　標準マウスの操作には，ポインタを移動するためのマウスの移動操作とボタンを押して選択・決定するクリック操作が必要となる．ボタン操作には，主ボタン（初期設定：左）と副ボタン（初期設定：右）があり，主ボタンは通常の選択・決定を実行して，副ボタンはショートカットメニューを表示する．主ボタンの操作としては，①1回ボタンを押して選択する「クリック操作」，②2回ボタンを押して決定する「ダブルクリック」，③クリックを続けながらポインタを移動する「ドラッギング」がある．

　頸髄損傷者にとって，標準マウスのボタン操作やポインタ移動などが困難となることが多い．そ

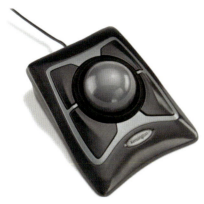

図 6-32　トラックボール
〔Kensington(https://www.kensington.com/ja-jp/p/products/control/trackballs/expert-mouse-optical-trackball/)より〕

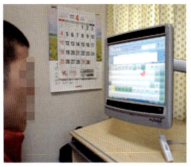

図 6-33　マイトビー C15
（Tobii Technology 社製）

のため本体上面のボールを転がすことで，ポインタが移動する「トラックボール（図6-32）」を使用することが多い．ダブルクリックやドラッキングなど各種クリック操作が，大型ボタンを1度押すだけで可能となる機能をボタンに割り当てることも可能なため有用である．

マウススティックでコンピュータを操作する場合は，標準マウスの操作が難しい．コンピュータの簡単操作センター内の「マウスキー機能」を使えば，数字キー（テンキー）を使って，ポインタを動かすことができるようになる．この機能には，ポインタの速度や加速などの調整も設定できるようになっている．

マウスが使いづらい場合やマウスを使うよりも早くパソコンを操作したい場合は，Ctrlキーや Altキー，Windows ロゴキーなどを使ったキーボード操作「ショートカット」が有効になる．パソコン熟練者は，このショートカットキーを効率的に使って，操作スピードを高めていることが多い．

4　パソコン操作を代償するパソコン代替装置

C1～C3 頸髄損傷者は上肢やマウススティックを使ったパソコン操作が困難な場合が多く，操作スイッチによる意思伝達装置や視線入力ができる障害者専用のパソコン代替装置（図6-33）の利用などを検討すべきである．

脊髄損傷者に対する福祉用具の導入は，あくまでも生活支援の一部である．そのため用具選定だけの「モノ選び」から入ると失敗することが多い．福祉用具の導入は，用具を使うこと自体が目的ではなく，用具利用を通じて対象者が活動的で豊かな生活を送ることができるかという視点が重要である．そのためモノにとらわれず，ニーズの把握と周辺情報の収集を十分に行い，問題解決のための多様な選択肢を検討することが大切である．そして対象者や支援者が，納得のうえで福祉用具を使うことが望ましい．

■ 参考文献

1) 松本琢磨：IT の基礎知識．宮永敬市，田中勇次郎（編）：作業療法士が行う IT 活用支援．pp81-89，医歯薬出版，2011
2) 松本琢磨：コミュニケーション・環境制御装置関連．玉垣　努，渡邉愼一（編）：福祉用具・住環境整備の作業療法．pp223-258，中央法規出版，2013
3) 松本琢磨，玉垣　努：簡単で応用しやすい工作技術2　把持具．OT ジャーナル 37：131-136，2003
4) 松本琢磨：自助具など ③脊髄損傷．総合リハ45：539-542，2017
5) 松本琢磨：身体障害者用補助具（マウススティックや固定台等）．作業療法ジャーナル編集委員会，内田正剛（編）：テクニカルエイド―生活の視点で役立つ選び方・使い方．pp184-188，三輪書店，2014
6) マイクロソフト：アクセシビリティガイドブック（https://www.microsoft.com/ja-jp/enable/products/guidebook.aspx）

Note 神奈川リハビリテーション病院で開発した機器 ①曲がるキーボードスタンド「カーヴィー」

重度の四肢麻痺者のなかにはマウススティックを使用し，長い日では1日8時間近くパソコンを操作する人がいる．この入力動作には特徴があり，キーボードの端を打つ際，マウススティック先端とキーの距離が離れ，顎を前に突き出す運動が必要となる（図1）．さらに「Shift」，「Alt」などの重要なキーは端のほうに多く付いているため，このような環境での動作の継続が頸部に負担を与え，痛みや肩こりに繋がる人もいる．そのため，キーボードを弯曲させることでこうした負担が軽減されるのではと考え，曲がるキーボードスタンド「カーヴィー」を開発した．

●曲がるキーボードスタンド「カーヴィー」

この機器の特徴はキーボードの曲率，面の高さ，角度を自分に合わせて調整することができるため，すべてのキーとの距離が一定になり顎を前に突き出す運動が最小限となる（図2）．また，個々で異なる作業姿勢やマウススティックの長さにも対応できるため，多くのマウススティックユーザーの頸部の負担軽減に繋がることが期待できる．実際にC4完全頸髄損傷者の協力で行った研究では，「入力スピード」「入力のしやすさ」「疲れやすさ」が改善したという結果が得られている．

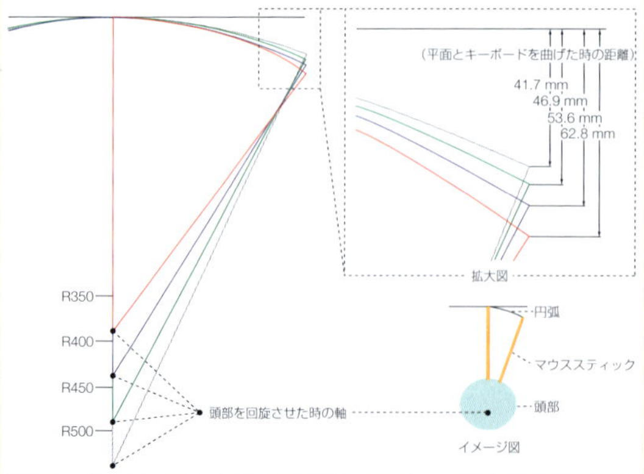

●ユーザー

この機器はC4完全頸髄損傷者が購入され実際に自宅で使用している．この患者は在宅勤務による就労のため，マウススティックを使った文字入力を1日のうち長時間行なわなければならない．そのため少しでも首にかかる負担を軽減するために，キーボードの曲率・高さ・角度を自身にとって最も快適な位置に調整し，パソコン用のテーブ

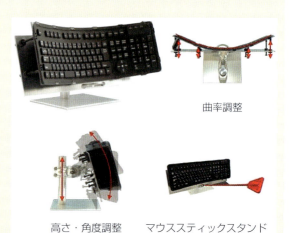

曲率調整

高さ・角度調整　　マウススティックスタンド

図2 「カーヴィー」
キーボードは市販品のシリコンキーボードを使用している．

図1 スティックが描く円弧により生じる隙間

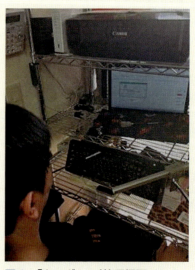

図3 「カーヴィー」使用場面

ルとしてメタルラックを使用することで液晶の位置や周辺機器との距離も自身に合わせ調整できるように工夫している（図3）.

「カーヴィー」開発元：神奈川県総合リハビリテーションセンター，販売元：ダブル技研株式会社
価格：48,000円（税別）キーボード付き
日常生活用具給付事業（情報・通信支援用具）公費補助適応商品（要自治体判断）
URL：http://www.j-d.co.jp/welfare/cavi.html

5 更衣

頸髄損傷者の更衣動作は基本的にベッド環境と車椅子環境で行うこととなり，下肢機能の状態によっては立位で行う行為となる．そしてリハビリテーションにおいては単純に更衣動作の反復練習を行うのではなく，各姿勢における安定した姿勢変換の獲得が動作自立の基礎となる．それに加えて障害に合わせた更衣の方法の習得，環境調整，衣類の加工などを行い，動作を自立に導くことを目指している．

本項では頸髄損傷者の「更衣の基本動作」「更衣の方法と介入」「環境への配慮」について述べる.

1 更衣の基本動作

更衣動作ではベッド・車椅子上で自由に姿勢を変化させ，戻ることができる姿勢変換能力が鍵となる．図6-34はベッド上での姿勢変換で，起居動作と通じるものがある．図6-35は車椅子上で

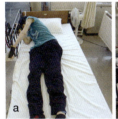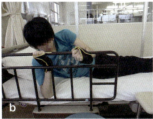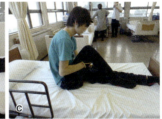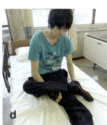

図6-34　ベッド上での姿勢変換
a：寝返り，b：起き上がり，c：足上げ，d：足組み

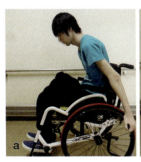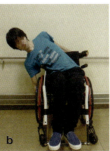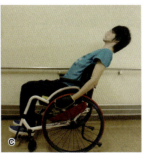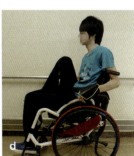

図6-35　車椅子上での姿勢変換
a：前屈と起き上がり，b：側方除圧，c：後方除圧，d：足上げ

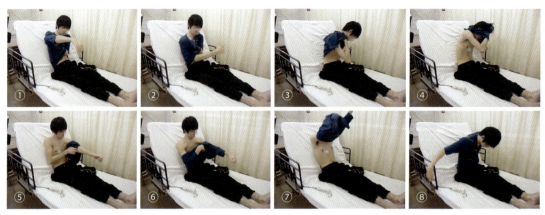

図 6-36　ベッド上かぶりシャツ
脱衣：「片手→頭→片手」の順に脱ぐ．①服の中に片手を入れ，②反対の手の肘を袖から引き抜く，③身体を起こしながら肩を回し背中と肩を出す，④そのまま頭を抜き，⑤最後に反対の手を抜く．
着衣：「両手→頭」の順番に着る．⑥先に肘の部分までを通す，⑦身体を安定させて頭を入れる，⑧身体を起こし後身頃を下ろす．

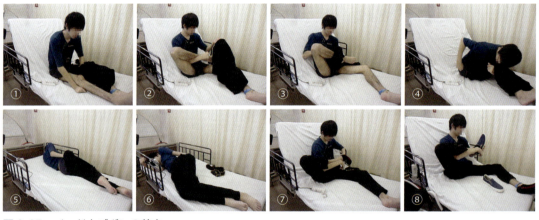

図 6-37　ベッド上ズボンの着衣
①②足上げ動作．後方に重心を移動させ倒れる力を利用しながら下肢を持ち上げている，③ベッドの背もたれに寄りかかることで姿勢を安定させ，両手動作が可能になる．片手は下肢を持ち，もう一方の手でズボンを下肢に通していく，④前傾し左右への重心移動を行いながら，両側のズボンをなるべく上げる，⑤⑥ベッド背もたれを下げ，手すりに腕をかけ寝返りをして側臥位で安定し，もう片手でズボンの殿部を履く，⑦靴下着脱は足を持ちながら両手で靴下操作を行う，⑧テノデーシスアクションで靴を持ち，履いていく．

の姿勢変換で主に除圧動作として練習していく．これらの動作が更衣において重要な基本動作となる．

2 更衣の方法と介入

1 完全麻痺者の更衣

　頸髄損傷による完全麻痺者の更衣動作は健常動作パターンとは異なり，特有の動作方法の習得が必要となり，基本的にベッド上での動作から練習を開始する．残存機能レベルやケースによってバリエーション豊富な動作であるが，一例として上衣，下衣の更衣方法を紹介する（図 6-36，37）．

2 完全麻痺者の更衣への介入

　介入において最も注意すべき点は姿勢の安定性である．バランスの悪い状況では上肢はバランス反応にとられ上手に動かすことができない．また寝返りや足上げ動作のように積極的に麻痺部位を

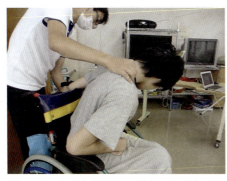
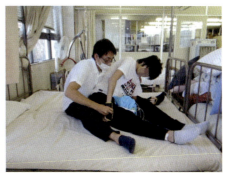

図 6-38 安定を保障しながらの上着とズボンの脱衣への介入

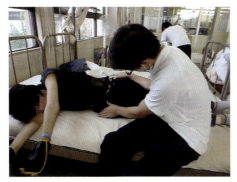

図 6-39 効率的な麻痺部位の動かしかた
寝返りから麻痺部位の動かしかたを伝えるなかでズボンの着脱を目指す.

動かしていく必要がある.セラピストは単純に服の着脱の反復練習をさせるのではなく,安定した姿勢が保障されたなかでの衣服と身体の関係を探り(図6-38),更衣の基本的な方法や効率的な麻痺部位の動かしかたを一緒に動くなかで伝えていく(図6-39).介入は徐々に減らしていき自立を目指す.

3 環境への配慮

1 ベッド背上げ機能

頸髄損傷者は更衣動作を行う際,車椅子のバックサポートやベッドの背上げ機能で体幹を安定させることで動作の効率性を得ることができる.しかしこの背上げ機能は,起こし過ぎると前方に倒れそうになってしまい,倒し過ぎると動けなく

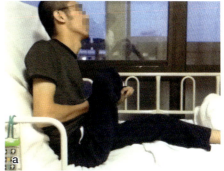
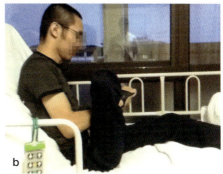

図 6-40 ベッドの背上げ機能
a:背上げをし過ぎた足上げと,b:適した背上げ角度での足上げ.

なってしまう.車椅子上でも殿部の位置により同様のことが起きてしまうが,適切なベッド背角度の調整や車椅子上での殿部の位置を見直すことで,パフォーマンスは大きく変わる場合がある(図6-40).

2 衣類への工夫と自助具の使用

つまむ動作が難しい場合,ボタンやファスナー

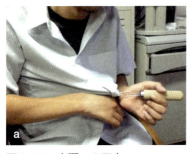 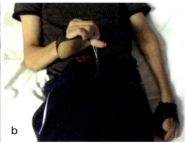 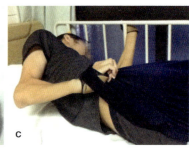

図6-41 衣類への工夫
a：ボタンエイド使用場面（C6BⅡ損傷者）
b：ファスナーの穴に通した結束バンド．手指機能に応じてファスナーに加工を行う（C6BⅡ損傷者）．
c：ズボンのループ．ズボンをつかめないため縫いつけて行う（C6BⅡ損傷者）．

を操作することが困難となるため加工することがある．またボタン操作は，残存レベルにより，ボタンエイドを使用し，可能となることがある（図6-41）．加工する場合は目立たないようにすべきであり，当事者もそう考えている．衣類の素材に関しては残存機能レベルに関係なく，最初はほどよい伸縮性があるものや，加工された衣類から徐々にその加工のないものへと段階づけし，最終的にはジーンズやスーツなどの伸縮性がないものの着脱練習まで行う．

6 対象物への移乗（ベッド・便座・入浴台）

　脊髄損傷者にとって移乗能力の差は，在宅生活での自立度に大きく影響する．特に高位頚髄損傷者の移乗では身体的な要素だけでなく，動作方法や環境設定も含めて検討することが多い．ここでは車椅子から「ベッド」「便座」「入浴台」といった対象物への移乗を動作方法や環境設定を含めて紹介する．

1 ベッドへの移乗

　はじめに目標とされる移乗に，ベッドと車椅子間の移乗がある．頚髄損傷者のレベルによって前方移乗（直角移乗）か側方移乗（横移乗）かが選択され，各動作に合った環境設定が必要となる．

1 前方移乗

　前方移乗はベッドに対して車椅子を正面につけて足から移乗する方法で，主にC5～C6BⅡ損傷レベルといったプッシュアップ能力が低い場合に選択されることが多い．動作手順は車椅子上で足上げしてから車椅子をベッドに近づけ，殿部を移動しながらベッドへ移る（図6-42）．環境設定では車椅子とベッドの隙間をなくすために，移乗台（図6-42）の設置や車椅子のフットプレートがベッドフレームに干渉しないものを選定するなどの工夫が必要となる（図6-43）．また前方移乗は長座位での床上移動のため，ベッド上で下肢との摩擦が生じやすく動作が制限されやすい．移動しやすいベッドマット形状やスライディングシート（図6-44）を利用するといった工夫も必要になる．肘折れして倒れ込んでしまう頚髄損傷者では頭台の利用（図6-44）や，動作方法を検討する．

2 側方移乗

　側方移乗はベッドの側面に車椅子をつけて殿部から移乗する方法であり，脊髄損傷者の多くがこの方法を用いる．トランスファーボードを利用することで殿部を滑らせながら移乗したり，C6損傷

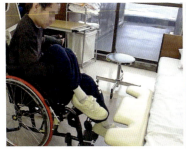
図 6-42 移乗台を利用した前方移乗

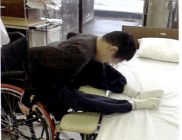

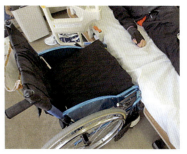
図 6-43 ベッドに接近しやすい車椅子の例

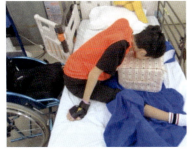
図 6-44 スライディングシートと頭台の利用

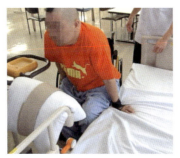
図 6-45 前倒れへの対応として介助バーにクッションを取り付けた例

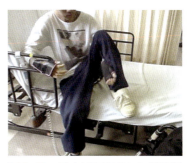
図 6-46 足上げに配慮した環境設定

レベルで肘折れによる前倒れに注意を要する患者に対しては介助バーを利用することもある（図6-45）．側方移乗は殿部を移動したのちに下肢を側方へ移動させるため，前方移乗よりも足上げ動作の難易度が高い．また靴の着脱動作も加わると座位バランス能力や上肢の操作性も必要となるため，ベッド柵や背上げ機能，ベッドマットの種類など，動作を最大限に発揮させるための環境設定が必要となる（図6-46）．

2 便座への移乗

便座への移乗は，車椅子からの高低差，便座の支持面やトイレ空間の狭さといった物理的な制約により頸髄損傷者にとって難易度が高い．移乗方法は便座に対して前方あるいは側方からのアプローチとなる．

1 前方からのアプローチ

便器を高床で埋めて前方移乗のようにアプローチする方法もあるが，当センターでは長便座を利用することが多い．動作手順は車椅子で便器の前方へ近づいてから下肢を便座の横へ移動させ，車椅子や手すりで上肢を支えながら殿部を移動させる（図6-47）．長便座は便器の高さが低いため，在宅で設置する際は補高できるかどうかの確認も必要となる．手すりは移乗，下衣着脱などの排泄周辺動作を評価したうえで設置する．

2 側方からのアプローチ

胸髄以下の損傷者では車椅子が便器の側面にアプローチできればほぼ問題なく移乗できる（図6-48）．しかし，在宅では壁や段差などで便座へ接近できないことも多く，便座へ直接移乗できない場合は移乗台を利用する（図6-49）．前方に壁がある狭い空間では殿部を座面上で移乗側へ寄せて

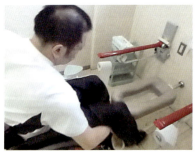
図 6-47 長便座への移乗

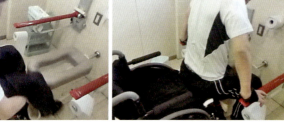

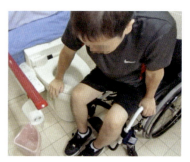
図 6-48 洋式便座への移乗

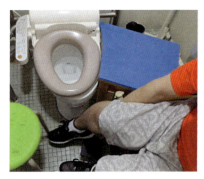
図 6-49 移乗台を利用した例

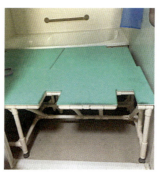
図 6-50 車椅子の形状に合わせた入浴台の例

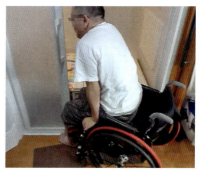
図 6-51 前方が狭い空間での移乗

から,なるべく体幹を前傾しないプッシュアップで移乗するなど,環境と身体を適応させる必要がある.

3 入浴台・浴槽への移乗

頸髄損傷者の入浴では洗体台を利用することが多く,移乗方法はベッド移乗の方法をもとに検討することが多い.前方アプローチでは車椅子の形状に合わせて入浴台を作製する(図 6-50).側方アプローチでは十分な移乗スペースが得られないことも多く,扉の形状・開口幅,段差とともに移乗後の洗体の位置などに注意する(図 6-51).浴槽への移乗はプッシュアップや腹臥位にて on elbow での出入りなどの方法がある.浴槽内は浮力があるので身体を移動させやすい反面,不安定なので姿勢制御に注意する.バスリフトやリフターなどを活用することで安全に移乗できる場合もある.

高位頸髄損傷者にとって移乗は転倒の危険性はあるが,ADL の拡大に向けて最もニーズのある動作である.退院後,長期的な目標になることも多く,日ごろから実際の環境をイメージしながらかかわっていく必要がある.

7 排泄

頚髄損傷者が自分で排泄を行うためには，本人の能力に合わせた方法の決定や道具の選択，環境設定が重要となる．以下に排尿動作，排便動作とそれぞれの方法や環境などについてまとめる．

1 排尿動作

1 自己導尿

自己導尿は男女の身体の構造の違いにより，動作が可能なレベルや導尿環境が左右される．男性はC5Bレベルから車椅子上での動作が可能となり，女性はC6BⅡレベルから動作は可能となるが車椅子上での導尿は困難な場合が多く，ベッド上での動作と環境が限られてしまうことがある．上肢や手指に重度の障害がある場合，カテーテルの容器のキャップなどは口を使いはずし，カテーテルの把持は自助具や指に引っかけることで可能（図6-52）となる．

（1）導尿時の姿勢と環境

前方に殿部をずらしてずっこけ座りとなり，女性はしっかり開脚し座位を安定させる．男性の場合，尿道口を視覚で確認し行うことができるが，女性の場合，尿道口の視覚での確認が困難なため，一側で陰唇を開大しながら尿道口を探索し，カテーテルを沿わせながら挿入する．難しい場合は，視覚で確認できるように鏡を用いる．挿入の際クッションに干渉しやすいため注意する．

（2）衣服の操作と工夫（図6-53）

男性の場合，パンツやズボンを前開きに改良したり，ズボンを開閉するための自助具を使用し衣服の操作を行う．女性の場合，下衣の操作を行えるようにスカートの着用を検討する．

（3）集尿方法と工夫（図6-54）

車椅子上で導尿する際には，延長カテーテルを使用し，便器に直接尿を捨てる．そのほか男性は下肢にベルトを巻き，そのベルトの間にペットボトルや尿器を挟んで行う．女性は車椅子の構造に

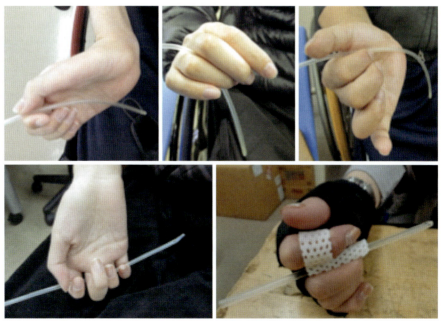

図6-52 カテーテルの把持

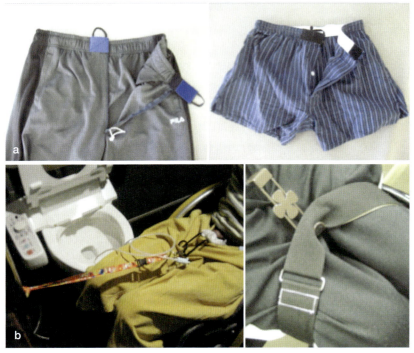

図 6-53　衣類の工夫
a：改造ズボン・パンツ．
b：開閉自助具．

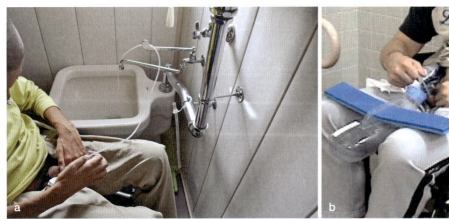
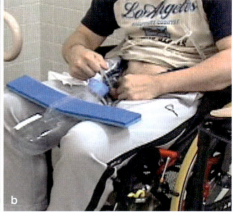

図 6-54　集尿方法
a：延長カテーテル使用例．b：尿器使用例．

よって異なるが，車椅子のフレームにペットボトルを設置し行う．

2 留置カテーテル

留置カテーテルには尿道口からカテーテルを挿入している尿道留置と，腹部に穴をあけカテーテルを挿入している膀胱瘻がある．いずれも，挿入しているカテーテルに袋を接続し，蓄尿する．

（1）蓄尿袋の収納と操作（図 6-55）

蓄尿袋は下肢にベルトなどで固定したり，腹部などに置き衣服内に収める．また，自分で尿捨てが行えるように蓄尿袋に紐などを取り付け，開閉できるように工夫する．

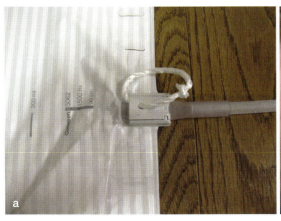

図 6-55 蓄尿袋の改造
a：開閉部に紐を装置，b：収納．

(2) 衣服の操作と工夫

下肢や腹部など蓄尿袋の取り付け位置によって異なるが，尿捨てを行うために大腿部や下腿部にファスナーなどを付けて衣服を改良したり，ズボンを開閉するための自助具を使用する．

2 排便動作

便排出の際には，肛門の近くまできた便を浣腸や坐薬など肛門からの刺激を利用して定期的に排出を促通する方法を用いる．その際のリスク管理と，使用する道具の選定，姿勢変換・保持のための環境設定が必要となる．

1 排便時のリスク管理と排便時姿勢

疾患特有の排便時の褥瘡や起立性低血圧が危惧され，臥位での便排出を行うが，座位の耐久性や安定性を評価し，褥瘡や起立性低血圧への対応を考えたうえで，座位での排便を目指す．排便時，便塊排出によって急激な血圧低下が起こるため，その際に頭部を心臓と同じ高さで前屈姿勢の保持ができるように環境を工夫する．

2 排便時・後始末に使用する自助具と福祉用具（図 6-56）

坐薬挿入器，お尻拭きの自助具を使用し，排便を行う．どちらもリーチャータイプ，手部固定タ

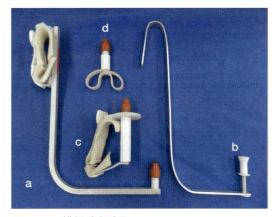

図 6-56 排便時自助具
a，b：リーチャータイプ，c：手部固定タイプ，d：手指固定タイプ

イプ，手指固定タイプがある．選定する場合，肛門に手が届くか否かについて評価する．リーチャータイプは通常前から，手部と手指固定タイプは側方から挿入する．

3 身体能力とその環境（図 6-57）

ベッドへの前方移乗あるいは側方移乗が可能で，床上での更衣動作が可能であれば高床式トイレを選択する．前方移乗が可能で床上での更衣動作が困難な場合は，後方からの介助が行いやすい身障者用長便器を選択し，移乗動作が困難な場合は自走用のトイレットチェアーを選択する．側方移乗が可能で，端座位での更衣動作が可能な場合

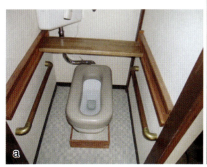
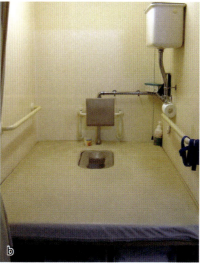
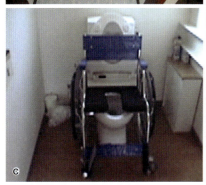
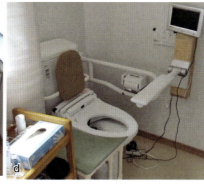

図 6-57　便器の改造
a：身障者用長便器
b：高床式トイレ
c：自走用トイレットチェアー
d：背もたれを設置した洋式便器

は，洋式トイレを選択する．便座上に座る身障者用長便器，洋式便器には褥瘡予防のためにそれぞれに合うやわらか便座を設置し，また排便時にリラックスできるように，後方に寄りかかるための背もたれを設置する．

8　入浴

　入浴は水や石けんなどの滑り，浴槽内での浮力が要素として加わり，また，洗顔や洗髪において視覚が奪われてしまう（図 6-58）など，通常の動作に比べ難易度が高い．頸髄損傷者の場合，特に動作レベルで考えたとき，①移動・移乗動作の可否，②更衣動作の可否，③洗体動作の可否の3点が評価ポイントとなる．そして，それぞれの動作項目において，「自立」「自立可能」「介助」の見極めが重要である．特に自立可能群においては，移乗や更衣動作に含まれる寝返りや起き上がり，プッシュアップ，車椅子上の姿勢変換などの基本動作を特殊な環境で行わなければならないことを念頭におく必要がある．また能力と環境因子が大きくかかわるため，どのような生活スタイルをとるかで対応が多様になる．動作は可能だが，就労や就学が生活の中心ならば，入浴は疲労と時間がかかるため介助で行う場合がある．効率よく合理的に達成できるよう支援しなければ，生活のなかでは

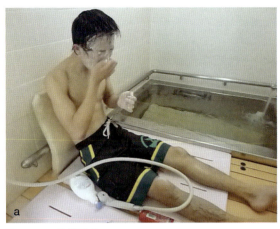 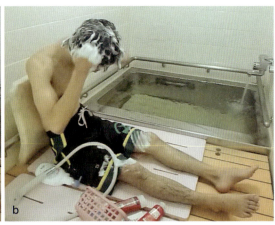

図 6-58　入浴動作
a：洗顔，b：洗髪．

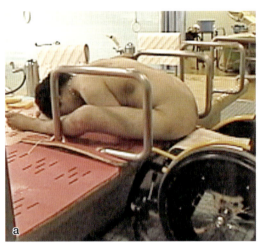 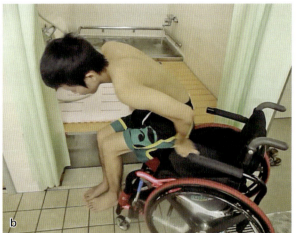

図 6-59　浴室への移動・移乗
a：前方移乗，b：側方移乗．

継続して実施できない．福祉用具を用いることが可能ならば，できるだけ活用すべきである．

1　浴室への移動・移乗動作

　完全麻痺で浴室に洗い場を設置している場合は，車椅子で浴室まで移動し，前方または側方移乗で洗い場へ移乗する（図 6-59）．シャワーキャリーで入浴する場合は，車椅子からの直接の移乗は難易度が高い．直接の移乗が困難なレベルでは車椅子からいったんベッドへ移乗し，シャワーキャリーへ乗り換え，浴室へ移動する．不全麻痺

で下肢の能力が高ければ，歩行で移動または車椅子で移動し，立位でシャワーチェアへ移乗する．

2　浴槽への出入り

　プッシュアップで殿部を挙上し出入り（図 6-60）を行う．プッシュアップが困難な場合は，浴槽の縁まで前進し，端座位となったのち一側の肘をつき，上半身を反転させ体幹を捻りながら殿部を浴槽内に入れる．あるいは，まずは一側の肘をつき腹臥位まで体を回転させたのちもう一側の肘もつき，両肘で体を後進させて浴槽内に入る．出る

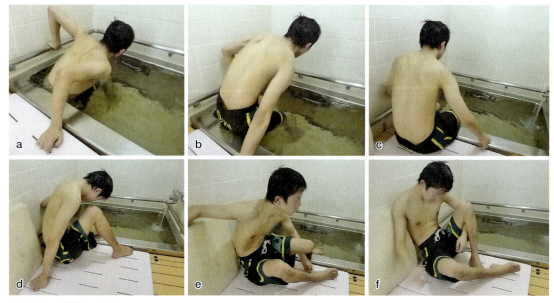

図 6-60 浴槽への出入り
a：浴槽の縁に手をつき，浮力を利用しプッシュアップして殿部を引き上げる．
b，c：殿部を引き上げ，浴槽の縁に座り後進する．
d～f：壁側に背が向くようにして一側ずつ下肢を浴槽内から引き上げる．

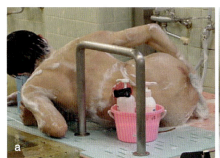
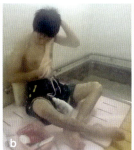
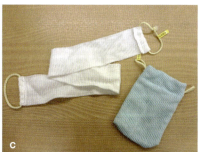

図 6-61 洗体
a：頭受け台を使用した片肘姿勢での動作．b：背もたれ座位姿勢での動作．c：洗体タオル．

際は，浴槽の縁に両肘をつき，肘を支点に体を前進させ，浴槽から膝下まで出たら体を反転させて起き上がり後進する．不全麻痺で下肢の能力が高い場合は，立位または座位でまたぎ出入りを行う．移乗動作に関しては，どの程度殿部が挙上できるか，安定性があるのかなどのプッシュアップ動作や，難しい場合でも前方移乗が可能か否かについて評価し，動作の妥当性についての検討が必要である．ベッドと車椅子間の移乗方法が浴室環境や浴槽の出入り方法の決定を左右する．

3 更衣動作

現実的な対応を考え，まずは車椅子上での更衣が可能か評価する．困難な場合はベッド上で着替えて，裸もしくは羽織るものを着て車椅子に移乗する．また，入浴後に備えて事前に車椅子上にバスタオルを敷いておく．

4 洗体・洗髪動作（図 6-61）

洗体は床上での足上げ動作や前屈位からの起き

上がり，片肘姿勢での上肢操作など，多様な姿勢変換を伴いながら行う動作である．上腕三頭筋が利かない高位の頚髄損傷者の場合，殿部や大腿部後面を洗う際は片肘姿勢の保持や前屈位保持の補助のために，頭受け台を使用する(図6-61a)．また頚髄損傷者の場合，麻痺により座位保持が困難で，お湯や石けんなどにより滑る環境下での両手動作が基本となるため姿勢をどのように保持するかが重要であり，手放しで座位保持が可能か否かを確認し，壁など寄りかかることができる環境設定が必要となる(図6-61b)．また手部が滑らないようにスポンジなどを置くといった工夫をする．洗体や洗髪は手指機能に障害がある場合，洗体はループ付きタオルや手袋タイプタオルを使用し，手部に巻いたり，ループを手指にかけたりしながら握りを代償し動作を行い(図6-61c)，洗髪は手部に固定できるよう改良したブラシを使用し動作を行う．使用する道具は市販品，または作業療法士が作製する．

9 自動車運転

近年，スロープ付低床バスの運行や駅構内のエレベータ設置など，公共の交通機関が身体障害者にとって利用しやすいように整備されてきた．しかし，目的地までの歩道の整備が不十分であったり，雨天のことも考えなければならない．そのため脊髄損傷者は通勤やスポーツなどの活動参加のために，自宅と目的地を直接つなぐことができる「自動車」を希望する場合が多い．

1 自動車運転に必要な条件

1 運転免許・運転適性

脊髄損傷者が自動車を運転するためには，運転免許証を保有していることが行政上必要な条件である．受傷以前から免許証を保有している場合でも，新規に免許証を取得する場合と同様に，運転免許試験場に行って臨時適性検査または適性検査を受けなければならない．運転免許試験場では，個々の運転条件が検討され，適性が判定される(図6-62)．新規免許取得希望者が条件付合格で

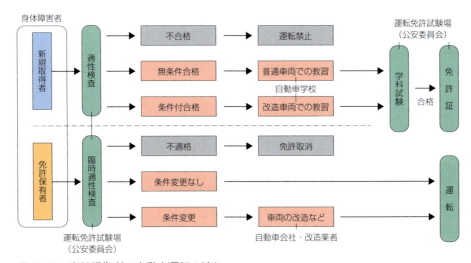

図6-62 脊髄損傷者の自動車運転の流れ

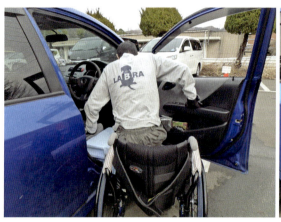 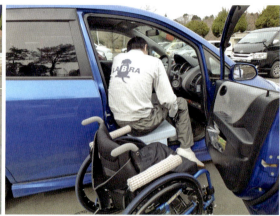

図 6-63 運転座席への乗り移り

自動車学校に通う場合，条件を満たす車両を使用して教習を受けなければならない．受傷後，身体機能が著しく変化している場合には，免許保有者であっても自動車学校で初心者教習の受講を勧めている．

2 身体的条件

　自立した自動車運転には，運転座席への乗り降り，車椅子の積み下ろし，1時間以上の運転操作が行えなければならない．座席への乗り降りは，ベッドと車椅子間の側方移乗に似ている．しかし運転席のドアやヒンジ部は頭を付けてバランスを保持したり，テコの支点とすることができる．このため，ベッドへの側方移動ができない頸髄損傷者でも，座席への移動を容易に行えることがある．なお自動車運転支援の対象になるのは，日常生活がほぼ自立しており，プッシュアップ動作で殿部を側方に移動させることが可能な脊髄損傷者である．

2 自動車運転の支援内容

　自動車運転関連動作には，運転座席への乗り降り，車椅子の積み下ろし，ハンドル回旋，ブレーキ・アクセル操作，計器類の操作などが含まれる．走行中の運転操作に関しては，自動車運転シミュレータや自動車学校の路上訓練コースで教官の指導を受けて習得しなければならない．ここでは基本動作を紹介する．

1 運転座席への乗り降り（図 6-63）

　車椅子を運転席に対して約30°の角度で近づける．殿部を車椅子の肘あてやタイヤにぶつけないように注意しながら，車椅子シート前方に移動する．次にプッシュアップ動作で殿部を挙上して運転席に乗り移り，片足ずつ持上げして車内に入れる．殿部の挙上が不十分な場合は，安全に乗り降りするためにトランスファーボードや移乗台，電動式座席などを使用する．必要に応じて自動車のドアやヒンジ部に頭をつけ，殿部の移動を容易に行えるようにする．

2 車椅子の積み下ろし（図 6-64）

　まず車椅子クッションを外して車内に移し，車椅子シートの下に手を入れる．そして車椅子シートを持ち上げながら，車椅子を折りたたむ．次に車椅子のフロントパイプに右手を引っかけ，持ち上げるようにしてキャスターを自動車のサイドガードに載せる．運転席の背もたれを後方に倒し，センターピラーに頭を付けたり，背もたれの後ろに手を回して，体幹の安定性を確保する．そして両手もしくは片手で車椅子後輪を転がしながら持ち上げて，腹部や大腿部の上に載せてから積み込み位置（車種に応じて助手席または後部席）へ移動させる．

　車椅子を積み込む身体的負担を減らしたい場合

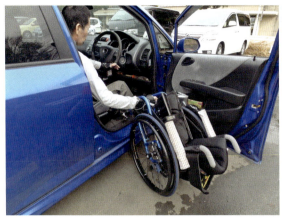
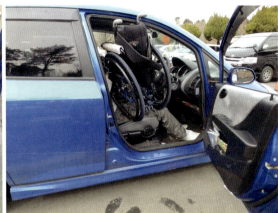

図 6-64　車椅子の積み込み

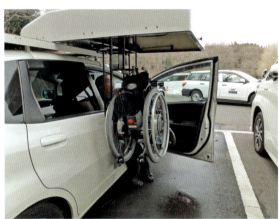
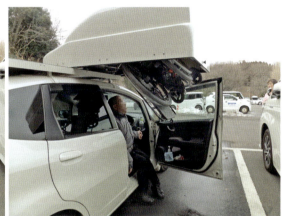

図 6-65　電動リフトを使った車椅子の積み込み

や，重量のある折りたたみ式の電動車椅子を使用している場合は，電動リフトを使ってルーフキャリアに積み込むこともできる（図 6-65）．

3 ハンドル回旋（図 6-66）

下肢が有効に働かない脊髄損傷者はアクセル・ブレーキ操作の際，左手で手動レバーを操作する．そのためハンドル操作は，旋回ノブをハンドルに取り付けて，右手で操作する．右手肘伸展筋に麻痺のある四肢麻痺者は，ハンドルを上部方向へ回す筋力が低下している．そのため肩甲帯周囲筋の筋力増強や代償動作を習得させることが必要である．ハンドル回旋練習は，自動車運転シミュレータや実車のすえ切り（停車車両でのハンドル回旋）などで行う．必要に応じて，体幹ベルトやバケットシートを利用して体幹を安定させると，ハンドル回旋能力が向上することがある．

3 自動車改造と車両選択

脊髄損傷によって両下肢に麻痺がある場合は，運転免許証に「オートマチック式でハンドルに旋回ノブを取り付け，両上肢によって一切の操作が可能な構造の普通車に限る」と条件が記載され，この条件を満たす自動車にかぎり運転できる．図 6-67 は頚髄損傷者用の運転用補助装置である．

頚髄損傷者の場合，車両環境によって自動車運転関連動作の可否が決定するので，自動車の選択に注意しなければならない．そのため運転座席への乗り降り，車椅子の積み下ろしなどの実体験を

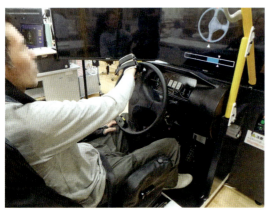

図 6-66 自動車運転シミュレータを使ったハンドル回旋練習

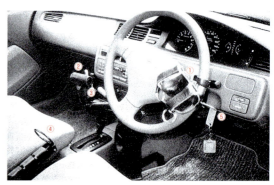

図 6-67 運転用補助装置
①手掌型ハンドル回旋装置，②T型レバー（アクセル・ブレーキ），③チェンジレバーブラケット，④サイドブレーキブラケット，⑤エンジンキー操作用L型補助具

してから使用車両を決定すべきである．身体障害者には自動車免許取得のための費用の補助，自動車購入資金の貸付，自動車改造費用の補助，自動車取得に伴う税金の免除，有料道路や駐車場料金の割引，駐車禁止除外車両を示すステッカーの交付などの制度が適用される．これらの優遇措置を脊髄損傷者に紹介することも大切である．

■参考文献
1) 松本琢磨，秋穂験師：頸髄損傷者の自動車関連動作に関する研究―移乗・車載動作に必要な機能と動作能力の検討．作業療法 15：273，1996
2) 松本琢磨，玉垣 努，吉本美紀子，他：自動車ハンドル回旋能力の研究―ハンドル回旋時の角速度と最大トルクの測定より．作業療法 11：163，1992
3) 松本琢磨，玉垣 努，大橋正洋，他：当センターにおける自動車運転適性評価のためのドライビングシミュレータ使用調査．作業療法 16：349，1997

10 公共交通機関の利用（外出支援）

近年の脊髄損傷者は，重度障害・重複障害・高齢化が進んでいる．加えて在院日数の短縮化による不十分な回復，患者家族は介助量負担などによる急激な変化を受け入れられず，自宅に引きこもる人が増えている．対象者自身が生きがいをもち，いつでも外出できる，健康的な社会をつくるためにわれわれは何ができるだろうか．

1 頸髄損傷者特有の問題

脊髄損傷のなかでも頸髄損傷者は，四肢体幹機能障害に加えて，自律神経障害や排泄障害も合併する．そのため移動能力や上肢操作能力のみならず，全身状態をチェックすることが，公共交通機関を利用した外出支援には重要となる．また外出時の歩道や通路は健常者と共有することから，車椅子使用者特有の心理的な問題もある．

2 外出に関する具体的支援

1 車椅子駆動への支援

外出のための屋外移動練習を始めると，「疲れてしまう（耐久性）」「斜面や段差が進めない（登坂性）」「対向者が避けきれない（操作性）」などが問題となりやすい．外出に向けて，①不整地（アスファルト），②片流れ斜面（歩道），③スロープ，④縁石の切り下げ，⑤障害物や集団の通り抜けなどの場面で車椅子が駆動できるか評価を行う．電動車椅子移動の場合や同伴者による介助移動でも，上記

の移動能力を評価・指導する必要がある．

2 上肢での操作能力

頸髄損傷者は「商品がとれない（リーチ範囲の制限）」「荷物を持てない（車椅子駆動での上肢使用）」「小銭が払えない（手指機能の低下）」などの問題が生じる．そのため病院売店で，①商品がとれるか，②商品が運べるか，③お金が払えるか，④商品をレジ袋に入れられるか，などを確認する必要がある．

3 心理的問題

車椅子使用者は，周囲の人が車椅子の存在に気がついているか不安があったり，道路環境や人の流れに乗れているか気をつかったり，横断歩道で信号が点滅すると焦ってしまったりするなど，外出に関する心理的な問題がある．また，狭くて障害物のある歩道や大勢の対向者に強い重圧を受けるなど，車椅子での低い視界から視覚的な圧迫感を大きく感じている．これらの問題を乗り越えられるかが，積極的に外出できるかのポイントになる．

3 公共交通機関の利用と買い物への支援

退院後の通院や買い物などの外出が必要になった場合，脊髄損傷者が勇気をもって出かけられる契機となるように，病院スタッフが同行してバス・電車などの公共交通機関を利用した社会環境訓練を実施するとよい（図6-68）．初めての外出では，周囲の人の視線を気にしたり失敗への不安が強いため，自信をつけることが大事である．病院内の売店や近隣コンビニエンスストア，駅周辺など，目的や状況に合わせて行き先と経路を段階的に選択していく．スタッフはバス運転手や駅員，店員に対して，積極的にコミュニケーションをとり感謝や礼を示すことで，雰囲気を和ませるとともに脊髄損傷者や家族に手本をみせるようにしている．車椅子利用者の乗り物への乗車は，基本的に運転手や駅員の介助で行うことが原則となっているが，各運行会社や職員によっても異なるので確認が必要である（図6-69）．また身体障害者

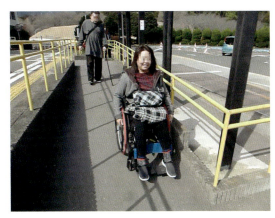

図6-68 入院中の社会環境訓練

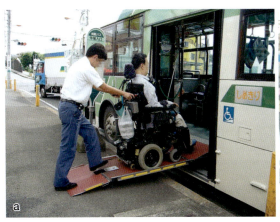

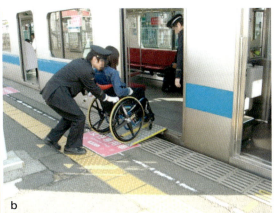

図6-69 運行会社職員による乗り物の乗降介助

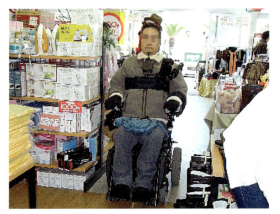

図 6-70　商品で通路が狭くなった店舗での移動

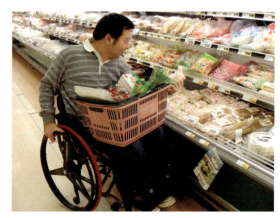

図 6-71　マイバスケット（個人用カゴ）システムの利用

手帳を提示することで，乗車料金が割引となる場合もあるため，運行会社への問い合わせが必要となる．

1 屋外移動

対向してくる人混みを縫って進むのは困難なことが多い．そのため人の流れに沿って進んだり，同伴者が車椅子前方を先導したほうが楽である．片流れ斜面の路面や歩道と道路の高さを揃える縁石の切り下げでは，転倒しないように同行者が車椅子や身体に手を添えることが必要である．電動車椅子や介助移動の場合も同様である．

2 店内移動と買い物

店内は滑らかな床面で駆動しやすいものの，店舗によっては通路が狭かったり，商品を床に積んでいて車椅子では通れないことも多い（図 6-70）．また手が届く棚も限られてしまい，商品がとれないこともある．その際，店員にメモを渡して商品を探してもらったり，商品をとったり運んでもらえるよう依頼できることが大切である．会計では，財布から小銭が取り出しにくいので，店員に財布を渡して支払うことが多い．最近では電子マネー（IC カードやケータイクレジットなど）を利用している脊髄損傷者もいる．買い物は，「マイバスケット（個人用カゴ）」システムの利用（図 6-71）でレジ袋に詰める手間をなくしたり，食品類の宅配サービスを利用している人も増えている．

4　外出のための情報収集への支援

外出や買い物を円滑に楽しむために，目的店への交通案内や店舗内の配置，身障者用トイレの位置などさまざまな情報を，事前にインターネットによって得ておくと便利である．頚髄損傷者は，指先による確実なパソコン操作が困難であることから，機器などを利用した情報収集の問題を解決する支援も大事である（6 章「4．書字・パソコン操作」参照 ➡ 171 頁）．

5　在宅生活への実践的な展開

通院や買い物，映画など，さまざまな目的での外出を援助している家族やガイドヘルパーとの協力は必要不可欠である（図 6-72）．入院中の社会環境訓練を引き継ぎ，外出時の体調管理や種々の問題を，われわれにフィードバックしてくれる．外出時の課題や目標を話し合い，地域社会で実践してもらうために連携が大切である．

また外出に関する情報を得るためには，自宅でインターネットができる環境整備と日々の活用学習が必須である．在宅での情報通信支援も，家族やパソコンボランティアなどと連携していくことが望ましい（図 6-73）．セラピストは定期的に姿勢動作をチェックし，無理な操作環境による肩こりや腰痛などの二次障害を生じてないか，在宅支援者との意見交換が重要となる．

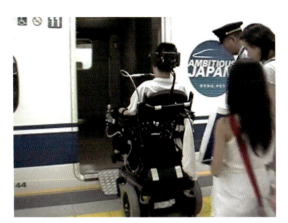

図 6-72　家族やガイドヘルパーとの外出

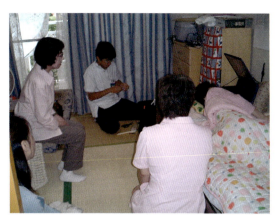

図 6-73　パソコンボランティアや訪問看護師との合同訪問

■参考文献
1) 松本琢麿：頚髄損傷者に対する外出の支援．OTジャーナル 41：649-655, 2007
2) Engström B(著), 高橋正樹, 他(訳)：からだにやさしい車椅子のすすめ―車椅子ハンドブック. 三輪書店, 1994
3) 玉垣 努：頚髄損傷者の排便リハビリテーション．総合リハ 33：135-143, 2005
4) Axelson P, Wong K, Pastemak M, et al(著), 日本リハビリテーション工学協会車いす SIG(訳)：手動車いすトレーニングガイド. 医学書院, 2000
5) 大橋正洋(監修)：生活の場における移動の援助．医歯薬出版, 2006

Note 頚髄損傷者の旅行

●旅する頚髄損傷者

筆者の身近な飲み仲間でもある C5 完全頚髄損傷者のSさん（東京都在住）は，広島や沖縄などの国内旅行のみならず香港，グアム，アメリカなど海外にも友人と積極的にあしを延ばしている．もちろん，いきなり旅行に行くような無謀なチャレンジをしたわけではない．

●頚髄損傷者が旅行に行くための第一歩 ～街に出てみる～

リハビリテーションの過程で，車椅子乗車に慣れ，病院内での移動が獲得されると，その移動先の目的は徐々に病院の外にシフトしていく．しかし車椅子で街に出て，バス，電車に乗ることは当事者にとっては大冒険である．そこで最初はセラピスト，時には家族が同行し，公共交通機関の利用と買い物などといった社会環境訓練（図1～3）を実施する．ここで重要なのはただ経験することではなく，「また行きたい」と思えることである．そのためにはもちろん使用できるトイレの場所や食事の場所などの下調べや準備は周到に行わなければならない．

この経験では当事者が得る多くの気づきや発見がある．それは「外出にはリスクがある」ということ，そして「そのリスクに対し自分自身でマネジメントしていく必要がある」ということである．この経験の積み重ねは旅行のみならず，就労や日常の社会生活においても行動の範囲を広げていくために重要である．つまり旅行は生活の一部であって，決して特別なイベントではないということである．

●宿泊施設探し

大きな宿泊施設にはハンディキャップルーム（あるいはバリアフリールーム）というものがある．これは国土交通省が策定した設計の指針で，50室以上の部屋をもつ宿泊施設に1室以上設ける義務があるというものである．すべての宿泊施設が対応できているわけではないが，ハンディキャップルームは車椅子利用者の使用を想定した設計がされており，入口とユニットバスの段差解消や室内通路，転回スペースの確保などが施されている．宿泊施設を予約する前にまずはこのような部屋があるか確認する必要がある．

●入浴と排泄の問題

多くの頚髄損傷者は旅行の際，入浴についてはシャワー浴が中心となることが多い（図4）．ただし，マンパワーがある場合はそれを利用して浴槽に入ることもある（図5）．自宅で使用しているシャワーキャリーを持ち運ぶわけにはいかないこともあり，いずれにせよ安全な環境，さらには人手が必要となるため，旅行先のホテルの浴室がどのような環境かは事前に細かく確認をしておく必要がある．

排泄については，長距離の移動においては普段は使用しないおむつを使用する場合がある．これは現地調達も可能なので体調に応じて判断する．入浴と同様，排泄もトイレ用のシャワーキャリーを持ち運ぶわけにはいかないので便座に座る必要があるが，便座に直接座ることによる褥瘡のリスクも高まるためやわらか便座を使用する．外出先で排便がある場合は必ず必要になるため，持参

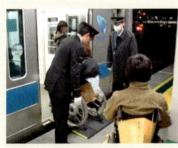

図1　電車の乗降

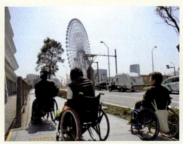

図2　市街地走行

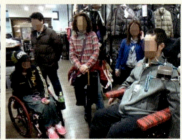

図3　洋服店での試着

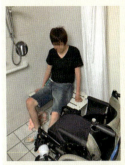
図4 ホテルの浴室環境
シャワー台が設置されている.

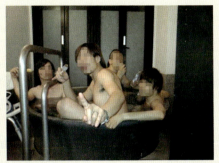
図5 入浴
友人との旅行では,かついでもらい浴槽に入る(右端が本人).

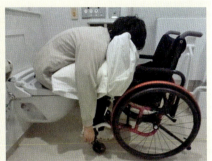
図6 排便姿勢の工夫
モデルは健常者

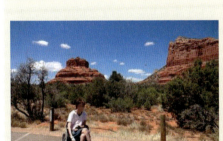
図7 セドナ(アメリカ)への旅行

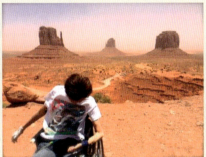
図8 モニュメントバレー(アメリカ)への旅行

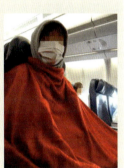
図9 飛行機機内

するのを忘れないようにする.また,排便のための前屈姿勢として,便座の前に車椅子を停め枕を置いて前受け台の代わりにする(図6).

●褥瘡には最大限の配慮が必要

旅行に限ったことではないが,最も気をつけなければいけないのは「褥瘡」である.特に飛行機と宿泊先のホテルでは注意が必要となる.空港では車椅子は手荷物扱いとなるため一般座席に座ることとなる.Sさんは褥瘡予防のために褥瘡予防クッションを機内座席に敷いている.また座席は足元が広く前方に壁がある場所を選択し,こまめに除圧を繰り返すことでアメリカまでの10時間以上のフライトを無事に乗り切っている(図7,8).ホテルでも普通のベッドに寝るため,夜間は友人に体位変換をしてもらっている.なお,飛行機機内はしっかり空調が効いているため防寒対策は必須である(図9).

このようにSさんは友人の力を借りながら20回以上にも及ぶ国内・海外旅行を成功させている.Sさん曰く「旅行はリスクを負う覚悟が必要だけど,危険が予測できるときにはいくらやりたいことでも瞬時に諦める勇気も必要だ」とのことである.

11 日常生活関連動作

日常生活関連動作（IADL）には ADL に関連したさまざまな動作が含まれるが，ここでは調理・掃除・洗濯をとりあげる.

自立度は本人の意欲のみならず機能レベルと物理的環境に大きく影響される．これらを踏まえつつ，退院・退所後の生活全体をイメージして，何を自分でできることが必要なのか，何を人に任せるのかを検討する．家族と同居か単身生活か，職業の有無と就労時間，ADL における疲労度などによっても必要な活動は異なってくる．要介護度や支援程度区分によるサービスの量も考え，無理なく生活を継続していけるようにする．また「やらない」と「できない」のは異なるので，いざというときや時間があるときは「こうすればできる」という経験をしておくとよい.

1 環境

シンクや調理台などは車椅子が入り，かつ作業しやすい高さにする．加熱調理機器は調理台と高低差のないクッキングヒーターを利用することで，鍋などの移動が楽に行える．コンセントの位置は高めにする．延長コードを用いる場合，車椅子操作の邪魔にならないよう配慮する.

スタンドアップ車椅子（➡ 249 頁）を使用することで大幅な改修をせず上方へのリーチを広げることができる．しかし，やや大型になる・折りたたみができないなどの欠点もある．また垂直に立つわけではないので，対象の正面に位置した場合は通常の立位よりも遠くなる．利点と欠点を十分理解したうえで，利用するか否かを決定する.

2 動作

対麻痺者は住宅環境を整え，使用しやすい家電や道具類を選択することでかなり自立度を上げることができる．頚髄損傷者はほとんどの場合，体幹筋による姿勢制御・手指筋による把持が困難な

ので，手関節や前腕を車椅子のハンドグリップに引っかけるなど，外部環境を利用したハンギング動作でバランスを保証し動作する（図 6-74）．状況に応じて骨盤を後傾位に姿勢変換し安定を維持する．対象物の操作は自身の手の特徴に応じて工夫する．スイッチや操作パネル，つまみなどの操作では，どの部分を使えば力が伝わりやすいのかを知っておく必要がある（図 6-75）．道具類は把持しやすい形のものを見つけたり，把持の方法を工夫したりして市販品をそのまま使用できるようになるとよいが，困難な場合は改良する．車椅子は物理的環境・目的の活動・リーチ範囲・手指の状態によって，どこに移動させればよいのかが異なる．さまざまな動作を行い経験を積み重ねることが重要である．ブレーキは両方同時にかける場合と，片側のみかけて位置の微調整を行ってからもう一方をかける場合がある.

1 調理（図 6-76）

L字型の包丁が使いやすい場合がある．感覚が低下あるいは脱失しているので，切り傷に注意しなければならない．インスタント食品を開封する場合，押して切れるはさみがあると便利であるが，横にするとこぼれやすいものの場合は小さめのボウルなどに立てておき，普通のはさみを両手で使用することで切り込みを入れることができる．電子レンジで温めるときは再利用が可能な電子レンジ用のふたや容器を使用するとラップをかける必要がない．温めた飲食物などを膝の上に乗せて移動する場合，すべり止め付きのトレーがあると便利である．裏側にクッション素材が付いていると膝になじんで水平を保ちやすい．熱いものを扱うときには熱傷に十分注意する.

2 掃除（図 6-77）

粘着テープが回転するタイプのものやフローリング用ワイパーがよく使用されている．柄の部分に突起になるような市販の自助具（図 6-77a）を使用

11 日常生活関連動作　197

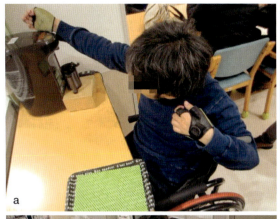
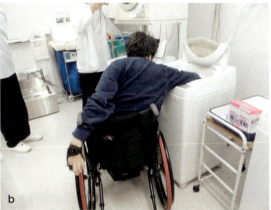
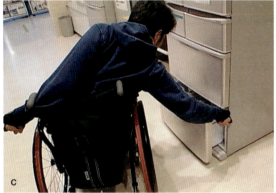

図6-74　頚髄損傷者の動作
a：やや上方へリーチし押す動作．
b：洗濯機もバランス保持に利用している．
c：下方へリーチし引き出す動作．
いずれもリーチとその後の動作（押す・引っかけるなど）を考え対象物との位置関係をとっている．

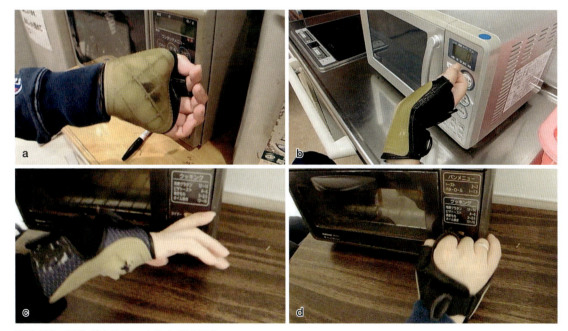

図6-75　操作パネルやつまみなどの操作
a：母指の関節で押す（C6），b：示指の関節で押す（C6），c：示指を押しあてて回す（C7），d：指間に入れて回す（C6）．

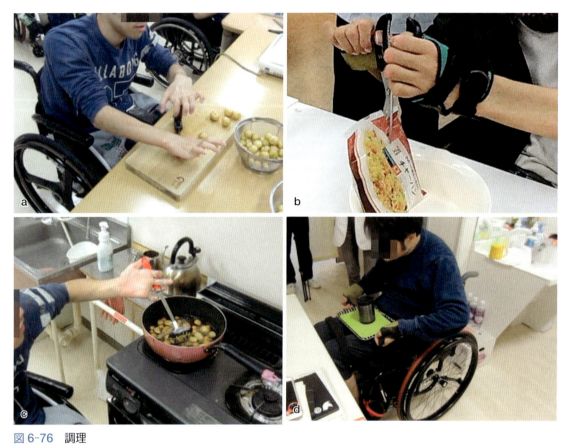

図 6-76 調理
a：L字型の包丁の使用，b：はさみの使用，c：おたまの使用，d：すべり止め付きのトレーの使用．

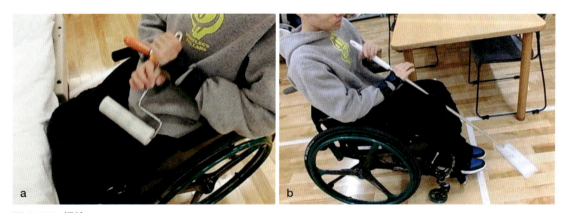

図 6-77 掃除
a：粘着テープが回転するもの（コロコロ）の使用，b：フローリング用ワイパーの使用．

すると，操作が容易になることがある．小さい家具の移動は，キャスター付きを選んだり底面に滑りやすい素材を貼ったりすることで容易になる．

3 洗濯

　洗濯機を使用する場合は洗濯ネットに小分けに

して洗うと，リーチャーを使用して取り出すことができる．比較的高価だが斜めドラム式の全自動タイプは出し入れがしやすい．洗剤は適量の液体が水溶性のフィルムで包まれているものが販売されている．

12　不全四肢麻痺者への ADL 支援

　近年，高齢の頚髄損傷による不全麻痺者が増加し，その障害像は下肢よりも上肢に障害が重く，痙性・しびれ・痛みが強く，高齢ゆえに身体の硬さも目立つことが多い．ADL への支援では上記の症状を二次的に強めることなく，動作の自立だけでなく介助者の身体的な負担の軽減といった視点でかかわることもある．頚髄損傷による不全四肢麻痺者の障害像を踏まえたうえで，臨床的に課題となりやすい ADL への介入の方法を具体的に述べる．

頚髄損傷による
不全四肢麻痺者の障害像

　上肢に障害の強い中心性頚髄損傷，特に好発部位である C3/4 レベルでの受傷では，肩甲骨挙上，肩関節内転・内旋位で関節拘縮しやすく，運動時は肩痛を伴う制限を生じやすい（図 6-78）．また体幹・下肢の随意性がみられるため歩行への期待がもてる反面，立ち上がりや立位保持といった粗大動作では，過剰努力により代償的に高まる頭頚部や肩関節周囲筋の筋緊張亢進が上肢の操作性を阻害させてしまう（図 6-79）．したがって，ADLへアプローチするうえでは早期から肩関節の痛みや運動制限に注意しながら，上肢の操作性を阻害させないように姿勢制御に配慮した介入も必要となる．ここでは，上肢の障害で問題となる「食事」と「上衣の着脱」，介助者の身体的な負担となりやすい「ベッド上動作」や「移乗」，排泄で問題となる「下衣の着脱」への介入例を挙げる．

1 食事

　食事は肩関節の運動制限を最も受けやすい動作であり，特に口への取り込みが不十分な場合は無意識に代償動作を強めるため肩痛の原因となりやすい．支援者は食事の自立を焦らず，肩への負担のない動作誘導や適切な自助具の選定を行う必要がある．肩関節運動制限を補う頚部や体幹の動きを生かすためには，ベッド上よりも車椅子上座位のほうが大腿後面筋による骨盤の運動制限を伴わず，体幹の動きを引き出しやすい．手指が動く場合はスプーンやフォークよりも箸自助具のほうが摂食しやすく肩関節の負担が軽減することもあるが，手指機能に応じて改良する必要がある（図 6-80）．

2 上衣の着脱

　不全四肢麻痺者にとって上衣の着脱は窮屈さゆえに，衣服の形状を無視して過剰に身体を動かし，かえって衣服が張り過ぎて動作を制限してしまう（図 6-81）．介入では，袖や襟の張りを手がかりに運動方向を徒手的に誘導して身体の分節的な動きを促す必要がある．特に上衣で問題となるのは肩関節の運動制限による頭頚部の通し動作である．テーブルなどで肩関節の可動域を代償する方法もあるが，骨盤後傾・脊柱屈曲といった動きも必要になる（図 6-82）．ボタンは手指巧緻性を要求するため道具操作が可能な場合はボタンエイドの利用や把持が難しい場合はベルクロとループをとりつけるといった方法も検討する．

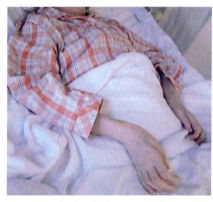
図6-78 上肢に麻痺の強い不全四肢麻痺者の関節拘縮

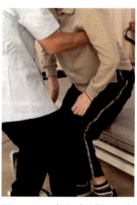
図6-79 立ち上がりと上肢の筋緊張亢進

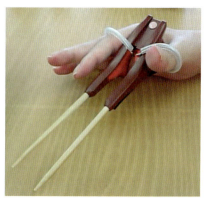
図6-80 市販の自助具を改良した例

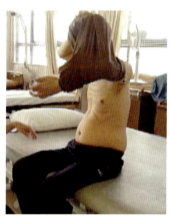
図6-81 衣服の形状を無視した上衣の着脱例

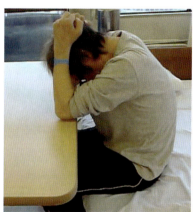
図6-82 テーブルを利用した肩関節の代償と脊柱屈曲・骨盤後傾による頭部へのリーチ

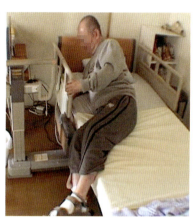
図6-83 努力的に起き上がろうとする例

3 ベッド上動作

寝返りでは過剰に手すりを引き込んで肩痛を強め，起き上がりでは努力的に上体を起こすことで過剰に股関節内転・膝関節伸展して殿部へ支持面を移行できないなど，動作が滞ることが多い（図6-83）．寝返りの支援ではまだらな運動障害に対して四肢の協調性を促す必要があり，四肢の運動のタイミングや方向，手すりの使用方法など，身体と環境の両面からアプローチする．起き上がりは上肢に麻痺が強い場合，特に脊柱の柔軟性を引き出し，下肢をベッドから下ろして重さを利用しながら体幹を起こす．起き上がりが困難な例に対しては，手すりで寝返りしながら下肢をベッドから下ろし，背上げ機能を利用して体幹を起こす方法もあり，移乗動作へつなげていく（図6-84）．

4 移乗

移乗では，上肢の運動麻痺が強い場合には完全麻痺者のようなプッシュアップは難しくなるが，下肢・体幹機能を補ううえでも早期から上肢機能に支持性を求める必要がある．手掌面（on hand）で台を支持すると手関節屈筋群の過剰な伸張や手関節自体への圧迫で痛みを伴うため，砂嚢などを用いて背屈方向への圧迫を軽減させる（図6-85）．座位移乗の介入例としてはじめは座面の前後差がないフラットな椅子の上で移乗ボードを利用し，上肢で支持しやすい位置に台を置いて四肢で殿部

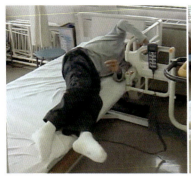
図 6-84 電動ベッド機能を利用した起き上がり

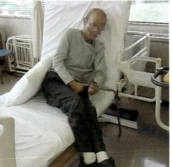

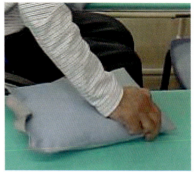
図 6-85 砂嚢を利用した手関節部の痛みへの対応

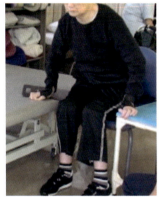
図 6-86 座位移乗への介入例

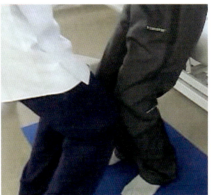
図 6-87 膝折れへの対応

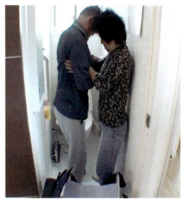
図 6-88 立位でのステップ動作を含めた介助により車椅子から便座へ移乗できた例

が移動する感覚を伝えていく（図 6-86）．立位移乗の場合ははじめにベッドを高めに設定すると立ち上がりやすいが，注意すべきことは膝折れによる転倒である．特に立位での回旋時は膝折れが多いため，介助者の膝で対応できるように予測的にかかわる（図 6-87）．介助でステップ動作を含む立位移乗が可能になると，車椅子でアプローチが困難なトイレや浴室へ移動できる（図 6-88）．

5 下衣の着脱

下衣の着脱は排泄動作の自立度に影響する．不全四肢麻痺者では上肢に麻痺が強いため完全麻痺者のように便座上でズボンを着脱するのは困難だが，下肢機能を生かしてズボンの上げ下げができる可能性がある．その場合，立位での上肢操作と

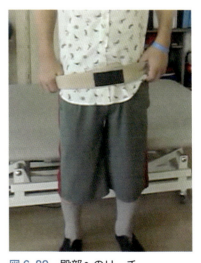
図 6-89 殿部へのリーチ
ゴムの張りを感じながら徐々に上肢の動きを拡大させる．

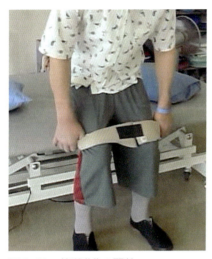

図 6-90　着脱動作の習熟
着座しながらズボンを下げる．

なるため，安定した下肢・体幹機能が必要とされる．特に殿部へ手をリーチする際にバランスを崩すことが多いため，ゴムの張りなどを感じさせながら徐々に上肢の動きを拡大させる（図 6-89）．引き上げる際に手指でズボンをつかめない場合は，あらかじめ座位の状態で大腿までズボンを上げておく．動作が習熟すると立ち上がりや座り動作と同時に上肢でズボンの上げ下げができるようになる（図 6-90）．

　以上，不全四肢麻痺者の ADL 支援について，二次障害を強めない介入や介助量の軽減といった要素も含めて述べた．二次障害を強めないかかわりでは日々の介助方法も重要であり，支援者への指導も積極的に行う必要がある．

13　上肢機能

1　上肢機能の障害像

　頚髄損傷者の上肢は著しい運動・感覚麻痺を両手に呈する．急性期・回復期・維持期を問わず，二次障害を予防し上肢機能の可能性を支援することが大切である．上肢機能の向上には起居動作やADL に上肢が参加することが重要となる．

　近年増加している高齢の中心性頚髄損傷者や高位頚髄損傷による完全麻痺者は，上肢に著しい麻痺を呈するためリーチが困難となる．しかし，僧帽筋（主に副神経支配）の筋活動は残存するため，肩で上肢を引き上げる戦略を余儀なくされる．継続した偏った動作パターン（図 6-91）は，肩甲骨から手指に至る可動域制限や痛みを引き起こし，筋活動の機能不全に陥る（図 6-92）．限られた上肢の運動を一生懸命繰り返すことで，痙性を強め肩で引き上げる戦略や定型的な運動パターンから抜け出せず，手掌面の環境への接触を困難にする．また，体幹機能の低下はバランス維持を困難にするため，余計に上肢のバランス反応による過活動を助長する．

2　上肢機能への支援

1　従重力活動

　座位バランスが乏しく上肢の空間操作が困難な段階では，重力に抗する上肢活動は肩甲骨の固定や過緊張が生じやすいため，従重力位での運動学習が重要となる．僧帽筋による挙上・後退というパターンから解放することが望まれる．そこで，クッションなどを利用して上肢の重さを免荷し，肩甲骨周囲の過活動を抑制するなかでの運動学習が大切になる（図 6-93）．徐々に自動運動に移行し努力的な動作が生じないように起居動作などの生活場面へつなげていく（図 6-94）．また，同時に，テーブル上での活動（図 6-95）や上肢支持（図 6-96）など手掌面が環境に接触できるように，徐々に抗重力活動に移行し，選択的な上肢操作をADL につなげていくことが大切である（図 6-97）．

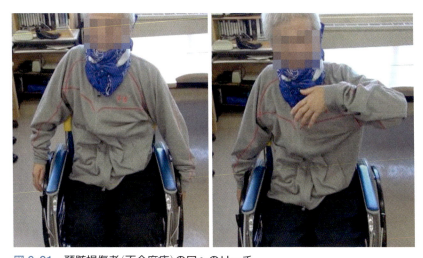

図 6-91　頸髄損傷者（不全麻痺）の口へのリーチ
左右上肢の筋活動の差はあるが，肩甲骨の挙上・後退，肩関節の外転・内旋の過活動が生じている．

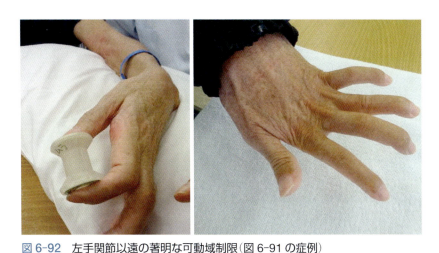

図 6-92　左手関節以遠の著明な可動域制限（図 6-91 の症例）
左上肢の僧帽筋の過活動は三角筋中部線維・総指伸筋の過緊張（筋短縮）を生じさせ，手関節の背屈・MP（metacarpophalangeal）関節の屈曲などの可動域制限を引き起こしている．

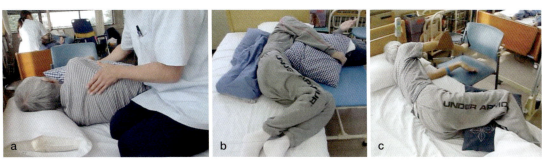

図 6-93　上肢の重さを免荷した運動（図 6-91 の症例）
a：クッションで上肢の重さを免荷し，肩甲骨の運動を徒手的に誘導している．
b：上肢の重さを免荷したなかで，選択的な肩甲骨の自動運動（プロトラクション）を行っている．
c：上肢を免荷する機器を活用し，寝返りを通して上肢の運動を促通している．

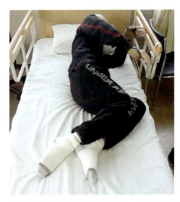
図 6-94 寝返りからスイッチ操作へ（図 6-91 の症例）
従重力位での空間操作が可能となったため，リーチにより電動ベッドのスイッチを押すなど生活動作につながった．

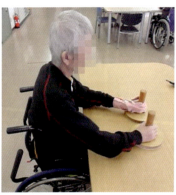
図 6-95 座位でのテーブルワイピング（図 6-91 の症例）

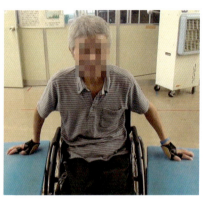
図 6-96 移乗のための上肢支持練習（図 6-91 の症例）

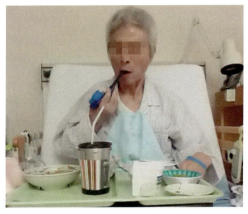
図 6-97 抗重力活動での食事動作（図 6-91 の症例）

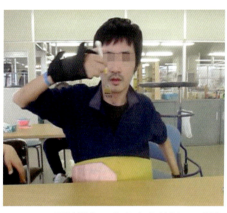
図 6-98 頚髄損傷・完全麻痺者（C5A 損傷レベル）の口へのリーチ
肩甲骨は挙上・後退，肩関節は内旋・外転で固定し，上肢の自由度が制限されている．

2 ポータブルスプリングバランサー（PSB）の活用

上肢にわずかな運動が生じる場合，portable spring balancer（PSB）の活用が重要となる．上肢の重さを免荷することで偏った動作パターン（図 6-98）を抑制し，運動性の向上や目的とする活動の一助となりうるため，日常生活に定着させることで有効な手段となる（図 6-99）．ただし，PSB を有効に活用するためには，設置する位置，カフを付ける位置，調整棒の距離などを十分に考慮する必要がある．そこで重要となるのが徒手的な誘導である．患者と「一緒に動く」なかで，動作パ

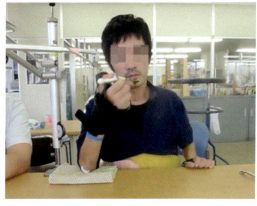
図 6-99 PSB 装着後の動作（図 6-98 の直後）
テーブルで肘を支えることで安定し，PSB による免荷で肩関節の外旋が促通され効率的なリーチが行えている．

ターンや潜在性を評価し，効率的な動作を導ける支援を検討する．その試行錯誤をもとに，PSBの有効な調整が可能となる．PSBがうまくいかない場合は，「一緒に動く」という徒手的な誘導に立ち返り，また，上肢機能の変化に伴いPSBの調整を随時変更することが大切である．

■ **参考文献**

1) 佐々木　貴：頚髄損傷．大庭潤平，西村誠次，柴田八衣子（編）：義肢装具と作業療法，pp294-302，医歯薬出版，2017
2) 佐々木　貴，松本琢磨：脊髄損傷の障害像と福祉用具選定のポイント．福祉介護機器 3：5-9，2011

Note 神奈川リハビリテーション病院で開発した機器 ②3D プリンタを活用した自助具「"すらら"と"ぱっくん"」

●概要

　頚髄損傷者は上肢や手指機能に障害があり，物をつまんだり，握ったりすることや道具操作が難しい．「"すらら"と"ぱっくん"」は，3D プリンタで作製した健常人の道具の把持の形態である三指つまみを再現する自助具である(図1)．道具を把持するための本体(a)とアタッチメント(b)，そして手関節の安定を促し，把持したペンやスプーン，フォークを操作する際の先端の安定性を保つための握りパーツ(c)の 3 つで構成され，子どもから大人まで対応できるようになっている．また，同一のアタッチメントで書字の際に使うペンや鉛筆，食事の際に使うスプーンやフォークの取り付けが可能である．ボールペンはメーカーや種類によって形状や太さが多様であるため，現時点では種類を絞り，BiC® 社のオレンジシリーズ，ゼブラ社のプレフィール エマルジョンボールペンに適合するように設計し，鉛筆や色鉛筆では 7.4Φ の丸形の鉛筆に適合するよう作製した．そしてスプーンとフォークも，シンプルな形状で規格の変更が少ないと思われる無印良品社のものと，どれも店舗やインターネットで簡単に入手できるものを選び，それらに適合するよう作製した．

　本体(a)に母指と示指を挿入し，その他の三指で握りパーツ(c)に手部を乗せる，または手指を引っかける．

　握りパーツが不要の場合は本体のみで使用可能である．

　デバイスの交換は，本体を取り外し，容易に付け替えが可能である．

●使用適応レベル

　対象は C6BI レベル以下の患者で，手指の形状や筋緊張状態によって適性を評価する必要がある．

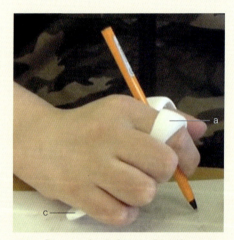

図2　「"すらら"と"ぱっくん"」の使いかた

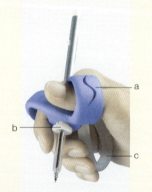

図1　"すらら"と"ぱっくん"

●使用方法(図 2，3)

　まず，あらかじめ使用したいデバイスにアタッチメント(b)をセットしておく．次に握りパーツ(c)をセットし本体(a)に装着する．

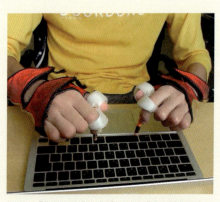

図3　「"すらら"と"ぱっくん"」の使用例

7章 脊髄損傷の看護

1 日常の看護手順

1 脊髄損傷者の排尿管理への看護[1,2]

1 排尿方法決定への看護介入（図7-1）

　排尿機能は時間の経過とともに変化していくが，症状が固定してくれば，退院に向けて今後の排尿方法の検討を始める．排尿方法の決定には患者の残存機能や社会背景などが影響する．看護師は排尿方法の長所や短所を把握したうえで患者に説明し，意思決定を支援する．社会的・文化的に問題なく排泄を行っていた人が，疾病や外傷によって排泄機能に障害をきたし，装具などを使用したり，人に頼らなければならない状態になると，自尊心の低下やそれに伴う活動性の低下を生じるため，本人・家族のQOLを高める必要がある．

　清潔間欠導尿（clean intermittent catheterization；CIC）に用いるカテーテルには再利用型のセルフカテ®や使い捨てのネラトンカテーテルなどがある．また，開封後すぐに使用できる親水性コーティングが施されたスピーディカテ®の使用により，物品の持ち歩きや準備の手間が最小限となる．在宅ではCIC，外出時には間欠式バルーンカテーテル挿入といった方法を選択することも可能である．留置カテーテル使用の場合には，レッグバッグ（足につける蓄尿袋）の使用により，下衣の中にカテーテルを固定することができ，他者の目につかないように排尿を管理することができる．自力でのCICが困難な場合には，退院後の主な介護者に指導するか，膀胱瘻を検討する．ボディイメージの変化や手術に抵抗があるといったことから，膀胱瘻での排尿を受け入れにくい患者も多く，排尿方法の決定には時間を要することが多い．

　現在の社会情勢を反映して，高齢患者の増加，核家族化や単身生活者の増加があり，施設への入所となるケースもある．膀胱瘻患者の受け入れが可能な施設が少ない現状もあり，排尿方法の決定には，退院先への考慮も必要である．また，退院後も膀胱結石の有無や腎機能の低下など，定期的に検査が必要なことを指導する．

2 飲水量のコントロール

　飲水量と尿量の関係は切っても切り離せない．尿路合併症や膀胱結石の予防のため，なぜ尿量を確保する必要があるのか，そのためにはなぜ水分量を確保する必要があるのか，患者自身が考えられるように働きかける必要がある．

・膀胱瘻：目標尿量2,000〜2,500 mL/日．飲水量は2,000〜2,500 mL/日

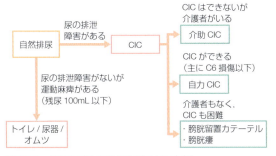

図7-1 排尿方法の決定に向けた支援
これらの方法を日常生活動作や生活様式から選択していく．

・CIC：目標尿量 1,200〜1,500 mL/日．飲水量は 1,200〜1,500 mL/日

尿量・性状・飲水量を患者自身が管理する必要性を説明し，自分の身体に興味をもてるよう指導する．自分で飲めない場合は，介護者に依頼できるよう指導する．患者が自ら尿量や性状に関心をもち，主体的に排尿管理にかかわることを目標とする．

3 飲水用のボトルの工夫

C4・5頸髄損傷者の飲水用のボトルは，上肢が使用できないため，ストロー付きのものを活用する．針金付きのボトルを固定し，ストローチューブに針金を巻きつけて，口元に置きストローの位置を保持できるようにセッティングする．飲んだあとは吹き戻しをしてストローチューブから水が戻らないように指導する．このような工夫を行うことで自らの意思で飲水することができ，飲水量を管理できる．

4 飲水と尿量の関係性を知る

CICを行っている患者の場合，夜間の尿量が多いと排尿回数が多くなり，本人の不眠や介護者の負担（尿捨てなど）が大きくなる．そのため，体位変換の時間に合わせてCICが行えるように日中の水分摂取を多くし，夜間の飲水を控えるなどコントロールしていく必要がある．患者自身が飲水と尿量の関係を知り，退院後の生活を考えコントロールできるよう支援する．

5 水以外の飲料を試してみる

お茶・コーヒー・紅茶・炭酸飲料・アルコール類などには，カフェイン・テオフィリンが含まれており，それらが糸球体の血管を拡張させ，濾過値を高めるために尿量が増える．排尿パターンが変化するため，基本的な飲水コントロールができたのちに摂取を試みて評価していくとよい．

1回の排尿量が500 mL以上（膀胱許容量の超過）とならないこと，生活のなかで排尿回数・排尿時間が負担にならないことを患者・家族と一緒に考えられるようにする．

6 CICの管理

CICは，神経因性膀胱によって膀胱内の尿を自然に排出することが困難な場合に適応が考慮される．

排尿ができないと水腎症や膀胱内に尿が溜まることにより尿路感染症になりやすい．尿失禁がある場合には，早めにCICに移行することで，失禁予防となる．

（1）必要物品

カテーテル（セルフカテ® またはネラトンカテーテル）・潤滑油（グリセリンBC液「ヨシダ」またはキシロカイン® ゼリー）・おしり拭きまたは清浄綿・手指消毒液またはウェットティッシュ・尿器・メモ・手鏡（女性のみ）

（2）事前の準備

①必要物品をすぐに使えるように用意し，そばに置く．カテーテルのキャップなどは緩めにしておく．

②手を流水で十分に洗う（ベッド臥床中はウェットティッシュで手指を拭くか手指消毒液を使用する）．手洗い（またはウェットティッシュで手指を拭いた）後はカテーテルを持つ清潔な手として汚さないように注意する．

③尿器を身体の目の前に置く．

（3）手順

＜男性の場合＞

①片手でペニスを持ち上げ気味にする（身体に対して60〜90°程度）

②反対の手でおしり拭き（または清浄綿）をとり尿道口の汚れを拭き取る．

③カテーテルを持ち，尿道に挿入する．セルフカテ® の場合，キャップを付けたままで挿入すると，尿がこぼれるのを防げる．

④尿道の中にカテーテルを尿が出始めるまで18〜20 cm程度挿入する．

＜女性の場合＞

外陰唇を片手で開き，もう片方の手で尿道口と腟の位置を確認しながらカテーテルを挿入する．尿道口の位置を患者が指で触って理解することにより，鏡を用いることなく容易にカテーテルを挿

入できるようになる.

(4) 排尿
①カテーテルの端を尿器に入れ排尿する.
②カテーテルから尿が出なくなったら，カテーテルをゆっくり前後に動かしたり，回したり，軽くお腹を押してみて，尿が膀胱内に残っていないかを確認してから抜く.

(5) 尿の確認
①尿量を測定する.
②尿器に採った尿の色と量を見る.
・尿の色は何色か．濁ったり，赤くなっていないか．赤くても透明であれば心配はない.
・カテーテルの先に付着している血液も心配はない.
・何か白っぽいものが混じっていないか，尿の量はどのくらいか.

(6) 清掃
尿を便器内に捨て，尿器を洗う.
・セルフカテ® の場合＊：カテーテルは水道の流水で洗浄し，グリセリン BC 液「ヨシダ」の入ったケースに戻す.
・ディスポーザブルネラトンカテーテルの場合：単回使用の物品なので一度使用したものは破棄する.

7 膀胱瘻による排尿管理

長期的な視点で排尿管理を考えたときに，CIC での管理が困難である場合，膀胱瘻の選択も考える．尿道を通しての長期的なカテーテル留置には，尿道の裂傷などの合併症が起こりやすい．膀胱瘻にすることで尿道留置のカテーテルよりも太いカテーテルを選択することが可能であり，カテーテルが詰まりにくく管理がしやすい．誤って抜去してしまった際には膀胱瘻が閉鎖しないよう抜けたカテーテルを挿入し，早期に医療機関への

＊：セルフカテ® について
①ケース内のグリセリン BC 液「ヨシダ」は毎日交換するのが望ましい．また，ケース内の液の量が減れば注ぎ足す.
②カテーテルは最大 2 か月使用可能だが，1 か月ごとの交換が推奨されている（付属の取り扱い説明書参照）.

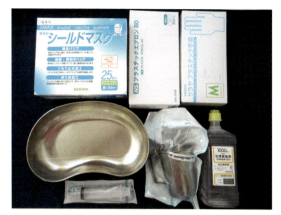

図 7-2 膀胱洗浄に必要な部品

受診が必要となる.

8 膀胱洗浄について

目的：長期のカテーテル留置によるカテーテル内の汚れや付着物による膀胱結石の予防・カテーテルの閉塞予防.

(1) 必要物品（図 7-2）
カップ，カテーテルチップ，膿盆，洗浄液（200〜300 mL）

(2) 実施方法
①カップに洗浄液を入れ，カテーテルチップをセットする.
②バルーンカテーテルと尿バッグの接続をはずす.
③カテーテルチップに洗浄液を 30〜40 mL 吸い，ゆっくりと膀胱に注入する（図 7-3）.
④膀胱に注入した洗浄液をゆっくりとカテーテルチップで吸い出す．ただし吸い出せない場合は無理に引かず，カテーテルチップをはずし自然に出す.
⑤カテーテルチップに吸い出した排液を膿盆に捨てる.
⑥③〜⑤の方法を排液が透明になるか洗浄液がなくなるまで繰り返し行う.
⑦バルーンカテーテルと尿バッグを接続する.

9 カテーテルの種類

図 7-4 を参照.

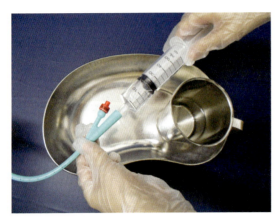

図 7-3　洗浄液の膀胱への注入

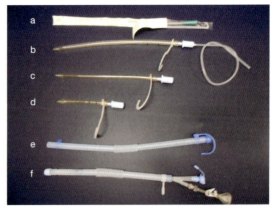

図 7-4　カテーテルの種類
a：ネラトンカテーテルアダプター付（単回使用）
b：男性用セルフカテ（EX）エクステ付
c：男性用セルフカテ
d：女性用セルフカテ
e：男性用セルフカテ（折りたたみ式）
f：間欠式バルーンカテーテル

2　脊髄損傷者の性への看護介入[3,4]

1 性に関する支援

　脊髄が損傷されると，神経系は機能低下を起こし，さまざまな程度の性機能障害が出現する．さらに障害者になったという精神的ダメージも大きい．脊髄損傷者の看護では，ADLの拡大，精神面の支援は積極的に行われている．しかし，性に関する支援では，日本人の性に関する概念や性を公にしない習慣，羞恥心を伴うことなどによって，指導が難しい．しかし，他の機能障害と同様に避けることのできない問題である．また，性に関する援助は，個人のライフスタイルや役割，考えによって個人差が大きい．脊髄損傷者が性に関する情報を得て，主体的に問題解決をはかることは，QOL向上につながると考えられる．看護介入の際に注意すべき点は，決して性交のみを考えるのではなく，男性らしさ（男性として），女性らしさ（女性として）を意識し，社会人として生活を営んでいけるよう指導・教育することである．近ごろは精巣の中から精子をとり出して顕微授精する不妊治療も進んできている．

2 男性脊髄損傷者の性

　現在では，射精障害の治療として振動刺激，薬物刺激，電気刺激によって射精が試され，良い結果が得られつつある．受精に関しても，人工授精や体外受精など不妊治療はめざましい進歩を遂げているので，看護師はそのことに熟知し脊髄損傷者に指導するとともに，専門医に相談できる窓口となる．

　特に若年者は，健康なときは性に対して開放的であるが，車椅子生活になった自分に対しては，障害受容していく以前に，男性としての機能について，まず今までどおり性行為ができるのかと不安が生じる．

　急性期を過ぎ，自分の身体の状況が少しずつわかり始めてくると，不安と疑問が具体的に現れてくる．その際に，同室者や同年齢の脊髄損傷者との会話を多くもたせて，ほかの人も自分と同じ悩みや疑問をもっていることを知ってもらう．

　脊髄損傷病棟では，性に関して開放的に話せるような雰囲気づくりを行い，気楽に話せる看護師の存在が必須である．

3 女性脊髄損傷者の性

　女性の性機能はホルモン依存性が強いため，受精・妊娠に関してはあまり問題がない．出産に関しても，経腟分娩が十分に可能である．性交に関しては，性器の性感欠如と股関節の拘縮による開脚制限を伴う患者もいるが，体位に制限が生じる

以外に問題はないといわれる．しかし，問題となるかならないかは個人の価値観が大きく影響するため，脊髄損傷者の話には十分に耳を傾ける．パートナーと性に関して話をする時間を設けることも必要である．性交に問題を感じているのであれば，入院中でも外出・外泊時に性交を試みるように指導する．実際に行ってみることによって問題が明確化され，より具体的な解決方法を見出せる．

④ 性機能障害についての個別相談

性的健康とは，人格やコミュニケーション，愛情を豊かにし，向上させる，性的存在に対する身体的，情動的，知的，社会的視点の統合である．

脊髄損傷者では性機能障害が生じる．急性期には，身体の苦痛と身体・社会的機能の喪失による悲嘆の過程を歩む．そのため，この時期には「なぜ自分だけが脊髄損傷者になったのか」「どう生きていけばいいのか」などと悩み，苦しみ，不安を募らせ，活動は自主的に抑制され内的エネルギーをため込むことが多い．または逆に悩み，苦しみから回避するために暴力的になる場合もある．この時期に性的欲求を感じることはあまりない．

回復期になり，脊髄損傷者が自分自身の身体について理解し，新たな身体を受け入れる準備が整ったとき，性に関する疑問や悩みが具体的に生じる．この時期を逃さずアプローチを開始する．

まず脊髄損傷という健康上の問題からどのような性の問題が生じているのかをアセスメントしていく．

⑤ 自己概念の変化

脊髄損傷者になったことで喪失するものや変化するものがあり，単に性機能障害だけに問題が生じているわけではなく，心理・社会的に問題があり表出できない，解決しようという行動がとれない場合がある．

脊髄損傷者が性について考えていることの約1/3は性機能障害であり，そのほか①身体統合性の喪失，②自立の喪失，③自己尊重の喪失，④身体像と自己概念の変化，⑤性的同一性の喪失と続く．

ボディイメージを肯定している場合，自尊心も肯定的で性行動にプラスの影響を与える．しかし，ボディイメージを否定している場合，自尊心も否定的で性行動にマイナスの影響がある[4]．そのため，自己概念の変化にも注目し，性の問題に取り組む必要がある．

性の問題は非常に個別的でデリケートであるため，どのように対処したらよいか迷い，避けて通りがちである．しかし性は生きることそのものであり，性に対する看護はその人らしい生活を考えた場合に欠くことのできないものである．看護師は性問題を回避しようとするのではなく，正面から患者の性問題に取り組む必要がある．

3 その他の合併症に対する看護 [5,6]

① 知覚障害

脊髄損傷者は，触覚，痛覚，温覚が障害されることがある．脊髄内の上行伝導路（求心性伝導路）がなんらかの形で障害されているためである．完全麻痺者では，すべての感覚が損傷されてしまう．脊髄損傷者は知覚が障害されることで褥瘡をはじめとする皮膚の損傷や骨折などの外傷に気づけないことがある．定期的にボディチェックを行い，異常を早期発見することが重要となる．

② 運動障害

損傷状況や損傷部位によりさまざまな運動障害を呈するが，基本的には，脊髄内の下行伝導路（遠心性伝導路）が障害され，損傷レベルの神経根が達する筋の収縮ができなくなるか，もしくは，筋収縮が低下した状態であるため，荷重がかからないことにより骨萎縮・骨粗鬆症のリスクや末梢循環障害・下肢の浮腫などになりやすい．適切なポジショニングを行い，体幹を安定させることができると健康部位の筋緊張を和らげ，運動機能のパフォーマンスも最大限に引き出すことが可能となる．

3 陥入爪・巻き爪の予防，白癬の予防

脊髄損傷者は，痙縮や下肢に荷重がかからないこと，靴の中で足先が折れ曲がることにより巻き爪になりやすい．さらに，巻き爪の状態から爪の周囲の皮膚を圧迫し過ぎることにより陥入爪にもなりやすい．また，疼痛を感じることができないため，爪の観察が必要である．陥入爪になるとその痛みによって痙縮が強くなることもある．外側の爪を深く切りすぎないことや陥入爪予防クリップの使用などにより悪化を防ぐことが大切である．

脊髄損傷者は，四肢の微小血管の循環障害がおきることで，白癬が治癒しにくくなる．白癬予防のために，足趾間の清潔を保ち通気のよい環境を整えることが必要である．

4 静脈血うっ滞・静脈血栓・四肢浮腫

麻痺域の血管運動障害のため静脈壁が緊張を失い血管が拡張し，循環血液量が減少する．そのため，静脈血流の低下・うっ滞を起こし，静脈血栓を生じやすい．また，血管運動障害による毛細血管浸透性の持続的亢進を認め，血液成分が血管外に漏出・貯留することで浮腫を呈しやすくなる．対策として身体の状況に合わせた体位変換や関節可動域訓練，下肢のマッサージや弾性ストッキングの着用などにより軽減することもある．

5 関節拘縮・骨萎縮

運動麻痺による筋の短縮や萎縮，臥床による長期不動，筋活動の停止を避けるため，体位変換や尖足予防，関節可動域訓練，下肢のマッサージが必要である．

4 排便方法[7]

脊髄損傷者は便秘や宿便をおこしやすく，重症の便秘はイレウスなどの合併症を発生させる．そのため，脊髄損傷者が定期的に，食事摂取量に見合った排便が行えることが必要である．すべての脊髄損傷者にとって健常者と同じくトイレで座位をとり，排便できることが理想的であり，トイレ

排便を目標として指導する．しかし，常にトイレでの排便が行えるとは限らず，体調を崩し体力を消耗しているときや旅行先で車椅子のまま入れるトイレがない場合などは，ベッド上で行えるビニール排便法が便利である．

1 対麻痺者

訓練が進めば排便を自立して行える可能性が高い．脊髄損傷者に排便管理が必要な理由と排便方法を指導するほか，ベッド上排便を実施し，摘便の方法を指導する．

車椅子の移乗動作が自立したら，トイレ排便の訓練を開始する．脊髄損傷者の ADL によって初めは下着やズボンを着けずにトイレ排便を行って訓練を重ね，トイレ排便に慣れてきたら便座上での着脱訓練を行う．

脊髄損傷者は腹圧のみで排便できる場合もあるが，腹圧だけでは不十分で摘便を必要とすることがほとんどである．看護師は患者がすべてを自己管理できるようになるまで残便確認とトイレ排便後の皮膚の状態観察を続ける．病棟でのトイレ排便動作が完全に自立したら，排便日や排便時間を退院後の生活パターンに合わせて自分で計画するように指導する．

2 四肢麻痺者

麻痺レベルによって排便に介助を要す．脊髄損傷者の排便量や介護者の生活，訪問看護の予定に合わせて排便日を調整する．介護者には看護師が排便介助を行ってみせ，段階的に家族が同じ方法を行えるように指導する．

3 摘便の方法

脊髄損傷者あるいは介護者が，指を直腸内に挿入し，溜まった便を体外に摘出する動作である．ベッド上排便を行う場合の摘便手順を述べる．
①身体を左側臥位にし，右手にゴム手袋をはめ，第2指または3指に潤滑油をつける．
②潤滑油をつけた指を粘膜を傷つけないように注意しながら指の付け根あたりまで挿入する．
③腸壁に沿って円を描くように，脊柱に向かって

便を指で肛門外へかき出す．
④このときに脊髄損傷者自身が腹圧をかけるか，介護者がいれば大腸の走行に沿って腹部マッサージを行い，便が下降するのを助ける．
⑤排便動作中に肛門括約筋を伸張させると，反射的に尿道括約筋が弛緩する場合があり，尿器を当てて行うなど配慮する．
⑥便が指に触れないこと，および肛門が閉まっていることを確認し，排便を終了とする．

4 ビニール排便法

(1) ビニール排便法の利点

介護者が便の性状や量などを観察でき，また脊髄損傷者自身も視覚により排便感を得ることができる．差込み便器で行う方法に比べ，比較的臭いを外に漏らさない．また，差込み便器を入れるときに脊髄損傷者の腰を持ち上げるという介助が不要で，介護者一人で行うことができる．脊髄損傷者も便器で腰を持ち上げることがないので楽であり，便器による傷が発生する心配もない．

ビニール袋は，自由に形を変えることができ，創部や腔，寝具の汚染を防ぐことができる．また，便器と違って介護者の摘便動作を邪魔することがない．汚物の処理は簡単で，ビニール袋は使い捨てのため，便器の消毒が不要である．また，ビニール袋は経費が安く，持ち運びが自由で，どこでも使用できる．

(2) 必要物品（図7-5）

①透明なビニール袋（52×60 cm）
②ティッシュペーパーまたはトイレットペーパー
③紙おむつ（フラットタイプ）
④使い捨てのゴム手袋
⑤テープ
⑥潤滑油
⑦おしり拭きまたは殿部洗浄用に石けんと微温湯
⑧坐薬または浣腸液

(3) ビニール排便法の手順1

＜坐薬を使用し，側臥位で行う場合＞
①脊髄損傷者に排便介助を行うことを告げ，カーテンを閉める．
②体交枕を使用し，左側臥位の安楽な体位とする．

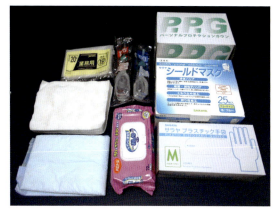

図7-5 ビニール排便法に必要な物品

③下になっている殿部とシーツの間に，汚染防止のために紙おむつを敷く（図7-6a）．
④ビニール袋口の一部にティッシュペーパーまたはトイレットペーパーを巻き込み，紙おむつと殿部の間に挟み込む（図7-6b，c）．
⑤坐薬を肛門に挿入する．
⑥ビニール袋の残りの口の端を，右腸骨あたりにテープで固定し，殿部をビニール袋で包み込むようにする（図7-6d）．
⑦腹部マッサージが可能な患者には，その動作を行うよう説明し，掛け物をかけて待機する．
⑧10～30分後，介護者が腹部マッサージを行うか，脊髄損傷者に腹圧をかけてもらい，摘便を実施する（図7-6e）．
⑨摘便終了後，肛門周囲についた便をティッシュペーパーで拭きとり，おしり拭きで清拭または泡洗浄を行う．
⑩脊髄損傷者に排便量を見せ，性状や量の確認を行う．
⑪摘便の刺激により，少し遅れて便が下降する場合があるので，紙おむつを敷いてしばらく様子をみる．
⑫使用した物品は所定の場所に捨てる．

(4) ビニール排便法の手順2

＜浣腸を使用し，側臥位で行う方法＞
①手順1①～③と同じ．
②ビニールの一方を肛門の下にテープでしっかり止める（図7-7a）．

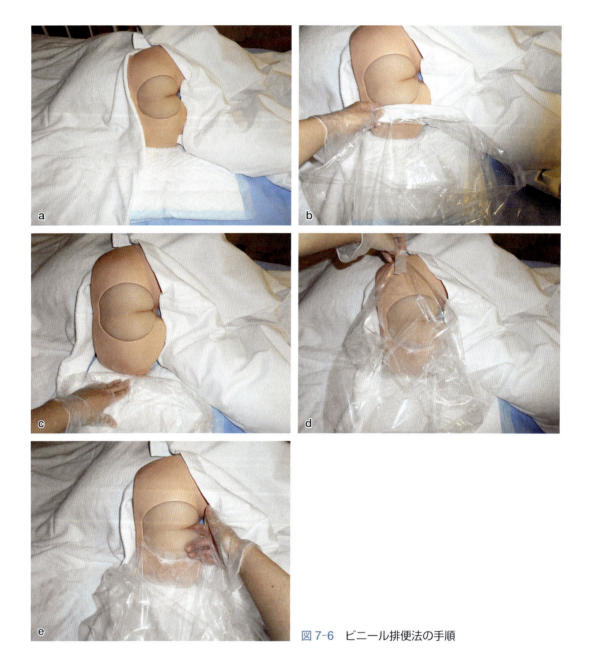

図7-6 ビニール排便法の手順

③排泄された水分を吸収させるために，ビニール内にティッシュペーパーまたはトイレットペーパーを入れる．浣腸液の量により，挟み込むティッシュペーパーの量を調整する．
④浣腸液が前方に流れるのを防ぐため，陰部にティッシュペーパーを挟み込む．
⑤浣腸液を注入する（図7-7b）．
⑥手順1の⑥〜⑫と同じ．

■文献
1) 神奈川リハビリテーション病院看護部脊髄損傷看護編集委員会（編）：脊髄損傷の看護―セルフケアへの援助．pp50-59, 77-83, 103-110, 医学書院, 2003
2) 目谷浩通，沢田光思郎（編）：リハビリナースのための超重要疾患マスターブック．リハビリナース47（2014年秋季増刊），pp60-61, メディカ出版, 2014
3) 前掲書1）．pp77-81, 129-130, 医学書院, 2003
4) 日本創傷・オストミー・失禁管理学会（編）：排泄ケアガイドブック―コンチネンスケアの充実をめざして，

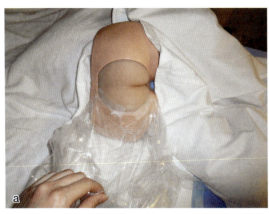 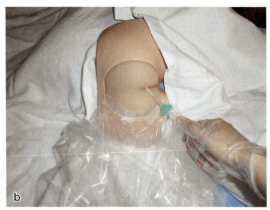

図7-7　ビニール排便法の手順（浣腸を使用する場合）

　　　pp251-255，照林社，2017．
5）前掲書1）．pp27-28，50-59，64-67，77-83，103-114，
　　129-130，146-148，医学書院，2003

6）前掲書2）．p57，メディカ出版，2014
7）前掲書1）．pp64-67，医学書院，2003

2　退院に向けた看護・介護指導

　看護指導は，患者が病棟に入院してきたその日から始まる．病歴などをたずねるときに，脊髄損傷者本人の意思や思い，家族の希望や協力体制についても聴取する．前医によって損傷の程度や機能回復の程度を説明されてきた人と，説明を受けずにリハビリテーションに希望をつないで転院してきた人では，自立能力を獲得する過程に多少の差があると思われる．したがって，前医がどのような説明をしていたか，リハビリテーションに何を期待して転院してきたかなどを確認することは重要である．また近年，高齢者の独り暮らしや，身近に頼れる親戚がいないなど，家族の形態が多様化しているため，主な相談相手は誰なのか，介護者は誰になるのかなど，キーパーソンを明確にしておくことが必要である．

　日常生活の自立に必要な知識と技術の指導は，機能訓練と並行しながら毎日病棟で実施する．事前に病棟主治医の専門的判断を聞いて，脊髄損傷者のおおよそのゴールを予測しておく．胸腰髄損傷者は，上肢の障害がないので生活動作の完全自立が予測できる．したがって指導は本人を中心に行う．頸髄損傷者は，生活動作の自立度が障害のレベルに応じて異なる．本人に対してなるべく高い自立が獲得できるよう指導をするが，同時に家族または介護者への指導にも重点をおく．

　看護指導は，住宅改修やリフター，昇降機などの機器の準備といった道具の使いかたの指導と，動作訓練を通して社会生活に自信をもたせる指導を同時に行う必要がある．したがって，セラピストと情報交換をしながら，身体的，心理的，物理的準備が同時に進行するよう配慮しなければならない．おおまかな進めかたとして当院ではリハビリテーションスケジュール表を作成し，それらを目安としている．

　退院のゴールを設定する際には，家族背景や本人の要望について情報収集し，本人，家族の希望がかなえられるように努めることが重要である．しかし，それだけではなく，退院後，地域でどのような支援を受けることができるのか，サービスを利用するためにクリアしなければいけないことは何なのかなど，利用するであろうサービスについても視野に入れ，指導を進めていくことが大切

である．また，在宅療養をサポートするスタッフとの情報共有（共同指導）を行うことで，安心して地域へ戻れる環境を整えていくことも重要である．

リハビリテーション看護は，障害や疾病によってその人らしい日常生活が阻害された人の生活の再構築を援助していくことに視点をおいている．そのため，従来の疾病や機能障害からみていくよりも生活の視点からアセスメントするほうがより的確である．また，生活の評価は本人だけではなく，家族を含めた周囲の人や環境などにも焦点を当てることが求められる．問題点の抽出方法として国際生活機能分類（International Classification of Functioning, Disability and Health；ICF）を用いることにより明確になりやすい．障害を克服するうえで大事なことは，マイナスを減らすことよりも，プラスを増やすことである．潜在的なプラスを引き出し，伸ばすことを主とし，それに加えてマイナスを減らせるように支援することが重要である．

1 退院指導の進めかた

脊髄損傷者および介護者に，脊髄損傷者となった身体の管理あるいは介護方法を習得してもらうために褥瘡予防，排便・排尿管理，水分や栄養管理など，必要な基本的課題を指導する．

指導方法には，①入院当初より看護計画に沿って段階的に進める，②機会があるたびに看護師が口頭で説明する，③看護動作を実際に行い，その様子を観察してもらう，④パンフレットなどの教材で学習してもらう，⑤脊髄損傷者・介護者にも実施してもらうなどがある．

指導に関して看護師は，①脊髄損傷者に自分でできることは何かを確認してもらう，②それぞれの動作を永続的に正しい方法で行うことが必要であることを伝える，③脊髄損傷者自身が「家に帰る」という自覚をもつことが重要と繰り返し伝える．

2 指導項目について

褥瘡予防，排尿管理，排便管理，外出・外泊訓練，家族指導の順にそれぞれの指導内容を説明する．

1 褥瘡予防

褥瘡予防を確実に行えるよう，褥瘡の原因，好発部位，予防方法，褥瘡発生時の処置などに関する知識を指導する．これらは看護師が口頭で説明したり，パンフレットなどを用いる方法がある．鏡を使用し，手で皮膚に触れ，入浴時や更衣などの場面で好発部位を自分で観察し，皮膚の異常がないか確認することを徹底して指導しなければならない．これは褥瘡の早期発見と，患者自身に褥瘡に対する高い意識をもってもらうためにも大切なことである．

2 排尿管理

排尿管理に必要な知識は，泌尿器系の解剖や排尿の生理，排尿方法，水分摂取と排泄量の記録方法，尿性状の観察方法などである．これらも口頭およびパンフレットを使用して指導する．

自己導尿は，医師が適応と判断した脊髄損傷者のみに指導する．自己導尿に必要な知識は，自己導尿が必要な理由，必要な物品，自己導尿の方法と注意事項などである．手順については，最初に看護師が実施する様子を観察してもらい，次に看護師の見守りのもとで患者本人が自己導尿を実施する．これを繰り返しながら，患者だけで自己導尿を行うことに自信がもてるように指導する．

3 排便管理

排便管理に必要な知識は，直腸や肛門の解剖，排便の生理，排便方法，排便間隔と排便時間の調整方法，便性状の観察方法，ベッド上およびトイレでの排便方法などである．これらを口頭およびパンフレットを使用して指導する．また実際にトイレで，正しい排便姿勢，腹部手圧，腹部マッサージ，腹圧のかけかた，浣腸や摘便の方法などの説明と指導を行う．入院中にその患者に合った

排便方法を検討し，規則的な排便習慣を獲得してもらうことが大切である．

脊髄損傷者は排便に30分以上かかることが多い．長時間便器を使用することで本人の苦痛や介護者側の労力が著しい場合には，ベッド上でビニール袋を利用した排便方法を指導する．

4 外出・外泊訓練

一般健康状態が安定したら，外出，次いで外泊訓練を計画する．これは脊髄損傷者と家族との交流を促し，社会のなかの自分を認識するよい機会となる．外泊を繰り返すことで，退院後の生活について考える機会が増し，社会復帰への自信につながる．社会復帰（活動）するうえで，バスや電車といった公共交通機関を利用するなどの社会環境訓練や，自動車運転のシミュレーション訓練も取り入れるとよい．

5 家族指導

脊髄損傷者の退院に向けては家族指導が重要である．家族あるいは介護者は，入院中に看護師が行っていることを，看護師の助けなしに実践できるようにならなくてはならない．しかし，一度に多くのことを指導しようとすると，家族は音をあげてしまい，介護に自信を失うことがある．そのため，パンフレットを作成し，時間のあるときに読めるように配布をしたり，段階的に介入する必要がある．

日常の看護手順に沿って，洗面，食事，更衣，清拭，体位変換，移乗動作，排泄介助などを順次，実際の看護動作を示しながら指導を重ねていく．すべてのことが退院までに習得できるよう，早い時期から指導状況の確認を行うことが大切である．

まとめ

これまで述べてきた退院に向けての援助や指導により，脊髄損傷者自身が前向きに取り組むことができるようになる．脊髄損傷によっておきた自分の身体の変化を理解し，残された機能を生かしていくためには，周囲の理解と環境が大切である．看護師は，患者が段階を経て怒りや悲しみ，諦めの態度を示す場合にも「良くなりたい，自立したい」という積極的態度をもてるように働きかけることが大切である．看護指導は，日々のかかわりを通して脊髄損傷者が精神的，身体的に障害を受容できるよう繰り返し継続して援助することが重要である．

■ 参考文献

1) 神奈川リハビリテーション病院脊髄損傷マニュアル編集委員会：脊髄損傷マニュアル─リハビリテーション・マネージメント．第2版，pp187-192，医学書院，1996
2) 奥宮暁子：リハビリテーション看護におけるアセスメントの視点．石鍋圭子，野々村典子（編）：専門性を高める継続教育─リハビリテーション看護実践テキスト．pp34-38，医歯薬出版，2008

3 地域支援

1 脊髄損傷で地域支援を必要とするケース

近年では，頚椎後縦靱帯骨化症（OPLL）や脊柱管狭窄症，骨粗鬆症をもつ高齢の患者が家庭内や路上で軽微な転倒・転落をおこして受傷するケースが増加している．高齢でない患者に比べ，リハビリテーションでの機能回復や，代償動作の習得

が十分にできず，退院後の日常生活動作（ADL）の自立が困難となるケースが多くみられる．また，脊髄損傷者の高齢化の問題もある．若いころに受傷し，これまでは自立した生活を送ってきた脊髄損傷者も，徐々に年齢を重ね，身体機能の低下とともに，これまで必要としてこなかったADLの介助を必要とするケースも増えている．このような高齢の脊髄損傷者の増加により，当院でも

地域との連携がこれまで以上に重要になってきている.

2 当院での地域支援の取り組み

このような状況を踏まえ，当院ではより良い地域連携を行うために，組織立てた活動を行っている．当院での地域連携にかかわる組織の主なものは，地域連携検討会議，地域連携拡大会議，退院支援連絡会議であり，それぞれの組織が会議において情報交換を行い，担当者が中心となって各看護単位のスタッフが患者と円滑にかかわることができるよう支援を行っている[1].

3 退院支援と地域連携の取り組み

1 退院支援計画書の作成

当院では患者の入院時に，その人が在宅で生活していく妨げとなる要因をスクリーニングし，退院支援計画書を作成している．患者の生活ニーズや，スクリーニングで明らかになった要因に対し，個別に看護計画を立案し，入院中のかかわりをもっている．各病棟に地域連携担当看護師，専任の医療ソーシャルワーカー(medical social worker：MSW)がおり，受けもち看護師と協力しながら患者の退院まで支援を行っている.

2 退院後も継続する看護の明確化

入院中は，患者の目標とする全体像を明確にし，患者と目標を共有しながら，在宅での生活の準備を整えていく．入院中は，医師，看護師，セラピスト，MSW など，多くの職種が患者とかかわることになるため，多職種が定期的に集まってカンファレンスを行っている．カンファレンスでは，病状や，本人や家族の障害の受け止め，訓練の進捗状況，リハビリテーションへの意欲，自宅での生活環境，家族の協力の度合い，復職に関することなど，必要な情報の共有を行い，今後の課題やかかわりかた，必要となるサービスなどを明確にしている.

病棟看護師は，症状の管理や精神的支援，生活に関する指導を行っている．また随時，訓練の状況を確認し，訓練で行っている動作を，病棟の生活のなかに取り入れていけるよう看護計画の見直しを行う．強化が必要な ADL に関しては，セラピストに依頼し，訓練が行えるよう調整を行う．病棟生活のなかで，できていること，できていないことを明確にし，退院後も残る課題を，主として介護を行う家族への指導や利用するサービスへとつなげている.

脊髄損傷者の退院後の生活を妨げる要因として特に挙がりやすいのは，褥瘡対策と排泄コントロールの問題である.

(1) 褥瘡対策

脊髄損傷者は，知覚の異常や運動麻痺により褥瘡を発症しやすく，一度褥瘡が発生すると重症化しやすい．脊髄損傷者が日常生活を送っていくためには，車椅子への乗車が不可欠である．車椅子乗車を原因とする褥瘡が発生した場合，褥瘡部の安静と車椅子乗車を伴う日常生活の両立は困難となる場合が多い.

また，頚髄損傷者であっても，退院後の生活において，他者の手を借りながら就労することが可能となるケースは多い．しかし，一般的に，仕事をしていくためには，長時間の車椅子乗車や座位の姿勢を必要とする場合が多く，一度褥瘡が発生すると，就労をしながら褥瘡を保存的に治療していくことはきわめて難しい．褥瘡を治癒させるためには，入院による治療のほうが効果が高いが，外科的な治療を行う場合であっても 2 か月近い入院期間を要する.

脊髄損傷者のなかには，褥瘡による入退院を繰り返すケースも多く，入院が頻回になれば，日常生活や就労を継続することが難しくなる．そのため，脊髄損傷者には，受傷後のリハビリテーション期間から，褥瘡予防に関する指導やサポート体制づくりを確実に行っていく必要がある．具体的には，訓練部門と調整し，車椅子乗車中の除圧や，体位変換の訓練，患者の状態や生活スタイルに合わせたマットレスの選定を行っている．また病棟では，皮膚状態の観察を本人や家族とともに繰り

返し行い，習慣づけていくことや，褥瘡の発生機序に関する指導なども行っている．褥瘡を繰り返している脊髄損傷者の場合，生活習慣や環境，普段使用している車椅子やクッションを含めた物品のなかに原因が潜んでいることも多い．そのため，再発予防に向け入院期間中に物品や ADL の見直しを行っている．その際，生活環境の見直しは患者，家族とともに取り組み，脊髄損傷者の自宅を訪問するケースもある．

（2）排泄コントロール

排泄は，日常生活を送っていくうえで，切り離すことができない行為である．脊髄損傷者は，膀胱直腸障害により排泄コントロールが必要な状態となっている．特に，予期せぬ失禁は，脊髄損傷者にとって身体的にも精神的にも負担が大きく，社会生活に与える影響もきわめて大きい．排泄コントロールを確立するためには，排泄動作の訓練や介助方法の指導だけでなく，これまでの排泄習慣や生活パターンなどを確認したうえで，排泄を行う時間帯や，排泄を行う間隔，退院後の訪問看護などのサービスに合わせた曜日の設定など，一人ひとりに合ったコントロールの方法を検討していくことが重要になる．また，自宅のトイレへのアプローチ方法や必要な用具の選定，家屋の改修などについて，家庭訪問を行い，シミュレーションを通して決定していくよう，他部門とも協力しながら取り組んでいる．

こういったかかわりのなかで，退院後も継続していく必要のある看護を明確にし，退院後の訪問看護サービスなどと連携を行っている．

３ サービスの調整

退院後にも残される課題が明確になったら，それに合わせて，利用するサービスを調整していく．年齢や受傷の原因により，介護保険や労災保険など利用できるサービスに個人差があるため MSW と情報共有しながら準備を進めていく．患者のなかには，自身の生活に他者が入り込むことを嫌がる人もいる．また，受傷歴が長く，加齢に伴い ADL が低下してきた脊髄損傷者のなかには，介助の必要性を感じていない人も多い．サービス

の導入に際しては，患者の状態や，これからの生活に何を望んでいるかについて，患者や家族とともに話し合い，ニーズを確認しながら準備を行っていく必要がある．

４ 退院時共同指導

退院時共同指導には，病院側からは医師，看護師，MSW，退院後にかかわる職種としてはケアマネジャー，訪問看護師，訪問介護士，改修事業者など，必要に応じてさまざまな職種が集まる．看護要約など書類だけでの情報共有に比べ，カンファレンス形式で情報共有ができるため，病棟で行っているケアなど，わからないことがあれば，その場で即座に確認することができる．また，退院後にかかわる職種から，訪問日程や，予定している在宅ケアの具体的な方法が確認できるため，退院後スムーズに在宅ケアに移行できるよう，病棟のケアにフィードバックさせることができる．さらに患者にとっても，退院後にかかわるスタッフと事前に顔合わせできることや，病院で行われているケアが途切れることなく継続されると理解することで，安心感につながっている．

退院時共同指導では，病状に関すること，退院後に予測される合併症の予防や対応，ADL に関することなどを中心に説明を行っている．また，退院後のかかりつけ病院，衛生物品の調達をどこで行うかなどの確認を行い，患者を含め参加した一同が同じ認識をもてるようにしている．前述のとおり，褥瘡や排泄コントロールに関しては患者の生活に与える影響が大きいため，入院中の状況や，行っているケアに関して詳しく説明を行っている．病棟での処置や，排泄の介助に関しては，脊髄損傷病棟特有のものもあるため，希望に応じて患者の同意を得たうえで，介護場面を見学してもらう場合もある．退院時共同指導は，複数の事業所のスタッフを交えて実施することもある．そのため，当院では退院の1か月前をめどに日程の調整を行うようにしている．退院時共同指導の必要性については，入院時からアセスメントを行い，退院に向けて計画的に検討していくことが重要である．

■文献

1) 矢後佳子，田口みえ子，小松崎真由美，他：リハビリ テーション専門病院における入退院支援の実際．地域 連携入退院支援 10：29-35，2017

> ### Note 頚髄損傷者の単身生活

頚髄損傷者でも単身生活を行うことは可能である．なによりも一人で生活をしていくという意思，意欲が必要である．ほかにもいくつかの点を考慮する必要はあるが，頚髄損傷者でも「単身生活」は可能である．

頚髄損傷者の場合，食事，排泄，入浴，就寝などの基本的な動作は自立していても，日常生活では食事の準備や片づけなど，細かい関連動作を要求される．排泄，入浴，就寝などと同様に日中，夜間含めてそれら生活全般を包括的に支援する制度がある．重度訪問介護という障害者総合支援法に定められた，食事，入浴，排泄，移動などの介護を 24 時間総合的に支援する制度である．

表1は重度訪問介護を利用している頚髄損傷者の 1 週間の介護プランスケジュールである．

症例は 51 歳男性，頚髄損傷 C6BⅢ完全麻痺の患者である．頚髄損傷者は自立度にもよるが，関連動作を含めると「常時介護」となる場合が多い．夜間の一部を除いて介護員がほぼ「常駐する」場合もある．

特徴的なのは，自宅内の生活だけでなく，病院への通院や買い物などの外出を伴う外出支援も含まれているということである．

重度訪問介護利用の際には障害福祉行政との間に，相談支援事業者を介入させる必要がある．重度訪問介護の制度は地域の介護事業所の有無によって，制度として行政が理解していても，実際の介護員を派遣できないなどの事情から，支給を行わないこともあるため，居住地で事前の情報収集も必要になってくる．

また，介護員の出入りが絶え間なくある生活に慣れ，適切な介助依頼を支援者に伝えるコミュニケーション力も必要になってくる．

●経済源と居住物件について

極端な例ではあるが，生活保護世帯でも単身生活は可能である．ただし，問題は経済的な基盤が整うめどが単身生活を始める時期に合わせて整うかということである．頚髄損傷の場合，労災の一時金や交通事故の賠償の予定などの収入のめどは，賃貸物件を探す場合などに必要不可欠である．また障害福祉制度（障害者総合支援法）では 1 か月の自己負担額が一定に抑えられるが，自身の月額の収支を把握しておくことも必要である．

賃貸物件の立地，住環境も重要である．比較的自立度の高い頚髄損傷 C6BⅠ～C7 レベルの患者，あるいは不全麻痺者であれば，自動車運転も可能であるが，起伏のある住環境や，駐車スペースに制約がある場合，駆動力と移乗動作に制約のある頚髄損傷者には不向きである．

総じてこれらの準備に相応の時間がかかることも頚髄損傷者，支援者が理解しておく必要がある．

表1　サービス等利用計画案・障害者支援利用計画［週間］計画表

時間	月	火	水	木	金	土	日・祝	主な日常生活上の活動	
0:00	就寝・体位交換・水分補給・排便確認・排尿補助などの介助								重度訪問介護 0:00～9:00 9.0h×5日 — 45.0 時間
9:00	朝食準備・朝食 1.0h	朝食準備・朝食 1.0h	朝食準備・朝食 1.0h	朝食準備・朝食 1.0h	朝食準備・朝食 1.0h	朝食準備・朝食 1.0h	朝食準備・朝食 1.0h		重度訪問介護 9:00～10:00 1h×7日 — 7.0 時間
10:00	排便介助（訪問看護との協働）1.5h		排便介助（訪問看護との協働）1.5h		排便介助（訪問看護との協働）1.5h				重度訪問介護 10:00～11:30 1.5h×3日 — 4.5 時間
11:00	足浴、掃除、ゴミ出し、部屋、風呂、水分補給 0.5h	通院（リハビリテーション・受診）買い物・余暇 7.5h	足浴、掃除、ゴミ出し、部屋、風呂、水分補給 0.5h	通院（リハビリテーション・受診）買い物・余暇 7.5h	足湯、掃除、ゴミ出し、部屋、風呂、水分補給 0.5h	外出 買い物・余暇 7.5h	外出 買い物・余暇 7.5h		重度訪問介護 — 4.5 時間
12:00	昼食準備・昼食・片づけ 1.0h		昼食準備・昼食・片づけ 1.0h		昼食準備・昼食・片づけ 1.0h				重度訪問介護 11:30～13:00 月・水・金 1.5h×3日 — 4.5 時間
13:00								週単位以外のサービス	重度訪問介護 10:00～17:00 火・木 7h×2日 — 14.0 時間
17:00	洗濯物取り込み・たたみ	洗濯物取り込み・たたみ	洗濯物取り込み・たたみ	洗濯物取り込み・たたみ	洗濯物取り込み・たたみ	洗濯物取り込み・たたみ	洗濯物取り込み・たたみ		重度訪問介護 17:00～24:00 7h×5日 17:00～23:00 6h×2日 — 47.0 時間
18:00	夕食準備・夕食・片づけ 1.5h	夕食準備・夕食・片づけ 1.5h	夕食準備・夕食・片づけ 1.5h	夕食準備・夕食・片づけ 1.5h	夕食準備・夕食・片づけ 1.5h	夕食準備・夕食・片づけ 1.5h	夕食準備・夕食・片づけ 1.5h		
20:00	歯磨き・余暇	歯磨き・余暇	歯磨き・余暇	歯磨き・余暇	歯磨き・余暇	歯磨き・余暇	歯磨き・余暇		
22:00	入浴 2.0h	入浴 2.0h	入浴 2.0h	入浴 2.0h	入浴 2.0h	入浴 2.0h	入浴 2.0h		
23:00	整容・ボディチェック・褥瘡経過観察・ベッドメイキング・簡易マッサージなどの介助					整容・ボディチェック・褥瘡経過観察・ベッドメイキング	整容・ボディチェック・褥瘡経過観察・ベッドメイキング		
24:00									

重度訪問　4週間＝524.6
重度訪問介護　15.0×4週間＝64.5
通院介助
計　589.1時間

サービス提供によって実現する生活の全体像：安定した生活を送れるようにしていく

8 章

脊髄損傷者の体育・スポーツ

1 体育・スポーツ訓練

当院体育科では，脊髄損傷者に対し，医師からのリハビリテーション処方に基づき体育訓練を行う．車椅子生活となる場合には，基本的な車椅子操作訓練，屋外車椅子走行訓練，さらに，応用的な車椅子操作訓練などを行う．歩行機能を回復した場合に対しても同様に，スポーツ・レクリエーションの諸要素を取り入れた運動プログラムを行う．

訓練の目的は，①体力・耐久性・調整力・バランス感覚などの身体能力の獲得，②社会生活を送るうえでの自信の回復，③運動習慣づくり，生涯スポーツや競技スポーツへの導入，車椅子生活者はさらに，①車椅子を含めたボディ感覚・車椅子操作技能の獲得，②転倒や転落・走行時の危険回避などの安全管理意識の養成としている．

脊髄損傷者の体育・スポーツ訓練は，理学・作業療法による基礎的な身体機能訓練が進み，脊柱固定部位や創部の安定，起立性低血圧の改善などが得られ，車椅子乗車時間が延長し，全身状態が落ち着いた段階で，医師によって処方される．体育訓練の開始が早いほど体力の低下は少なく，可能なかぎり早期に開始されることが望まれる．

1 体育・スポーツ訓練実施のための評価

訓練開始にあたっては，医師，看護師，ケースワーカー，理学療法士，作業療法士など，他のスタッフから情報を収集する．さらに面談により，①身体の動きや感覚，痙性・痛みやしびれなどの異常感覚の有無といった身体状況，②排泄，入浴，車椅子乗車開始時間などの病棟での生活リズム，③運動経験や運動への興味などについて聞き取りを行い，体育訓練を行ううえで阻害要因となることがないか確認をする．

2 運動機能，体力・身体能力の評価

体力測定項目は，握力，車椅子 20 m 走*，車椅子 25 m 走，リピートターン*，屋外 10 分間走，屋外 5 分間走，屋内 5 分間走*，屋内 3 分間走，シグナルラン（図 8-1），スラローム（図 8-2），ソフトボール投を実施し，訓練成果を数値化している（表 8-1，8-2）．

3 基本的な車椅子操作訓練

完全麻痺・不全麻痺にかかわらず，車椅子操作・スポーツ訓練として訓練処方をされた患者に対し，「より安全で，よりアクティブな車椅子生活」が送れるように，個別訓練において，基本的な車椅子の操作技術や重心移動（図 8-3），基礎体力づくり，安全管理意識などの習得をはかり，体力面や安全面などグループ訓練参加への適応を見極めグループ訓練への移行を目指していく（表8-3）．

＊：医療体育研究会障害者体力評価基準検討プロジェクト作成の脊髄障害者体力測定マニュアル（車いす）の測定項目．

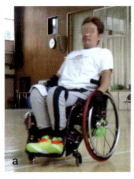 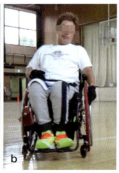 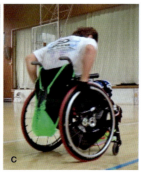 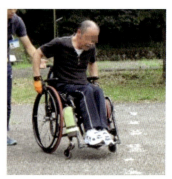

図8-1 シグナルラン
a：ブレーキ，b：ターン，c：スタートダッシュ

図8-2 スラローム

表8-1 体力測定実施項目

訓練目的	訓練方法	訓練種目
筋力	握力	車椅子に自然に座り，腕が駆動輪に触れないようにして行う
瞬発力	車椅子20m走	20mの直線距離を全力疾走し，所要時間を計測する
	車椅子25m走	25mの直線距離を全力疾走し，所要時間を計測する
敏捷性	リピートターン	3mの間隔で平行線を引き，30秒間往復し駆動輪が線を越えた回数を計測する
持久性	屋内5分間走	25mの直線距離を往復し，到達距離を計測する
	屋内3分間走	
筋パワー・柔軟性	ソフトボール投	助走することなく投げ，飛距離を計測する

平成20（2008）年以降，医療体育研究会障害者体力評価基準検討プロジェクト作成の「脊髄障害者体力測定マニュアル（車いす）」に合わせた測定項目を取り入れ，定期的に体力測定を実施している．

表8-2 運動能力評価実施項目

訓練目的	訓練方法	訓練種目
持久性	屋外10分間走	40mの坂道を往復し，周回数を計測する
	屋外5分間走	上り坂を含む周回コースを走行し，到達距離を計測する
瞬発力・敏捷性・巧緻的操作	シグナルラン	13m（バスケットコート半面）の距離を5往復する所要時間を計測する
	スラローム	所定のコースを決められた順序，方法で走行し，所要時間を計測する

日々の訓練のなかで実施・計測し，個々人の体力面や技術面，安全管理面の向上について，数値化している．

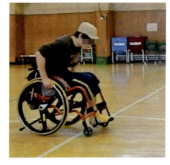

図8-3 前進駆動時の姿勢づくり

4 車椅子グループ訓練

　グループでの訓練を基本としているが，体力や車椅子操作技術，安全管理意識に差があるため，個別訓練によって基本的な技能，安全意識の習得をはかり，グループ訓練へと移行している．グループ編成は，大きくは，頚髄損傷グループと胸腰髄損傷グループに分けるが，障害の程度，活動範囲，体力，指示理解力，安全管理能力などを考慮し，さらにいくつかのグループに分け実施す

表8-3　体育・スポーツ訓練導入期の訓練種目

訓練目的	訓練方法	訓練種目
車椅子基本操作の習得	車椅子座位姿勢のチェック	プッシュアップ，腰の位置，足の位置など
	駆動	前進駆動/ブレーキ，後進駆動/ブレーキ，登坂駆動/ブレーキ
	方向転換（ターン）	リバースターン，ピボットターン（フロントターン，バックターン）ブレーキターン（90°，180°，270°，360°）
	段差昇降	5 cm程度の段差の上り下り（キャスターを上げて下りるも実施する）
	キャスター上げ	静止保持，方向転換，前進，後進，坂下り
感覚づくり	座位バランス感覚	体操，ストレッチ，ボール運動，各種スポーツ訓練など
	車両感覚	ボール運動，スラロームなど
安全に対する意識づくり	転倒・転落	車椅子上での危険な姿勢・操作への学習
	注意・観察	段差，溝，落下物などへの注意・観察の意識づくり
	危険予知の意識	安全で負担の少ない移動ルートの把握など，移動環境の観察
体力づくり	屋外走行	坂道の上り下り，傾斜地，片流れ斜面，荒れた舗装路，荒れ地（砂・土・草など）

る．セラピストとの1対1の訓練とは違い，グループ訓練では，他者との交流による仲間づくりやピアサポートなどが自然な形で行われる．先に訓練を開始した人と新たに加わった人との交流によって，駆動時の重心移動や細かな駆動操作の方法，スポーツ動作時の身体の使いかたなどについてアドバイスしてもらうことや，実際の動きを見て参考にし自己の駆動能力を高める，記録を伸ばそうと努力を重ねるといった作用が働く．また，排泄など生活上のデリケートな問題をはじめ，身体上の悩みをお互い共有することによって，自信の回復，自主自立の精神が養成され，障害の受容が進む場合もある．

2 体育・スポーツ訓練種目

1 四肢麻痺の訓練

　車椅子上での体操，ストレッチ，ボール運動，軽スポーツなどによって残存機能を十分に動かすことにより，座位姿勢の安定，座位時間の延長，座位バランス感覚の向上，関節可動域の維持・改善，体幹の柔軟性や重心移動，上体の支えかた，リーチなど動作性の拡大，筋力強化，筋持久力・全身持久力，車椅子操作技能など，身体意識，運動能力の再獲得をはかる．日常生活動作（ADL）の向上や行動範囲の拡大，健康・体力の維持・向上などに良い効果が得られる（表8-4，図8-4）．

2 中心性頚髄損傷の訓練

　上肢機能には重度の障害が残ることが多いが，治療経過とともに移動手段は車椅子，歩行器，杖，フリーハンドへと回復することが多く，身体機能の回復段階に合わせ，車椅子座位から立位を補助する用具（立位支持台）を使用した立位姿勢での運動実施へと個々の状態に合わせた運動プログラムを実施している．ポータブルスプリングバランサー（portable spring balancer；PSB）の原理を応用した上肢の免荷による自動運動で肩甲帯の関節可動域，筋力の改善（図8-5），ボール運動（図8-6）や軽スポーツ（図8-7）などで楽しみながら，筋力・立位バランス能力の強化，動作性の拡大，状況適応

表 8-4　頚髄損傷，胸腰髄損傷者の体育・スポーツ訓練種目一覧

訓練目的	訓練目標	訓練方法	訓練種目
機能・形態の維持・改善	関節可動域の改善座位バランスの向上車椅子上での姿勢変換	体操ストレッチ	車椅子上での体操・ストレッチボール運動(ハンドリング，リフティング，バウンドパス)(図 8-4a)
身体能力の維持・向上・改善	運動動作の習得	スポーツプログラム	ボール運動(ハンドリング，リフティング，バウンドパス，ドリブル，ランニングパス，ピックアップ，シュート)バドミントン(図 8-4b, c)，卓球(図 8-4d)，キャッチボール，バッティング，ボッチャ，グラウンドゴルフ，水泳(図 8-4e, f)
		ゲーム・スポーツプログラム	ツインバスケットボール(図 8-4g)，バスケットボール，フッテサル(大玉サッカー)(図 8-4h)，車椅子ベースボール，バルバレー(図 8-4i)，ホッケー(図 8-4j)，テニス，スラローム(手動車椅子・電動車椅子)
	体力の維持・向上(筋力・持久力・瞬発力・敏捷性・応用力・調整力など)	走種目	筋力：錘引きなど，負荷走行瞬発力：25 m 走，100 m 走持久力：屋内 5 分間走(25 m 折返し)，10 m シャトルラン敏捷性：シグナルラン(13 m 折返し×5)応用力：屋外走行(5 分間走，10 分間走)
	車椅子操作技術の向上(運動技術の学習)	導入技術	座位ポジション，姿勢変換，プッシュアップ，ストローク，ブレーキ
		基礎技術	駆動時の重心移動，姿勢づくり(前進・後進・制動)静止からのターン(リバース・ピボット)ジグザグターン(90°・270°)ランニングターン(180°・360°)キャスター上げ，段差昇降，スポーツプログラム
		応用技術	各種スポーツ，ゲーム・スポーツプログラム屋外走行(坂道の上り下り，荒れた舗装路，片流れ斜面)(図 8-4k)，スロープ走
社会適応能力の獲得心理面の改善	社会性の向上相互扶助・ピアサポート	グループ訓練	各種ゲーム・スポーツにおけるチームプレイツインバスケットボール，バスケットボール，車椅子ベースボール，フッテサル，バルバレー，ホッケー，テニス
健康維持QOL の向上	運動習慣の獲得	各種(競技・生涯・地域)スポーツに対する情報提供	神奈川県障がい者スポーツ大会への参加支援雑誌による情報提供，各種競技団体練習場所の紹介障がい者スポーツセンター利用支援

能力の獲得を目的として実施する．頚髄損傷では，ラケットスポーツなど用具を使用する種目は，弾性包帯で固定し(図 8-8)，楽しみながら身体能力を伸ばしていけるようにする．

3　対麻痺の訓練

　より安全でよりアクティブに車椅子生活を送るために，車椅子の基本操作訓練，車椅子を含めた身体感覚づくり，安全に対する意識づくり，基礎体力づくりを行い(表 8-3，前頁)，状況に応じた重心の切り替えや巧緻的な駆動操作，座位バラン

ス，車椅子を含めた身体感覚，身を守るための安全意識などの習得状況をみながら，グループ訓練へ移行していく．

　グループ訓練においても，屋外登坂走行やスラローム，シグナルランなどを継続的に行い，持久性や敏捷性，瞬発力などの車椅子駆動・操作能力の向上，体力強化をはかっていく．

　また，体幹の柔軟性や動作性の拡大をはかり，他者・物体・自身の安全，環境など，さまざまなものに注意を払う応用的操作，状況適応能力の獲得を目的としてスポーツプログラムを実施する．

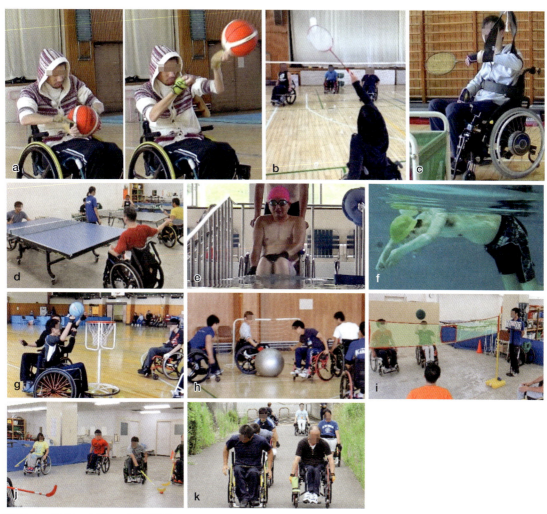

図 8-4 体育・スポーツ訓練種目
a：ボールパス（C6BI/C6A レベル），b：バドミントン，c：バドミントン（C5 レベル），d：卓球，e：プールへの入水（T4 レベル），f：頸髄損傷者の水泳（C5 レベル），g：ツインバスケットボール，h：フットサル（大玉サッカー），i：バルバレー，j：ホッケー，k：屋外登坂走行

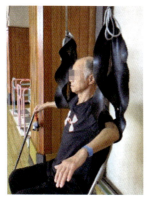

図 8-5 上肢の免荷での自動運動

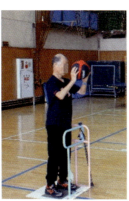

図 8-6 ボールパス

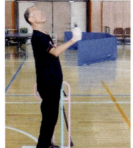

図 8-7 バドミントン

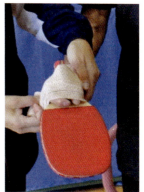

図 8-8 弾性包帯でのラケットの固定

3 体育・スポーツ訓練の効果

1 身体的効果

　車椅子操作技術の向上，上肢・体幹筋力の強化，座位バランスの改善，心肺機能の改善，持久力の向上，体力や運動スピードの向上，車椅子を含めた全身的な身体適応性（ボディイメージ，状況適応能力），ADL動作や処理速度の向上などが挙げられる．また，生活習慣病の予防，改善，褥瘡や肺炎の発症を抑えるなどの効果も示唆されている．

　筋パワーや全身持久力の指標となる無酸素最大パワーや心肺機能は，走行種目において相関関係が認められる．瞬発的な筋パワーの評価は，体重あたりの最大無酸素パワーと100m走などのスプリント走のタイムとの相関が認められるため，車椅子での20m走行タイムが指標として推奨されている．また，全身持久力の評価は，車椅子時間走の距離と心肺機能が相関を示すことから，3分間や5分間の時間走の測定距離を指標として使用できるとされている．草野[1]は，車椅子3分間走の走行距離によって，頚髄損傷者，胸腰髄損傷者の社会生活での身体活動レベルを表8-5のように分類できるとしている．また，当院では表8-6[2]のように分類しており，2004（平成16）～2017（平成29）年の13年間に体育訓練を受けた胸腰髄損傷者85名の測定結果は表8-7に示す結果となっている．

2 心理的効果

　身体機能・能力の回復，改善，向上に伴って，筋力や耐久性の向上，体調の改善などの自分自身の身体状況への気づきが促進され，自信の回復，自己否定的な感情からの脱却，意欲の向上などがはかられていく．また，他者との交流による不安や悩みの共有，解消などが得られる．

　身体を動かし「楽しい体験」を通して「できる」「できた」を実感することで，身体活動に対する有能感が得られ，障害受容の促進，心の健康状態の回復・改善にもつながる．

3 社会的効果

　体育・スポーツ訓練の実施により，身体機能，身体能力および体力・耐久性の向上，自信の回復，仲間づくりをはかることは，積極的に外出する意欲を生み，地域生活における健康の維持，社会的役割の回復，ストレスコントロールなどに役立つ．また，障害者スポーツ大会や競技スポーツ，あるいは体育・スポーツ訓練での競技種目体験により，各種競技大会への参加やツインバスケットボール，車椅子バスケットボール，ウィルチェアーラグビー，車椅子フェンシングなどの競技への参加を促す支援となる．これらにより，QOLを高め，健康的で豊かな社会生活へと結びつく効果が得られる．

表8-6　当院体育科における車椅子3分間走の評価基準（1996年）

	やや低い	普　通	やや高い
胸腰髄損傷者	350～399m	400～449m	450～499m

（神奈川リハビリテーション病院脊髄損傷マニュアル編集委員会：脊髄損傷マニュアル―リハビリテーション・マネージメント．第2版，p160，医学書院，1996より改変）

表8-7　当院体育科における車椅子3分間走の評価基準（2018年）

	やや低い	普　通	やや高い
胸腰髄損傷者	324～370m	371～418m	419～465m

表8-5　車椅子3分間走の走行距離による活動量

	低　い	普　通	高　い
頚髄損傷者	82～138m	139～250m	251～364m
胸腰髄損傷者	291～392m	393～458m	459～543m

（草野修輔：フィールドテストを用いた脊髄損傷者の有酸素能予測．埼玉医科大学雑誌28：9-15，2001より改変）

■文献

1) 草野修輔：フィールドテストを用いた脊髄損傷者の有酸素能予測. 埼玉医科大学雑誌 28：9-15, 2001

2) 神奈川リハビリテーション病院脊髄損傷マニュアル編集委員会：脊髄損傷マニュアル―リハビリテーション・マネージメント. 第2版, p160, 医学書院, 1996

4 障害者スポーツ

1 障害者とスポーツ

運動・スポーツは，心身の発育・発達，体力・身体能力の維持・向上，心身の健康維持・増進と密接にかかわっている．内臓脂肪の蓄積など肥満を防ぐとともに，インスリン感受性を高め血糖値を調整する働きや血圧，動脈硬化の改善など，生活習慣病の予防に効果を発揮する．近年，運動時に骨格筋から分泌されるインターロイキン-6(IL-6)が，生活習慣病の予防や改善に良い効果をもたらすことが明らかになっている．さらに，心身の疲労回復をはかるストレスコントロールにおいて，運動によるセロトニン，ノルアドレナリン，ドーパミンの活性化は，気分の高揚，ストレス解消，抑うつ・不安の改善に有効である．

運動機能，感覚機能，自律神経に障害を負ってしまった脊髄損傷者は，筋力や心肺機能，全身持久性などの心体機能の低下とともに，活動量が減少し，生活習慣病のリスクが高くなる．また，脊髄損傷者の高齢化，高齢者の脊髄損傷の増加も問題となっている．脊髄損傷者にとって運動・スポーツは，発熱や褥瘡，生活習慣病の発症を抑える効果があるため，心身機能，体力を維持し健康な生活を送るうえで，非常に重要である．車椅子マラソン世界記録保持者，スイスのハインツ・フライは，「健常者はスポーツをすればいいが，障害者はスポーツをしなければならない」と述べている．

2 治療・訓練から始まった障害者スポーツ

1944(昭和19)年，英国，ストーク・マンデビル病院に開設された脊髄損傷センターにおいて，ルードヴィヒ・グッドマン(Ludwig Guttmann)博士が戦傷者のリハビリテーションに，バスケットボールや卓球，アーチェリーなどのスポーツを取り入れ，受傷から社会復帰までの期間を6.5か月に短縮する成果を挙げている．

1948(昭和23)年，治療成果を発表する場として病院内で開催されたストーク・マンデビル競技大会は，1952(昭和27)年，オランダの参加を得て国際競技会へと発展した．第1回国際ストーク・マンデビル競技大会である．

1960(昭和35)年，ローマ・オリンピック大会より，オリンピック開催年には，通常プログラム終了後に国際ストーク・マンデビル競技大会を開催国で実施するとした．この年の国際ストーク・マンデビル競技大会が，第1回パラリンピック大会と位置づけられた．

このようにして，医療のなかに取り入れられた運動・スポーツは，リハビリテーションの一つの手段として，また，障害者スポーツとして世界に広まり，障害者の社会参加を促し，生活を豊かにするものとして，生涯(健康)スポーツ，競技スポーツへと発展していった．

わが国においては，1964(昭和39)年の東京オリンピック後，第2回パラリンピック大会となる国際ストーク・マンデビル競技大会，第2部国際身体障害者スポーツ大会の開催を契機に，1965(昭和40)年に財団法人日本身体障害者スポーツ協会(現在の公益財団法人日本障がい者スポーツ協会)の設立，全国身体障害者スポーツ大会(現在の全国障がい者スポーツ大会)が開催されるようになった．その後，障害者スポーツセンター，リハビリテーションセンター，医療施設における運動支援部門などが設置され，障害者スポーツの基盤が整備された．

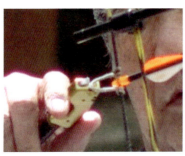 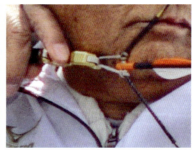

図 8-9　リリースエイド

3　パラリンピックの名称

　パラリンピックの名称は，「脊髄損傷」を意味する「Paraplegia（パラプレジア）」と「Olympic（オリンピック）」を合わせた「Paralympic」という合成語で，1964 年の東京・パラリンピック大会においてわが国で名づけられた．しかし，1980 年代に入り脊髄損傷以外の障害者の参加が増えたこともあり，「もう一つ」を意味する「Parallel（パラレル）」と「Olympic（オリンピック）」を合わせ「もう一つのオリンピック」を意味する合成語として「パラリンピック」と称されるようになった．

4　障害者のスポーツ

　障害者のスポーツは，特別につくられたものではなく，誰もが公平で，安全に楽しく行えるように，原則として一般に行われている競技種目の競技規則の一部変更や道具，用具，コートのサイズ，人数などを工夫して行われている．たとえば，車椅子や義手・義足の使用，音の鳴るボール，アーチェリーのリリースエイド（図 8-9）などが挙げられる．

5　全国障がい者スポーツ大会

　2001（平成 13）年以降，1965 年から行われてきた「全国身体障害者スポーツ大会」と，1992（平成 4）年から行われてきた「全国知的障害者スポーツ大会」を統合した大会として，国民体育大会終了後に，同じ開催地で行われている．主催は文部科学省，公益財団法人日本障がい者スポーツ協会，開催地主催者で，「障害のある選手が競技を通してスポーツの楽しさを体験するとともに，国民の障害に対する理解を深め，障害者の社会参加の推進に寄与すること」を目的とした全国的な障害者スポーツの祭典である．障害の重い人が参加できるように，水泳競技では，障害程度によって浮き具の使用が認められている．陸上競技では，スラローム（図 8-10）やビーンバッグ投（図 8-11），体力測定種目のソフトボール投などがある．

6　パラリンピック

　障害のあるトップアスリートが出場できる世界最高峰の国際競技大会である．さまざまな障害のあるアスリートたちが創意工夫を凝らし，個性や能力を発揮して限界に挑み，活躍できる公正な機会が与えられる場である．パラリンピックは，夏季・冬季大会それぞれのオリンピック開催年に，原則として開催地と同じ都市・会場で実施される．脊髄損傷者は，夏季大会 22 競技中 17 競技，冬季大会 6 競技中 5 競技に参加可能である．2020 年東京パラリンピック大会では，バドミントン，テコンドーが新競技として追加された．

　ほかにも，頸髄損傷者が行う車椅子ツインバスケットボール，車椅子ハンドボール，車椅子ダンス，車椅子野球・ソフトボール，ウィルチェアーラグビーなどの競技が行われている（図 8-12〜14）．

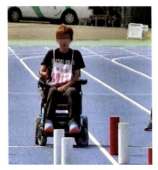
図8-10 スラローム

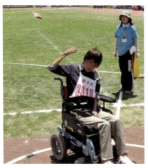
図8-11 ビーンバッグ投

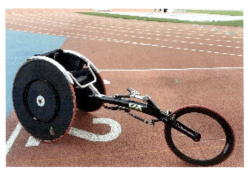
図8-12 レーサー（陸上競技用）
（写真提供：中山和美選手）

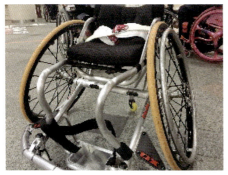
図8-13 バスケットボール
（写真提供：古澤拓也選手）

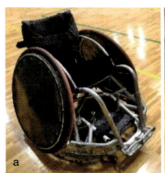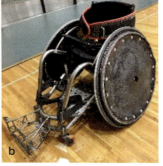
図8-14 ウィルチェアーラグビー
a：攻撃用，b：守備用
（写真提供：山口貴久選手）

7 障害区分とクラス分け

さまざまな障害のある出場者が公平に競技を行うため，全国障がい者スポーツ大会では，身体障害者手帳をもとに障害を分類する「障害区分」，パラリンピックでは，筋力や関節可動域，競技中の運動機能を観察し総合的に評価し，機能的に分類する「クラス分け」によって，同程度の障害者同士で競い合えるようにしている．

8 障害者スポーツ指導者資格制

障害者のスポーツ指導にかかわる指導者資格には，公益財団法人日本障がい者スポーツ協会公認の障がい者スポーツ指導員初級・中級・上級の3種と，障がい者スポーツコーチ，障がい者スポーツ医，障がい者スポーツトレーナーがある．地域社会において障害のある人とともに，スポーツに親しみ，心身機能，身体能力，健康の維持・増進をはかることや障害者スポーツの普及，振興に寄与すること，障害のある競技者の育成，強化，健康・安全管理を行い，競技力の維持，強化を支援する役割を担っている．理学療法士や作業療法士，アスレチックトレーナーなど専門的知識を活かした支援や専門実技の競技指導，地域社会における障害者スポーツの振興，支援など，さまざまな形で多くの支援者が求められている．

> **Note** 神奈川リハビリテーション病院で開発した機器
> ③世界をリードするチェアスキー

わが国のチェアスキーは1976年に神奈川県総合リハビリテーションセンターで開発が始まり，1980年に完成した（図1）．以来40年にわたり研究開発を継続し最新のチェアスキー（図2）は世界でもトップクラスの性能と評価され，日本選手はもとより海外の選手も多く使用している．国際的には「シットスキー」などと呼ばれるがわが国では開発者たちがつけた「チェアスキー」という名称が定着している．

チェアスキーの構造は1本もしくは2本のスキーにビンディングを介してフレームとシートが取り付けられ，フレームには衝撃を吸収するためのサスペンション機構が組み込まれている．シートは熱可塑性樹脂製のバケットシートで，スキーヤーの残された身体機能によってシート角度やバックサポートの高さ，形状が違ってくる．最近ではカーボンファイバー強化プラスチックでシートをつくる選手も出てきた．

チェアスキーの実際の滑走では両手にアウトリガーと呼ばれる補助具を持って滑る．アウトリガーは雪上移動やリフト搭乗時にも使用するため，滑走ポジションと歩行ポジションにすることができる．

長野パラリンピック（1998年）の2年前に企業や大学との共同研究チームを結成し，本格的な研究開発を始めた．長野パラリンピック後は，すぐにソルトレイクパラリンピック（2002年）に向けて高性能なチェアスキーの開発を始めた．このチェアスキーは最新型チェアスキー（図2）のベースとなっており，その後の研究開発は信頼性を向上させ，アルペンスキー用具としての完成度を高めるために継続されてきた[1]．

ソチパラリンピック（2014年）でその成果が一気に現れ，男子の総メダル数15個のうち日本製のチェアスキーで出場した選手が11個のメダルを獲得した．ちなみに女子は3個．そして，平昌パラリンピック（2018年）では記憶に新しい，村岡桃佳選手が5個のメダルを獲得した．

「舞い上がれ！ 愛と自由の熱い雪！」―チェアスキーが完成した1980年当時のキャッチフレーズである．今後はより多くの人々に雪山を楽しんでもらえるよう，子どもたちを含むチェアスキーヤーへの普及活動を推し進めたい．

■文献
1) 沖川悦三：スポーツ用具としてのチェアスキー開発．バイオメカニズム学会誌 38：93-98, 2014

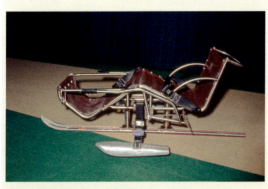

図1 チェアスキー I 型機

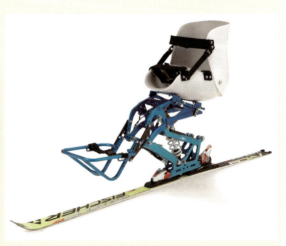

図2 チェアスキー エキスパートモデル

9章 車椅子・クッション/ベッド・マットレス/福祉機器

1 車椅子・クッション

1 車椅子

わが国の手動車椅子は JIS* T 9201,電動車椅子は,JIS T 9203 を基礎としている.2000 年 4 月から導入された介護保険制度により,レンタルを前提としたパーツの組み合わせ・調整が可能な,モジュラー・アジャスタブル機能が搭載された車椅子が多く登場した.これにより,従来の車椅子利用で問題となっていた,身体との適合や用途に応じた車椅子機能の変更などさまざまな改善につながっている.

2 車椅子の分類・規格

車椅子の分類は,JIS を基礎とし(図 9-1),臨床的には障害者総合支援法(表 9-1)[1]や介護保険法の分類が用いられることがあり,分類に多少の違いがある.

3 車椅子の各部名称と定義（手動車椅子）

1 車椅子各部名称・寸法と身体寸法

車椅子の各部名称・寸法を図 9-2,3 に示す.以前は,背もたれ部分をバックレスト,腕置きをアームレスト,足置きをフットレストなど「〜レ

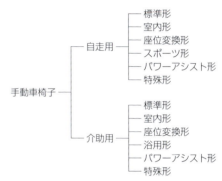

図 9-1 JIS による車椅子の形式分類（手動車椅子）
（JIS 手動車椅子　JIS T 9201,2016 より）

スト」と呼んでいた.現在は,バックサポート,アームサポート,フットサポートなど「〜サポート」と呼ばれる.これは,それらの各部が,「身体を休ませる」機能から,「身体を支える」機能という概念の変化によるもので,車椅子シーティングという言葉が使われている.

2 車椅子寸法と身体寸法の適合

身体寸法〔図 9-4,表 9-2[2]〕に車椅子寸法を適合させることが基本となる.表 9-3[2]に適合箇所と寸法目安,不適合時に生じる問題点を挙げて説明する.

4 電動車椅子

手動車椅子を自力で動かすことが困難な人などは,電動車椅子の使用により,自立移動や座面昇降,姿勢変換が行える.

---

*JIS：工業製品に関する規格や測定法などが定められたわが国の国家規格.

表9-1 障害者総合支援法による車椅子の分類(抜粋)

種目	名称	基本構造
手動車椅子	普通型	原則として折りたたみ式で大車輪が後方にあるもの．JIS T 9201-2006 または JIS T 9201-2016 による
	リクライニング式普通型	バックサポートの角度を変えることができるもの．その他は普通型と同じ
	ティルト式普通型	座席とバックサポートが一定の角度を維持した状態で角度を変えることができるもの．その他は普通型と同じ
	リクライニング・ティルト式普通型	バックサポートの角度を変えることができ，座席とバックサポートが一定の角度を維持した状態で角度を変えることができるもの．その他は普通型と同じ
	手動リフト式普通型	座席の高さを変えることができるもの．その他は普通型と同じ
	前方大車輪型	原則として折りたたみ式で前方に大車輪のあるもの
	リクライニング式前方大車輪型	バックサポートの角度を変えることができるもの．その他は前方大車輪型と同じ
	片手駆動型	原則として折りたたみ式で片側にハンドリムを二重に装着して，片側上肢障害者などが使用できるもの
	リクライニング式片手駆動型	バックサポートの角度を変えることができるもの．その他は片手駆動型と同じ
	レバー駆動型	レバー1本で駆動操舵ができ，片側上肢障害者などが使用できるもの
	手押し型	原則として介助者が押して駆動するもの（折りたたみ式，または非折りたたみ式）A：大車輪のあるもの B：小車輪だけのもの
	リクライニング式手押し型	バックサポートの角度を変えることができるもの．その他は手押し型Aと同じ
	ティルト式手押し型	座席とバックサポートが一定の角度を維持した状態で角度を変えることができるもの．その他は手押し型Aと同じ
	リクライニング・ティルト式手押し型	バックサポートの角度を変えることができ，座席とバックサポートが一定の角度を維持した状態で角度を変えることができるもの．その他は手押し型Aと同じ
電動車椅子	普通型(4.5・6 km/時)	JIS T 9203-2006 または JIS T 9203-2010 または JIS T 9203-2016 による
	簡易型	車椅子に電動駆動装置や制御装置を取り付けた簡便なもの A切替式：電動力走行・手動力走行を切り替え可能なもの．Bアシスト式：駆動人力を電動力で補助することが可能なもの．その他は車椅子の普通型に準ずる
	リクライニング式普通型	バックサポートの角度を変えることができるもの．その他は普通型と同じ
	電動リクライニング式普通型	電気でバックサポートの角度を変えることができるもの．その他は普通型と同じ
	電動リフト式普通型	電気で座席の高さを変えることができるもの．その他は普通型と同じ
	電動ティルト式普通型	電気で座席とバックサポートが一定の角度を維持した状態で角度を変えることができるもの．その他は普通型と同じ
	電動リクライニング・ティルト式普通型	電気でバックサポートの角度を変えることができ，座席とバックサポートが一定の角度を維持した状態で角度を変えることができるもの．その他は普通型と同じ

(補装具の種目，購入等に要する費用の額の算定等に関する基準．平成18年9月29日厚生労働省告示第528号，2006 より改変)

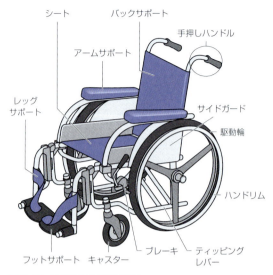

図9-2 車椅子の各部名称

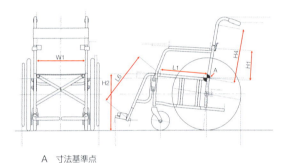

A：寸法基準点
W1：シート幅　　L6：フットサポート・シート間距離
L1：シート奥行　H1：アームサポート高
H2：前座高　　　H4：バックサポート高

図9-3 車椅子寸法

(JIS 手動車椅子　JIS T 9201, 2016 より改変)

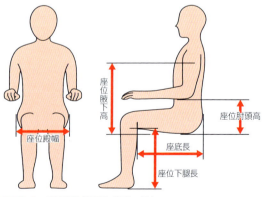

図9-4 最低限必要な身体寸法

1 基本構造

電動車椅子は，左右の駆動輪をモーターで駆動する．それ以外の車輪はキャスター（自在輪）になっている．旋回方法は，左右の駆動輪の回転方向や速度に差をつけることで行える．また，駆動輪の位置により走行性能の違いや回転半径に影響が出る．車椅子シーティングは，手動車椅子と同じように考える．

表9-2 身体寸法

座位殿幅	殿部における左右最も外側に突出した部位間の水平距離であり，多くの場合は左右大転子間距離
座底長	殿部後縁から膝窩までの水平直線距離
座位肘頭高	上腕を自然に下垂して肘を直角に曲げ，手のひらを内側にして前腕を水平前方へ伸ばしたときのシート面から肘までの鉛直距離
座位下腿長	膝窩から足底までの垂直直線距離
座位腋下高	シート面から腋下までの鉛直距離

〔江原喜人，松田健太：車椅子の基本構造（身体寸法計測と車椅子寸法）と車椅子クッション．第47回日本リハビリテーション工学協会　車いすSIG講習会テキスト，pp17-20，日本リハビリテーション工学協会，2018 より〕

2 操作方法

電動車椅子は，ジョイスティック・レバー（図9-5）と呼ばれる1本のレバーでコントロールするのが一般的である．ジョイスティック・レバーに

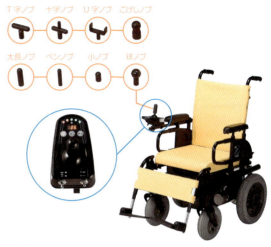

図9-5　ジョイスティック・レバー

表9-3 車椅子寸法と身体寸法の適合

シート幅と座位殿幅	シート幅の目安として，座位殿幅＋20 mmを推奨する．シート幅は，座位の安定性や車椅子全体の幅にかかわる． シートサイドパイプ内側の寸法をシート幅とする車椅子の場合，実際に殿部が収まるのはサイドガード間となりパイプ2本分（30 mm程度）シート幅より広くなる． 身体に対してシート幅が広すぎる場合，左右どちらかに身体が寄り，身体が傾きやすくなる． また，ハンドリムが遠くなり，駆動がしにくく，全幅が広がることで屋内での取り回しが悪くなるなど移動にも影響する．
シート奥行と座底長	シート奥行は，座底長－50 mm程度を推奨する．殿部だけでなく大腿部でも体重を支持できるような設定にすることが望まれる． シート奥行が長い場合，シートの先端が膝窩に当たり深く着座できないため，その状態でバックサポートにもたれると必然的に骨盤が後傾してしまう．
前座高・フットサポート高と座位下腿長	前座高は，上肢駆動の場合は座位下腿長＋70 mm，下肢駆動の場合は座位下腿長＋50 mmを推奨する（クッションの厚みを考慮）．移乗や住環境へのアプローチなど日常生活への影響を考慮しながら，フットサポート高と併せて検討する． フットサポートが高いと大腿部の支持が低下し，坐骨部周辺に圧力が集中するだけでなく，骨盤が後傾しやすくなる．逆に低すぎる場合には，段差や障害物に当たり転倒するリスクが生じる．
アームサポート高と座位肘頭高	アームサポート高は，座位肘頭高＋20 mm程度を推奨する（クッションの厚みを考慮）． アームサポートを適正な高さで使用することで座位の安定や殿部の圧力軽減につながる． アームサポートが高すぎると，肩が挙上することでリラックスできず疲労しやすくなる．それを避けるためにアームサポートを使わず腕を内側に入れて大腿部の上に置くと，上肢の支持が低下するとともに円背になりやすくなる．低過ぎる場合は，肘をアームサポートに乗せるために，殿部を前に出すか片側のみで使用することで骨盤の後傾や身体が傾く要因となる．また褥瘡や身体の変形につながるため注意が必要．
バックサポート高と座位腋下高	バックサポート高は，座位腋下高－70 mmを高さの上限としている（クッションの厚みを考慮）． バックサポート高は，体幹の保持や駆動に影響する．上肢駆動の場合にバックサポートが高すぎると肩甲骨の動きが阻害されることで，駆動性が低下する．

〔江原喜人，松田健太：車椅子の基本構造（身体寸法計測と車椅子寸法）と車椅子クッション．第47回日本リハビリテーション工学協会　車いすSIG講習会テキスト，pp17-20，日本リハビリテーション工学協会，2018 より〕

力を加えると倒した方向へ進み，強さ（傾き）によって，速度のコントロールが行える．使用者の身体状況や筋力などに合わせ，ジョイスティックの種類やレバー形状も多様であり，ボタンなどの入力デバイスでの操作（図9-6）やプログラミングによる細かな設定も可能となっている．

3 姿勢変換機能（図9-7）

手動車椅子では，リクライニング，ティルトなどの操作は，介助者などが行うことが多い．電動車椅子にそれらの機能が備わっている場合，ジョイスティック・レバーやボタンで，使用者のタイミングで操作することも可能である．

5 座クッション

脊髄損傷者が車椅子を利用して生活する場合，クッションを使用することが多い．クッションは形状と材質で分類できる．

1 形状による分類と特徴（図9-8）

（1）殿部，大腿部に合わせた形状をしているもの（モールド）
①**長所**：安定性がよい．
②**短所**：クッションの性能を発揮するためには一定の位置に座る必要がある．

（2）**直方体**
①**長所**：どこに座ってもある程度の性能が得られる．
②**短所**：モールドと比較して安定性は落ちる傾向がある．

2 材質による分類と特徴（図9-9）

（1）空気室構造（図9-9a）
①**体圧分散性能と安定性**：体圧分散性能は優れている．適切な空気量の調整や種類の選択により安定感を得られることが多いが，クッション内で空気が移動するため，安定感に欠けると感じる場合もある．
②**調整**：空気量の調整が必須である．坐骨や尾骨といった殿部の骨突出部が座面から2横指程度離れるように空気量を調整する．またバルブの緩みや穴があくと空気が抜けてしまい，体圧分散能力がまったくなくなってしまうので，空気が入っていることを確認して使用することが必要である．逆に空気量が多すぎても体圧分散性能は低下するので，空気量は適切に調整することが必要である（図9-10）[3]．
③**重量**：比較的軽い場合が多いが，空気室とフォーム材の混合クッションと比較すると重い場合がある．また本体が柔らかく持ち運びにくく感じる場合がある．
④**値段**：高価な場合が多い．
⑤**注意点**：空気量を適切に調整する必要がある．
⑥**適応**：四肢麻痺者，対麻痺者とも比較的適応範囲は広い．

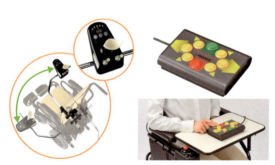

図9-6　チンコントロール・ボタン入力

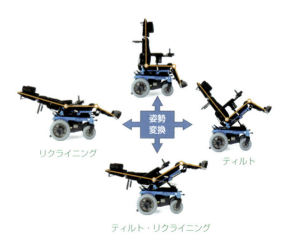

図9-7　姿勢変換機能（電動車椅子）

1 車椅子・クッション   237

○殿部が乗るところ　○大腿部が乗るところ

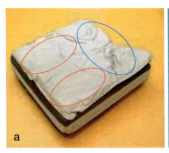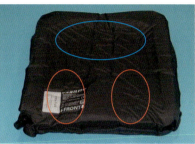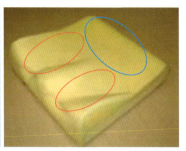

a：殿部・大腿部の形状をもつもの

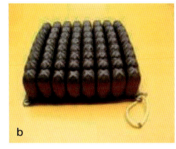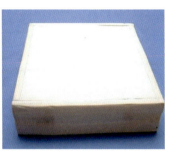

b：直方体

図9-8　形状によるシートクッションの分類

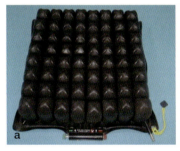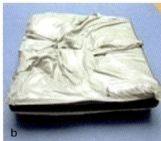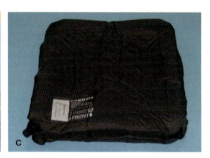

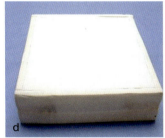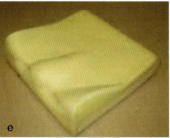

図9-9　車椅子クッションの例
a：空気室構造（ROHO® クァドトロセレクト® ハイタイプ）（ROHO 社製）
b：ゲル（JAY® J2 クッション）（Sunrise Medical 社製）
c：空気室構造・フォーム材の混合〔VARILITE® STRATUS™（バリライト ストレータス）〕（Cascade Designs 社製）
d：フォーム材〔ラテックス（厚さ10 cm）〕
e：フォーム材〔タカノクッションR タイプ1〕

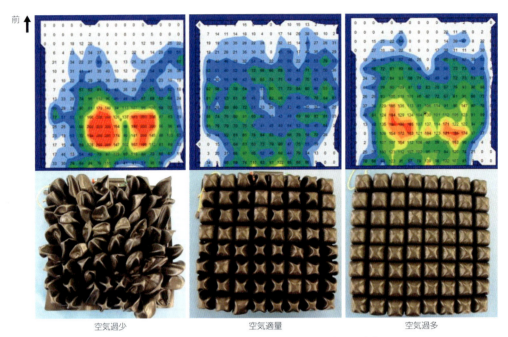

図9-10 空気調整式クッションにおける空気量の違いと座面接触圧の変化
空気が少ないと底づきが生じ，坐骨を中心に圧力が高くなる．逆に多すぎると沈み込みと包み込みが不十分となって圧力が高くなる（筆者が座って記録，計測時にはカバーを付けた）．
（森田智之：褥瘡リスクの評価．廣瀬秀行，清宮清美：障害者のシーティング，p28，三輪書店，2014より）

（2）ゲル（図9-9b）

①**体圧分散性能と安定性**：体圧分散性能，安定性ともに優れている．
②**調整**：ゲルの偏りをチェックする程度でよい．ゲルは低温で硬くなる場合があるので，保管場所には配慮が必要である．
③**重量**：重い場合が多い．
④**値段**：高価な場合が多い．
⑤**注意点**：骨突出部はゲルの上に乗る必要がある．殿部が前方に滑る「滑り座位（仙骨座り）」では坐骨がゲルに乗らないことがあるので注意が必要である．
⑥**適応**：四肢麻痺者や空気室構造クッションが適合しない患者に適している．空気室構造クッションでは座位バランスが不良な場合や空気量の管理が困難な場合に適している．

（3）空気室とフォーム材の混合（図9-9c）

①**体圧分散性能と安定性**：中等度の体圧分散機能があり，安定性に優れている．
②**調整**：空気量の調整が必要である．空気が入った状態で座り，徐々に空気を抜いて殿部の骨突出部（坐骨や尾骨）が底から2cm程度のところまで沈んだらバルブを閉める．
③**重量**：軽量で形状が崩れないので，持ち運びが容易．
④**値段**：中等度から高価な場合が多い．
⑤**適応**：除圧動作が十分に可能な，活動的な対麻痺者に適している．

（4）フォーム材（図9-9d, e）

①**体圧分散性能と安定性**：中等度の体圧分散機能があり，安定性に優れている．
②**調整**：調整は不要．加工が容易でサイズを合わせやすい．
③**重量**：軽量から中程度．
④**値段**：安価な場合が多い．
⑤**注意点**：湿気や荷重で経年劣化し，徐々に圧分配機能が低下していく．
⑥**適応**：立位が可能な不全麻痺者に適している（以前は完全麻痺者もフォーム材が主流だったが，現在当院では新規の完全麻痺の場合あまり

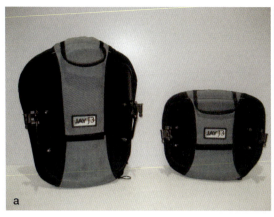 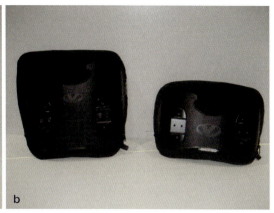

図 9-11　硬く安定感のある背クッションの例
a：JAY® J3 バック（Sunrise Medical 社製）
b：Icon™ Back System（アイコンバックシステム）（Cascade Designs 社製）

選択されない）．

6　背クッション

硬く安定感のある背クッションを用いることで背部から骨盤と体幹を支持することができる（図9-11）．以前はバックサポートパイプに止める部分が片側2か所ずつ，計4か所だったが，近年片側1か所ずつ，計2か所で止めることができるものが普及した．利用者への提供にあたっては可能な限り複数のスタッフで情報を共有し，利点と欠点をよく理解して使用することを推奨する．

1 利点

①折りたたみ車椅子の場合，車椅子の剛性が高まり，背面から体幹と骨盤に対してより高い支持性を提供できる．
②バックサポート角度の調整ができる．
③ラテラルサポートなどのオプションの取り付けが可能である．
④車椅子から取り外すことができ，車載などに対応可能である．

2 欠点

①ブラケットはバックサポートパイプにねじで締めつけて固定するため，確実に取り付けることが必要である．
②取り付けや調整にスキルが必要である．
③使用開始後，一定期間で緩みの有無のチェックが必要である．
④車椅子によってはブラケットの取り付け位置が限定されることがある．

■ 文献
1) 補装具の種目，購入等に要する費用の額の算定等に関する基準．平成18年9月29日厚生労働省告示第528号，2006
2) 江原喜人，松田健太：車椅子の基本構造（身体寸法計測と車椅子寸法）と車椅子クッション．第47回日本リハビリテーション工学協会　車いすSIG講習会テキスト，pp17-20，日本リハビリテーション工学協会，2018
3) 森田智之：褥瘡リスクの評価．廣瀬秀行，清宮清美：障害者のシーティング，p28，三輪書店，2014

2 ベッド・マットレス

1 電動ベッド

頚髄や高位の胸髄を損傷すると，体幹や下肢に感覚・運動の障害が生じる．起き上がり動作や座位姿勢は，体幹・下肢の筋力を十分に活用しているが，これらの筋活動が行えなくなることで動作の遂行が困難となる．倒れずに安定した動作を遂行するためには身体を支える環境が必要となる．ベッド上での起き上がりや座位姿勢の保持のためには，背上げ・膝上げ・高さ調節機能を有した電動ベッドを使用することが多い．

1 モーター数による分類

- 1 モーター：高さ機能または背上げ機能のみ
- 2 モーター：背上げ機能と高さ機能(背上げ機能と膝上げ機能が連動するものもある)
- 3 モーター：背上げ・膝上げ・高さ機能が個別に調整可能(図9-12)

2 電動ベッドの選定のポイント

ベッドやマットレスは，メーカーによりサイズ(長さ・幅)の違いが生じる．電動ベッドを活用する脊髄損傷者にとって，サイズの違いは動作への影響が大きい．ベッドに比べマットレスが短いと，背上げ機能使用時におけるマットレスの滑りなどが生じ，仙骨座り(殿部が前方に滑った座位)を強め起き上がり動作が困難となる．また，マットレスの幅の違いは，サイドレールの脱着が困難となる，移乗時に車椅子とマットレスの隙間が生じるなど危険を伴う一因となる．そのため，ベッドとマットレスが同一メーカーでない場合は，十分にサイズの確認をすることが重要となる．

3 膝上げ機能の活用

(1) 臥位姿勢

臥位姿勢において，過剰な筋緊張の亢進が生じているとリラックスした睡眠が損なわれたり，それが永続すると骨盤・脊椎の歪みなど悪影響を及ぼす．また，臥位の段階で姿勢不均衡が生じていると，寝返りなどの姿勢変換を困難にする(図9-13)．

そのため，起居動作の準備としてリラックスした臥位姿勢を支援する必要がある．電動ベッドの膝上げ機能は，下肢や腰部の支持面を広げる効果をもち，リラックスした臥位姿勢がとりやすくなる(図9-14)．臥位姿勢が改善することで，臥位

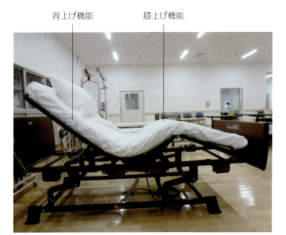

図 9-12　3モーターの電動ベッド

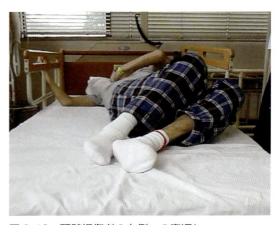

図 9-13　頚髄損傷者の右側への寝返り
下肢が筋緊張の不均衡により左側に引かれている．そのため右側への運動が広がらず寝返りを阻害している．

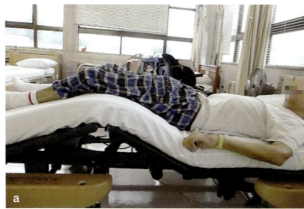
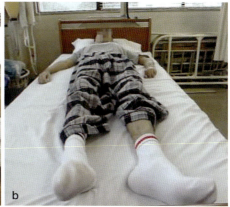

図 9-14　リラックスした臥位姿勢（図 9-13 の症例）
a：膝上げ機能を活用した背臥位
b：膝上げ機能を戻したあとの背臥位

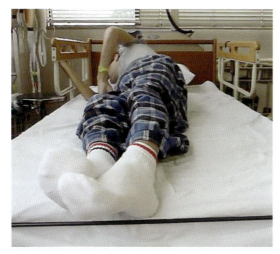

図 9-15　膝上げ機能を活用したあとの寝返り（図 9-13 の症例）

活動も促通される（図 9-15）．

（2）足上げ動作

　下肢の筋緊張が亢進し，長座位では下肢が重く足上げが困難な場合は，膝上げ機能を活用することで下肢の過緊張が軽減しやすい．膝下までの距離も近くなるためリーチがしやすく，また下肢の支持面も拡大することでバランスも保持しやすくなる（図 9-16）．

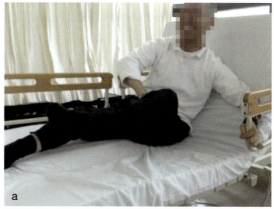
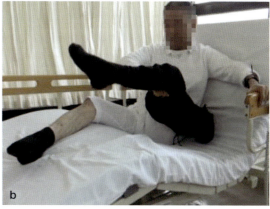

図 9-16　足上げ動作の違い（頚髄損傷・不全麻痺）
a：膝上げ機能を活用していない．
b：膝上げ機能を活用している．

表9-4 構造によるマットレスの分類

材質	タイプ	硬さ	体圧分散性能	特徴
ポリエステル	静止型	硬い	低い	耐久性が高く通気性がよい
スプリング	静止型	↓	↓	一般的なマットレスでビジネスホテルなど業務用として多く使用される．背上げ機能に対応しにくい
ウレタン	静止型	↓	↓	厚さが増すに従って体圧分散性能がよいが，沈みこみやすくなるため動きにくくなる傾向がある
エアマットレス	エア	柔らかい	高い	空気が流動するため局所に圧がかかりにくい 柔らかいため動きにくい

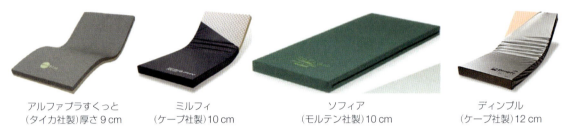

アルファプラすくっと　　ミルフィ　　　　　ソフィア　　　　　ディンプル
（タイカ社製）厚さ9 cm　（ケープ社製）10 cm　（モルテン社製）10 cm　（ケープ社製）12 cm

図9-17 当院で管理している静止型マットレス

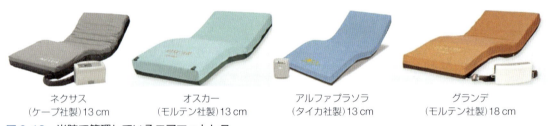

ネクサス　　　　　オスカー　　　　アルファプラソラ　　　グランデ
（ケープ社製）13 cm　（モルテン社製）13 cm　（タイカ社製）13 cm　（モルテン社製）18 cm

図9-18 当院で管理しているエアマットレス

2　マットレス

　脊髄損傷者は重度の感覚障害により褥瘡のリスクが高い．そのため身体状況に合わせたマットレスの選定が必要となる．

1 構造による分類（表9-4）

（1）静止型マットレスの特徴（図9-17）
- 主にウレタン素材が多い
- 減圧効果はあるが，決して除圧ではない
- 一般的に厚いマットレスほど減圧効果（体圧分散性能）は高い
- ただし，同等の減圧効果であっても，沈みこみには大きな差があり，寝返り・座位の安定性などADLに大きく影響する

（2）エアマットレスの特徴（図9-18）
- 圧切り替えのため除圧効果がある

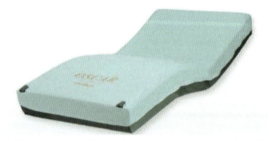

図9-19 ハイブリッドマットレス（オスカー）（モルテン社製）
自動体位交換機能も有している．

- リハビリテーションモード，背上げモードなどの機能があり（内圧を変化させる），座位の安定や背上げ時の底づきを軽減させる
- 縁に硬めのウレタンを併用しているハイブリッドマットレス（図9-19）は，体圧分散に優れ，

表9-5 マットレス選定の例（頸髄損傷 C7 レベル，女性，身長 147 cm，体重 32 kg）

マットレス（厚さ・種類）	体圧分散	評価
厚さ 9 cm の ウレタンマットレス		仙骨の骨突出が著明で，局所圧が高く褥瘡を繰り返していた．移乗・更衣は自立．
厚さ 12 cm の ウレタンマットレス		厚手のウレタンマットレスに変更し，仙骨部の局所圧は減少したが褥瘡発生リスクは高い状態．これ以上厚いマットレスでは移乗・更衣が困難となった．
厚さ 13 cm の エアマットレス		薄手の高機能エアマットレスでは局所圧が抑えられている．また，移乗・更衣も自立可能．

かつ動きやすいエアマットレスとして商品化されている

❷ マットレス選定のポイント

ウレタンマットレスもエアマットレスも，厚さや体圧分散性能が同等であっても沈みこみに大きな差があるため，動きやすさを考慮した選定が重要である．個々の ADL が十分に発揮できるか，介助方法を踏まえて対象者や介助者が使いやすいものなのかを検討する必要がある（**表9-5**）．

■ **参考文献**
1) 佐々木　貴：ベッド・床上動作関連—定義・基礎知識．渡邉愼一，玉垣　努（編）：福祉用具・住環境整備の作業療法，pp8-19，中央法規出版，2013

3 移乗支援の機器

移乗支援の機器は，本人や介助者の能力に応じて選択するだけでなく，使用場面の環境や車椅子など他の機器の影響を考慮することで，導入による自立度が高まり，介助者の身体的な負担を軽減することができる．さらに，自立や介助による移乗の再現性が高くなるため，安全で安心な移乗環境を設定できる．

ここでは，代表的な移乗介助の機器であるトランスファーボードやスライディングシート，リフトを例に挙げて紹介する．

1 トランスファーボード

トランスファーボードは，座位や臥位姿勢での

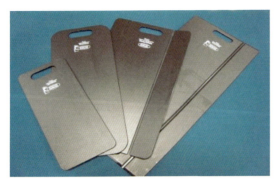

図 9-20 異なるサイズのトランスファーボード

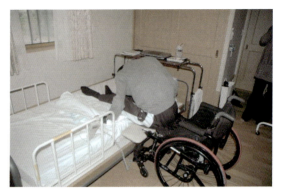

図 9-22 ベッドへの移乗

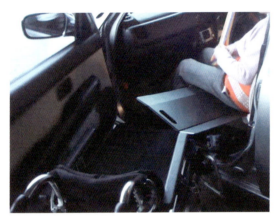

図 9-21 車椅子から自動車への移乗場面

移乗時に，移乗先との隙間や段差を埋めるための橋渡しとして用いるものである．製品によって幅や長さ，滑りやすさが異なるため，身体状況や使用場面に応じて選択することになる（図9-20）．たとえば，長いトランスファーボードは，車椅子から自動車への移乗（図9-21）など，移乗先との隙間が広い場面で選択する．また，ベッドに車椅子を直角に配置して移乗する場面では，車椅子のフレームとベッドが干渉することで隙間が生じるが，トランスファーボードには，その隙間を埋めるために用いることができるタイプもある（図9-22）．

　トランスファーボードを使用した移乗には，殿部の下に敷き込みその上を滑る方法と，プッシュアップによって殿部をずらして移乗する方法がある．その際，移乗先との間に生じる段差を利用してトランスファーボードを傾斜させ，殿部を滑り

やすく環境を設定する場合もある．しかし，その滑りやすさによって移乗時にバランスを崩す場合があるため，トランスファーボードによる移乗では，上肢で体幹を支えるなどして，座位姿勢を保持できる身体能力が求められる[1]．また介助での移乗は，介助量が増えるに従って，トランスファーボードの操作だけでなく，本人の姿勢保持や移乗動作の誘導などが求められるため，高い介助技術が必要となる．

　使用上の注意として，トランスファーボードと接触する骨突出部周囲（坐骨や尾骨，肩甲骨など）に褥瘡がある場合や褥瘡発生のリスクが高い場合には，皮膚への負担（剪断力など）を防ぐためにも移乗時の使用を控えなければならない．

2 スライディングシート

　スライディングシートは，筒状のものとシート状のものとがある．筒状のものは内側の重なり合う面が摩擦抵抗の小さい素材でできており，シート状のものは摩擦抵抗が小さい素材でできた一枚布である[2]．

　スライディングシートの特徴は，身体がスライディングシートの上を滑り移動するのではなく，折り重なった面が互いに滑り移動するため，摩擦やズレによる皮膚への負担が生じにくくなっている点である．シート状のものであれば折り重ねて敷き込み，筒状のものであれば進行方向とスライディングシートの回転方向が揃うように敷き込むことで，移乗時の摩擦抵抗を低減できる．さらに

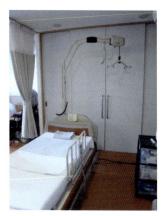

図 9-23 ベッド固定型リフトの設置例

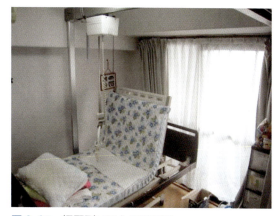

図 9-24 据置型リフトの設置例

敷き込む際に複数回折り重ねることで，より軽い力で滑らせることもできる．

しかしトランスファーボードと異なり，段差や隙間を埋める目的での使用は難しい．移乗先との間に段差や隙間が生じている場合には，あらかじめタオルやクッションなどで隙間を埋め，その上にスライディングシートを敷くなど，使用環境の工夫が求められる．

スライディングシートはさまざまな場面で用いることができる．たとえば，車椅子からベッドへ移乗する場面で，車椅子をベッドに直角に配置したとき（図 9-22）に，ベッドに上げた踵に生じる摩擦抵抗によって前方へのプッシュアップ動作が阻害されることがある．その際に，踵の下にスライディングシートを敷き込むことで摩擦抵抗を減少させ，プッシュアップでの移乗を可能とするなど，動作の補助具として用いることもできる．

3 リフトと吊り具

リフトでの移乗は，吊り具とリフトを組み合わせて行う．吊り具は，吊り上げ時に本人の身体を支えるため，身体状況や体格，使用場面に応じて種類やサイズを選択することが重要である[3]．その適合や吊り具の装着が不十分であると骨折や転落を招く危険性を高めてしまうが，環境設定によって再現性の高い移乗方法となるため介助者の身体的な負担を軽減でき，介助者の違いによる介助技術の差を補うことができる．リフトは，正しい手順で使用することで安心，安全な移乗手段となる．

リフトの導入は，吊り具の敷き込みや移乗に伴う手間と時間がかかるといった理由から敬遠されがちである．しかしリフト導入時には，吊り具の敷き込みも含め 10 分以上の時間を費やしていた事例であっても，リフトの操作や吊り具の敷き込みに慣れることで 2〜3 分での移乗が可能になる．また，移乗時に本人とコミュニケーションをとることで，その日の体調などを介助者が確認できる余裕が生まれるのもほかの福祉用具にはないリフトの特徴といえる．

1 リフトの種類

リフトは，移乗する環境（ベッドサイドや居室，浴室など）に応じて，機種を選択することができる[4]．

居室での移乗であれば，天井走行式リフトや床走行式リフト，ベッド固定型リフト（図 9-23），据置型リフト（図 9-24）などが選択できる．また，脱衣室から浴室への出入りや浴槽への出入りについては，浴室用リフト（図 9-25）が選択できる．天井走行式リフトと浴室用リフトについては，設置に工事を伴う場合がある．特に天井走行式リフトは，リフト本体とは別に家屋の状況によって天井裏に補強が必要となるだけでなく，レールやレールの設置にも費用がかかるため，工事全体の

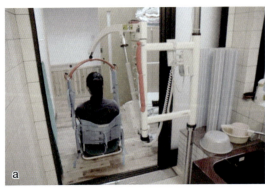
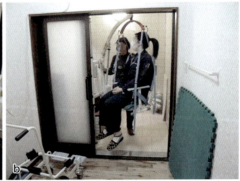

図 9-25 シャワーキャリーを用いた浴室用リフトの使用例
a：浴室側から見て，b：脱衣室側から見て

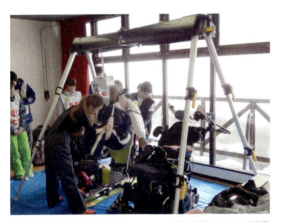

図 9-26 可搬型設置式リフトの使用例（ベルト型吊り具での移乗）

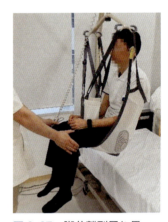

図 9-27 脚分離型吊り具

費用も含め導入を検討しなくてはならない．

また最近では，外出先のホテルやレジャーなど，生活場面とは別の移乗場面で活用できる持ち運びを前提とした可搬型設置式リフト（図 9-26）もある．これによって，移乗にリフトを必要とする人が介助者1人で旅行できるなど活動範囲の拡大にリフトが寄与する場面も増えている．

2 吊り具の種類

吊り具の種類は，ベルト型（図 9-26）と脚分離型（図 9-27），シート型の3つに分類できる．ベルト型と脚分離型は，車椅子座位での敷き込みが可能であるが，シート型はベッド上臥位での敷き込みに限る．そのため，シート型を利用して車椅子に移乗する場合には，吊り具を敷き込んだまま過ごすことになり，車椅子用クッションの圧分散性能や車椅子の座位保持性能が十分に発揮できないことも考えられる．そのため使用前の確認が必要となる[5]．

車椅子へ移乗する際，吊り上げ姿勢によっては深く座るためにティルト・リクライニング機能（→ 236 頁）を利用して，対応することがある．吊り具の選定には，これらの特徴を知ることが重要となる．

3 シャワーキャリー

シャワーキャリーは，洗い場で用いることができる椅子で，キャスターや車輪が付いている移動が可能なものである．主に居室や脱衣場から洗い場への移動とシャワー浴に使用される．また，キャスターや車輪が設けられている脚部分と本人が座る座部分を切り離せるものもあり，座部分を

リフトで吊り上げることができる機種もある（図9-25）．その場合，脱衣室で吊り上げることができれば浴室との間に設けられている段差を越えることができ，直接浴槽に入ることも可能となる．

また，機種によってはバックサポートに張り調節機能やリクライニング機構が設けられており，本人の身体機能に合わせることができるという特徴がある．脚部フレームの後方が大きく開いているシャワーキャリーは，トイレの便器に重ね合わせることで，トイレチェアとしても使用できるなど，ほかの福祉用具との関連や日常生活を考慮することで，より生活に活きるものを選択できる．

■文献

1) 市川　洌，松本多正：滑らせる介助の技術—スライディングシート・トランスファーボードの使い方．中央法規出版，2014
2) 村田知之：移乗機器—リフト以外．総合リハ 45：455-458, 2017
3) 市川　洌（著者代表）：福祉用具支援論—自分らしい生活を作るために．テクノエイド協会，2006
4) 寺光鉄雄，岩切一幸，市川　洌：リフトリーダー養成研修テキスト四訂版．テクノエイド協会，2015
5) 村田知之，田邊侑佳：移乗について考える．第47回日本リハビリテーション工学協会　車いすSIG講習会テキスト．pp27-34, 日本リハビリテーション工学協会，2018

4　環境制御装置（ECS）

1　環境制御装置

環境制御装置（environmental control system；ECS）は，呼び鈴，電話，ベッド，インターホンなどの機器や赤外線リモコンで操作する家電製品（テレビ，エアコン，照明など）を遠隔集中制御するシステムである．

日常生活の多くの場面で介助が必要となる高位頚髄損傷者にとっては，ECS を導入して身のまわりの機器を自身で操作可能となることで，自立度が向上する．また，そのつど介助者に依頼することなく身のまわりの機器を操作できることは，本人と介助者双方のストレスの軽減につながる．

2　ECS の種類

ECS は，環境制御専用機とパソコン（PC）やスマートデバイス（スマートフォン，タブレット PC をまとめた総称）を介して操作するものに分けられる．

1 環境制御専用機

環境制御専用機には，テレビとコールのみを操作する簡易的な機種から，ベッドや電話，家電製品など幅広い機器を操作する機種がある．外部入力スイッチで操作する機種が多く，普段使い慣れたスイッチで操作することができる．ただし，操作する機器に付属するコントローラの改造が必要な場合には，保証が効かなくなる可能性があるので注意しなければならない．最近では，タブレット型や音声入力に対応するなど，新しい技術を取り入れた機種が販売されている（図 9-28）．

2 PC やスマートデバイスと組み合わせて使うタイプ

このタイプは，PC やスマートデバイスに専用のアプリをインストールし，本体と接続して使用する．操作対象となる機器は，赤外線リモコンで操作する家電製品である．まず，PC やスマートデバイスの操作環境を整えることが必要である．

PC で操作する例として，「なんでも IR2」（テクノツール社製）を用いたケースを紹介する．PC と本体を USB 接続して，PC のアプリから機器を操作する．この場合，USB から電源が供給されるため配線はシンプルであり，有線接続であることから動作が安定している．

スマートデバイスで操作する場合，「iRemocon」（グラモ社製）や「eRemote」（リンクジャパン社製）

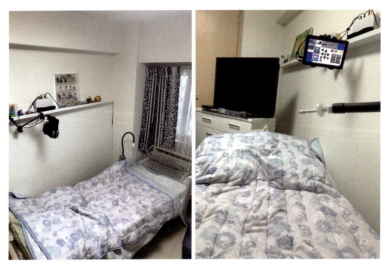

図 9-28　環境制御専用機の設置例（Palette/橋本義肢製作社製）

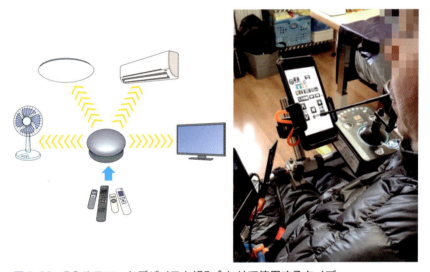

図 9-29　PC やスマートデバイスと組み合わせて使用するタイプ

などの高機能学習リモコン機器とスマートデバイスを Bluetooth や Wi-Fi で無線接続して操作する．これらは一般向けの製品であり，比較的安価に入手することができる．複数の機種が販売されており，選択には環境に合った接続方法や赤外線の操作可能範囲，拡張性などを考慮するとよい．また，スマートデバイス上での操作性や連動した操作，外出先からの操作といった機能はアプリに依存するため，アプリの内容を確認したうえで機種選定することが望ましい（図 9-29）．

3　周辺環境

PC やスマートデバイスを有効に活用するためには，ハードウェアとソフトウェア両面の環境設定が重要である．単に使えることを目標にするのではなく，快適に長時間使用できることを目標とすることで，就労や余暇活動の拡大につながる．操作する姿勢に合わせて機器を配置するとともに，OS に付属するアクセシビリティ機能や音声入力を活用することで，作業効率の向上が期待できる．

4 新しい技術の活用

近年ではIoT(Internet of Things；モノのインターネット)やAI(artificial intelligence；人工知能)が身近な機器に組み込まれている．スマート家電やスマートホーム，スマートスピーカー(AIスピーカー)の普及により，従来のECSを導入しなくても家電製品の操作は可能である．ただし，ベッドやコールなどを操作したい場合には環境制御専用機が必要である．今後もハイテク機器が登場することが予想されるが，重要なのは生活やニーズに合った機器を導入し，有効活用できる環境を提供することである．

5 その他

1 スタンドアップ車椅子

スタンドアップ車椅子は，車椅子上で座位姿勢だけでなく立位姿勢もとることができる車椅子である．日常生活のなかで立位姿勢をとることができる利点は，長時間・長期間の座位姿勢による下肢骨密度低下の予防や拘縮予防，排便促進などが挙げられるほか，垂直方向の空間を有効活用できるため仕事や家事など作業の幅の拡大につながる．

日常生活で立位をとる機会が少ない場合には，使用する前に関節可動域を確認する必要がある．また，車椅子との適合をはかることで車椅子フレームの回転軸と利用者の関節の動きのズレによって生じる関節への負担を軽減するなど，事前の評価も重要となる．

スタンドアップ車椅子には，手動で昇降するものと電動で昇降するものがある．また，簡易電動車椅子と組み合わせることで，立位時にわずかな移動も可能となるため，生活スタイルに応じた選択が可能である(電動スタンダップチェアⅡ/日進医療器社製，図9-30)．

2 6輪車椅子

6輪車椅子は，矢状面での駆動輪の車軸位置が身体の重心の真下付近に位置する．駆動輪で荷重を多く受けることで，前輪キャスターへ加わる荷重の減少に伴い路面抵抗が減少するため，漕ぎ出し時の力が軽くなる特徴がある．さらに，駆動輪が前方に位置することで回転半径が小さくなり，屋内での使用に適した車椅子となっている．最近ではTAISコード(公益財団法人テクノエイド協会：福祉用具情報システム)を取得する機種も増えており，介護保険での取り扱いが増加するなど，需要が拡大している．

本項で紹介する6輪車椅子(NAP-11/日進医療器社製)は，コンパクトなフレームが特徴のモデルである(図9-31)．フットレッグサポートの着脱機構はないが，全長が短く，狭い空間での取り回しが可能となっている．足を引いて座ることが

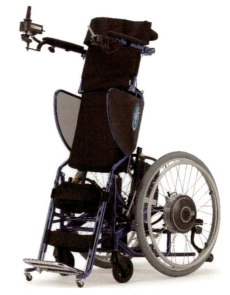

図9-30 電動スタンダップチェアⅡ
(写真提供：日進医療器株式会社)

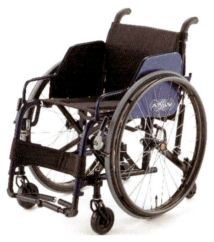

図 9-31　NAP-11（受注生産）
（写真提供：日進医療器株式会社）

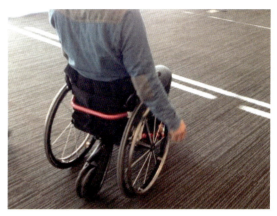

図 9-32　スマートドライブMX2（MAX Mobility社製）

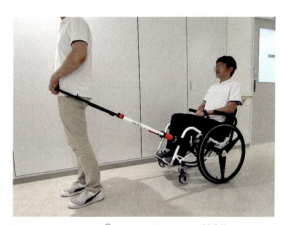

図 9-33　JINRIKI® QUICK（JINRIKI社製）

できるフレーム形状となっているため痙性の誘発を防ぐ姿勢をとることができ，脊髄損傷者または頸髄損傷者の屋内移動手段の選択肢となる．

3　電動アシストユニット

　車椅子用電動アシストユニット（JWX-2/ヤマハ発動機社製）は，駆動輪に直接ドライブユニットが搭載されているものである．ハンドリムがセンサーとしての役割を担っているため，上肢で漕いだ際にハンドリムに伝わる力を感知して，駆動をアシストする．その際，駆動時のアシスト力を設定するだけでなく，左右差の設定や片流れ防止機能の付加，アシスト時間などを入力し，ソフトウェア上で使用者へ適合させることができる．この機種は，アシスト式簡易型電動車椅子として扱われる．

　同じく電動アシスト機能を有する着脱可能な後付けユニット（スマートドライブMX2/MAX Mobility社製）もある（図9-32）．先に紹介した機種と同様に，漕ぎ出す際の力を感知して駆動をアシストするが，1つの駆動輪で構成されているため直線的な電動アシストが主となる．また，装着した状態でのウィリー操作も可能であるため，坂道や段差といった障害が多い屋外など広い範囲で使用できる．着脱も容易であるため，屋内では電動駆動アシストユニットを外して手動で移動するといった選択も可能である．

4　牽引式車椅子補助装置

　車椅子の介助移動は，手押しハンドルを使い後方から押すのが一般的であり，屋内や整備された舗装路では，介助も容易である．しかし屋外の段差や坂道，荒れた舗装路では，自走や介助に限らずキャスターを浮かせた状態で移動することがある．牽引式車椅子補助装置（JINRIKI® QUICK/JINRIKI社製）は，車椅子のフレームに装着することで，介助移動の際にキャスターが浮いた状態となり，人力車のように引いて移動できるものである（図9-33）．そのため芝生や石畳，砂利道，

砂浜，山道，雪山といった路面に対応することができ，観光や遠足，アクティビティといったさまざまな場面で用いることができる．また近年では，増加する自然災害への備えとして，車椅子利用者の避難ツールとしても注目を集めている．

> **Note 介助犬**
>
> ● **介助犬とは**
>
> 介助犬とは，肢体不自由者・体幹機能障害者の日常生活動作/生活関連動作（ADL/APDL）の補助として，落としたものを拾って渡す，手が届かないものを持ってくる，起き上がりや立ち上がりの介助をする，家族やヘルパーを呼んでくる，電話の子機や携帯電話を手もとに持ってくる，車椅子を牽引する，靴や靴下を脱がせる，上着やズボンを脱がせるなどの介助動作（図1）を本人のニーズに合わせて訓練し，自立と社会参加促進を目的として当事者本人との合同訓練を行ったのち，身体障害者補助犬法に則って指定法人による認定試験に合格した犬のことをいう．
>
> 生きた補装具として，肢体不自由者の障害を補完するさまざまな動作を行う介助犬であるが，全国での実働数は約70頭であり，いまだ当事者にも，補装具や自立手段としてリハビリテーション専門職からの紹介や情報提供がなされにくいことが課題である．
>
> ● **希望から訓練までの流れ**
>
> 希望者には，専門相談機関の役割も担い指定法

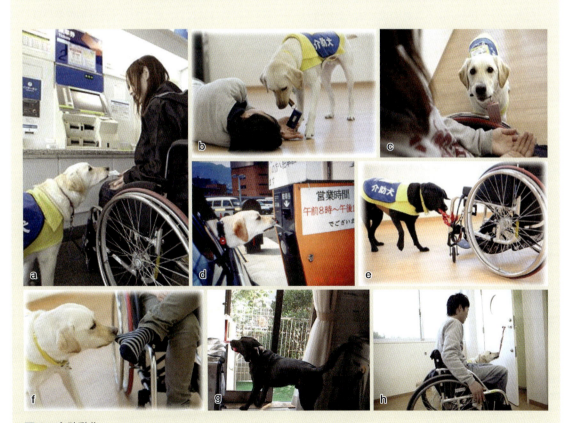

図1 介助動作
a：落としたものを拾って渡す，b，c：携帯電話を探して持ってくる，d：パーキングチケットを取る，e：車椅子の牽引，f：靴，靴下を脱がせる，g，h：ドアの開閉．

人となっているリハビリテーションセンター（横浜市総合・千葉県総合・名古屋市総合・兵庫県総合リハビリテーションセンター：2018年12月現在）において，社会福祉士などのソーシャルワーカーが介助犬の希望理由や経済的背景からADL/APDL上の適応の有無，および認定試験で評価する相談面接を行う．本人の社会的責任能力について，知的・情緒・高次脳的な評価に加え社会性の面で，介助犬を同伴して社会参加した際に迷惑をかけない管理ができるか評価する．そのうえで，リハビリテーション科など，医師による診察を受け，訓練計画に基づくニーズの把握，進行や合併症などに伴う訓練計画を立て，PTOT評価とあわせて意見書を作成する．これらは補装具のなかでも電動車椅子を処方する際の過程と似ているが，さらに詳細かつ綿密に行う必要がある．

　介助犬訓練事業は第二種社会福祉事業であり，日本介助犬協会のような社会福祉法人が介助犬の訓練を行い，希望者には無償で貸与する．補助犬育成補助事業の予算枠がごくわずかで訓練・普及活動はすべて寄付により賄われているのが現状である．が，むしろ医療保険や障害者手帳制度に縛られない社会参加支援を長期にわたり提供できるところが本事業の利点と考えている．

●リハビリテーション専門職による評価のポイント

　介助犬に何を求めるかを明確にすることが，本人の生活上の課題とゴールを明らかにする契機となる．生きた補装具である介助犬が道具や人による介助と異なるのは，生き物を伴侶とし，使用者として恩恵を受けるだけでなく，飼養者として自らが一つの命に責任をもち，かつ身体障害者補助犬法を守る使命を負って社会参加をすることであり，一つの自己実現になることである．

●脊髄損傷者の実際の適応と課題，そして展望

　日本介助犬協会の短い歴史における介助犬使用者48例中，脊髄損傷は23例（48%），頚髄損傷はC4不全からC6BⅠ，脊髄損傷はTからLレベルまでさまざまであるが，介助犬導入により一人で過ごせる時間を増やし，脊髄損傷後，介助者なしでの外出は諦めていた人も介助犬使用者になってから一人で飛行機や新幹線に乗り旅行や通勤ができている．何かを落としても拾える，転倒や何かしらの非常事態が起きても介助犬がいれば助けを呼べるという安心感からの効果である．しかし実際には，多くの若年脊髄損傷者からは「高齢になったら」「介助犬にやってもらうのはサボりになる」と導入を躊躇されることが多い．当会では，生活は頑張らずに機能維持の訓練やさらに広い範囲の社会参加・就労に向かう努力につなげるのが介助犬であることを説得しており，介助犬を使用してから，「もっと早くそれに気づきたかった」と話す使用者が多い．本項が，専門職からの情報提供により，介助犬とともに新たなる人生を歩む契機になることを願う．

■参考文献
1）社会福祉法人日本介助犬協会ホームページ（https://www.s-dog.jp）

10章 家庭復帰

1 住宅改修総論

　住宅改修を行うにあたっては，十分な情報収集が必要となる．患者の身体機能，生活スタイル，同居するのか否かなどについて知る必要がある．なかでも移動・移乗が自立か介助かで大まかな環境設定が決定する．そして自立の場合は，本人の動作の行いやすさが目的の改修となり，介助の場合は，介助者の負担の軽減が目的の改修となる．

1 四肢麻痺・対麻痺（車椅子ベース）の場合

1 駐車場から玄関（出入口）

　駐車場は移乗動作が扉を全開にした状態での動作となるため，車椅子スペースと扉スペースを確保し，車椅子に安全に乗り降りできるように，平坦に地面を舗装する（図10-1）．また，雨天時は濡れないように屋根をつけるなどの配慮が必要である．玄関ポーチまでは，スロープの設置（図10-2）を考える場合，身体能力によって勾配が異なり，緩やかな勾配のスロープを設置する場合はスペースが必要となる．そのため，広さによっては段差解消機を利用した出入りを考える（図10-3）．介助の場合，ポーチスペースを介助者も含めた広さで考える．

2 玄関（出入口）

　玄関から屋内への出入りが困難な場合は，居間や本人の居室に直接出入りすることを検討する．玄関から出入りする場合，上り框の段差をどう解消するかを考える．介助の場合はスロープを使用する．高さによっては勾配が急で介助が困難となるため注意する．自力で行う場合も同様にスロープの使用は框の高さに注意し，高い場合は段差解消機を設置する（図10-4）．側方移乗が可能であれば，移乗できる台を設置し框の昇降を検討する（図10-5）．

3 居室

　床材は車椅子が走行しやすいように，摩擦抵抗

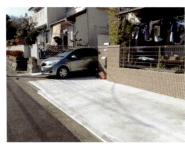

図10-1　平坦に舗装した駐車スペース

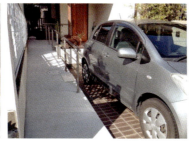

図10-2　スロープの設置

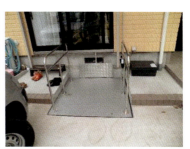

図10-3　段差解消機

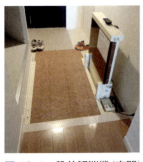
図 10-4　段差解消機（玄関）

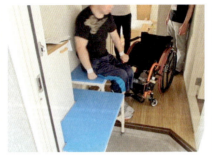
図 10-5　框の昇降

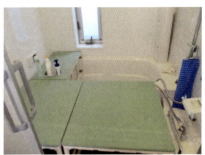
図 10-6　高床式の洗い台

が少ないフローリングが望ましい．入口からの導線を配慮したうえで，本人の日常の生活で必要な家具や家電，ベッドを配置する．自立の場合は移乗方法によってスペースの確保が必要である．また介助の場合は，リフターを設置し介助するスペースの確保が必要である．

4 浴室

車椅子で浴室まで移動して，前方または側方移乗が可能な場合は，車椅子と同じ高さの洗い場を設置する．ユニットタイプの浴室の場合，洗体台と車椅子の高さを工夫し，浴室の入口に車椅子を止めて敷居を乗り越え移乗を行うことで，大規模な改修をせずに対応することができる．洗体を行う環境は，動作時の座位バランスで，台の上で長座位で動作を行う全面台の高床式の洗い台か，端座位で動作を行う洗い台かを決定する．高床式（図 10-6）の場合，同居者との共有スペースである場合は使いづらくなってしまうので注意する．移乗が困難な場合は，脱衣所，または浴室にリフターを設置し，シャワーチェアなどに移乗する（図 10-7）．

5 トイレ

自走用のトイレチェアや，車椅子で便器近くまで進入する際は扉を開閉しやすいように引き戸にし，開口幅に配慮する．損傷が高位のレベルの場合，肘が広がった駆動となることを考慮する．入口の改修ができず，車椅子の進入が難しい場合は，プッシュアップで便器まで移動できるように，簡易の台を設置し対応する．また戸の設置が家の構造上難しい場合，アコーディオンカーテンなどを設置する．ベッドへの前方移乗あるいは側方移乗が可能で，床上での更衣動作が可能であれば，車椅子と同じ高さの高床式トイレを選択する．前方移乗，便座上で身体の立ち直りを利用した座位での更衣が可能な場合，またベッド上以外での更衣が困難で，移乗以外の動作も介助が必要な場合は，後方からの介助が行いやすい身障者用長便座を選択する．その際，移乗の際の前方転倒防止と排便時の前屈姿勢を保持するための渡し板を設置する手すりと，移乗の際のプッシュアップ時に使用する手すりを設置する．側方移乗が可能な場合は，洋式トイレを選択する．便器は，自助具の進入が前方であったり，骨盤後傾位姿勢やトイレチェアの押し手がタンクに当たり肛門位置が便器の前方になる場合は，タンクレスや身障者用長便座を設置するとよい．便座上は支持面が狭いため，後方には寄りかかるための背もたれ，前方には排便時の前屈姿勢を保持するための前方ボード（図 10-8），そして便器横に更衣の際の姿勢変換時に使用する簡易の台を設置する（図 10-9）．

6 廊下

車椅子を駆動する際，損傷が高位のレベルの場合は肘が広がった駆動となるため，廊下幅は車椅子の幅に加え，肘の広がりを考慮した寸法とする．また実際にその廊下幅で曲がり角は通行できるかを確認する．敷居を通過できるようにスロープ化する場合，通行可能な幅を考慮し設置する．車椅子を設計の工夫で小型化できないか，また六輪車椅子など小回りのきく車椅子への乗車などを

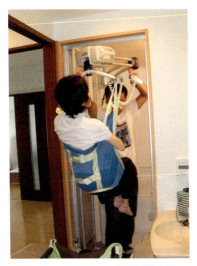
図 10-7 リフターの設置（浴室）

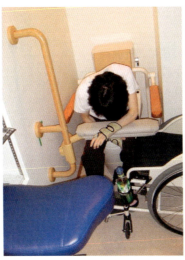
図 10-8 前方ボードの設置（前屈姿勢保持のため）

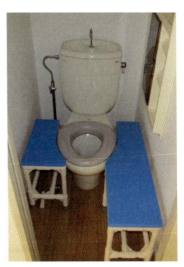
図 10-9 簡易の台の設置（便器）

検討する視点も必要である．

2 不全麻痺（立位・歩行ベース）の場合

　不全麻痺者の場合，身体機能にばらつきはあるが，完全麻痺者と違って下肢の機能が保たれており，立位を経由した動作や，伝い歩き，杖歩行などが可能となる場合がある．そのため，大規模な改修ではなく福祉用具などを工夫して使用すれば，機能が向上した際に福祉用具が不要となる場合がある．

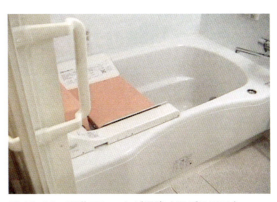
図 10-10 電動でシートが昇降するバスリフト

1 駐車場から玄関（出入口）

　車椅子使用者の場合は四肢麻痺者，対麻痺者とほぼ同じでよい．段差などがある場合，歩行能力，昇降の可否を評価し，玄関ポーチまでスロープにするか，手すりを設置するかを検討する．

2 玄関（出入口）

　立位経由の場合は，側方移乗が可能な場合と同様，座れる台や椅子を設置し，座ったままで框の昇降を行う．歩行能力が高く，昇降が可能であれば手すりを設置し，高さによっては踏み台の設置を検討する．

3 浴室

　入口に段差がある場合は，立位で乗り越えが可能であれば手すりなどを設置し，困難な場合は座って乗り越えるためのシャワーチェアを置き対応する．浴槽の出入りの際は，浴槽内での立ち上がりなど浴槽のまたぎの方法を評価し，手すりや座ってまたぐ電動でシートが昇降するバスリフトなどを検討する（図 10-10）．借家などで壁に手すりを設置する改修が難しい場合は，簡易に設置できる吸盤つきの手すりで対応する．タイルやざらついた素材の壁の場合は吸盤がつかないことがあるので注意する．

4 トイレ

歩行が可能であれば，便器までの移動と排泄後の立ち上がり時に使用する手すりを設置する．借家などで壁に手すりを設置する改修が難しい場合は，据え置きタイプの手すり(図10-11)や，突っ張りタイプの手すりを動きに合わせて設置するとよい．

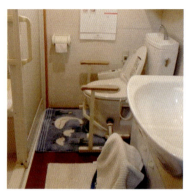

図10-11　据え置きタイプの手すり（トイレ）

2 住宅改修①　四肢麻痺介助ベース
―介助が主体で介助者の負担の軽減を目的に環境設定を行った例

症例紹介
30代男性．外傷性頚髄損傷によるC4完全四肢麻痺．Zancolli分類：右C4，左C5Aレベル．

生活状況
自宅は持ち家で，両親と妻の4人暮らしである．平日は在宅にて就労している．ADLは移動を除き全介助．移動は電動車椅子を使用し，顎コントロールで操作を行い自走可能である．介助者を呼ぶ際は呼気式の呼び鈴を使用する．

目指す改修の目的
目的は①同居の家族も使いやすく，介助しやすい改修を行う，②介助者の介助負担を軽減する，③屋外からの出入り・屋内の移動を自分で行えるようにすることであった．

改修を行った箇所と環境設定

改修を行った箇所は主に本人用の玄関の設置と居室で，そのほかは福祉用具を導入し，環境設定にて工夫した．

1 駐車場から屋内への出入り

駐車場は自宅前にあり，玄関ポーチまでは7段の階段(図10-12a)があり車椅子での移動は困難であった．また玄関と玄関ホールはともに狭く，電動車椅子での玄関からの出入りは難しかった．そこで居室を駐車場に面した部屋に変更し，駐車場から直接居室へ電動車椅子で出入りできるように壁を引き戸(図10-12b)に改修した．さらに段差解消機(図10-12c)を設置した．

2 居室内の環境設定

居室は電動車椅子で移動しやすいように床材をフローリング(図10-12d)へ変更した．そして，車椅子とベッドの間で移乗するために天井走行リフター(図10-12e)を設置した．リフターやベッドなど福祉用具の設置位置については，スペースが狭く限られていたため，電動車椅子での動線や介助スペース，在宅就労に向けたパソコン台の設置場所などを考慮し検討したうえで決定した．パソコン台は，限られたスペースに対応させて，ステンレスラック(図10-12f)を用いて作製し設置した．

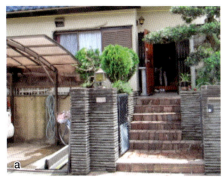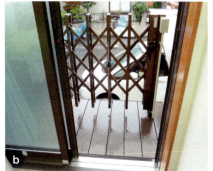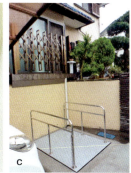
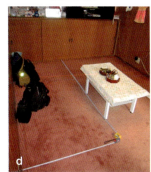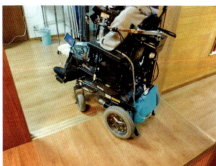
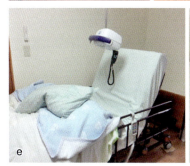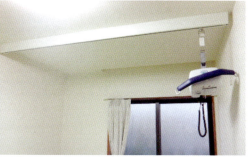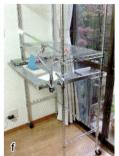
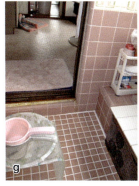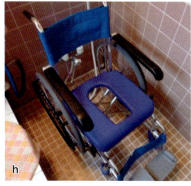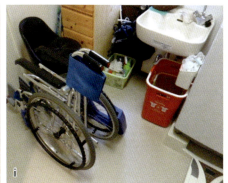

図10-12　在宅改修の例（四肢麻痺介助ベース）
a：玄関ポーチまでの階段，b：壁の引き戸への変更，c：段差解消機
d：床材のフローリングへの変更（左；改修前，右；改修後）
e：天井走行リフター，f：ステンレスラックを用いたパソコン台
g：浴室と脱衣室との段差，h：自走用シャワーキャリー，i：汚物処理用のシンク

3 浴室と汚物処理環境

浴室の入口は，脱衣室との段差が高く（図10-12g），介護用のシャワーキャリーでは移動が困難であった．また浴槽は半埋込み型で，同居の家族の使用を考えると出入りの介助がしやすくなるように段差を解消することは難しい状況であった．改修での対応では解決できなかったため，段差の介助が容易に行えるように，シャワーキャリーは駆動輪が大きな自走用（図10-12h）とした．そして，シャワーチェアの収納性についての家族の要望に応え，折りたたみ可能なシャワーキャリーを選定し，ハンドリムを取り外して移動しやすいように工夫した．排泄はベッド上で介助したのち，排泄物の処理がしやすいように洗面所に汚物処理用のシンクを増設（図10-12i）し，排泄の介助環境を整えた．

4 ベッド周辺環境の設定

就寝時などにベッド上で家族を呼び出せるように，ベッド柵に取りつけられるスイッチと呼び出しコールを選定した．また，マウススティックを使用して操作できるように，スマートフォンで電化製品を操作できる環境制御装置を導入した．

3 住宅改修② 四肢麻痺自立ベース
―住宅改修を行わず福祉用具・自助具などにより対処した例

症例紹介

30代男性．外傷性頚髄損傷による四肢麻痺．上肢機能はZancolli分類で右C7，左C6BⅢレベル．受傷後3年半が経過．

ADL

- 環境が整えばほぼ自立している．
- ベッドと車椅子間の移乗は側方で可能．便器と車椅子間も側方移乗で可能だが手すりや台など手をつくスペースが必要．車椅子間の移乗は不可．
- 下衣の着衣はベッド上だが，脱ぐことは車椅子上や便器上でも可能．
- 入浴は高床式の洗体台に側方移乗を行い，台上で寄りかかったり前傾位をとったりしながら洗体・洗髪を行う．シャワーは持ちやすいよう自助具の取っ手を装着している．浴槽への出入りはプッシュアップにて可能であるが，体調により起立性低血圧を起こし困難になる．
- 尿排出は自己導尿で延長カテーテルを使用し夜間は間欠バルーンを装着している．ウロバッグからの尿捨てやバッグの洗浄などは自立．排便は便器へ移乗し車椅子の向きを変えて両足の間に挟み股関節の外転位を保持．便器内に排便用のカメラを設置し，車椅子上にモニターを置いて坐薬挿入器を使用する．

退所後の住居と生活の見通し

UR都市機構の賃貸マンションを借りて単身生活を行う．改修せずに福祉用具で対応する．本人の意向として，車椅子は屋外と室内とで乗り換えたい，入浴はシャワーだけでもよい，家事の大部分はヘルパーに依頼するなどがあった．家庭訪問を実施し室内への出入りとトイレ，浴室が検討事項となった．

具体的な対応策

1 室内への出入り（図10-13）

共有通路と玄関のたたきには2cm，上がり框は7cmの段差があったが，たたきへ上がることは可能．ドアクローザーが開けた状態でストップしないタイプだったので，磁石式のドアストッパーを用いることにした．初めに少し開けた状態でストッパーを下ろし，手の位置を変えてさらにドア

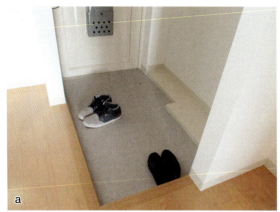
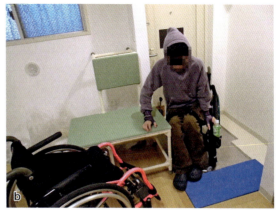
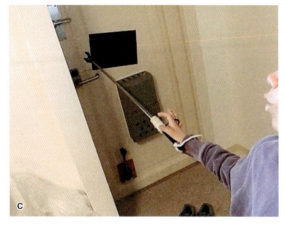

図 10-13　玄関
a：改修前，b：移乗台設置後，c：自助具によるサムターン操作

を広く開けて車椅子を入れ，ストッパーを外し進入する．上がり框から続く室内に移乗台を置き，これを経由して車椅子の乗り換えを行う．移乗台は背もたれをつけることで動作時の支持として使用できるようにした．下肢の移動の際，段差に引っかかりやすかったため，車椅子の方向転換を邪魔しない範囲で 7 cm の段差を埋める足台を置き下肢がスムーズに移動できるようにした．出るときは室内用車椅子から移乗台に移り，屋外用車椅子に乗ってからたたきで方向転換しドアを開けて出る．

　玄関たたきに外用の車椅子があるため，室内からのサムターン操作が困難となる．当初はサムターンに外づけしてスマートフォンからコントロールする鍵を購入予定であったが，この物件のドアは適応外であることがわかった．このためサムターンを延長し，本人の手の状態に合わせたリーチャーを作製して操作を行えるようにした．

2 浴室（図 10-14）

　高床式の台を設置できるよう折れ戸を取り外し，水滴が外に漏れないよう突っ張り棒を利用してシャワーカーテンを取り付けることにした．高床式の台はまたぎ段差の上まで延長することで車椅子との隙間をなくし移乗の安全性を高めた．またぎ段差より内側の台表面部分にカーテン通しをつくることで水滴を洗い場内に落とせるようにした．シャワーカーテンは裾の部分を折り返し錘を入れることで，台上に持ち上がってこないようにした．

　浴槽の出入りについては浴槽内すのこの作製を検討したが，浴槽に入るニードはそれほど高くなかったため，方法のみ説明し生活していくなかで検討してもらうことにした．

　脱衣はベッド上で行う．高床式の台に移乗したらあらかじめ車椅子の座面と背もたれにバスタオル

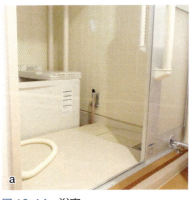
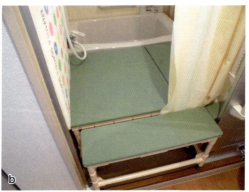
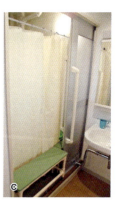

図10-14 浴室
a：改修前，b：洗体台設置，c：カーテンを閉めた状態

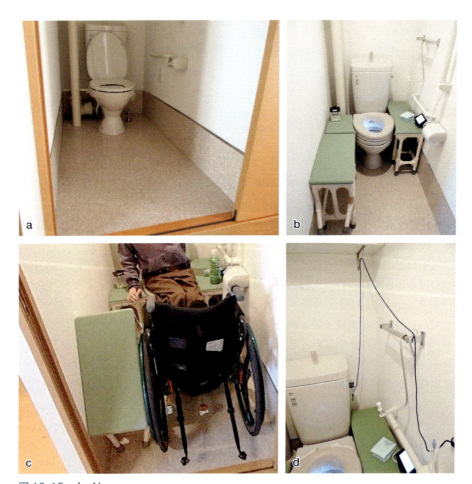

図10-15 トイレ
a：改修前，b：台設置の全体像，c：下肢外転スペース確保のための台の跳ね上げ，d：水洗レバー工夫

を広げておく．シャワー浴終了後この車椅子に移乗し，ある程度水分を拭き取ってからベッド上に別のバスタオルを広げ，移乗して体を拭いたのちに着衣する．

3 トイレ（図10-15）

　側方移乗が困難な構造だったので，移乗用の台を経由して便器に移ることにした．便房の横幅が狭いため移乗用の台を設置すると，坐薬挿入時の下肢の外転が困難になる．これを解決するため台を斜めに立てられる構造にして，下肢外転のスペースを確保した．外転した下肢の膝裏が台に当たって骨盤が後方に引けなくならないよう，左右の台は便器先端より短めにした．これらの工夫に

より坐薬挿入のための便座穴の大きさを十分確保することができた．車椅子を移動して両下肢の間に挟むことは困難なので，下肢外転保持には自助具を使用することにした．便座高は低めであったので3 cmの補高便座を取り付け，その上に褥瘡予防用のやわらか便座を置いた．

　ウロバッグからの尿廃棄や自己導尿は車椅子上で行うため，水洗レバーに手が届かない．そのため水洗レバーを延長し細いロープを取り付け，棚受けや手すりなどを利用して便器前方までロープを伸ばして固定した．このロープに手をかけ引くことで，レバーが引かれ「小」方向へ回転する．便器上では後方に手を回して直接レバーを「大」方向へ操作する．

---

4 住宅改修③　高齢不全四肢麻痺（立位歩行ベース）
―立位歩行ベースで機能改善を視野に入れた環境設定を行った例

症例紹介
60代男性．頚椎症性脊髄症，C4/5ヘルニア脱出，C5/6の脊柱管狭窄症および頚椎OPLLによる不全四肢麻痺．改良Frankel分類D1〜D2レベル．右上下肢はもともと先天性の麻痺があった．両上肢にしびれ，痛みの異常感覚あり．

生活状況
自宅は借家で集合住宅の4階，エレベータはない．妻と2人暮らしで，介護保険を申請し，要介護4である．経済状況は金銭的な余裕はなく，障害基礎年金の受給と多少の貯金のみである．ADLは寝返り，移乗，入浴，更衣と排泄の一部を除き自立している．端座位への起き上がりは柵を利用して自力で行うことができる．屋内は4点杖で歩行し，屋外は車椅子で移動している．階段昇降は手すり支持で上りは近位監視で，下りは軽介助で可能ではあるが実用的ではない．

目指す改修の目的
目的は①本人の能力を生かすことができる環境

調整，②介助者の負担を最小限に軽減する，③介護保険制度内での環境調整，④今後の機能の変化に対応できる改修であった．

1 改修を行った箇所と環境設定

　借家であったため大規模な改修は行わず，手すりの設置とレンタルの福祉用具を導入し工夫した．

1 屋外から屋内への移動と屋内移動
（図10-16）

　4階の自宅まではエレベータはなく階段のみであり，自力での移動は困難であった．そこで介助で昇降することができるスカラモービルをレンタルで導入した．玄関と玄関前の踊り場は狭く，スカラモービルの設置は難しかったため，設置は屋内で行い，屋内の生活拠点スペースまでの移動を行うこととした．屋内移動は杖で歩行する．トイレや浴室までの移動は，伝い歩きを行うため，廊下に横手すりを設置した．また今後の機能の改善

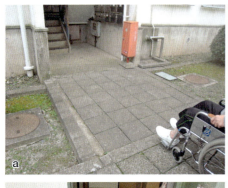
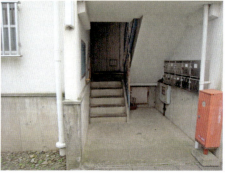
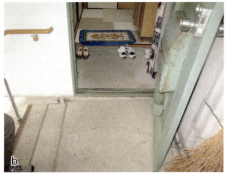
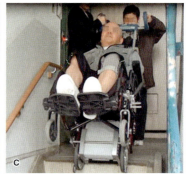
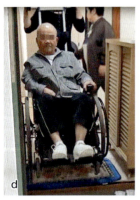
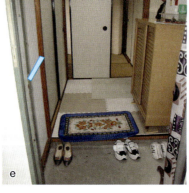

図 10-16
屋外から屋内への移動
a：自宅外の様子
b：玄関踊り場の様子
c：スカラモービルでの階段昇降
d：屋内でのスカラモービルの設置
e：玄関の手すり設置（イメージ）

に伴い，玄関の段差の昇降を行えるよう横手すりを設置した．

2 浴室（図 10-17）

浴室の入口は脱衣室との段差があるため，浴室への移動は伝い歩きで行い，浴室内への段差をまたいで進入する．そのため入口の扉の外側と内側に，出入りの際に使用する吸盤つきの手すりと入口横の壁に縦手すりを設置した．そして座って洗体が行えるように，シャワー椅子を使用することにした．

3 トイレ（図 10-18）

トイレへの出入りは，入口に段差もなく伝い歩きで可能である．トイレへの移動と立ちしゃがみに使用するために，便器に対して正面の壁に横手すりを設置した．

2 その後の生活の変化

機能の向上に伴い，屋外から屋内への移動は階段の昇降が可能となり，スカラモービルは返却した．また移動は，杖歩行が可能となりレンタルし

4 住宅改修③ 高齢不全四肢麻痺（立位歩行ベース）　263

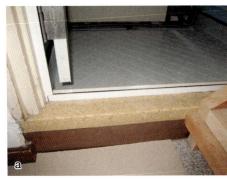
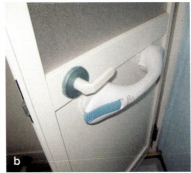
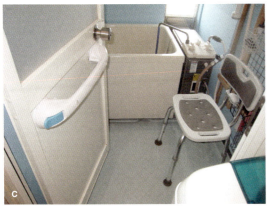
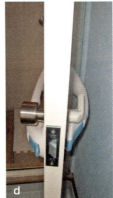
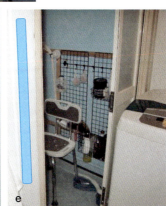

図10-17　浴室
a：入口の段差
b：入口の扉の内側
c：入口の扉の外側
d：手すりを取り付けた様子
e：入口横の壁に取り付けた手すり（イメージ）

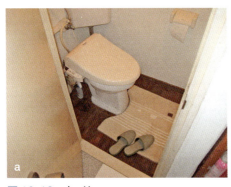
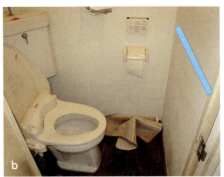

図10-18　トイレ
a：現状
b：手すりの設置（イメージ）

ていた車椅子も返却し，さらに台や壁を使い床から立てるようになったため，使用していた電動ベッドも返却した．

11章 社会資源制度および活用

1 在宅サービスの活用制度—介護保険法と障害者総合支援法

　平成12(2000)年より介護保険法が施行され，脊髄損傷者の在宅サービスは年齢・脊髄損傷の原因疾患によって利用する制度が介護保険法と障害者総合支援法に分類された．

　制度的には介護保険が受けられる場合は介護保険が優先となるが，介護保険に該当するものがない障害福祉サービス固有のもの[*1]や，障害特性などから介護保険では対応が難しい場合については，障害者総合支援法の障害福祉サービスの利用を市町村に相談し，サービス利用が適切と認められれば利用することができる[*2]．

　なお，介護保険の第2号被保険者(40〜64歳までの特定疾病)で生活保護受給者は，障害者総合支援法が優先となる．

　サービスの利用者負担は，介護保険では要介護度の認定区分(要支援〜要介護5)により利用限度額(福祉用具レンタル費用含む)が設定されており，限度額内の1割[*3]を負担する．限度額を超えた部分は10割負担になる．

　障害者総合支援法は障害支援区分(区分1〜6)の認定を受け，市町村がサービス等利用計画案を勘案して月単位のサービス支給量を決める．費用は利用したサービスの1割負担だが，前年度の世帯所得に応じて負担上限月額(0〜37,200円)が設定されている．上限負担を超えた部分の負担はない．

2 在宅サービス活用の視点

　脊髄損傷者の在宅サービスの組み立てには「健康管理」「介護者」「社会参加」「環境整備」に視点をおき，活用できる社会資源などを検討する．

1 健康管理

　脊髄損傷者は褥瘡予防の皮膚管理，膀胱直腸障害による排泄管理が重要になる．

　これらの健康管理には「訪問看護」の活用を考える．障害状況により排泄管理に介助を要する場合はできるだけ失禁がないよう内服薬や坐薬を使い排便日を調整する．訪問看護は日中の決められた時間帯で入るため排便コントロールは重要になる．排便にかかる時間はおおむね1時間から長い場合はそれ以上になることもある．その場合，「ヘルパー」を活用し，訪問看護が入る前後の排便介助の準備や片づけを依頼するなど工夫する．

　重度の褥瘡の処置で頻回の訪問によるケアが必要な場合は，主治医からの特別訪問看護指示書に

[*1]：自立訓練（機能訓練），重度訪問介護，移動支援，就労移行・継続支援など．
[*2]：Note「高齢化への対応」参照 ➡ 269頁．
[*3]：介護保険制度改定により1号保険者は所得により1〜3割負担，2号保険者は（所得は関係なく）1割負担．

より14日間は頻回の訪問によって，処置を受けることができる．

訪問看護ステーションにリハビリテーションスタッフ（理学療法士や作業療法士）が配属されている事業所もあり，リハビリテーション目的での利用もできる．

訪問看護事業者（訪問看護ステーション）の費用は介護保険または医療保険になるが，介護保険対象者でも頸髄損傷の場合は医療保険の対象になる．

なお，労災保険では療養（補償）給付を受けている者や傷病（補償）年金受給者は，訪問看護ステーションが労災保険指定訪問看護事業所指定を受けていれば，療養費として訪問看護が無料で受けられる．

2 | 介護者

脊髄損傷者は男性が多く，同居家族がいる場合は介護を母親や妻が担うケースが多い．排泄・入浴・移乗などに介助を要する障害状況である場合，その介助を担う家族の負担も大きい．在宅サービスの訪問看護やヘルパーはケアプランやサービス等利用計画を基に決められた日数・時間帯での利用になるので，脊髄損傷者の生活リズムはサービスを受ける時間に合わせることになり，さまざまな制約を受けることになる．家族介護は時間的にも融通が利く側面があるが，介護者の負担は表面化しにくい．そのため，介護者の加齢や健康不良などで介護が厳しくなると脊髄損傷者の在宅生活に支障をきたす．在宅サービスを活用することの利点は介護者の負担軽減，介護者の相談機関としての機能，問題解決に向けての医療・支援機関への連携などである．介護者負担が増大したときなど適切なタイミングでサービス活用を検討していくことで，脊髄損傷者自身も家族以外の介護に慣れ，サービスの活用方法などを知ることは，長期的には脊髄損傷者自身の在宅生活の安定につながる．

脊髄損傷者の多くは自宅でのシャワー浴が多い．障害状況や住宅環境から入浴に介助を要する場合，ヘルパーによる身体介護（入浴介助）を活用して介護者の負担軽減をはかるなど，状況に応じてサービス利用を検討する．

その他，介護保険法・障害者総合支援法でのデイサービスでの入浴や訪問入浴がある．

3 | 社会参加

寝たきりや自宅に閉じこもる生活は健康や意欲の減退につながる．仕事，趣味，障害者スポーツなどのその人に合った社会参加や活動機会の確保が必要である．同時にそのための移動手段も必要になる．

介護保険法には余暇の移動を支援するサービスはない．障害者総合支援法では地域生活支援事業[*4]として障害者の移動を支援するサービス「移動支援」がある．

移動支援の対象者は障害等級・障害状況により限定されている（両上肢，両下肢に障害がある者）．移動支援の範囲は買い物，余暇活動，病院などへの通院などの移動介助，官公署での公的手続きなどの支援に限られる．

重度訪問介護[*5]では移動目的も社会生活上必要不可欠な外出，社会参加のための外出と幅広く認められている．ただし，通勤，営業活動などの経済活動のための外出は不可である．

移動支援サービスは「通勤，営業活動等の経済活動に係る外出，通年かつ長期にわたる外出及び社会通念上適当でない外出」は対象外とされている．脊髄損傷者で移動に介助を要する人の社会参加の促進や地域での自立した生活を支えるためにも制度の見直しが必要だと思われる．

4 | 環境整備

■ 家屋改修の制度

介護保険法での住宅改修費は要介護区分に関係

---

*4：市町村の判断で地域の特性や個々の利用者のニーズに応じた柔軟な形態で実施できる事業．

*5：重度の肢体不自由者であって，常時介護を必要とする人に，居宅で入浴，排泄，食事の介護，外出時における移動中の介護などを総合的に行う．

表11-1　対象となる工事・設備(参考)

- 既存住宅の浴室，トイレ，玄関，台所，廊下などの改修工事
- 天井走行式移動リフト，段差解消機
- 環境制御装置

なく上限額20万円(原則1割負担[*3])である．介護保険法で対象となる工事などは，①手すりの取り付け，②段差の解消，③床または通路面の材料の変更，④扉の引き戸などへの取り換え，⑤洋式便器などへの便器取り替え，および①～⑤の各工事に付帯する工事と，比較的小規模で限定された改修箇所の工事である．

　一方，身体障害者手帳による住宅設備改善費などの助成については，範囲(**表11-1**)や助成額も介護保険より幅広く設定されている．ただし，市町村によっては対象となる障害等級，対象設備に違いがあり確認が必要である．世帯所得により補助金額に負担割合の設定がある．また，所得限度額を超える世帯は対象外となるため市町村への確認が必要である．

　その他，日常生活用具給付等事業でも居宅生活動作補助用具として住宅改修費の助成を設けている．補助金額は20万円で介護保険と同様の比較的小規模な改修工事が対象となる．対象者の障害状況や等級による制限がある．

2 車椅子作製の制度

　車椅子作製については対象者が使える制度の優先性を考慮する．社会保障制度間の優先順位は①労災・損害補償・自賠責法，②介護保険法，③障害者総合支援法の順になる．

(1) 労災(社会復帰促進等事業)

　車椅子は，両下肢機能をすべて失ったことで療養(補償)給付の受給中でも，おおむね3か月以内に退院の見込みがあり，傷病が症状固定後も義足および下肢装具の使用が不可能であることが明らかな場合は支給が可能である．

　電動車椅子は両上・下肢機能を失ったことで療養(補償)給付受給中でも，傷病が症状固定後も車椅子の使用が不可能であることが明らかな場合は支給が可能である．

支給基準額内であれば支給・修理についての対象者負担はない．車椅子・電動車椅子の耐用年数は6年で，1人につき1台支給される．採型指導医の判定が必要である．

(2) 介護保険法

　介護保険制度では既製品の車椅子をレンタルすることになる．しかし，脊髄損傷者は体幹が不安定で座位姿勢を保つために，身体に合った車椅子が必要になる．身体に合わない車椅子は痙性を誘発し，座位保持や駆動が困難になる．自分で車椅子を車載する場合は軽量であることが望ましいなど，障害特性から介護保険対象の既製品では対応できない場合が多い．その際は，更生相談所の判定を経て障害者総合支援法による補装具の支給を受けることになる．

(3) 障害者総合支援法

　車椅子は，身体障害者手帳の障害が下肢障害2級以上，体幹機能障害3級以上で歩行障害がある者が支給の対象になる．電動車椅子は，上肢機能障害があるため手動の車椅子の使用が不可能な者または操作が著しく困難な者が対象になる．

　支給基準額内であれば対象者は支給・修理費の1割を負担(上限額は世帯により0～37,200円)する．車椅子・電動車椅子の耐用年数は6年で，原則は1種目1台の支給だが，環境因子に応じて，職業上または教育上特に必要と認められれば2台目の支給は可能である．

　医師の医学的意見書を基に政令市または県の更生相談所での判定が必要になる．電動車椅子の場合は判定を受ける前に事前調査(環境調査，駆動評価など)や，自治体によっては更生相談所へ来所のうえ判定を受ける必要がある．なお，障害者本人または配偶者のうち，どちらか納税額の多いほうの市町村民税所得割額が46万円以上の場合は，補装具費の支給対象外となる．

3 福祉用具等の制度

　脊髄損傷者は起き上がりや車椅子への移乗のため，高さ調節機能などがある特殊寝台，褥瘡予防のためのマット，リフターなど移乗を支援する福祉用具等が必要になる．

介護保険では福祉用具はレンタルになる．特にマットは，へたりや凹みによる耐圧分散効果の低下，身体状況の変化に合わせた褥瘡予防効果の高いマットへの交換などレンタルの利点がある．入浴や排泄に使用するシャワーキャリーや洗体台などは福祉用具購入になり，年度で10万円（1割負担[*3]）の補助が受けられる．

障害者総合支援法では介護保険と同様の品目が日常生活用具として支給されるが，支給基準額や耐用年数が用具ごとに設定されている．費用負担は支給基準額の1割で基準額を超えた部分は自己負担になる．

労災保険の義肢等補装具費支給制度にも床ずれ防止用敷ふとん，介助用リフター，ギャッチベッドの支給がある．しかし，療養（補償）給付中は支給が受けられない．支給限度額・対象者の障害状況や障害等級による制限がある．

3 その他の制度

1 労働者災害補償保険法（労災保険）[1]

脊髄損傷の原因が，業務上や通勤途上の事故による場合に以下の保険給付を受ける．

■1 療養（補償）給付

脊髄損傷の治療，および脊髄損傷が原因となって発生した疾病（併発疾病）の治療に要する費用について現物給付される．

■2 療養費用の給付

通院の費用，治療上必要な装具の費用が給付される（脊髄損傷者は頚椎・胸椎装具や長下肢・短下肢装具など）．療養の費用は現金支給となる．

・休業（補償）給付

業務または通勤が原因となった負傷や疾病による療養のため労働することができず，そのために賃金を受けていないとき，休業の第4日目から治癒するまで支給される．休業（補償）給付は休業特別支給金を含め平均賃金の80％が支給される．

・障害（補償）給付

傷病が治癒したときに身体に一定の障害が残った場合，年金または一時金が支給される．

・傷病（補償）年金

療養開始後1年6か月を経過しても治癒せず，傷病等級に該当するときは傷病（補償）年金が支給される．療養（補償）給付は引き続き支給される．

・労災福祉事業のアフターケア

傷病の治癒後も脊髄損傷者は泌尿器科や整形外科への定期的な外来受診が必要になる．脊髄損傷者は障害等級が原則3級以上の者を対象に「健康管理手帳」が交付され，月1回程度の診察・検査・保健のための処置（褥瘡処置，尿路処置，薬剤支給）を受けられる．

・再発申請

脊髄損傷と因果関係がある併発疾病（褥瘡や泌尿器疾患など25疾患）により入院治療する場合は「労災再発届」を提出する．障害（補償）年金は停止され，休業（補償）給付と療養（補償）給付が再開される．

・介護（補償）給付

脊髄損傷による障害・傷病（補償）年金受給者は，第1級は「常時介護」，第2級は「随時介護」に区分され支給上限額が設定されている．区分ごとに家族などの介護を受けている場合の支給金額に違いがある．施設への入所や入院している間は支給が停止される．なお，介護（補償）給付は請求手続きをしないと支給されない．

2 自動車事故対策機構の介護料

自動車事故が原因で，脳，脊髄または胸腹部臓器を損傷し，重度の後遺障害をもったため，移動，

食事および排泄などの日常生活動作（ADL）について常時または随時の介護が必要な状態である場合，対象となる．

支給額は，受給資格の種別ごとに上限額・下限額が決まっている．下限に満たない場合には一律下限額が支給される．

支給制限として，自動車事故対策機構（National Agency for Automotive Safety & Victims' Aid；NASVA）の療護センターなどへ入院している，他の法令に基づく施設に入所している，介護保険法，労災保険法など他の法令に基づく介護料相当の給付を受けている場合，主たる生計維持者の合計所得金額が年間1,000万円を超えている人は所得制限で支給が停止される．

■ 文献
1) 全国労働安全衛生センター連絡会議：特集　せき髄損傷の労災補償．安全センター情報 2014年10月号：2-28，2014

4 脊髄損傷者の社会資源活用の現状[1]

脊髄損傷者の社会資源の利用状況は，利用している人は十分に活用しているが，まったく利用せず，家族に依存している場合もある．

サービスに対する要望では，排泄，痙縮，排痰，リハビリテーションといった身体的なニーズが多い．これらは脊髄損傷に対する専門知識や個人に対応した介護技術などを要するため，家族で十分といった意見が多く，依存しているのが現状である．しかし，家族の負担感が増大したとき，改めてサービスを導入することで家族の負担感が軽減する場合がある．そのため，適切なタイミングでサービス利用の見直しを行うことにより介護者の負担軽減につなげることができる．

■ 文献
1) 横山　修：社会資源活用と社会参加．臨床リハ 16：1150-1154，2007

Note　高齢化への対応

脊髄損傷者も皆，等しく歳をとる．若年のころは自立していた生活も，加齢とともに見直しを迫られることがある．元のADLが維持されれば，以前と同じ生活が継続できるが，ADL低下は生活の一部，もしくは生活全般の見直しを余儀なくされる．

●介護保険と関連制度

脊髄損傷者も65歳を超えると障害者総合支援法から介護保険制度に移行する．

自立度が高く，いままで障害者総合支援法で補装具支給のみ利用していた患者でも，65歳以上となると補装具や，介護用ベッドなどの日常生活用具が「支給」から「レンタル」となる．車椅子など一部の補装具などは障害者総合支援法を継続して利用可能な場合もあるが，行政は基本的には介護保険を優先する．そのため，車椅子では身体に合わせて作製したいままでの車椅子に近い寸法のものをレンタルしたり，同じ車椅子を取り扱うレンタル業者を探すなどの対応をする場合もある．

介護保険制度は介護認定を受け，ケアマネジャーに介護プランを作成してもらう必要がある．福祉用具レンタルのみの場合でも同様である．また，これまで障害者総合支援法で介護支給を受けていた利用者が介護保険制度でサービスを利用すると，自己負担額が大幅に増え，介護保険サービスの支給額だけでは，いままでの介護サービスが維持できなくなることがある．その際は，障害者総合支援法などで補うこともできるが，事前に行政と入念な調整が必要となる．

ほかにも脊髄損傷の原因が労災であった場合などは，介護保険との併用が複雑であり，専門機関での相談を早期から行ったほうがよい．また交通事故による受傷で，自動車事故対策機構から介護料を支給されている場合は，介護保険を利用すると支給が止まるので注意が必要である．

● 家族の高齢化

障害者が高齢になるとともに，同居する家族や介護を行う家族も歳を重ねることになる．脊髄損傷者自身は元気であっても，家族の健康に問題が生じると，在宅生活を維持することが困難となる．介護保険認定を受けていれば，一時的な入所は指定施設の利用が可能だが，65歳未満で介護認定を受けていない障害者は，入所できる施設の選択肢が極端に減るという事実を理解しておくべきである．いずれにしろ介護者である家族も高齢化し，家族のことも考慮してサービスを組み立てていく必要がある．

● 身体機能の低下

脊髄損傷者では高齢化とともに，合併症などでADLが低下しやすい．こうした場合，改めてADLや社会資源の検討など，生活全般を見直す必要が

ある．一例として，完全対麻痺で右肩痛を合併し，ADLの見直しを行った症例について紹介する[1]．

症例は70歳台，男性，完全対麻痺で車椅子のADLは自立し，在宅生活を送っていたが，右肩痛で移乗動作困難となった．ベッドと車椅子の間は側方移乗で自立していたが，便器から車椅子の間の移乗で高低差が12cmと便座のほうが低く，プッシュアップが不十分で移乗が困難となった．また，浴室での床から車椅子への移乗では，ヘルパーの介助量が増大していた．そこで，今回トイレに対してやわらか補高便座で補高することで改善した．また，浴室の床への移乗は昇降式車椅子を使用することとした．その後，問題なく生活できていることも確認した．

このように脊髄損傷者は高齢化とともにADL維持が困難となる場合がある．しかし，適切な時期にADLの見直しや社会資源の検討などを行うことで，負担の少ない在宅生活を送ることができる．

■ 文献

1) 横山　修：脊髄障害性疼痛のリハビリテーションと生活指導．臨床リハ25：570-576，2016

12章 就労支援

「職業リハビリテーション」とは,「障害者の雇用の促進等に関する法律」(障害者雇用促進法)において「障害者に対して職業指導,職業訓練,職業紹介その他この法律に定める措置を講じ,その職業生活における自立を図ること」(第2条の七)と定義されている.また,国際労働機関(International Labour Organization；ILO)第159号条約(障害者の職業リハビリテーション及び雇用に関する条約)では,職業リハビリテーションの目的を,「障害者が適当な職業に就き,これを継続し及びその職業において向上することを可能にし,それにより障害者の社会における統合又は再統合の促進を図ること」としている.

「就業支援」とは,企業における雇用に向けた支援,企業での雇用の継続のための支援を指す.一方,「就労支援」とは,雇用関係の成立を前提としない福祉施設などでの活動(福祉的就労)も含む.

よって本項では,職業リハビリテーションの定義を踏まえつつ,高位頚髄損傷者が福祉的就労を行う事例も見据え,「就労支援」について論じる.

1 障害者雇用に関する法制度

1 障害者権利条約

2006年12月に国連総会で採択された「障害者の権利に関する条約」(障害者権利条約)は,労働・雇用分野に関して,①差別禁止,②合理的配慮の提供,③障害者雇用の促進,④他の者との平等を基礎として,公正かつ良好な労働条件,安全かつ健康的な作業条件および苦情に対する救済についての障害者の権利を保障すること,などを締約国に課している.

2007年9月に障害者権利条約に署名したわが国は,批准に向けて具体的な国内法の整備を進め,2014年1月20日に障害者権利条約を批准し,140か国目の批准国となった.

2 障害者雇用促進法

「障害者の雇用の促進等に関する法律」(障害者雇用促進法)は,障害者の雇用の促進と職業の安定をはかることを目的とし,「障害者雇用率制度」「障害者雇用納付金制度」「職業リハビリテーションの推進」を中心とする施策を講じている.

(1) 障害者雇用率制度

すべての事業主には,法定雇用率以上の割合で障害者手帳を所持する身体障害者,知的障害者,精神障害者を雇用する義務がある.民間企業(常用労働者45.5人以上)は常用労働者数の2.2%以上,特殊法人等や国・地方公共団体は2.5%以上,都道府県等の教育委員会は2.4%以上の雇用義務がある.2021年4月までには,さらに0.1%引き上げることとされている.

脊髄損傷は身体障害に含まれる.1級または2級の障害者を重度身体障害者といい,週所定労働時間30時間以上で2人分としてカウント,20時間以上30時間未満でも1人分のカウントとなる.

(2) 障害者雇用納付金制度と雇用関係助成金

障害者の雇用に伴う事業主の経済的負担の調整をはかるとともに,全体としての障害者の雇用水準を引き上げることを目的に,雇用率未達成企業から納付金を徴収し,雇用率達成企業に対して調整金,報奨金を支給する.また,障害者の雇用の促進などをはかるための各種の助成金を事業主に支給している.

（3）職業リハビリテーションの推進

職業リハビリテーションの実施を担う中核的な機関や組織がある.

ハローワーク（公共職業安定所）は，職業安定法に基づき設置・運営されている国の機関であり，地域での就業支援の中心的な役割を果たしている.

障害者職業センターは，障害者雇用促進法に規定されている高齢・障害・求職者雇用支援機構が運営し，障害者職業総合センター，広域障害者職業センター，地域障害者職業センターの3種類がある.

障害者就業・生活支援センターは，就職や職場への定着が困難な障害者に対して，就業面と生活面の一体的な支援を継続的に行う.

障害者職業能力開発校は，障害の特性に配慮した設備や訓練カリキュラムのもと職業訓練を実施している. また，民間企業や社会福祉法人に委託して公共職業訓練を短期的に実施する「障害者の態様に応じた多様な委託訓練」も行われ，都道府県によっては，通所が困難な重度障害者などが在宅でICT技能などを習得する「e-ラーニングコース」を実施している.

在宅就業支援制度は，自宅などで就業する在宅就業障害者の就業機会拡大を目指す制度である.

3 障害者総合支援法

障害福祉サービスから一般就労への移行を支援する就労系障害福祉サービスがある.

就労継続支援A型事業は，通常の事業所に雇用されることが困難であり，雇用契約に基づく就労が可能である者に対して，就労の機会の提供および生産活動の機会の提供，その他の就労に必要な訓練などの支援を行う. 利用期間の制限はない. 2012年度からは在宅での利用も可能となった.

就労継続支援B型事業は，通常の事業所に雇用されることが困難であり，雇用契約に基づく就労が困難である者に対して，就労の機会の提供および生産活動の機会の提供，その他の就労に必要な訓練や支援を行う. 利用期間の制限はない. 2012年度からは在宅での利用も可能となった.

就労移行支援事業は，就労を希望する65歳未満の障害者で，通常の事業所に雇用されることが可能と見込まれる者に対して，①生産活動，職場体験などの活動の機会の提供や就労に必要な知識および能力の向上に向けた訓練，②求職活動支援，③職場開拓，④職場定着支援を行う. 2015年度からは在宅での利用も可能となった.

利用期間は2年であるが，市町村審査会の個別審査を経て，必要性が認められた場合にかぎり，最大1年間の更新が可能である.

就労定着支援事業は，2018年度に新たに創設された. 就労移行支援などの利用を経て一般就労へ移行した障害者で，就労に伴う環境変化により生活面の課題が生じている者に対し，課題解決に向けて必要となる支援を実施する.

2 就労形態

脊髄損傷による残存機能が対麻痺または四肢麻痺か，さらに排泄，褥瘡などの合併症の有無により，個人としての活動や参加に制約が生じる. しかし，柔軟な介護・看護体制や多様な働きかたなどの環境要因を整えることで活動や参加の機会が得られ，生活機能が好循環することで健康状態や生活の質の向上が期待される.

このような観点から，脊髄損傷者の就労形態について，幅広く捉える必要がある.

1 一般就労

雇用主との雇用契約が成立し，最低賃金法などの労働法規の対象となる. 会社の一員としての責任と役割が求められる. そのなかで，一般雇用とは，一般の人と同様の形で就労する方法である. 一方，障害者雇用は，障害があることを前提として働く雇用形態をいい，障害者雇用促進法に基づく支援サービスを受けることが可能である. 労働条件や労働時間，仕事上でのサポートなどについて配慮してもらうことも可能となる.

2 特例子会社

障害者雇用促進法に基づく事業所であり，事業主が障害者の雇用に柔軟な労働条件の配慮や調整

をした子会社を設立し，一定の要件を満たすとその子会社に雇用されている労働者も親会社を含む企業グループ全体の実雇用率の算定に合算できる．

3 テレワーク

テレワークは，（内閣府・国土交通省・経済産業省・厚生労働省を中心とした）国の政策に位置づけられている．自然災害やインフルエンザ流行といったパンデミックなどへの対策として，事業継続，生産性向上，人材確保の観点からテレワークを導入する企業が増加している[1]．

また，ICT技術の向上に伴い，労務管理の「視える化」やセキュリティの確保が可能となり，テレワークの概念は「モバイルワーク」「サテライトオフィス勤務（施設利用型勤務）」などの多様な働きかたを含めた総称となっている．

毎日の通勤が困難で，日常生活での介護・看護体制により連続的な労働時間の確保が難しいような脊髄損傷（特に高位頸髄損傷）者の在宅勤務での雇用は広がっている．

職務内容は，メールやウェブ会議などのコミュニケーションツールを導入してのパソコンを使用した業務が多い．

しかし，求人は少なく，パソコンスキルの向上を目的とした在宅での訓練の場も少ないのが現状の課題である．

また，請負契約（在宅就業障害者支援制度含む）などによるフリーランスで柔軟な働きかたへのニーズも高まっているが，収入が不安定なことや，請負を受けるための特技や技術の習得などの課題がある．

3 就労準備

就労を目標とした準備や支援にかかわる際，支援者に求められることは，支援対象者が「いま，どの段階なのか」をアセスメントできることである．

就労を継続するうえで必要な要件が用意されている状態を「職業準備性」（図12-1）という[2]．特に脊髄損傷の場合，受傷原因，中途障害，残存機能レベルなどを踏まえ，職業準備性とリハビリテー

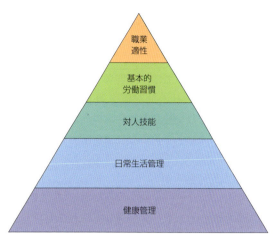

図12-1　職業準備性のピラミッド
〔高齢・障害・求職者雇用支援機構：平成30年度版就業支援ハンドブック（http://www.jeed.or.jp/disability/data/handbook/handbook.html）より改変〕

ション段階を関連づけて理解しておく必要がある．

（1）健康管理

医学的リハビリテーション段階において，入院時は，回復への期待や障害の受け止めなどの状況を踏まえた相談支援とADL獲得，補装具・車椅子・自助具の適応をはかる．職能訓練を作業療法士やリハビリテーションエンジニアとともに進めていくことも有効と思われる[3]．また，受傷前の知的・精神・発達障害および受傷による高次脳機能障害の有無に関して，必要に応じて情報収集や神経心理学的検査を行う．さらに，今後の生活見通しへの不安に対しては，経済保障，社会参加方法などの情報提供とピアサポートが有効である．

退院後の在宅生活では，排尿・排便コントロール，褥瘡予防，痙縮，疼痛，起立性低血圧などさまざまな合併症への対応が必要とされる．特に，脊髄損傷者では排便管理の問題が大きく，排便に多くの時間を要し，勤務中や通勤中の便失禁で途中退社となるケース，就労を断念するケースがある．

（2）日常生活管理

在宅生活を基盤とした社会リハビリテーション段階において，まずは住環境整備，介護体制や生活リズムなど基本的な在宅生活の安定を目指す．次に，所得・経済や移動・外出方法の獲得など，

社会参加に備えた生活管理能力の獲得を目指す.

（3）対人技能

地域社会生活を基盤とした社会リハビリテーション段階においては，障害者スポーツ，当事者団体活動などの社会的交流を通して，コミュニケーション能力や社会参加意欲の向上をはかり，生活マネジメントを含めた社会生活力の獲得を目指す.

（4）基本的労働習慣

職業リハビリテーション段階において，まずは面談や相談のインテークを通して情報を整理し，職業評価などのアセスメントを踏まえ，本人同意のもとに支援計画を立てる.

目標とする就労形態に向けた支援・訓練施設への通所・通学を通して，ビジネスマナー，仕事におけるルールの理解や「ほうれんそう（報告・連絡・相談）」など，働くうえで必要とされる基本的習慣の獲得を目指す. 併せて，日中活動に適応した健康管理や生活管理などの職業生活マネジメント能力の習得を目指す.

（5）職業適性

障害者職業能力開発校，就労移行支援事業所など職業リハビリテーション関係機関において，仕事を遂行するうえで必要な技能の開発・獲得に取り組む.

求職活動を支援するにあたっては，就労後の継続・定着を最大の目的とし，職務内容や通勤・バリアフリーなどの職場環境と脊髄損傷者の意欲・技能・障害状況とのマッチングが重要である.

4 職場復帰

在職中に受傷した脊髄損傷者には，職場復帰の検討が必要となる. 支援においては，障害者雇用制度と職業準備性の理解とを合わせて，留意すべき事項がある.

1 職場復帰の原則

基本的に，休職前の部署に戻る，いわゆる原職復帰が一般的な原則である. また，職場復帰の可否は事業所が判断し，復帰の基準も事業所にある. この原則を理解したうえで支援を始める.

2 職場復帰支援プロセス

（1）インテーク，情報収集

受傷後の初期段階では，本人や家族の心理状態やリハビリテーションの達成状況をみて支援介入の時期を判断する.

支援開始時の留意点は，職場復帰か退職かを検討するのではなく，まずは会社の就業規則と傷病手当金などの経済面を確認することである. 初期段階で確認すべき項目は以下のとおりである.

①事業所名，勤務地，従業員数
②所属，役職，職務内容（職種），勤続年数
③通勤方法，通勤時間
④現在の休みの取り扱い（有給，療養，休職）
⑤休職期間
⑥産業医および産業保健スタッフの有無
⑦職場復帰プログラムの有無
⑧会社との連絡状況・会社側の対応
⑨傷病手当金支給期間

なお，業務労災の場合，労働基準法により症状固定後1か月までは解雇制限が規定されている. ただし，3年経過し，打切補償が支払われた場合はこの限りではない.

また，休職中の経済面に関しては，私傷病であれば健康保険組合や共済から支給される傷病手当金，労災であれば休業（補償）給付が支給される. それぞれの支給開始時期や終了時期，金額などを確認し，支給終了後や症状固定後の年金に関する情報を提供する.

（2）職場復帰準備

職場復帰に向けても，健康管理や日常生活管理を基礎とした職業準備性を向上させるための訓練や支援が必要である. さらに，在宅生活のなかで就業時に近い生活リズムで過ごすことや，事業所までの移動方法の確認と通勤訓練も必要である.

（3）事業所との調整

①原職復帰

復帰にあたって，活用可能な雇用関係助成金（障害者職場復帰支援助成金など）を事業所に情報

提供し，必要に応じて事業所が手続きを進める．

②配置転換

車椅子となった場合，原職の肉体労働や職業運転手から事業所内でのデスクワークなどへの配置転換は，雇用継続の観点から有効な手段である．

③労働条件や雇用契約の変更

通勤の負担軽減を目的とした時差出勤，健康・生活面を考慮した短時間勤務，テレワークを活用した在宅勤務など，労働条件を変更しての雇用継続も有効な手段である．ただし，それに伴い，正社員から嘱託・契約社員への雇用契約変更の必要が生じる場合がある．

（4）離職支援

職場復帰を検討した結果，退職を選択する場合においても，すぐにその結論を事業所に伝えるのではなく，退職後の生活プランを設計してから離職できるような支援が望まれる．具体的には，下記の項目を整理することが望ましい．

①必要な配慮を含めた働きかたの検討
②職務内容
③職業準備の必要性
④それに伴って活用する社会資源先
⑤雇用保険，障害年金などの経済生活面

なお，リハビリテーションによる療養中に退職した場合には，雇用保険の受給延長届をハローワークに申請しておく．

5 就労定着支援

1 健康管理

就労後，脊髄損傷者の健康管理については，合併症と生活習慣病の自己管理が主体となる．

合併症については，膀胱直腸障害や神経障害性疼痛，褥瘡など多岐にわたるため，勤務時間が固定されるなかでも，複数の診療科のかかわりが欠かせない．さらに，合併症の悪化により職場の長期離脱とならないよう，相談できる上司との人間関係の構築や合併症出現時の早期受診を心がける必要がある．

また，脊髄損傷者は健常者に比べ脂質異常症や糖尿病，内臓脂肪の蓄積が原因となって心血管疾患の有病率が高い[4]．よって，生活習慣病の予防においては，スポーツ活動への参加，訪問リハビリテーション，看護師による指導・教育，食生活の改善など，健康的なライフスタイルの確立と維持が欠かせない．

2 生活支援

在宅就労の定着を支援する場合，かかりつけの医療機関と就労支援機関，さらに相談支援事業所や訪問看護・リハビリテーション専門職，ホームヘルパーなどの在宅生活支援者による密な情報交換が重要である．医療，福祉，労働の相互連携による総合的な支援が問題点の早期発見と課題解決につながり，長期的な就労生活が可能となる．

3 就労の環境支援

就労後の定着支援において，時期と状況に応じて健康リスクへの介入が環境整備の面でも必要となる．特に，身体機能障害の重度化，高齢化による体力低下などを踏まえ，長時間の労働耐性に向けた身体的な疲労や痛み，褥瘡や側弯進行予防が重要である．

身体機能状況の変化と予防に向けた環境調整の支援において，リハビリテーション専門職が担う役割は大きい．

4 メンタルヘルス

近年，メンタルヘルス不調者の増加により，企業においては労働安全衛生，人材確保・育成の観点から，産業保健や社内相談などの体制が整備されつつある．

社内や在宅勤務での孤立感，排泄などの脊髄損傷特有の合併症や健康問題に関する悩み，業務生産性の向上に向けた心理的なプレッシャー，社内での人間関係など，働き続けるうえでの悩みや不安は絶えない．

このような課題を社内の対応だけに任せるのではなく，リハビリテーション専門職も本人との日々のかかわりのなかで感じとり，社外支援スタッフとして就労定着を支える視点をもつことは

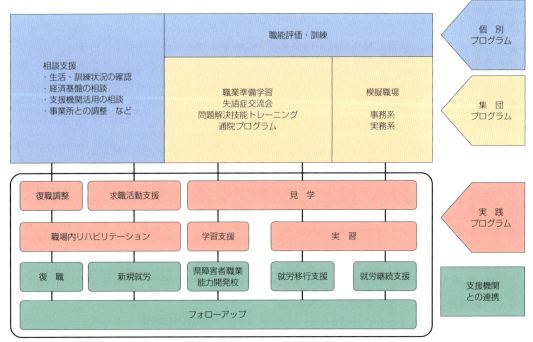

図 12-2　職能科支援「就労支援のプログラム」

重要である．

6 当院における就労支援

1 職能科の概要

　職能科は，当院において，医師の処方に基づき，診療報酬算定外で医学的リハビリテーション段階から職業リハビリテーションを提供する部門である．対象は，入院・外来患者および併設する七沢自立支援ホーム（障害者支援施設）利用者である．支援内容は，就労に関する相談支援，職能評価，個別・集団訓練プログラム，職場内でのリハビリテーションや求職活動・復職調整支援などの実践プログラム，ならびに各関係機関との連携支援である．

　近年の利用者の障害別平均割合は，外傷性脳損傷 40%，脳血管障害 30%，脳腫瘍などの脳疾患 10%，脊髄損傷 15%，難病などその他疾患 5% である．

2 就労支援プログラムの概要（図 12-2）

(1) 相談支援

　職能科で行う相談支援は，ソーシャルワーカーが担う経済・生活面に関する内容と，職業リハビリテーション・カウンセリングに基づく職業経歴と就労ニーズの把握を目的として実施する．

(2) 職能評価

　職能科独自の簡易作業テスト，ワークサンプル幕張版簡易版を行う．必要に応じて，職業興味検査，職業適性検査も行う．作業特性を確認すると同時に，受傷前の知的障害，精神障害，発達障害，および受傷による高次脳機能障害の有無を観察する．

(3) 個別プログラム

　入院期の脊髄損傷者への支援では，作業環境・耐性に着目し，パソコン・事務的作業を実施する．高位頚髄損傷者に対しては，医師，看護師，理学療法士，作業療法士，リハビリテーションエンジニアとも連携し，座圧測定など含めたシーティングの評価，マウススティックやジョイスティック

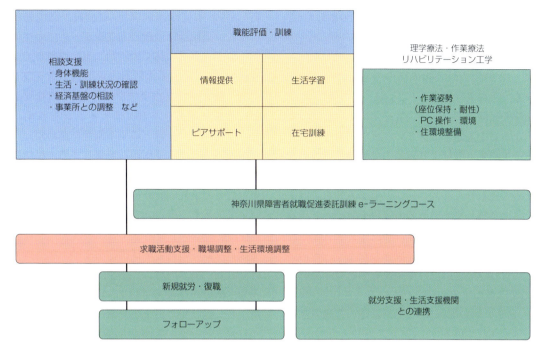

図 12-3 在宅就労支援プログラム

などによるパソコン入力方法の選択，机の高さ，パソコンの位置や高さが適切かなど，長時間座位でパソコン作業が無理なくできるように作業環境を整えていく．自己の障害に向き合い，健康管理などの対処を考える場ともなる．

(4) 集団プログラム

事務系・実務系の職場を模擬的に場面設定したプログラム「模擬職場」を実施している．外来患者が主体であり，高次脳機能障害，脳血管障害，脳性麻痺など，他障害との協働プログラムにより，自己の障害を見つめ直す機会でもある．

(5) 実践プログラム

治療の一環として，実際の職場のなかで職業リハビリテーションを実施するプログラム「職場内リハビリテーション」を，病院プログラムとして行っている．通勤や職場での作業の経験を通し，自己の障害にかかわる健康管理，生活管理を現実的に検討する機会となる．

3 在宅就労支援プログラム(図 12-3)

一般就労での在宅勤務を目標とする高位頸髄損傷者や難病などによる重度身体障害者に 2008 年から実施している．プログラムの目的は，在宅勤務の知識習得，在宅での仕事と生活のイメージ形成，在宅勤務をするうえで意識・注意すべきことの理解，などである．特に，住職同一環境における精神的なオン-オフの切り替えと時間管理，作業遂行の見通しと効率化，コミュニケーションなどの重要さへの気づきと習得に重点をおいている．

プログラムの内容は，在宅勤務する障害当事者や事業所に関する情報提供，ピアサポート，在宅勤務を模擬的に体験する在宅訓練などを実施し，同時に健康・生活管理の学習を行う．

基礎的な職業準備性を整えたうえで，職業能力開発を目的とした障害者就職促進委託訓練 e-ラーニングコースや在宅 IT 研修を行う就労移行支援事業所へ展開し，連携支援を行っていく．

4 事業主支援

2016 年障害者差別解消法改正により，合理的配慮の提供義務が事業主に課せられた．厚生労働省では合理的配慮の適切かつ有効な実施をはかるため

に合理的配慮指針を作成している。この指針では、障害種別に合理的配慮の事例を示している。

脊髄損傷などによる肢体不自由者に対しては、募集・採用時には「面接の際にできるだけ移動が少なくて済むようにする」ことや、採用後には「業務指導や相談に関し、担当者を定める」「移動の支障となる物を通路に置かない、机の配置や打合せ場所を工夫する等により職場内での移動の負担を軽減する」「机の高さを調節すること等作業を可能にする工夫を行う」「スロープ、手すり等を設置する」「体温調整しやすい服装の着用を認める」「出退勤時刻・休暇・休憩に関し、通院・体調に配慮する」「本人のプライバシーに配慮した上で、他の労働者に対し、障害の内容や必要な配慮等を説明する」など7つの事例が示されている。さらに、事例集では「その他の配慮」として非常時の避難方法などが例示されている。

さらに職能科では、「導尿の際、プライバシーに配慮したトイレ環境の設定」「体調不良時の休憩場所」「産業医や保健師などの産業保健スタッフの有無」「産業カウンセラー、障害者職業生活相談員や企業在籍型職場適応援助者(ジョブコーチ)の有無」なども確認する。バリアフリーに向けた社内環境整備にあたっては、理学療法士・作業療法士とともに職場訪問し、本人の社内動線を考慮した改修箇所の提案を行う。これらは、新規就労に限らず、職場復帰においても事業主に求められるものである。

このように、事業主に対しては、合理的配慮指針に基づき、脊髄損傷者にかかわる雇用管理上の一般的な留意点を踏まえ、助成金などの情報提供と合わせ支援する。

5 就労実績

2008年からの10年間の脊髄損傷者の就労者数は44名。内訳は新規就労17名、復職22名、自営5名である。

新規就労17名のうち、さらに転職した4名を除く13名をみると、受傷から就労日までの平均日数は3,041日。C4レベルの電動車椅子使用者およびC5レベルの自動車運転不可能な車椅子使用者9名(いずれも完全四肢麻痺)は全員、在宅勤務となった。退院後は七沢自立支援ホームでの生活訓練、障害当事者団体での活動、当院職能科での在宅就労支援、障害者委託訓練e-ラーニングコース受講、就労移行支援事業での在宅IT研修受講などの社会・職業リハビリテーションを長期にわたって受け、社会性と職業準備性を高めた。

復職22名では、受傷から復職日までの平均日数は549日。移動方法は、不全麻痺による歩行者(杖歩行含む)13名、車椅子使用者8名、電動車椅子使用者1名で、全員通勤であった。車椅子使用者7名と電動車椅子使用者1名は退院後に七沢自立支援ホームでの社会生活訓練を受け、移動能力が自立した。職務内容は、事務、設計、管理などの内勤主体での原職復帰14名、現場職からの配置転換7名、勤務先変更1名であった。

自営5名では、受傷から復職日までの平均日数は278日。歩行者4名、車椅子使用者1名でいずれも不全四肢麻痺であり、退院後に、可能な職務内容で家業を継続した。

まとめ

近年の医療保険制度では、入院期間の短縮や早期の在宅復帰が推奨され、さらに高齢での受傷は介護保険での在宅生活となり、就労に向けたリハビリテーションや支援が十分とはいえない。

脊髄損傷のリハビリテーション医療において、回復期から維持期にかかわる医療機関は、長期的なゴールとして就労の可能性がある、または在職中の脊髄損傷者に対し、入院時からアプローチしてもらいたい。

さらに、退院時においても就労支援の継続が必要な場合は、職業リハビリテーション機関または就労系障害福祉サービスへつなげ、支援の連続性・継続性を維持してもらいたい。

国の政策が「福祉から雇用へ」と進むなか、福祉関係者のみならず、医療関係者においても職業リハビリテーション、就労支援プロセスに関する知識・技法の習得が、今後一層求められると思われる。

■ 文献
1) 厚生労働省：テレワークではじめる働き方改革—テレワークの導入・運用ガイドブック
(http://work-holiday.mhlw.go.jp/material/pdf/category7/01_01.pdf)
2) 高齢・障害・求職者雇用支援機構：平成30年度版就業支援ハンドブック
(http://www.jeed.or.jp/disability/data/handbook/handbook.html)
3) 横山 修, 松元 健：身体障害. 総合リハ 45：685-690, 2017
4) 古澤一成：脊髄損傷慢性期リハビリテーションのマネージメント. MB Med Reha 209：21-29, 2017

Note 頚髄損傷者の就労

在宅就労は，通勤困難な場合や訪問看護などサービスが必要とされる場合に選択することがある．決められた勤務時間の設定とサービスを受ける時間を決めて1週間のスケジュールを組むことで可能となる．仕事中は企業の機密事項を守るため，職場である自分の部屋への他者の出入りは禁止されることが多く，孤独な環境といえる．そのため，長時間座位が可能な体力とともに，強い精神力と責任感が必要となる．また，仕事が終わっても自分の部屋にいるため，仕事と私生活の切り替えや気分転換が必要である．

今回，高位頚髄損傷の入院患者に対し行った，将来的な在宅就労に向けた支援を紹介する．

● 症例紹介

30代男性，頚髄損傷C4完全四肢麻痺．チンコントロールの電動車椅子を使用．勤務作業中，高所からの転落により受傷．

受傷後11週に当院へ転院．22週より職能訓練を開始した．50週で退院し，現在は在宅勤務をしている．

● 入院時の就労支援の経過
① ピアサポート

「高位頚髄損傷者として生きていくうえで必要な知識の習得」を目的として，高位頚髄損傷の在宅勤務者や障害当事者団体役員など計7名によるピアサポートを行った（図1）．
② 生活学習

健康・生活管理と社会参加の学習を目的として，高位頚髄損傷者の生活状況動画や著書，当事者団体が作成した書籍などを視聴・読破した．

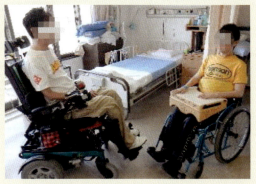

図1 在宅勤務者とのピアサポート

③ 他リハビリテーションスタッフによる支援

理学療法士，作業療法士，リハビリテーションエンジニアにより，褥瘡予防対策として座圧計測を行い，1日8時間の長時間座位が可能となった．また，マウススティックで本人が操作しやすいようにパソコンの作業環境を整え，パソコン操作やiPad操作の訓練を段階的に増やした（図2）．休日の気分転換を想定して電動車椅子での公共交通機関を利用した外出訓練などを行った．

● 退院後の就労支援と暮らし

外来での職能科在宅訓練を通して，「自室で社外秘の作業をする責任感」「健康と時間の自己管理」「わからないこと・知識・技術を自分で調べる自己解決能力」など，在宅勤務するうえで企業から求められる人材像を学習した．

そして，就労移行支援事業所で2年間の在宅IT研修を受け，MOS（Microsoft Office Specialist）資格取得，CAD技術を習得し，現在は就労継続支援A型事業所で在宅勤務し，将来的な一般就労での在宅勤務を目標として取り組んでいる．

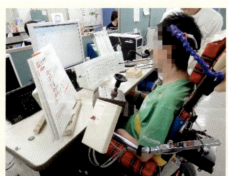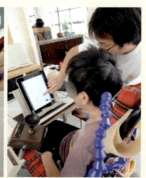

図2 パソコンやiPadの操作訓練

　一方，生活面ではホームヘルパー，訪問看護・リハビリテーション，パソコン・ボランティアなどを活用し，家族に依存しない生活を送っている．
　さらに，障害当事者団体に所属し，交流や情報交換をはかっている．社会人，障害当事者のピアサポーターなど，いくつもの役割を担いながら，健康・暮らし・仕事を調和させた生活を送っている．

13章 小児の脊髄損傷・復学支援

1 小児期発症の脊髄損傷（小児脊髄損傷）の疫学

　小児脊髄損傷の原因には外傷のほか，腫瘍，脊髄炎，血管奇形，感染などの疾病がある．米国では小児期発症の外傷性脊髄損傷は全脊髄損傷の4.5％を占めるといわれている．外傷性脊髄損傷の一部ではダウン（Down）症候群にみられる環軸椎不安定性など先天的な形態異常が原因となっている．また年少児では頭部が大きいわりに頸部筋が未発達であること，靱帯弛緩性，椎間関節が水平に近いという特徴があるため，外傷では高位頸髄損傷の割合が高いとされている．若年小児では X線像で骨傷を示さない SCIWORA（spinal cord injury without radiographic abnormality）の割合が成人と比べて高いとされている．

　わが国では小児期発症の脊髄損傷に関する疫学データが乏しい．当院で 2002 年より 2017 年までに入院リハビリテーションを行った発症時 15 歳以下の後天性脊髄損傷は 30 症例あり，男子 20 例，女子 10 例であり，原因としては外傷性 20 例，非外傷性（疾病）10 例であった．外傷性の原因としてはスポーツが最多で，交通事故がそれに続いた．非外傷性の原因としては梗塞 3 例，腫瘍 3 例，脊髄炎 2 例，出血 1 例，感染 1 例がみられた．外傷は頸髄損傷が 7 割であった．完全麻痺 9 例，不全麻痺 11 例であり，成人と比べ完全麻痺の割合が高かった．

2 小児脊髄損傷の合併症

　小児脊髄損傷に特徴的な合併症として，整形外科領域では側弯症，股関節脱臼・亜脱臼が多い．

側弯症は骨格成熟前に発症した頸髄損傷，胸髄損傷ではほぼすべての症例で生じる．原因としては傍脊柱筋の麻痺による支持機構の破綻が最も重要であり，そこに非対称性の痙縮や股関節拘縮，脱臼による骨盤傾斜などにより側弯変形が生じ，体重増加，骨成長とともに進行すると考えられている．特に小学校高学年から中学生にかけて注意が必要である．装具療法の効果はほとんどなく，弯曲が Cobb 角 40〜50°以上であれば手術療法を考慮すべきとされる．内科領域では高カルシウム血症の頻度が高い．また肥満，メタボリックシンドロームのリスクは成人同様高いが，小児期発症の脊髄損傷では結果的にそのような合併症が長期に及ぶことになるため，心血管疾患のリスクがより高くなると考えられている．思春期は肥満に加えて医療者の指示に対するコンプライアンスが低下しやすいため，褥瘡のリスクも高くなる．家族指導や成長に合わせた健康指導が必要である．

3 小児脊髄損傷のリハビリテーション

　小児脊髄損傷に対する評価，リハビリテーション・アプローチの基本は成人と変わらないが，成長・発達段階を考慮する必要があること，学校生活の支援が必要なこと，特に若年小児では家族への介入の重要性が高いことなどが特徴である．

1 成長・発達に合わせたリハビリテーション

　目標とする機能は損傷レベルに加えて，精神発達，上半身の強さ，体幹に対する上肢の長さ，家族の期待などに左右される．座位バランスは高位

対麻痺や四肢麻痺の若年小児には困難である．対麻痺の若年小児では上半身が弱く移乗が自立しない．清潔間欠導尿（clean intermittent catheterization；CIC），排便などのセルフケアの目標は上肢の巧緻性，精神発達の影響を受ける．急性期後のリハビリテーションにおいて獲得されなかったスキルを，夏休みの集中リハビリテーションで練習するなどのプランも有効である．また，小学校高学年の宿泊学習に合わせて排便の自立を獲得するなど，学校生活に合わせた目標設定を行うこともある．補装具，住宅設備は成長，および獲得されたスキルにより随時調整していく必要がある．

2 学校生活に向けたリハビリテーション

日常生活動作（ADL）の練習は学校生活を意識して行う．四肢麻痺の場合，書字能力の向上，コンピュータ操作が課題となる．また排泄においても学校の環境に合わせて動作を工夫する．排便はできるだけ学校で行わずにすむよう，退院が近くなったらタイミングを夜間にずらしていく．学校では座位の時間が長くなる．褥瘡予防のために定期的にプッシュアップする習慣が必要である．復学後に授業についていけるよう，学力の維持も重要である．

支援の範囲は多岐にわたるため，医療機関においては包括的多職種アプローチが必要であることは言うまでもない．

4 小児脊髄損傷の復学支援

小児脊髄損傷では成長，発達を支えるため学校生活の支援が重要である．

2006年に国連で採択された障害者権利条約を受け，2012年の中央教育審議会初等中等教育分科会において，学校において障害のある子どもがほかの子どもと平等に教育を受ける権利を享有・行使できるよう「合理的配慮」が定義された．その内容は施設・設備から支援体制，教育内容・方法にまで及んでいる．現在障害のある子どもと障害のない子どもがともに教育を受けるというインクルーシブ教育システムの構築に向けた取組みが求められている．脊髄損傷児の成長，発達，学業，将来の自立を考えた場合，通常級における学習が適切な場合が多いように感じる．上記分科会では「障害のある子どもが通常の学級で学ぶことを可能なかぎり配慮していくことが重要である」とも述べている．医療者は患児が適切な教育の場を得られるよう，また適切な「合理的配慮」が得られるよう働きかける必要がある．

1 学校選択

小中学校では学びの場は通常級，通級指導，特別支援学級，特別支援学校から選択することとなる．決定に際しては身体機能，ADL，認知機能，教育的ニーズ，本人・家族の意見，地域における教育体制の整備状況などが考慮される．基本的には患児の学習能力，運動能力，社会性などを育むために最適な場が提供され，その選択には本人・家族の意思が十分に反映されるべきであるが，地域の教育体制によっては調整が必要であり，市区町村の教育委員会が最終決定を行う．

一般に通常級における健常児との触れ合いは学習能力の向上，社会性の発達を促すうえで有効である．同席する健常児にとっても良い効果が期待される．健常児とともに参加する運動会，修学旅行などはかけがえのない体験となることもある．しかし，場合によっては家族の同席が必要となり，逆に患児の自立を阻む可能性もある．特別支援学校は専門スタッフが配属され，身体ケアにおいては有利である．低学年ではセルフケアが未熟であり，通常級の学習では過度な無理がかかる場合もあるかもしれない．双方の特徴を取り入れる副籍の制度も始まっており，選択の幅は広がってきている．

2 復学への流れ

リハビリテーションの目標を設定し退院の時期を定めたら，それに間に合うよう在宅支援，復学支援を行う．復学支援のために家族，学校関係者，医療関係者が情報交換を行う会議（情報交換会）後に復学先を検討し，復学（候補）校へ学校訪問を行う．学校訪問には患児，家族とともに病院スタッ

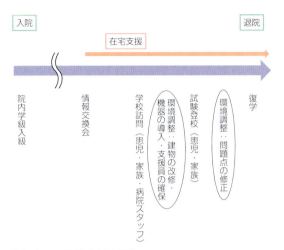

図13-1 復学支援の流れ

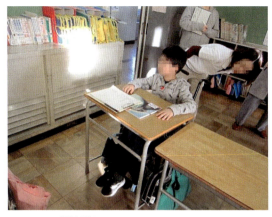

図13-2 学校訪問

フが付き添う．学校訪問では実際に車椅子で移動を行い，復学までに解決すべき問題を確認するとともに，病院スタッフから学校職員へ実地で介助指導を行う．その後，学校は物理的環境の調整，支援員の確保などを行う．環境調整後に試験登校を行い，実際に登下校し授業に参加する．そこで問題点を抽出し，調整した後に退院・復学となる．復学のタイミングを検討する際にはクラス替えや修学旅行，体育祭などのイベントに配慮する（図13-1）．

3 学校の環境調整

（1）物理的環境

①登下校・校内の移動

自動車で送迎を行う場合，乗降場所の確保が必要である．雨の場合を考えて屋根がある場所が望ましい．

校舎の出入り，校舎間・教室間の移動で段差があればスロープの設置を行う．

別の階への移動が必要な場合，エレベータの設置，階段昇降機の設置，教室の変更などが必要となる．不全麻痺で杖歩行が可能な場合，必要に応じて手すりの設置を行う．

教室の出入りでは場合によって出入り口の幅，扉の構造を調整する．

②教室の環境

動線，必要な場合は介助者の位置も考慮に入れて机の位置を決定する．机は車椅子に合わせて高さ，幅を調整する（図13-2）．高さ調節ができるとよい．

うつ熱がみられる場合，空調が必要となる場合もある．

また，尿失禁などの際に着替える場所や，休憩に利用する場所（保健室など）を確保する．

③排泄

車椅子座位でCICが可能な場合，トイレ・個室の入り口の幅，車椅子のスペースを確保する．

ベッド上でのCICが必要な場合，部屋を確保する．排泄物処理の場所，カテーテルなど衛生材料の保管場所を確保する．手洗い場所を確保する．

（2）支援者

移動，更衣，排泄の準備・後始末のため，また四肢麻痺の場合は書字などの動作を補うために，介助員・補助教員をつける場合がある．自治体によっては登下校において移動支援のサービスを利用できる場合がある．デイサービスは放課後など事業所と学校・居宅間の送迎サービスを行っている．

CICの手技は医療的ケアの範疇となるため，自分で行えない場合，看護師の資格をもった介助員が必要となる．

4 学校との情報交換

復学に際しては情報交換会を行う．会議にはか

かわっているすべての病院スタッフが参加することが望ましい．家族も支援にかかわる人はできるかぎり全員参加する．この会議は学校，家族，病院で患児の診療，教育，支援に関する情報を共有する場であり，退院・復学後の末永い支援のスタート地点となるからである．

病院側からは以下の情報提供を行う．提供する情報の中身は家族，および必要に応じて本人と協議を行って決定する．

①病歴：発症から入院まで，入院後の経過
②身体症状
・運動機能：運動障害の範囲・程度，可能な運動
・感覚機能：感覚障害の範囲・程度，皮膚や骨・関節損傷のリスク
・排尿機能，排便機能
・褥瘡のリスク，除圧の必要性
・体温調節
・(尿路)感染症のリスク
・疲れやすさ，休憩の必要性
・内服薬：学校での服薬管理は必要か
・病院受診の目安：発熱の際に受診が必要か
③移動能力・移動手段
・登下校，校内移動，階段昇降の手段，必要な介助
・教室内は車椅子か椅子か
・移乗の手段，必要な介助
④認知，言語・コミュニケーション，社会性，情緒
・(脳損傷を合併している場合，特に)受傷前後で認知機能に変化はあるか
・精神状態，障害受容，復学の意欲
・本人に病状，予後をどのように伝えているか
⑤生活
・排尿方法：CIC の手技・時間・場所・必要な介助
・排便方法：便失禁の可能性
・更衣
・食事
⑥授業への参加
・学習の進度，書字の能力，IT 機器の利用
・体育への参加方法
・校外学習や修学旅行などへの参加方法

⑦退院後の通院，学校と病院の連携
・診療，リハビリテーションはどこで行うか
・救急診療はどこで行うか
・学校と病院がいかに連携するか
⑧ほかの児童・生徒への伝達事項

復学後に良好な交友関係を保ち，適切な支援を得るため，また患児の心理的負担を軽減するために，上記内容のうち必要な部分を試験登校時，あるいはその前に児童・生徒に伝達する場合が多い．伝達方法は教師，家族，または本人から，あるいは書面を用いる方法がある．伝達の内容，タイミング，伝達方法は本人・家族と相談して決定する．

会議では学校のもつ資源を確認し，復学に向けて必要となる支援者，物理的環境，介助技術について協議を行う．多くの学校は脊髄損傷児の受け入れの経験が乏しいため，説明は丁寧に行う．

おわりに

小児脊髄損傷のリハビリテーションにおいては，身体の成長，精神の発達に合わせて継続的な診療，支援を行うことが大切である．まず ADL を獲得すること，自身の身体の特徴を理解すること，自己管理能力を高めることが目標である．さらに発達段階ごとの課題の達成，学業を積み上げるなど自己実現に向けた自己研鑽を支え，就労，自立を目指せるよう診療，支援を継続する．子どもたちの成長，発達を支えるためには，早期から家族と医療機関，教育機関が連携をとり，共通イメージを醸成していくことが大切である．

■ 参考文献
1) 植田尊善：10 歳以下の小児脊髄損傷の特異性―診断と治療方針．脊椎脊髄 14：127-133，2001
2) Vogel LC, Betz RR, Mulcahey MJ：Spinal cord injuries in children and adolescents. Handb Clin Neurol 109：131-148, 2012
3) Massagli TL：Medical and rehabilitation issues in the care of children with spinal cord injury. Phys Med Rehabil Clin N Am 11：169-182, 2000
4) Joseph E, Hornyak IV, Michael W, et al：Spinal cord

injuries. *In*：Michael AA, Dennis JM(eds)：Pediatric Rehabilitation, Principles and Practice, 5th ed, pp412-428, Demos Medical Pub, 2015

5）住田幹夫，徳弘昭博，真柄　彰，他：脊髄損傷者の社会参加マニュアル．日本せきずい基金，2008

6）文部科学省：共生社会の形成に向けたインクルーシブ教育システム構築のための特別支援教育の推進（報告）概要．2012
（http://www.mext.go.jp/b_menu/shingi/chukyo/chukyo3/044/attach/1321668.htm）

7）西村修一：合理的配慮と ICF の活用─インクルーシブ教育実現への射程．pp10-41，クリエイツかもがわ，2014

Note 脊髄損傷者の育児

脊髄損傷者にとっても，育児は親として重要な子へのかかわりである．部分的な援助が必要かもしれないが，さまざまな工夫をすることで，脊髄損傷者も育児に参加することができる．以下，例を紹介する．

育児の一つとしてオムツ替えがあるが，床に降りることが困難な車椅子生活の脊髄損傷者の場合，車椅子をベッドに対して斜めに停めて，オムツ替えを行う（図1a）．その動作が困難な場合は，ベビーベッドの水平面がスライドして前方に出てくるように，ベッドを改造したケースもある（図1b）．

また，抱っこが困難な場合や，車椅子座位の大腿上に赤ちゃんを乗せると動いてしまって危険な場合がある．そのような際は，体幹ベルトを使用することで子どもの安全を確保することができる（図2a）．

ミルクをあげる際に哺乳びんの把持が困難な場合は，哺乳びんを首から下げたり，持ちやすいように把持形態を工夫することも必要である（図2b）．

沐浴も，本人が浴槽に入ってから子どもを入れてあげることで，一緒に入ることができる．

部分的な参加であったとしても，育児は母親・父親としての役割＝存在の獲得につながる．そのため，脊髄損傷者が積極的に育児に参加できるよう，動作方法の検討や環境設定への介入は重要である．

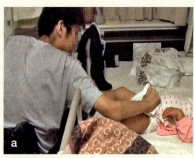
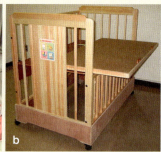

図1　水平面動作時
a：オムツ替えの様子
b：ベビーベッドの工夫

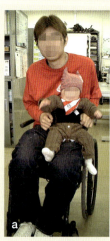
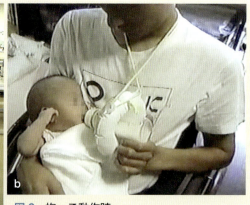

図2　抱っこ動作時
a：体幹ベルトの利用，b：哺乳びんの工夫

14章 慢性期の健康増進

1 健康管理

1 脊髄損傷者における健康管理の課題

　脊髄損傷者の死因は内田の報告[1]によると，1998～2008年では頚髄損傷者では呼吸障害48.9%，悪性新生物10.4%，心障害7.4%の順で，胸腰椎損傷者では悪性新生物30.4%，呼吸障害24.6%，尿路障害の8.7%であった．以前は上位であった尿路障害による死亡は間欠的自己導尿など泌尿器科的な管理の進歩によりいずれも激減した．そのため，生存期間の延長に伴う加齢による悪性腫瘍や生活習慣病への対応が必要になる．脊髄損傷者は麻痺の影響で筋肉量が減少し，脂肪組織が蓄積され，運動不足も加わり生活習慣病を合併しやすい．そのため，排尿・排便管理，褥瘡予防といった脊髄損傷特有の管理だけでなく，脊髄損傷の特性を理解しながら，生活習慣病の予防に努めることが重要である．

2 体組成変化

　脊髄損傷者では，麻痺による筋萎縮，脂肪組織の増加といった体組成変化をきたす．麻痺域の筋萎縮は受傷後数週間から劇的に変化する．Castroら[2]は麻痺域の骨格筋の横断面積は，受傷後6週間で完全麻痺は健常者の18～46%，不全麻痺では30%になり，また，筋肉内脂肪は6週目で健常者より26%多く，この筋肉内脂肪の増加が耐糖能異常に影響すると述べている．

　またSpungenら[3]は，慢性期の133人の脊髄損傷者（四肢麻痺66人，対麻痺67人）と年齢，身長，人種を一致させた健常者100人とをDEXA（dual-energy X-ray absorptiometry）法を用いて体組成を比較した．その結果，筋肉量では健常者と比較して四肢麻痺では上肢で20.0%，下肢で15.6%，体幹で5.8%，全身で10.5%少なく，対麻痺では上肢で11.1%，下肢で17.1%，体幹で3.5%，全身で8.6%少なかった．特に下肢，体幹，全身で四肢麻痺，対麻痺とも健常者と比較し，有意に減少していた．一方，脂肪量は健常者と比較して四肢麻痺では上肢で20.0%，下肢で17.3%，体幹で6.6%，全身で12.3%多く，対麻痺でも上肢で12.0%，下肢で18.5%，体幹で4.3%，全身で10.0%多く，脂肪組織の増加を認めた．

3 体脂肪率とBMI

　こうした体組成変化により，脊髄損傷者は体脂肪率が増加する．慢性期の脊髄損傷者の体脂肪率は23～35%で，年齢，BMIを一致させた健常者の体脂肪率より8～18%高値を示した（図14-1）[4]．そのため，肥満度を示すBMIは脊髄損傷者では過小評価となる．BMIの正常値は20～25未満であるが，水口ら[5,6]は，脊髄損傷者では20を正常として評価する，あるいはBMIに4～5を加えた値で評価する必要があると述べており，脊髄損傷者の特性を考慮した評価が必要である．

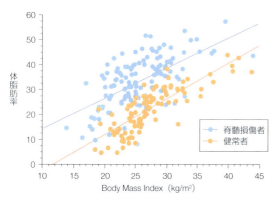

図 14-1 脊髄損傷者と健常者の BMI と体脂肪率との関係

脊髄損傷者の体脂肪率は BMI が同じ健常者と比較して 13% 高値であった．
(Buchholz AC, Bugaresti JM：A review of body mass index and waist circumference as markers of obesity and coronary heart disease risk in persons with chronic spinal cord injury. Spinal Cord 43：513-518, 2005 より)

表 14-1 わが国におけるメタボリックシンドロームの診断基準

1）ウエスト周囲径（臍囲）
　　男性≧85 cm，女性≧90 cm
　　（内臓脂肪面積　男女とも≧100 cm^2 に相当）
2）①高脂血
　　高トリグリセライド血症　≧150 mg/dL
　　　かつ/または
　　低 HDL コレステロール血症　＜40 mg/dL
　②高血圧
　　収縮期血圧　≧130 mmHg
　　　かつ/または
　　拡張期血圧　≧85 mmHg 以上
　③高血糖
　　空腹時高血糖　≧110 mg/dL 以上
1）の腹囲を必須とし，2）の①～③の項目のうち，2 つ以上を併せもつ状態

（メタボリックシンドローム診断基準検討委員会：メタボリックシンドロームの定義と診断基準．日内会誌 94：794-809, 2005 より）

4　糖代謝異常

　脊髄損傷者はこのように非脂肪量が減少し，脂肪組織に置き換わり，運動不足とともに肥満化が起こる．肥満化が起こることでインスリンの感受性が低下し，耐糖能障害や 2 型糖尿病を合併する．

　水口ら[7]は，糖尿病罹患の有無が判明していない脊髄損傷者 101 人に対し，75 g 経口ブドウ糖負荷試験（oral glucose tolerance test；OGTT）を実施したところ，16% が糖尿病，63% が耐糖能障害を認め，耐糖能障害が約 80% と非常に多くを占めていること，また脊髄損傷者では内臓脂肪の蓄積傾向と耐糖能障害との相関が強いことを報告した．

　脊髄損傷者の糖尿病は空腹時血糖からは 5% が診断される一方，2 時間値からは 17% が診断され，空腹時血糖のみでは糖尿病が見逃される可能性がある[8-10]．Elder ら[11]は 75 g OGTT で，脊髄損傷者は 90 分，120 分の血糖とインスリンの値が健常者と比較して有意に高値を示したと報告している．また，これらの値は腓腹部の横断面における筋肉内の脂肪面積と相関すると述べ，筋肉内の脂肪組織の蓄積が骨格筋における糖代謝を阻害するのではないかと述べている．

5　脂質代謝異常

　脊髄損傷者の脂質代謝異常について Demirel ら[12]は 69 人の脊髄損傷者と健常者 52 人とを比較したところ，脊髄損傷者で有意に総コレステロール値と LDL（悪玉）コレステロール値が高く，HDL（善玉）コレステロール値は低く，いずれも脂質代謝異常の脊髄損傷者で合併率が有意に多かったと報告した．脊髄損傷者では HDL コレステロール値が低値である報告が多く[8]，さらに経過が長いほど低値であること[12]や中性脂肪と負の相関を示した[9]報告がある．HDL コレステロールは運動によって増加するが，脊髄損傷者では運動習慣の減少による運動不足から HDL コレステロールの低下につながると考えられる．

6　脊髄損傷とメタボリックシンドローム

　メタボリックシンドロームの診断基準はわが国では腹部 CT 検査で臍部内臓脂肪面積蓄積（≧100 cm^2）を基準に取り決めた（表 14-1）[13]．実際に腹部内臓脂肪面積蓄積を認めた頚髄損傷者の腹部 CT を図 14-2 に示す．

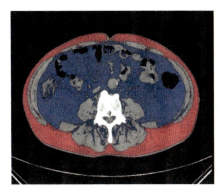

図 14-2 内臓脂肪蓄積を認めた頚髄損傷者の腹部 CT

- C7 AIS C, 受傷後 17 年経過
- 身長 167 cm, 体重 70.0 kg, BMI 25.1, 男
- 内臓脂肪面積：229.24 cm² (青)
- 皮下脂肪面積：124.53 cm² (赤)
- 臍部での腹部周囲径：87.45 cm

脊髄損傷者では 22～43％にメタボリックシンドロームを合併する[14]が, この診断基準が脊髄損傷者にとって適切かどうかは, 腹囲周径は立位で測定されている点や頚髄損傷では起立性低血圧を合併し, 血圧値も低値のことが多いため, 検討の余地がある.

こうしたことから, 今後も大規模な調査に基づく, 脊髄損傷者の特性を考慮した統一された測定項目や測定方法の検討が必要といえる.

7 生活習慣病の予防

1 食事療法

脊髄損傷者では運動療法が困難であり, 食事療法が基本となる. 脊髄損傷では基礎代謝エネルギーを体重 1 kg あたり四肢麻痺 22 kcal/日, 対麻痺 24 kcal/日とし, これに標準体重〔身長(m)×身長(m)×22〕を乗じた値に, 四肢麻痺では 100～300 kcal, 対麻痺は 200～400 kcal を加え栄養所要量としている[15]. また, 内臓脂肪の蓄積しやすい高脂肪食(揚げもの, 炒めもの), 高ショ糖食(甘いもの), 高カロリー食(食べ過ぎ), 低繊維食(緑黄色野菜不足), 濃い味つけを控えることも重要である[6].

2 運動療法

脊髄損傷者の運動療法の目的として, インスリン抵抗性の改善, 糖代謝の是正, 脂質代謝・肥満の是正が挙げられる. 機能的電気刺激(functional electrical stimulation；FES)や吊り下げ装置付きトレッドミル歩行が筋萎縮の改善やインスリンの感受性の改善に有効といわれている. また, 運動強度は有酸素運動が中心で, 一般の健常人ではその人が「ややきつい」から「きつい」と感じる程度で最大酸素摂取量の 50～70％に相当する運動強度が適切とされるが, 脊髄損傷者では 50％程度に設定することが望ましい[16].

近年, 運動時, 骨格筋が内分泌器官として働き, 骨格筋から分泌されるマイオカインの役割が注目されている. マイオカインのなかの一つの炎症性サイトカインとして知られるインターロイキン 6 (interleukin-6；IL-6)は運動時に活動する骨格筋から分泌され, 脂質代謝や糖代謝を活性化し, 生活習慣病に対し治療と予防に有効であるといわれている[17,18]. また, IL-6 は活動筋の運動負荷量, 運動時間, 筋量に相関して増加することが報告されている[19].

脊髄損傷者の場合, 胸髄損傷者では最大酸素摂取量の 60％の運動強度により 2 時間の上肢エルゴメータ運動で健常者と同様の反応を示し[20], 頚髄損傷者では 20 分間同様の運動を実施したところ, IL-6 の有意な上昇は認められなかった[21]. しかし, 車椅子ハーフマラソンでは競技後, 胸腰髄損傷者と比較して低値ではあるが, 有意に上昇を認めた[22]. そのため, IL-6 の誘発にはある程度高強度のスポーツや運動負荷が必要と考えられる. 頚髄損傷者でも運動強度や運動時間を増やすことでIL-6 の産生を誘発することができ, 生活習慣病予防・治療として運動を積極的に取り入れることが重要であると中村は述べている[23].

実際, 脊髄損傷者では余暇を楽しむ程度の軽い運動でも心肺機能の改善に有効なため, 定期的な運動習慣を身につけていくことが重要であり, 飲酒, 喫煙などを控え, 規則正しい食生活とともに活動的な生活を送ることが重要である.

■文献

1) 内田竜生：脊髄損傷者の死因と標準化死亡比．全国脊髄損傷データベース研究会（編）：脊髄損傷の治療から社会復帰まで─全国脊髄損傷データベースの分析から，pp158-168，保健文化社，2010

2) Castro MJ, Apple DF Jr, Hillegass EA, et al：Influence of complete spinal cord injury on skeletal muscle cross-sectional area within the first 6 months of injury. Eur J Appl Physiol 80：373-378, 1999

3) Spungen AM, Adkins RH, Stewart CA, et al：Factors influencing body composition in persons with spinal cord injury：a cross-sectional study. J Appl Physiol 95：2398-2407, 2003

4) Buchholz AC, Bugaresti JM：A review of body mass index and waist circumference as markers of obesity and coronary heart disease risk in persons with chronic spinal cord injury. Spinal Cord 43：513-518, 2005

5) 水口正人，笠原靖弘，細谷龍男：脊髄損傷患者における BMI 値の評価．日脊髄障害医会誌 19：226-227，2006

6) 水口正人：脊髄損傷者の生活習慣病．脊損ヘルスケア編集委員会（編）：脊損ヘルスケア　Q & A 編，pp107-134，日本せきずい基金，2006

7) 水口正人，内田浩之，海老澤俊浩，他：脊髄損傷患者における耐糖能異常．日パラ医誌 11：80-81，1998

8) Bauman WA, Spungen AM：Disorders of carbohydrate and lipid metabolism in veterans with paraplegia or quadriplegia：a model of premature aging. Metabolism 43：749-756, 1994

9) Bauman WA, Adkins RH, Spungen AM, et al：The effect of residual neurologic deficit on oral glucose tolerance in persons with chronic spinal cord injury. Spinal Cord 37：765-771, 1999

10) Bauman WA, Spungen A：Risk assessment for coronary heart disease in a veteran population with spinal cord injury. Top Spinal Cord Inj Rehab 12：35-53, 2007

11) Elder CP, Apple DF, Bickel CS, et al：Intramuscular fat and glucose torelance after spinal cord injury—a cross-sectional study. Spinal Cord 42：711-716, 2004

12) Demirel S, Demirel G, Tükek T, et al：Risk factors for coronary heart disease in patients with spinal cord injury in Turkey. Spinal Cord 39：134-138, 2001

13) メタボリックシンドローム診断基準検討委員会：メタボリックシンドロームの定義と診断基準．日内会誌 94：794-809，2005

14) Maruyama Y, Mizuguchi M, Yaginuma T, et al：Serum leptin, abdominal obesity and the metabolic syndrome in individuals with chronic spinal cord injury. Spinal Cord 46：494-499, 2008

15) 水口正人：脊髄損傷と糖尿病．MB Med Reha No. 117：125-130，2010

16) 紫藤泰二：脊髄損傷と高脂血症．臨床リハ 7：1002-1005，1998

17) Pedersen BK：The anti-inflammatory effect of exercise：its role in diabetes and cardiovascular disease control. Essays Biochem 42：105-117, 2006

18) Pedersen BK, Akerström TC, Nielsen AR, et al：Role of myokines in exercise and metabolism. J Appl Physiol 103：1093-1098, 2007

19) Fischer CP：Interleukin-6 in acute exercise and training：what is the biological relevance? Exerc Immunol Rev 12：6-33, 2006

20) Umemoto Y, Furusawa K, Kouda K, et al：Plasma IL-6 levels during arm exercise in persons with spinal cord injury. Spinal Cord 49：1182-1187, 2011

21) Kouda K, Furusawa K, Sugiyama H, et al：Does 20-min arm crank ergometer exercise increase plasma interleukin-6 in individuals with cervical spinal cord injury? Eur J Appl Physiol 112：597-604, 2012

22) Ogawa T, Nakamura T, Banno M, et al：Elevation of interleukin-6 and attenuation of tumor necrosis factor-a during wheelchair half marathon in athletes with cervical spinal cord injuries. Spinal Cord 52：601-605, 2014

23) 中村　健：脊髄損傷者の上肢運動と車いすスポーツ時における interleukin-6 動態．横浜医学 67：103-107，2016

2　身体機能維持

1　体幹・下肢

　柔軟性の維持と，痙縮の管理，この 2 つは慢性期の脊髄損傷者における，身体機能維持のための大きな課題といえる．

　受傷から長期経過している脊髄損傷者には，股関節屈曲・外旋位，膝関節屈曲位，足関節底屈位の拘縮が多くみられる（**図 14-3**）．これは脊髄損傷者の生活において，長い時間を車椅子上で過ごすことに起因する．また，褥瘡などで長期側臥位

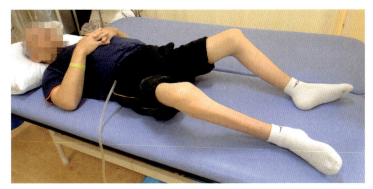

図14-3 受傷から長期経過している脊髄損傷者の拘縮
背臥位で下肢を伸展することができない.

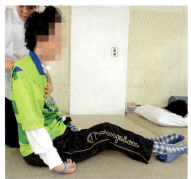

図14-4 受傷から長期経過している脊髄損傷者の柔軟性の低下
体幹はこれ以上屈曲することができない.

を必要とした場合にも発生する.同時に,体幹の屈伸や回旋などの柔軟性も低下している場合が多い(図14-4).体幹や下肢の柔軟性が低下することは,動作効率の低下や,褥瘡,骨折,痛みなどの大きな二次障害の原因となる.また,脊柱や胸郭の柔軟性の低下は,呼吸予備力を下げ,肺炎のリスクを高める.

強い下肢・体幹の痙縮は,動作やバランス保持を阻害し,ADLの自立度を低下させる一要因となる.非麻痺域のなかでも,動作でよく活動する筋と,ほとんど活動していない筋があり,偏った筋活動と姿勢傾向,筋緊張や筋の長さのアンバランスは痙縮を増強させる誘因となる.したがって患者の動作傾向から,経験する機会の少ない姿勢をみつけ,アンバランスを是正することを目指していく.

ここでは,柔軟性を維持すること,痙縮を管理する(増強させない)ことを目的としたセルフエクササイズを紹介する.身体機能を長期にわたって維持するためには,患者自身がその必要性を理解することがとても重要である.それぞれに合った方法をみつけ,習得できるよう,セラピストは患者とともに考え準備していきたい.

1 腹臥位をとる

ベッド上で1日1回腹臥位をとる習慣は,股関節や体幹の柔軟性を維持する非常に有効な手段となる.腹臥位姿勢では股関節と体幹が伸展する.また,身体前面が支持面となり背面が解放されることは,褥瘡や肺炎の予防にも効果的である.

長座位から腹臥位への姿勢変換は,残存機能レベルがZancolliの分類でC6BⅡ以下であれば十分に自立が可能な動作である.C6BⅠ以上や年齢,関節可動域制限などの阻害要因のある患者は,練習や工夫,一部介助が必要となる.

最終的にはシングルサイズのベッドで,安全に腹臥位になれることが目標となる.ベッド幅が限られるため,ベッドの片側に寄った位置で動作を開始する必要がある.足指が引っかかっていないか,下肢が真っ直ぐになっているか,ベッド柵にぶつからないか,などに注意が必要である.

姿勢変換は長座位から開始する.両上肢は寝返る側で支持し,体幹の回旋を骨盤へ伝え,下肢が続いて返るところまで回旋する.下肢の筋緊張や柔軟性によっては,最初に下肢を交差させておく必要がある場合もある(図14-5).

まずは完全に胸をつけ,リラックスするところから始めたい.このとき,頸部の回旋可動域に注意が必要である.可動域が不十分な場合は,胸の下に枕を入れるなどをしながら,少しずつ慣らしていく.肘立て(on elbow)の姿勢は脊柱をより伸展させることができる.また,腕立て(on hand)の姿勢では,腰椎と股関節をより伸展させることができる(図14-6).これらの姿勢は,腰椎伸展の負荷も強くなるため,身体を腹臥位に慣らしながら少しずつ行っていく.

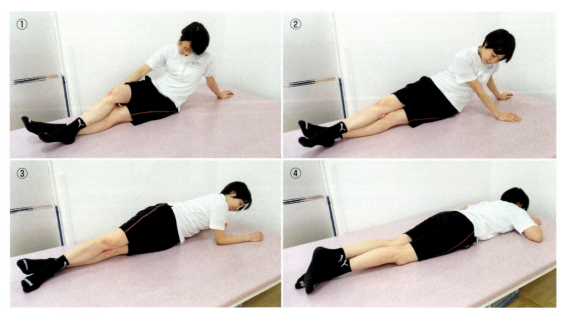

図14-5 腹臥位をとる
上肢支持で体幹を回旋させ，骨盤へ伝えていく．

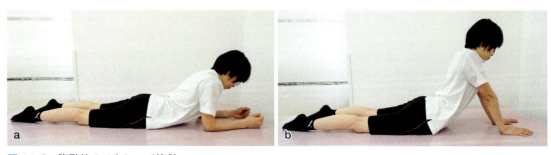

図14-6 腹臥位のストレッチ姿勢
aは肘立て(on elbow)，bは腕立て(on hand)の姿勢．

2 膝抱え座位をとる

　膝抱え座位は長座位から下肢を立てて抱え込み，股関節・膝関節・体幹が屈曲位になる姿勢である．上肢で支持しながら足底に荷重をかけることで，足関節背屈のストレッチができる．片下肢ずつ丁寧に行うのもよいが，両下肢同時に立てる方法は，バランスのトレーニングも合わせて行うことができる（図14-7）．バランスがとれない場合は，ベッドのギャッチアップやベッド柵，下肢をまとめるベルトなどを利用するとよい．はじめて行うときや可動域制限がある場合は，注意が必要である．反動をつけずにゆっくりと荷重し，自身で関節の硬さを確認していく．

　膝を抱えたまま，後方重心の運動もあわせて行う（図14-8）．骨盤後傾位で支持することで，腰椎屈曲方向のストレッチとなる．また下肢と頭部，胸郭の重さをつり合わせる，バランストレーニングとしても有効である．尾骨付近に荷重する姿勢のため，褥瘡に注意する．短時間から始め，皮膚が擦れないよう配慮が必要である．

3 長座位でのストレッチ

　脊髄損傷者にとって，長座位は転倒リスクの少ない座位姿勢であるため，さまざまなストレッチを行うのに適している．

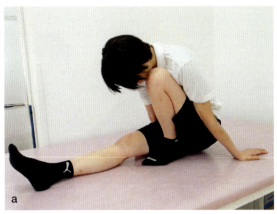 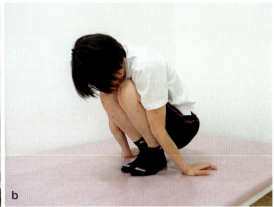

図14-7 膝抱え座位でのストレッチ①
aは片下肢ずつ立てるパターン，bは両下肢同時に立てるパターン．

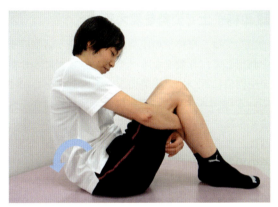 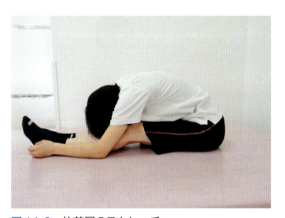

図14-8 膝抱え座位でのストレッチ②
後方重心のパターン．

図14-9 体前屈のストレッチ

 ここでは，痙縮の出やすい筋を中心にストレッチの方法を示す．問題となるような強い痙縮は，下肢から体幹，体幹から下肢のように，連続的に全身へ広がることが多い．筋は筋膜によって連結し，お互いに影響を及ぼす．下肢の単関節だけでなく，腰部周囲も合わせた複合的な運動を紹介する．

(1) 体前屈（図14-9）
 膝関節を伸展することで，ハムストリングスを伸張することができる．ベッド幅が広い場合，股関節内転筋群の伸張が同時に可能となる開脚位での前屈もよい．股関節内転筋群の痙縮によって下肢が閉じてしまう場合は，錘（おもり）や介助が必要となる．

(2) 体幹回旋（図14-10）
 両上肢を身体の片側で支持し，股関節・腰椎を回旋位にする．骨盤を転がすように側方傾斜したり，押し戻したりすることで，腰方形筋を伸張することができる．

(3) 体幹伸展（図14-11）
 前方で上肢支持し，骨盤前傾・胸腰椎伸展・肩甲骨下制内転の方向に身体を反らせる．広背筋を収縮させると，より前胸部・胸腰椎の伸展が可能となる．

(4) 体幹屈曲（図14-12）
 後方で上肢支持し，骨盤後傾・胸腰椎屈曲・肩甲骨外転位の方向に身体を屈曲させる．そこで骨盤を左右に傾斜させる運動ができると，より脊柱起立筋や腰方形筋を伸張することができる．

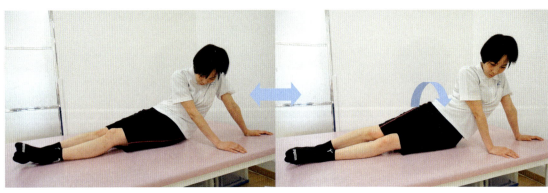

図 14-10　体幹回旋のストレッチと運動
骨盤が転がるように腰椎を動かす．

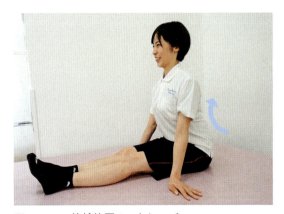

図 14-11　体幹伸展のストレッチ
骨盤が前傾する方向へ，前胸部・胸腰椎を伸展させる．

4 車椅子上で姿勢を変える

　当院では，車椅子の座面傾斜や背張り調整機能を利用して，骨盤をなるべく後傾させずに，骨盤を中間位に近づけた姿勢のシーティングを心がけている（図 14-13）．頚髄損傷者も例外ではなく，まず車椅子での良好な姿勢環境をつくることが大前提となる．ただし，一見良好な姿勢に見えても，その姿勢しかとれない，自由度の少ない身体では問題がある．バランス能力が低下し，褥瘡発生のリスクを高め，腰痛や肩こりの原因となる．
　ここでは脊髄損傷者が，車椅子上で多様な姿勢をとるための方法を紹介する．健常者が椅子上でさまざまな姿勢をとることをイメージすると，理解しやすい．

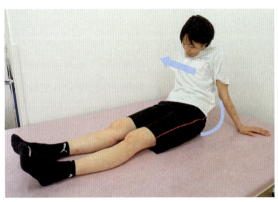
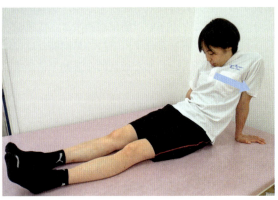

図 14-12　体幹屈曲のストレッチと運動
胸腰椎を屈曲させたまま，骨盤を左右に傾斜させる．

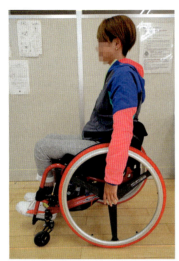

図14-13 脊髄損傷者の車椅子上の姿勢

T11の完全麻痺者．車椅子上で良好な姿勢をとることができている．

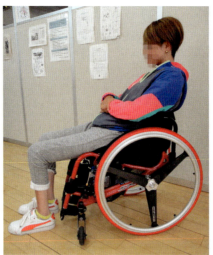

図14-14 車椅子上での骨盤後傾姿勢（腰椎屈曲の柔軟性が乏しい場合）

この症例は腰椎屈曲の柔軟性が低下しているために，安楽に骨盤後傾姿勢をとることができていない．

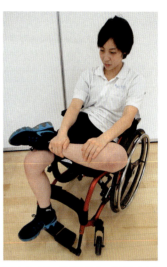

図14-15 車椅子上で下肢を組む姿勢

下肢を組んだ姿勢で下腿をマッサージしたり，足関節を動かすのもよい．

(1) 骨盤後傾姿勢

下肢をフットプレートから降ろし，殿部を前に出して，骨盤後傾姿勢をとる．胸腰椎が自然に屈曲し，無理のない位置に頭部が保持できればよい．柔軟性があまりないと，頭部が体幹より後方へ位置し，頭頸部を保持するのが困難な姿勢となる（図14-14）．殿部の前後位置で調整し，少しずつ身体を慣らしていく．

(2) 下肢を組む（図14-15）

殿部を前に出した姿勢で行う．片下肢を上げて反対側の大腿上に載せ，股関節外旋位をとる．柔軟性が低下していて下肢を組むことが困難な場合は，下肢を持ち上げ，低い台などに載せるだけでもよい．過負荷に注意して，少しずつ慣らしていく．下肢を動かし挙上することで，脊髄損傷者の下肢に頻発する浮腫の軽減も期待される．

2 上肢・手指

1 上肢について

近年増加している高齢の中心性頚髄損傷者や高位頚髄損傷による完全麻痺者は，上肢に著しい麻

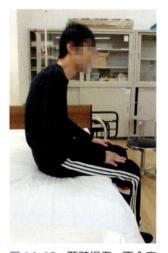

図14-16 頚髄損傷・不全麻痺者の端座位姿勢

円背で上部体幹の屈曲が著明である．

痺を呈する．また，胸髄以下の損傷による対麻痺者は上肢の麻痺はないが，力まかせの上肢操作になりやすく肩の痛みなどの二次障害へ陥る場合も少なくない．そのような障害像による影響は，上部体幹や肩甲骨の可動性低下（固定）を生み，上肢の運動性低下へとつながる（図14-16）．そのため，慢性期において上部体幹や肩甲骨の運動性・

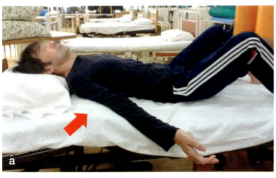
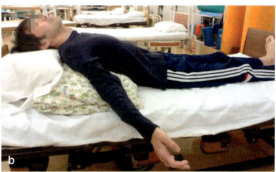

図 14-17　背臥位での上部体幹のストレッチ（図 14-16 の症例）
a：電動ベッドの膝上げ機能（矢印）を利用．b：クッションを利用．

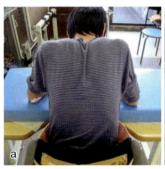
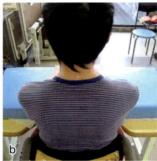
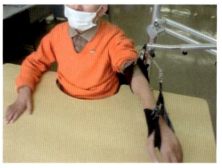

図 14-18　テーブル上での上部体幹・肩甲骨の運動（頚髄損傷・完全麻痺 C5 レベル）
a：上部体幹の屈曲・肩甲骨の内転運動
b：上部体幹の伸展・肩甲骨の外転運動

図 14-19　PSB での上肢の運動（頚髄損傷・不全麻痺者）
上肢の抗重力運動は困難であるが，PSB 使用にて肩関節の中外転運動が行えている．

可動性を維持，改善することが重要となる．

(1) 電動ベッドやクッションを利用した上部体幹のストレッチ

電動ベッドの足側に頭部を位置し（通常の背臥位の逆の位置），3 モーターベッドの膝上げ機能（9章「2．ベッド・マットレス」参照 ➡ 240 頁）を利用すると重力の影響も受け比較的リラックスした状態で上部体幹のストレッチが可能となる．また，膝上げ機能の代わりにクッションなどを使用しても同様の効果が得られやすい（図 14-17）．

(2) テーブルを利用した上部体幹・肩甲骨の運動

高位頚髄損傷者など上肢の空間操作が困難な場合でも，テーブル上での前腕支持により，上部体幹や肩甲骨の運動を行うことができる（図 14-18）．

(3) ポータブルスプリングバランサーの活用

三角筋など肩周囲の筋活動は生じているが，上肢の重さの影響で動作が困難な場合，ポータブルスプリングバランサー（portable spring balancer；PSB）は有効である（6 章「13．上肢機能」参照 ➡ 204 頁）．免荷することでわずかな上肢の筋活動でも運動性が生じるため，自動運動が可能となる（図 14-19）．

(4) スタンドアップ車椅子の利用（図 14-20）

脊髄損傷者は下肢・体幹機能の影響で，車椅子では円背姿勢になりやすく骨盤を立てることが困難となる．そのため体幹は屈曲を強め，上肢操作を阻害することとなる（図 14-21）．導入には審査が伴うため実用可能な対象者は限られるが，スタンドアップ車椅子では脊髄損傷者も立位姿勢がとれるため，脊柱や胸郭は伸びやすくなり肩甲骨の

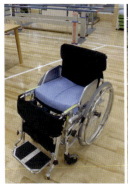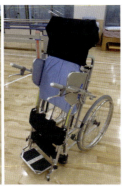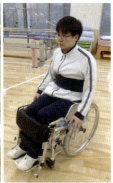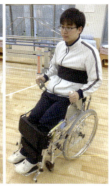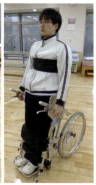

図 14-20　スタンドアップ車椅子
レバーを操作することで立位姿勢をとることが可能.

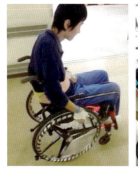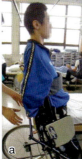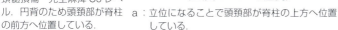

図 14-21　車椅子姿勢
頸髄損傷・完全麻痺 C5 レベル. 円背のため頭頸部が脊柱の前方へ位置している.

図 14-22　スタンドアップ車椅子での立位(図 14-21 の症例)
a：立位になることで頭頸部が脊柱の上方へ位置している.
b：立位活動(スタンドアップ車椅子での太鼓を使ったゲーム)

図 14-23　頸髄損傷・不全麻痺者の把持

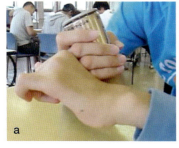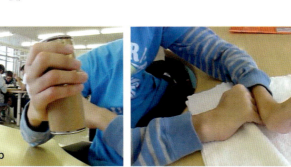

図 14-24　MP 関節屈曲練習(図 14-23 の症例)
a：他方の上肢によるサポート.
b：サポート後の把持.

図 14-25　自動介助運動(図 14-23 の症例)
MP 関節の屈曲運動.

自由度が増す(図 14-22).

2 手指について

中心性頸髄損傷者は上肢に著しい麻痺を呈するが，特に手関節以遠の筋活動のアンバランスによる可動域低下は著明となる(6 章「13. 上肢機能」参照 ➡ 202 頁). また，総指伸筋(外在筋)の過活動により中手指節間関節(metacarpophalangeal joint；

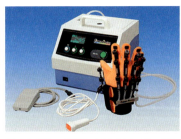
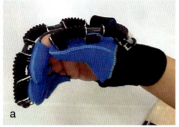
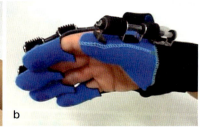

図14-26　パワーアシストハンド
（写真提供：株式会社エルエーピー）

図14-27　パワーアシストハンドによる手指の屈伸運動
a：手指の屈曲，b：手指の伸展

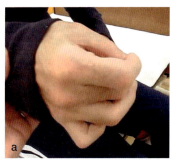
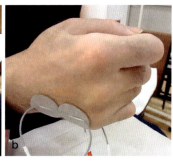

図14-28　全指握り（頚髄損傷・不全麻痺）
a：小指の指節間関節（proximal interphalangeal joint；PIP関節）の屈曲が優位となり，MP関節の屈曲が困難となっている．
b：尺側の手内筋に対して，経皮的電気刺激の活用により小指のMP関節の屈曲を伴う全指握りとなっている．

MP関節）は過伸展となり，手内筋（内在筋）の活動は抑制される．

(1) 自動介助運動によるMP関節の屈曲

手指の不全麻痺者などは，ペットボトルなどを把持する際，MP関節の過伸展（特に尺側）での操作になりやすい（図14-23）．その場合，可動域や筋活動の改善に向け，他方の上肢にてMP関節の屈曲を伴う把持を習慣化することが大切となる（図14-24）．また，自動介助運動による手内筋の促通も自己管理として有効である（図14-25）．

(2) その他の機器

パワーアシストハンド（図14-26）は，空気袋の膨張・収縮を繰り返し行うことにより，他動的・律動的に反復して，手指関節の屈伸運動を継続的に行うことができる（図14-27）．自宅でのリハビリテーション補助機器として製品化され，購入またはレンタルが可能である．また，経皮的電気刺激（低周波治療器）も上肢手指運動のアシスト機器として活用され（図14-28），パワーアシストハンドとともに在宅での使用ニーズが高まっている．

15章 脊髄損傷の再生医療とロボティクス

1 再生医療

1 歴史

1928年に解剖神経学の大家であるSantiago Ramón y Cajalが著書のなかで成体哺乳類の中枢神経は損傷を受けると再生しないと述べてから，脊髄などの中枢神経の神経細胞は再生しないという定説が約70年にわたって信じられてきた．このため，脊髄損傷に対する治療は，受傷時に損傷を受けた神経そのものではなく，損傷後の炎症反応などによる残存神経への二次的損傷の予防に焦点がおかれてきた．さらに，脊髄損傷後のリハビリテーション治療は，残存機能の増強と残存機能を利用した身体能力改善を目的として行われてきた．

しかし，20世紀末ごろより，myelin-associated glycoprotein（MAG），Nogo，oligodendrocyte myelin glycoprotein（OMgp）などの損傷中枢神経の修復を阻害する神経修復阻害因子やnerve growth factor（NGF），brain-derived neurotrophic factor（BDNF）などの軸索再生を促進する神経栄養因子の存在が明らかになった．つまり，中枢神経の損傷であっても，神経修復阻害因子の制御や神経栄養因子の利用などにより再生の可能性が示されるようになった．

さらに，幹細胞の登場により細胞移植による再生医療が試みられるようになり，中枢神経においても再生の可能性が示されてきた．脊髄損傷に対する神経再生には，胎児由来神経幹細胞，胚性幹細胞（ES細胞）由来神経幹細胞，人工多能性幹細胞（iPS細胞）由来神経幹細胞，骨髄間葉系幹細胞，成体嗅粘膜などが移植細胞として研究が進められ

ている．わが国では，山中伸弥博士が2006年にiPS細胞を発見し，iPS細胞を用いた再生医療への応用が急速に発展してきている．脊髄損傷へのiPS細胞の応用も慶應義塾大学のグループを中心に研究が進められ，動物実験ではその有効性が示されており[1]，iPS細胞から樹立した神経幹細胞の安全性もほぼ確認され臨床応用を開始する段階に近づいている．まずは，局所の炎症が軽減し瘢痕形成が起こる前の，細胞移植に最も適した時期といわれている亜急性期（受傷後2〜4週）の患者に対し，iPS細胞を利用した脊髄再生治療が開始される予定となっている（2019年3月現在）．

2 脊髄再生治療

脊髄損傷者に対する幹細胞を利用した脊髄再生治療もすでに一部で開始されている．その一つに，成体嗅粘膜移植による脊髄再生治療がある．嗅粘膜には神経幹細胞が存在し，NGFやBDNFなどの神経栄養因子の放出もあり，嗅粘膜は軸索再生と神経経路の形成に適した環境がそろっているため，脊髄再生治療の細胞提供組織として適していると考えられる．さらに，嗅粘膜は自家移植することが可能であるため倫理的な問題や重篤な副作用の問題も少ない．このため欧米を中心に慢性期脊髄損傷者に対し，自家嗅粘膜移植術が数100例に施行されており，American Spinal Injury Association（ASIA）Impairment Scaleの改善など，一部の改善効果について報告されている[2]．わが国においても，大阪大学で2007年より慢性期

の脊髄損傷後完全麻痺者に対して移植が実施され，電気生理学的な改善効果や一部の身体機能の改善効果について報告されている[3]．また，骨髄間葉系幹細胞を用いた脊髄再生治療も札幌医科大学において2014年より医師主導治験として開始された．ASIA分類A，B，Cの頚髄損傷者を対象とし，受傷後7日以内に骨髄採取し間葉系幹細胞の培養を行い，40日目に培養した幹細胞を静脈内投与することで脊髄再生治療を行っている．静脈内投与された骨髄間葉系幹細胞は病巣へ集積し，神経栄養因子を介した神経保護，抗炎症，血管新生，軸索発芽，神経再生，再有髄化などの作用が期待されており，動物実験によりその効果と運動機能の改善が報告されている[4]．さらに，骨髄間葉系幹細胞は，嗅粘膜と同様に自家移植することが可能であるため倫理的な問題や重篤な副作用の問題も少ない．

　細胞移植による脊髄再生治療は，動物実験などを通して，神経損傷部位への細胞移植（移行）により幹細胞の神経細胞への分化，軸索再生が起こり，神経細胞が再ネットワーク化し神経回路が再生する仕組みがほぼ現実のものとなっている．しかし，再生された神経回路は本来の回路とは異なる再ネットワーク化を呈している可能性が高く，細胞移植のみでは運動機能などの身体機能の改善にはつながらない可能性が高い．これまでの細胞移植による脊髄再生治療の報告をみると，ある程度の身体機能改善は報告されているが，実用歩行が可能なレベルの機能改善には至っていないのが現実である．このため，細胞移植により再生された神経回路に身体を適合させ，身体機能を改善するためにはリハビリテーション治療が必要であると考えられる．つまり，脊髄再生治療において，実用歩行が可能なレベルの身体機能を再獲得できるかどうかはリハビリテーション治療に委ねられているといっても過言ではなく，どのような戦略で取り組んでいくかが重要となる．

3 リハビリテーション治療

　脊髄再生治療におけるリハビリテーション治療

戦略を考える場合，われわれがこれまでに行ってきた中枢神経障害に対するリハビリテーション治療や，神経再生治療の一つである末梢神経再建術後のリハビリテーション治療が参考となると考えられる．脊髄損傷や脳卒中後のリハビリテーション治療においては，急性期からの徹底した高負荷，高頻度の運動トレーニングが身体機能改善のためには重要である．また，末梢神経再生術として肋間神経を筋皮神経に移行し上腕二頭筋機能の再建をはかる肋間神経移行術では，呼吸筋を制御していた肋間神経を肘屈曲のための神経として使用するため，神経移行しただけでは機能は改善しない．このため肋間神経移行術後はリハビリテーション治療が必要であり，筋電図バイオフィードバック訓練が有効となる．筋電図バイオフィードバック訓練は，認識が困難である上腕二頭筋の筋収縮を筋電図を用いて視覚や聴覚などの感知しやすい信号に変換し，筋収縮を視覚的，聴覚的信号を通して確認しながら誘発できるようにしていく訓練である．筋電図バイオフィードバック訓練は，地道に粘り強く繰り返し行うことが重要である．つまり，脊髄再生治療におけるリハビリテーション治療では，高負荷，高頻度の急性期からの運動の反復と，筋電図バイオフィードバック訓練の反復を粘り強く継続していくことが有効である可能性がある．

4 症例紹介

　以上のような戦略のもと，脊髄再生医療においてリハビリテーション治療を行った自験例を紹介する．症例は，38歳の男性であり，オートバイ事故で脊髄損傷を受傷した．受傷約10年後に大阪大学で自家嗅粘膜移植術を施行され，移植術半年後より当施設でリハビリテーション治療を開始した．治療開始時には，第2腰髄節以下の両下肢筋力は徒手筋力テスト（Manual Muscle Testing；MMT）0であり，肛門括約筋の随意収縮もなく，第9胸髄節以下の感覚は消失，肛門周囲の感覚も消失しておりASIA Impairment ScaleはAであった．入院後より，筋電図バイオフィードバッ

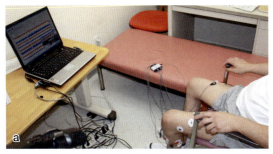
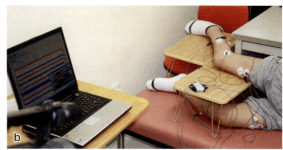

図 15-1　筋電図バイオフィードバック訓練
a：端座位での訓練，b：側臥位での訓練

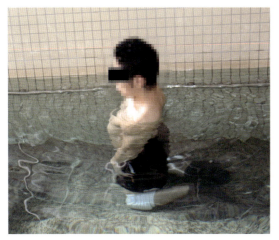

図 15-2　水中での膝立歩行訓練

ク訓練と高負荷，高頻度の歩行訓練を開始し，毎週月曜日から金曜日まで行った．一日の訓練スケジュールは，朝9時より約1時間のマット上でのストレッチおよび自主トレーニングによる上半身の筋力訓練を行い，その後，午後0時までの約2時間を筋電図バイオフィードバック訓練，さらに，午後1時から午後7時までの約6時間は自主トレーニングも含め歩行訓練を行った．筋電図バイオフィードバック訓練は，8チャンネルの筋電計を用い，両側の大腿四頭筋，ハムストリング，前脛骨筋，腓腹筋に電極を装着し筋放電の誘発訓練を行った．筋放電の誘発は，モニターを見ながらさまざまなイメージと背臥位，側臥位，長座位，端座位など多様な肢位で行った（図15-1）．イメージについては，目的としている筋を動かすイメージだけではなく，他の筋を動かす動作や立ち上がる動作，足を踏ん張る動作などさまざまなイメージで誘発を試みた．歩行訓練は，両側の長下肢装具を作製し平行棒，歩行器，ロフストランド杖を用いて行った．さらに，吊り下げ式免荷装置や水中での膝立歩行訓練（図15-2）を取り入れた．上記の訓練を約1年間継続し，その経過において両側のハムストリング，腓腹筋，大腿四頭筋，前脛骨筋の順に筋電図上の筋放電を認めるようになった．さらに，両側の腸腰筋と大腿四頭筋においてMMT2レベルの筋力を認めるようになった．しかし，感覚障害については変化を認めなかった．歩行については，水中での膝立てによる歩行時に股関節の振り出しが可能となり，両側長下肢装具とロフストランド杖を用いた歩行訓練時における股関節の振り出し能力の改善を認めた．その他の変化として，尿漏れの回数，下肢痙性の頻度が増加を認めた．また，歩行訓練時の下肢振り出し感や足底部の荷重をなんとなく自覚できるようになり，訓練後の下肢疲労感を自覚するようになった．その後，当施設でのリハビリテーション治療は終了したが，独自で歩行訓練を継続し，嗅粘膜移植術後6年経過した現在は，両側支柱付き靴型短下肢装具と両側ロフストランド杖を使用し短距離であれば屋外平地歩行が可能となっている．

5　今後の発展に向けて

細胞移植による脊髄再生医療には，脊髄損傷者の身体機能を改善する作用があることはほぼ間違いはなく，iPS細胞を用いた脊髄再生治療も間も

なく開始される．しかし，細胞移植だけでは，実用的な身体機能の改善には至らないことも確かであり，リハビリテーション治療も含めて現状の脊髄再生治療では実用的な歩行能力の再獲得に至っていないこともまた事実である．今後，脊髄損傷者の実用的な運動能力を再獲得していくためには，さらに効果的なリハビリテーション治療の確立に向けて取り組んでいかなければならない．つまり，脊髄再生医療が脊髄損傷者の本当に待ち望んでいる治療法となるためには，リハビリテーション医学・医療に課せられた役割と責任は大きく，そのことを認識して対応していかなければならない．

■ 文献

1) Nori S, Okada Y, Yasuda A, et al：Grafted human-induced pluripotent stem-cell-derived neurospheres promote motor functional recovery after spinal cord injury in mice. Proc Natl Acad Sci U S A 108：16825-16830, 2011

2) Lima C, Pratas-Vital J, Escada P, et al：Olfactory mucosa autografts in human spinal cord injury：a pilot clinical study. J Spinal Cord Med 29：191-203, 2006

3) Iwatsuki K, Tajima F, Sankai Y, et al：Motor evoked potential and voluntary EMG activity after olfactory mucosal autograft transplantation in a case of chronic, complete spinal cord injury：case report. Spinal Cord Ser Cases 2：15018, 2016

4) 森田智慶，竹林庸雄，佐々木祐典，他：自家骨髄間葉系幹細胞の静脈内投与による脊髄損傷治療─医師主導治験 Phase II．関節外科 34：501-506，2015

2 ロボティクス

脊髄損傷者は立位，歩行への期待が高く，再生医療の実現化を目前にして，ロボットの臨床現場での使用が大いに期待される．ロボットは装着すれば目的とする動作が可能となる万能なイメージがあるが，決してそうではない．そのため，ロボットを使用するにあたり，①ロボットの特性を知ること，②安全性を確保していくこと，③ロボットの特性を生かした訓練方法の構築，④効果に関するエビデンスの構築などが重要である．

こうしたなか，われわれは神奈川県の介護ロボット普及推進事業（神奈川県高齢福祉課）でHAL®（Hybrid Assistive Limb）を，また，さがみロボット産業特区でReWalk™ を使用する機会を得たので，今回ロボットを用いた治療戦略として，HAL® や ReWalk™ の取り組みを中心に述べていく．

1 ロボットを用いた完全対麻痺者の歩行再建

1 完全対麻痺者を対象とした歩行支援ロボット

完全対麻痺者の自立歩行再建や損傷した脊髄の機能回復を期待して多様なロボット下肢装具が開発され，日常生活レベルでの使用や機能回復に関してさまざまな検証が行われている．さらに，これらのロボットには脊髄再生医療と組み合わせた治療的な側面からも期待がもたれている．代表的なものについて以下に述べる．

（1） ReWalk™

ReWalk™ はイスラエルの Argo Medical Technologies 社（現：ReWalk Robotics 社）で開発された外骨格型のロボット下肢装具である．2014 年に米国食品医薬品局（Food and Drug Administration；FDA）の認可を受け，国内では 2015 年 6 月に市販化された．骨盤帯に設置された傾きセンサーがトリガーとなり，装着者の重心移動に伴う体幹の傾きを感知することで股・膝関節のモーターが駆動する構造となっている．起立，着座，

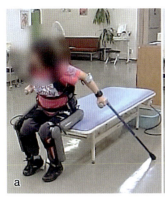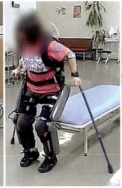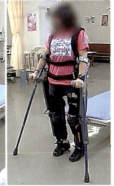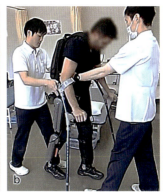
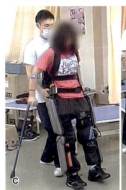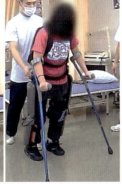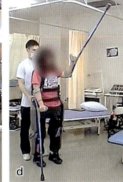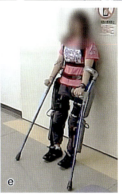

図 15-3　ベーシック訓練
a：起立動作，b：歩行訓練，c：前後方向の立位バランス訓練，d：片杖での立位バランス訓練，e：壁に寄りかかって休憩.

歩行の3つの駆動モードがあり腕時計式のワイヤレスモジュールで選択する．ReWalk™ 自体には姿勢を保持する機構はなく，装着者自身が両側ロフストランド杖でバランスを維持することで，立ち座りや交互歩行が可能となる．歩行は両側ロフストランド杖を同時に前方に出す歩行で，床面と足底面の摩擦を感知することで停止する．バックパック内にはバッテリーとコンピュータが内蔵され，外部のパソコンから歩行の設定を調整する．

ReWalk™ は標準的な訓練プロトコルが用意され，屋内歩行獲得のためのベーシック訓練に20時間，屋外歩行獲得のためのアドバンス訓練にさらに20時間が設定されている．ベーシック訓練(図15-3)では屋内歩行以外に移乗，着脱，立位バランス，起立/着座，コミュニケータ操作，10 m歩行テスト(0.15 m/秒以上)，方向転換，スキンチェック，壁に寄りかかった状態での休憩などが必要とされる．アドバンス訓練(図15-4)では移乗(自立)，着脱(自立)，会話をしながらの歩行，騒音環境での歩行，エレベータおよび自動ドアの出入り，横断歩道を渡る，ベンチからの起立/着座，8の字歩行，スロープ，傾斜面での歩行(左右方向)，10 m歩行テスト(0.4 m/秒以上)，6分間歩行テスト(110 m以上)，Timed Up and Go Test が必要とされる．主な対象者の条件は上肢機能や体幹のコントロールが良好なこと，骨粗鬆症による易骨折性がないこと，骨折の既往がないこと，下肢の著明な痙縮や可動域制限がないことが挙げられ，感染症，褥瘡，深部静脈血栓症などの合併症，妊娠中または授乳中の女性，重篤な疾患を併発している場合，精神疾患または認知上の問題がある場合には禁忌となる．

(2) Lokomat®

Lokomat® はスイスの Hocoma 社によって開発された，体重免荷式トレッドミルトレーニングとロボット下肢装具が組み合わされた受動的な歩行

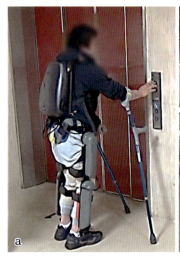
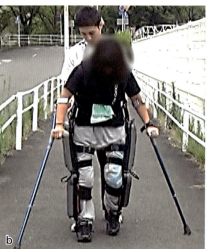
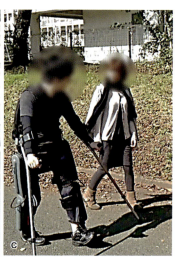

図15-4 アドバンス訓練
a：エレベータの使用，b：坂道歩行，c：屋外歩行（会話をしながら）．

表15-1 当院のReWalk™修了者

症例	修了レベル	年齢	性別	発症からの期間（訓練開始時）	損傷高位	10m歩行時間（秒）	6分間歩行距離（m）	訓練時間（時間）
A	ベーシック	30	男性	3年	T6	64	62	20.5
B	ベーシック	52	男性	10年	T4	45	70	43.5
C	ベーシック	43	男性	1年	T4	48	57	21
D	ベーシック	35	男性	11年	T9	46	65	29
E	ベーシック	44	男性	8年	L1	51	70	21.5
F	アドバンス	31	男性	4年	T12	24	130	40
G	ベーシック	30	男性	1年	T11	35	93	20
H	ベーシック	21	男性	1年	T8	38.5	93	63
I	アドバンス	26	男性	3か月	T7	20.5	170	40
J	アドバンス	21	女性	6か月	T11	24.4	115	40.5
K	ベーシック	45	男性	19年	T4	31	116	20

トレーニング装置である．股・膝関節部分のアクチュエータがトレッドミルと連動して駆動する．

(3) WPAL（Wearable Power-Assist Locomotor）

WPALは藤田保健衛生大学を中心に開発されたロボットである．車椅子上での装着を実現するため，支柱，股継手，モーター（股・膝・足関節）などが両下肢の間に収まる構造になっている．歩行には専用の歩行器を用い，歩行器に備え付けられているトリガーやボタンで起立，着座，歩行などの操作を行う．

2 導入事例紹介（ReWalk™）

当院に導入されているReWalk™において，使用経験から得られた結果を以下に示す．

当院でReWalk™を使用した完全対麻痺11例の結果を表15-1に示す．ベーシック訓練まで修了した症例は8例，アドバンス訓練まで修了した症例は3例であった．ベーシック訓練では10m歩行時間は31〜64秒，6分間歩行距離は57〜116m，訓練時間は20〜63時間とさまざまで，年齢やレベルとの関連性はみられなかった．アドバンス訓練

では10m歩行時間は約20〜24秒,6分間歩行距離は115〜170m,訓練時間は約40時間で,損傷高位はいずれも下位胸椎レベルであった.

(1) リスクマネジメント

ReWalk™を用いた訓練は,1日1〜2時間,途中にも休憩を十分に取り入れ,本人の状態に合わせて実施している.

転倒予防として,歩行訓練開始時はReWalk™のライセンスをもったトレーナーが必ず前後に介助して歩行訓練を実施する.歩行訓練を実施する前に十分に立位バランス訓練を行うことが重要である.

擦過傷対策として,訓練前後,および途中でReWalk™を外して皮膚の発赤や擦過傷の有無などを必ずチェックする.また,骨盤帯ベルトにゲル性のクッションを,腓骨頭部にはパッドを装着し,ベルクロ部に対しては両側膝装具を装着することにしている(図15-5)[1].これらを装着することで擦過傷を合併した症例はみられていない.

(2) 損傷高位と歩行能力

完全対麻痺者の歩行は,筋力や感覚の麻痺した下肢で体重を支え残存部位でバランスをとることが求められるため,ロボットを用いたとしても容易ではない.日常生活場面において実用的価値を期待するとなると,対象者の運動能力とともに十分な訓練時間が必要となる.さらに,上肢機能はもちろん損傷部位による体幹筋の作用の有無が歩行に与える影響は大きいものになる.実際に損傷高位による歩行能力の違いを図15-6および表15-2に示す[2].下位損傷者(症例F:T12 AIS A)では上位損傷者(症例C:T4 AIS A)と比較して体幹の前傾が少なく,歩行速度が速かった.そのため,下位損傷者ほど実用的な歩行を獲得できる可能性が高いと考えられる.また,当院では上位胸髄レベルで体幹が不安定な場合,体幹の安定性を得るために軟性の体幹コルセットを使用する場合

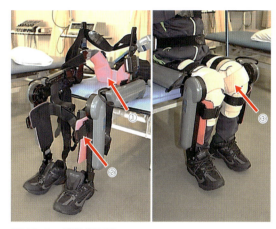

図15-5 擦過傷対策
骨盤帯部にゲル性クッション(①),腓骨頭部にパッド使用(②),ベルクロ部に軟性膝装具(③)を装着している.
(横山 修,山上大亮,丸谷守保,他:脊髄障害の臨床現場での取り組み.臨床リハ 25:24-32, 2016より)

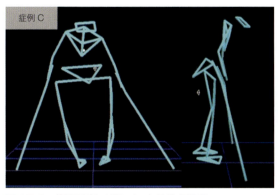
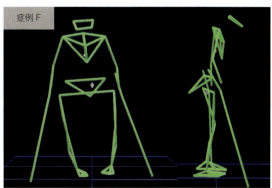

図15-6 損傷高位の違いによる歩行姿勢
表15-1の症例Cと症例Fにおける,ベーシック訓練修了時点での三次元動作解析装置による歩行分析時の歩行姿勢.症例Fに比べて症例Cでは,体幹の側屈と前傾が大きいことがわかる.
(鳥山貴大,丸谷守保,浅井直樹,他:外骨格型ロボット装具を用いた完全対麻痺者の歩行自立度における歩行分析の比較.日脊髄障害医会誌 29:58-59, 2016より)

表 15-2 損傷高位の違いによる歩行能力と歩行姿勢

症例	損傷高位	10 m 歩行時間(秒)	6分間歩行距離(m)	訓練時間(時間)	平均体幹前傾角度(°)	上半身質量中心左右動揺振幅(mm)
C	T4	48	57	21	19.9	211.2
F	T12	37	97	10	7.4	137.0

表 15-1 の症例 C と症例 F における，ベーシック訓練修了時点での三次元動作解析装置による歩行分析の結果．症例 F に比べて症例 C では，体幹の前傾角度が大きく，上半身が左右に大きく揺れていることがわかる．
(鳥山貴大，丸谷守保，浅井直樹，他：外骨格型ロボット装具を用いた完全対麻痺者の歩行自立度における歩行分析の比較．日脊髄障害医会誌 29：58-59, 2016 より)

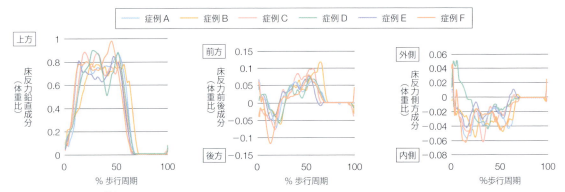

図 15-7 ReWalk™ を使用した歩行時の床反力

ベーシック訓練を修了した 6 症例の ReWalk™ を使用した歩行時の床反力上下，前後，側方成分．体重の 80% 程度荷重が可能なことがわかる．

がある．

(3) 床反力成分

Fineberg らの報告[3]では，ReWalk™ 装着下の歩行が介助不要にて可能となった症例の床反力成分を調べたところ，立脚後期に正常に近い床反力垂直成分がみられたとしている．当院でも同様に，屋内歩行が可能となった 6 症例に対して，ReWalk™ 装着下での歩行分析を実施した．その結果，床反力垂直成分では正常歩行に近い二峰性のパターンがみられ，立脚後期では体重の 80% 前後の荷重が得られていた(図 15-7)．完全麻痺者であっても，トレッドミル上での体重免荷式の介助歩行によって，正常歩行に類似した筋活動を誘導することができたと報告されている[4]．これには脊髄の CPG(central pattern generator)の働きが関与していると考えられており，特に足底への荷重情報と股関節伸展にかかわる感覚情報が重要である[4]とされている．つまり，歩行周期でいう立脚後期の活動が重要な役割を果たしている．

ReWalk™ 装着下の歩行において，正常に近い下肢による体重支持の感覚を経験できることは，機能回復に向けた治療的側面からも期待がもてると考えられる．

(4) 筋活動の誘発

ReWalk™ を用いた歩行訓練の効果が直接影響したかは断定できないが，訓練後から下肢の随意運動が出現した症例を 11 例中 3 例に認めた．いずれも座位では大腿四頭筋の収縮の確認ができなかったが，下腿を下垂した背臥位では膝関節の随意的伸展運動が認められた(図 15-8)．そのうち 2 例は膝関節伸展筋力が MMT で両側 poor に改善し，さらにうち 1 例では針筋電図で大腿四頭筋の筋収縮と思われる波形変化が確認された(図 15-9)．

ReWalk™ を用いた歩行は装着者自身がバランスを保つために，歩行動作をより能動的に遂行することが求められる．加えて，正常に近い床反力を実現しながら高頻度，反復的な歩行訓練が行え

る点が潜在的に残されていた脊髄機能を賦活させ，結果として筋活動を誘発できた可能性がある．繰り返しになるが，これらの症例のみではその因果関係や機序については断定できず，これを明確にするためには今後さらなる知見の蓄積が必要であろう．

(5) エネルギー消費量

ReWalk™ のエネルギー消費量について呼気ガス分析装置を用いて6分間歩行から算出し，長下肢装具(long leg brace；LLB)歩行と比較したところ，エネルギー消費量は ReWalk™ で 3.2 kcal/kg/m, LLB では 14.3 kcal/kg/m と ReWalk™ のほうが距離あたりのエネルギー消費量は少なかった．歩行速度は ReWalk™ で 0.35 m/秒, LLB では 0.07 m/秒と ReWalk™ のほうが速かった．これらより，ReWalk™ は LLB と比較して歩行速度が速く，距離あたりのエネルギー消費量が低いため，エネルギー効率のいい歩行訓練である可能性があるといえる．

(6) ReWalk™ の効果

ReWalk™ を使用した11名に対し，痙縮，疼痛，しびれ，排便に関してアンケート調査を実施した[1]．ReWalk™ を使用する前の時点で6例に痙縮を認め，ReWalk™ の使用後5例に改善を認めた．このうち4例は夜間から朝にかけての筋スパズムが軽減し，1例は自己ストレッチを減らすことができた．ReWalk™ 使用前に疼痛を認めた5例のうち，ReWalk™ による歩行訓練後に軽減したのは3例で，そのうち2例は境界領域の痛みが訓練前に NRS(Numerical Rating Scale)で10点であったが，訓練後には3点に軽減，1例は10点が7点に軽減した．しびれは全例認め，訓練後3例で軽減した(1例は10点が8点に，2例は10点

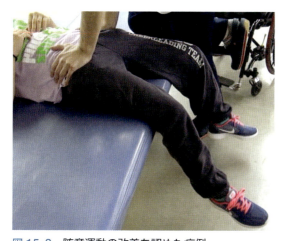

図 15-8　随意運動の改善を認めた症例
下腿を下垂した背臥位にて膝関節の随意的伸展運動が認められた．

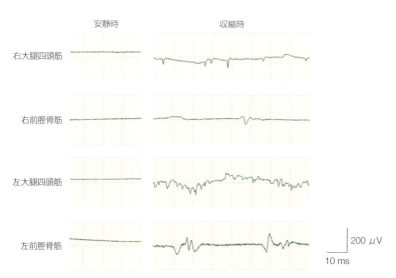

図 15-9　随意運動の改善を認めた症例の安静時および最大収縮時の針筋電図波形
最大収縮時にわずかな収縮波形を認めた．

が2点に軽減）．排便については時間が短縮した例が3例，坐薬の使用量が減った例が1例であった．このように ReWalk™ は歩行以外にも痙縮や疼痛，排便にも効果がある可能性があり，脊髄損傷者の QOL 向上にも効果が期待される．

以上より，ReWalk™ は完全対麻痺者が歩行を獲得することができ，さらにはより正常に近い歩行パターンで高頻度，反復的かつエネルギー効率の高い歩行訓練が可能となる．また，筋活動を誘発する可能性もあり，再生医療後などにおいて，完全麻痺の段階からの歩行訓練手段としても期待される．ただし，現段階では ReWalk™ での歩行訓練によるこれらの効果の有無については報告も少なく，少数の症例に基づいた推定に過ぎないため，今後はこれらの効果についての明確なエビデンスを構築していくことが課題である．

2 ロボットを用いた不全麻痺者の歩行再建

1 不全麻痺者を対象とした歩行支援ロボット

本項では，不全麻痺の症例に対して一般的に用いられているロボットの紹介と，これを用いた歩行訓練について概説する．ここではロボットの用途についてはあくまで歩行訓練場面での使用を前提とする．完全麻痺，不全麻痺を問わず，脊髄損傷者の使用するロボットに日常生活で常用するに堪えるような実用性を備えた製品はまだまだ乏しく，この点については今後の発展に期待したい．

不全型の脊髄損傷者が適応となるロボットで国内外で報告のあるものには，開発段階のものも含めればかなりの種類がある．そのうち製品化され，わが国において比較的広く普及しているものに限ると以下の3つが代表的である．

（1）Lokomat®

Lokomat® は，完全麻痺者を中心に用いられてきたが，不全麻痺者での適応例も報告されている[5]．完全麻痺例でも歩行が可能な機構のため，重度な不全麻痺例であっても使用することがで

き，特に急性期の不全麻痺例では歩行能力改善についての有効性があるとされている[5]．基本的には一定のパターンでの受動的で機械的な歩行しか行えないため，歩行自体が単調になりやすく，こうした受動的なリハビリテーションよりも能動的なトレーニングのほうが歩行能力の向上に優れているともいわれている[6]．

（2）HAL®

HAL® は，股関節と膝関節部分にモーターのついた骨盤帯付き下肢装具の形状をした装着型ロボットである．左右下肢の5対10か所の表面電極から得られる生体電位信号を読みとることで，装着者の筋活動と同期して歩行時の下肢の屈伸運動をアシストできる点が特徴である．わずかな筋活動でもそこから得られる生体電位信号を増幅して大きな運動を発現できるため，ある種のバイオフィードバック装置ともみなされており，中枢神経系への作用も検討されている[7]．ほかの歩行訓練方法と比較した場合の優位性を示すエビデンスはないが，有効性を示す報告は多い[8]．免荷式歩行器と組み合わせて用いることもでき，歩行が困難な重症症例でも適応を検討できる．

（3）Honda 歩行アシスト

Honda 歩行アシスト（HONDA）は，骨盤帯部と大腿部からなり，股関節部分にモーターが付いている小型で簡便な機器である．歩行時に装着者の歩幅がわずかに大きくなるように誘導する．脊髄損傷者を対象とした研究報告は少ないが，脳卒中患者を中心に有効性を示唆する報告[9]は散見され，脊髄損傷者でも有用である可能性はある．

2 導入事例紹介（HAL®）

ここで，実際のロボットを用いた歩行訓練の例として，当院において HAL® を用いて歩行訓練を実施した不全型脊髄損傷者の症例を紹介する（図15-10）．

症例1は受傷後7か月が経過した不全対麻痺（T10，AIS D）の30代男性であった[10]．ピックアップ歩行器での歩行が可能で，HAL® 介入開始時では両側の膝関節が立脚期に完全伸展位になる特徴を認めたため，膝関節軽度屈曲位で立脚期に

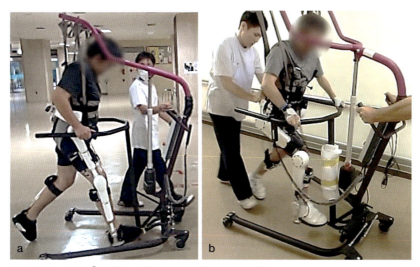

図 15-10 HAL® を用いた歩行介入を適応した症例
a：症例 1 は膝関節を軽度屈曲位で体重支持できるように介入を行った．
b：症例 2 では立脚期（伸展相）から遊脚期（屈曲相）への切り替えを促した．

荷重支持ができるように HAL® を設定して歩行訓練を行った．その結果，1 週間（5 回）の HAL® を用いた歩行訓練によって歩行速度の増加とともに歩行姿勢（図 15-11）が改善し，下肢筋電図波形からも機能的な筋活動（図 15-12）が得られるようになった．続く 1 週間の HAL® 介入撤回期間では同様の効果はみられず，その後 HAL® を用いた介入を再開すると 1 週間後には歩行速度と歩行姿勢は再び改善し，介入効果の再現性が認められた（表 15-3）．

症例 2 は受傷後 13 年が経過した不全四肢麻痺（C7, AIS C）の 60 代男性であった．歩行能力は平行棒内中等度介助レベルで，歩行時の痙縮により屈筋群と伸筋群の同時収縮が著明で下肢の振り出しが困難であった．これに対して立脚期と遊脚期の切り替え（屈曲と伸展の切り替え）を反復することを目的に，HAL® と免荷式歩行器を併用し，速い速度での歩行訓練を 1 回あたり 20 分間，週 3 回，4 週間実施した．なお，HAL® 歩行訓練による効果を，従来の方法による集中的な歩行訓練の効果と区別するために，HAL® による歩行訓練期間の前にトレッドミルによる免荷式歩行訓練を 1 回あたり 20 分間，週 3 回，4 週間実施した．その結果，下肢の振り出し介助が不要となり介助量が

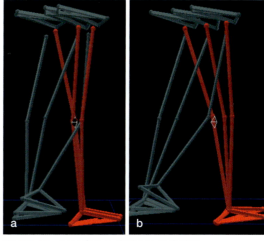

図 15-11 HAL® 介入前後での歩行姿勢
症例 1 における，1 週間の HAL® を用いた歩行介入前（a）および介入後（b）での歩行姿勢の変化を三次元動作分析装置を用いて評価した．介入前後で右脚（赤色）の膝関節が完全伸展位にならずに体重を支えられるようになったことがわかる．

軽減した．歩行速度は 0.11 m/秒から 0.17 m/秒に改善し，歩幅では右で 14.2 cm から 21.1 cm，左で 23.5 cm から 28.7 cm へと改善した．また，表面筋電図上ではより正常に近い筋活動パターンが得られるようになった（図 15-13）．

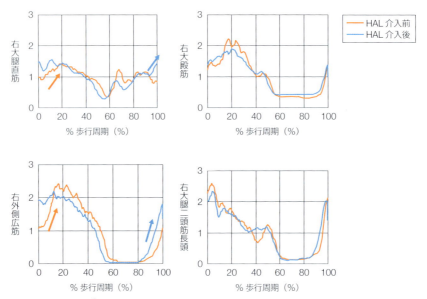

図 15-12 HAL® 介入前後の筋活動変化（症例1）

症例1における，歩容の特徴がより顕著だった右下肢の，1週間のHAL®介入前後での筋活動の変化．筋電図は1歩行周期の平均値で正規化したもの．介入前では足部が地面についてから遅れて体重を支えるための筋活動が増大していた（→）のに対し，HAL®介入後では荷重に先立って筋活動の増大がみられるようになった（→）．

表15-3 歩行速度と各歩行パラメータの変化（症例1）

	初期	A1後	B1後	A2後	B2後
歩行速度(m/秒)	0.22	0.35	0.42	0.40	0.48
右膝関節荷重応答期屈曲角度(°)	−4.2	−3.6	8.8	1.7	15.6
左膝関節荷重応答期屈曲角度(°)	−14.2	−10.6	−6.7	−12.5	15.2

A1, A2：免荷式歩行訓練，B1, B2：HAL®＋免荷式歩行訓練．B1後，B2後で改善がみられ，HAL®による介入の効果の再現性が認められた．

3 ロボティクスを用いた歩行トレーニングに関する神経生理学的背景

このように脊髄損傷者を対象としたロボットはさまざまであるが，歩行訓練にロボットを用いることのいちばんの利点は，ロボット全般の特性でもあるその定常性である．決められた設定での動作を繰り返すことができるその機械的な特性は，周期的な運動からなる歩行運動とも相性が良い．特に脊髄損傷者においては，損傷を受けた脊髄を含む神経系の回復には繰り返し入力による可塑性（use-dependent plasticity）を促すための反復訓練が有効であると考えられており[11]，集中的な歩行訓練にロボットを利用することは理に適っているといえる．

また，重度の麻痺を抱える脊髄損傷者であっても，現在国内外で盛んに研究が進められている細胞移植や神経栄養因子を用いた脊髄再生医療によって回復が見込めるようになりつつある．将来的には完全麻痺例であってもロボットを用いた歩行訓練によって神経学的な回復が期待できる可能性があり，適応に関しては，徐々に拡大していくと考えられる．

実際のロボットを用いた歩行訓練の際には，通常のロボットを使わない歩行訓練と同様に，どのような条件や設定で行うかが重要である．不全型脊髄損傷者では，興奮性が異常に亢進した神経筋系と異常に減弱した神経筋系が混在している状況にある[12]といわれ，脊髄損傷のリハビリテーションにはこの神経筋系の興奮性の適切なマネジメントが不可欠である．つまり，痙縮や残存筋の過活

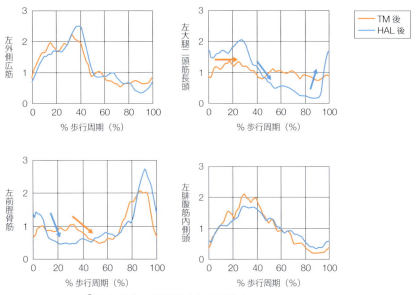

図 15-13　HAL® 介入前後の筋活動変化（症例 2）

TM 後：トレッドミルでの歩行訓練後．症例 2 における，歩容の特徴がより顕著だった左下肢の HAL® 介入前（トレッドミル歩行訓練後）から HAL® 介入後での筋活動変化．筋電図は 1 歩行周期の平均値で正規化したもの．介入前では，筋活動の周期性が損なわれ，平坦な波形であった（→）が，HAL® による介入後では歩行周期に伴う筋活動の周期性がより明確にみられるようになった（→）．

動を抑えながら，弱い筋の活動を促すような設定や介入が必要である．当然，神経筋系の活動の不均衡の程度やその部位は個々の症例によって異なるため，症例ごとの評価と介入方法の検討が必要であり，この点は優れた機能をもつロボットを用いる場合でも変わらない．

また，対象者の随意性を十分に促すことも必要である．歩行訓練にロボットを用いる場合，機器によっては機械的で他動的なものになりやすい．しかし，受動的な歩行訓練と比較して随意的な歩行訓練では脊髄の損傷部位の機能的な可塑性をより促進するとの報告もある[6]．したがって，特にある程度の運動機能を有する不全麻痺例では，機器の設定や歩行条件の工夫によって，また対象者自らの活動によって歩行訓練を行うようにすることが重要である．

そして，ロボットを用いた介入には限界があることも認識すべきである．前述したとおり，ロボットを用いることの利点は一定条件下での反復した歩行訓練が可能な点である．下肢の抗重力的な支持性に関しては脊髄反射経路の関与が大き

く[13]，こうした反復訓練によって強化することができ，ロボットを用いた歩行訓練の良い適応となると考えられる．一方で，姿勢制御機能については脊髄より上位の中枢神経系の関与が大きく[13]，機械的な介入では限界があり，姿勢制御機能の改善がターゲットとなる場合，必ずしもロボットが適応でないことも考えられる．

まとめ

ロボットを用いた治療では高頻度に定常的な動作を反復することができる．そのため，脊髄損傷後の運動療法介入において，量的なアプローチの重要な一部を担うであろう．特に完全麻痺や重度の運動麻痺が生じている症例において，その効果が期待される．一方，その使用にあたっては機器の特性を十分に理解し，医師やセラピストが患者の問題点を正しく評価したうえで，適切に使用することが重要である．たとえば，ReWalk™ などの完全麻痺例に向けたロボットは随意運動が困難な症例に対しては随意性を誘発し，HAL® などに

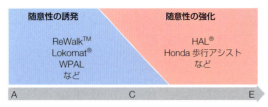

図 15-14 AIS 等級とロボティクスを用いた治療戦略

ロボットの特性を理解し，個々の対象者の障害像に合わせて適応を検討する必要がある．

代表される不全麻痺例に向けたロボットは随意運動が部分的に可能になってきた症例に対してさらに随意性の強化をはかるために用いるなど，ロボットの特性に合わせた治療戦略の考えかたが必要であろう（図 15-14）．将来的には，脊髄再生医療にロボティクスやさまざまな医療技術を組み合わせる方法がとられていくと考えられ，脊髄損傷治療におけるロボティクスは，発展性が高く，今後も注目すべき分野である．

■ 文献

1) 横山　修，山上大亮，丸谷守保，他：脊髄障害の臨床現場での取り組み．臨床リハ 25：24-32，2016
2) 鳥山貴大，丸谷守保，浅井直樹，他：外骨格型ロボット装具を用いた完全対麻痺者の歩行自立度における歩行分析の比較．日脊髄障害医会誌 29：58-59，2016
3) Fineberg DB, Asselin P, Harel NY, et al：Vertical ground reaction force-based analysis of powered exoskeleton-assisted walking in persons with motor-complete paraplegia. J Spinal Cord Med 36：313-321, 2013
4) Dietz V, Colombo G, Jensen L：Locomotor activity in spinal man. Lancet 344：1260-1263, 1994
5) Nam KY, Kim HJ, Kwon BS, et al：Robot-assisted gait training（Lokomat®）improves walking function and activity in people with spinal cord injury：a systematic review. J Neuroeng Rehabil 14：24, 2017
6) van den Brand R, Heutschi J, Barraud Q, et al：Restoring voluntary control of locomotion after paralyzing spinal cord injury. Science 336：1182-1185, 2012
7) Sczesny-Kaiser M, Höffken O, Aach M, et al：HAL® exoskeleton training improves walking parameters and normalizes cortical excitability in primary somatosensory cortex in spinal cord injury patients. J Neuroeng Rehabil 12：68, 2015
8) Wall A, Borg J, Palmcrantz S：Clinical application of the Hybrid Assistive Limb（HAL®）for gait training-a systematic review. Front Syst Neurosci 9：48, 2015
9) 渡邊亜紀，川井康平，佐藤浩二，他：HONDA 歩行アシストの継続使用による脳卒中片麻痺者の歩行変化．理学療法学 43：337-341，2016
10) 浅井直樹，丸谷守保，鳥山貴大，他：不全型脊髄損傷1症例に対するロボットスーツ HAL® を用いた歩行練習の検討．日脊髄障害医会誌 29：56-57，2016
11) 河島則天，一寸木洋平，緒方　徹，他：慢性期脊髄損傷者の歩行機能回復に向けた新しいリハビリテーションストラテジー．脊椎脊髄 29：469-474，2016
12) Fong AJ, Roy RR, Ichiyama RM, et al：Recovery of control of posture and locomotion after a spinal cord injury：solutions staring us in the face. Prog Brain Res 175：393-418, 2009
13) Macpherson JM, Fung J：Weight support and balance during perturbed stance in the chronic spinal cat. J Neurophysiol 82：3066-3081, 1999

索引

頁の太字は主要説明箇所を示す．

欧文索引

2 型糖尿病　288
6 輪車椅子　249

 A

acute respiratory distress syndrome(ARDS)　25
ADL 支援　159
　——，不全四肢麻痺者への　199
air shift　28
air stacking　31
alkaline phosphatase(ALP)　74
ankle foot orthosis(AFO)　146
anterior cord syndrome　11
artificial intelligence(AI)　249
Ashworth Scale　79
ASIA Impairment Scale(AIS)
　　　　　9, **11**, 138, 151
autonomic dysreflexia(AD)　71

B

bagging　28
Barthel Index　11
BMI　287
Body Weight Supported Treadmill Training(BWSTT)　142
borderzone sweating　73
bottoming out　45
brain-derived neurotrophic factor(BDNF)　22, 156, 299
Brief Pain Inventory(BPI)　84
Brown Séquard syndrome　11

 C

Ca²⁺ チャンネル α₂δ リガンド　86
cauda equina syndrome　11
central cord syndrome　11

central pattern generator(CPG)
　　　　　156, 306
　——の活性化　142
cistern　100
clasp-knife phenomenon　79
clean intermittent catheterization(CIC)　57, 207, 282
closed kinetic chain mechanism
　　　　　108, 121
cognitive behavioral therapy
　　(CBT)　87
conus medullaris syndrome　11
Craig Handicap Assessment and Reporting Technique(CHART)
　　　　　12
Craig-Scott brace　147

 D

D ダイマー　95
deep tissue injury(DTI)　36
deep venous thrombosis(DVT)
　　　　　94
DESIGN-R®の深さ項目　35
disseminated intravascular coagulation(DIC)　44

 E

envelopment　45
environmental control system
　　(ECS)　247
eRemote　247
ES 細胞　299
ethane-1-hydroxy-1,1-diphosphonate(EHDP)　76
EuroQOL　12, 84

 F・G

Faces Pain Scale(FPS)　84

follicle stimulating hormone
　　(FSH)　65
Fournier 壊疽　44
Frankel 分類　9
functional electrical stimulation
　　(FES)　289
　——-サイクリングエルゴメータ
　　　　　90
Functional Independence Measure(FIM)　11

gulping　31

 H

HAL®　147, 157, **308**
HALO®(Hip and Ankle Linked Orthosis)　147
hip guidance orthosis(HGO)　147
hip knee ankle foot orthosis
　　(HKAFO)　147
Honda 歩行アシスト　308
huffing　29

 I

ICU における早期リハビリテーション治療　22
immersion　45
Increased Dead Space and Expiratory Pressure(IDSEP)　31
interleukin-6(IL-6)　229, 289
International Classification of Functioning, Disability and Health(ICF)　216
International Spinal Cord Injury Pain Classification(ISCIP Classification)　85
Internet of Things(IoT)　249
intracytoplasmic sperm injection
　　(ICSI)　65

intrathecal baclofen therapy(ITB 療法) 82
intravenous urography 59
iPS 細胞 299
iRemocon 247
ISNCSCI(International Standards for Neurological Classification of Spinal Cord Injury)の評価シート 9

JINRIKI® QUICK 250
JWX-2 250

key muscle 9
knee ankle foot orthosis(KAFO) **147**, 153

Lokomat® 148, 303, 308
luteinizing hormone(LH) 65

Manual Muscle Testing(MMT) 9
mechanical insufflation-exsufflation(MI-E) 26
metacarpophalangeal joint(MP 関節)屈曲練習 297
modified Ashworth Scale 79
motor score 9
myelin-associated glycoprotein(MAG) 299

NAP-11 249
negative pressure wound therapy(NPWT) 39
nerve growth factor(NGF) 299
neurological level of injury(NLI) 10
neuropathic pain 85
Neuropathic Pain Symptom Inventory(NPSI) 84

nociceptive pain 85
Nogo 299
non-invasive positive pressure ventilation(NPPV) 26
nonsteroidal anti-inflammatory drugs(NSAIDs) 87
Numerical Rating Scale(NRS) 84

oligodendrocyte myelin glycoprotein(OMgp) 299
on elbow 291
on hand 291
open kinetic chain mechanism 108

Pain Disability Assessment Scale(PDAS) 84
ParaWalker 147
PDE5 阻害薬 65
Penn Spasm Frequency Scale 79
perilesional hyperhidrosis 73
portable spring balancer(PSB) 23, 166, **204**, 296
positive end-expiratory pressure(PEEP) 26
post lift 28
posterior cord syndrome 11
powered gait orthosis(PGO) 147
pressure redistribution 44
Primewalk® 147
progressive ventilator-free breathing(PVFB) 26

reciprocating gait orthosis(RGO) 147
repetitive transcranial magnetic stimulation 87
ReWalk™ 147, **302**

S-Cis シャント 100
S-S シャント 100
sampling response 66
sensory score 9
serotonin-noradrenalin reuptake inhibitor(SNRI) 86
SF-36® 12, 84
shoe horn brace(SHB) 146
SOMI ブレース 18
Spinal Cord Independence Measure(SCIM) 11
spinal cord injury without radiographic abnormality(SCIWORA) 281
springing 28
squeezing 31
straight leg raising(SLR) 131
subarachnoid 100
sublesional osteoporosis(SLOP) 89
surfer's myelopathy 7
syrinx 100

TAIS コード 249
testicular sperm extraction(TESE) 65
Tokyo University Egogram(TEG) 103
transcutaneous electrical nerve stimulation(TENS) 87, 298
tricyclic antidepressant(TCA) 86

use-dependent plasticity 310

Verbal Rating Scale(VRS) 84
vibration 31
Visual Analogue Scale(VAS) 84

Walk-about® 147
Walking Index for Spinal Cord

Injury Ⅱ（WISCI Ⅱ） 11
Wearable Power-Assist Locomotor（WPAL） 147, **304**
WHOQOL-BREF 12

Z

Zancolli の（上肢機能）分類 **11**, 109
zone of partial preservation （ZPP） 11

和文索引

あ

アウトリガー 232
脚分離型吊り具 246
アセトアミノフェン 87
アミトリプチリン 86
アルカリフォスファターゼ 74
安静臥床 21

い

息溜め 31
育児，脊髄損傷者の 286
移乗
　──，車椅子・床（マット）間の 135
　──，入浴台・浴槽への 180
　──，不全四肢麻痺者の 200
　──，ベッドへの 178
　──，便座への 179
移乗介助 148
移乗支援機器 243
移乗台 178, 179
移乗動作（トランスファー） 133
異所性骨化 **74**, 94
椅子から立ち上がる練習 145
椅子に腰かける練習 143
一般就労 272
溢流性尿失禁 56
移動支援 266
イミプラミン 86
陰圧閉鎖療法 39
飲水用ボトル 208
飲水量のコントロール 207

インターロイキン6 229, 289
陰嚢内膿瘍 62

う

ウィリー練習 139
ウィルチェアーラグビー 231
うつ熱 73
腕立て 291
運転座席への乗り降り 188
運転免許・運転適性 187
運転用補助装置 189
運動障害 152
　── に対する看護 211
運動スコア，ASIA 神経学的評価における 9
運動性触知覚（ダイナミックタッチ） 111
運動麻痺の分類 152
運動療法 289

え

エアマットレス 242
疫学，脊髄損傷の 1
疫学，非外傷性脊髄損傷の 5
エタノール硬化療法 43
エチドロン酸二ナトリウム 76
エネルギー消費量，ReWalk™ の 307
遠隔地触知覚（リモートタッチ） 111
嚥下障害，頚髄損傷者の 33
延髄空洞症 99

お

横隔膜 25
　── の筋力強化 31
黄体形成ホルモン 65
大振り歩行 143
起き上がり動作 126
　──，前屈位からの 123
屋外移動 192
お尻歩き 152
オピオイド鎮痛薬 86
重り引き練習 139
折りたたみナイフ現象 79

か

カーヴィー 174
介護（補償）給付 268
介護者 266
介護保険制度 269
介護保険法 265
外出・外泊訓練のための指導内容 217
外出支援 190
外傷後脊髄空洞症 100
外傷性脊髄損傷の疫学 1
　──，海外での 4
介助犬 251
介助バー 179
咳嗽介助 31
咳嗽法，車椅子上での 32
階段昇降練習 146
回転皮弁 42
ガイドヘルパー 192
介入の進めかた，動作練習を中心とした 112
下衣の着脱，不全四肢麻痺者の 201
開放運動連鎖機構 108
買い物 192
外肋間筋 25
カエル呼吸（舌咽頭呼吸） 27, **31**
家屋改修の制度 266
下肢駆動 140
下肢伸展挙上 131
下肢長管骨骨折 90
下肢を組む姿勢，車椅子上での 295
家族指導 217
家族の高齢化 270
下側肺障害 28
下腿骨骨折 92
肩関節の支持性と可動性 124
価値変換 102
滑液嚢腫 36
カットアウトテーブル 166
合併症管理，急性期の 21
家庭復帰 253
家庭用コール 164
カテーテル 50

索引

カテーテル
　――挿入困難，自己導尿での 60
　――詰まり 61
　――の把持，自己導尿における 181
　――抜去 55
　――閉塞 58
　――留置 57
化膿性股関節炎 44
ガバペンチン（ガバペン®） 86
可搬型設置式リフト 246
カロナール® 87
感覚フィードバック 111
換気不均等分布 28
環境制御専用機 247
環境制御装置 165，**247**
環境整備 266
間欠式バルーンカテーテル 57
観血的固定 19
間欠導尿（法） 51，**56**，64
　――の回数 60
看護，脊髄損傷の 207
看護，合併症に対する 211
看護指導，退院に向けた 215
幹細胞 299
関節拘縮に対する看護 212
感染性結石（膀胱結石） 51，58，59，**63**
完全対麻痺者の歩行再建，ロボットを用いた 302
完全麻痺 10
陥入爪の予防 212
カンファレンス 218

機能的自立度評価法 11
機能的電気刺激 289
キャスター上げ（ウィリー）練習 139
ギャッチアップ座位 115
ギャッチアップベッド 126
キャッチャー付き手関節固定装具 167
吸気促通法 28

休業（補償）給付 268
急性期のマネジメント 17
急性呼吸促迫症候群 25
急性腎盂腎炎 51，**62**
急性腎不全 51
急性前立腺炎 51，**62**
強直性脊椎骨増殖症 33
局所管理，急性期の 17
局所固定，急性期の 17
起立性低血圧 **72**，118
起立練習，床からの 145
筋活動，HAL® 介入による 309
緊急通報システム 164
筋電図バイオフィードバック訓練 300
筋膜皮弁 42

空気流動ベッド 40
クッション，車椅子の 236
靴ベラ式プラスチック装具 146
駆動効率，車椅子の 138
クモ膜下腔 100
グリソン牽引 17
車椅子 233
　――クッションの材質 236
　――駆動 138
　――グループ訓練 224
　――作製の制度 267
　――シーティング 233
　――上排痰法 32
　――寸法 233
　――操作訓練 223
　――の積み下ろし，自動車運転における 188
　――バスケットボール 231
　――・床（マット）間の移乗 135
クワドピボッド・トランスファー（全介助立位移乗） 148

け

痙縮 79
頸髄損傷者
　――の就労 279

　――の人工呼吸器管理 26
　――の単身生活 220
　――の旅行 194
頸椎カラー 18
経皮的電気刺激 87，298
下剤 68
化粧 169
血管圧迫法 95
血清アルカリフォスファターゼ 74
血尿，間欠導尿における 60
牽引式車椅子補助装置 250
牽引式トレッドミル 157
牽引式歩行器 157
健康管理 265，**287**
健康管理手帳 268
肩甲骨の運動，テーブルを利用した 296
肩甲骨の使いかた 131
原職復帰 274

更衣 175
高位頸髄損傷 281
公共交通機関の利用 190
抗凝固療法 97
　――による予防 99
公共職業安定所（ハローワーク） 272
抗菌薬投与，感受性がある 40
抗痙縮薬 80
交互歩行装具 148
叩打・手圧排尿 56
交通事故 2
肛門周囲膿瘍 44
肛門洗浄機 70
肛門直腸角 66
高齢化への対応 269
高齢頸髄損傷者の疫学 3
高齢不全四肢麻痺者の住宅改修例 261
高齢不全麻痺者 156
股関節機能への介入 153
股関節脱臼・亜脱臼 281
呼気終末陽圧 26

呼気促通法　28
呼吸介助　28
呼吸管理，急性期の　20
呼吸器合併症　25
呼吸器感染症　25
呼吸機能障害　25
呼吸パターンの調整　31
呼吸不全　25
呼吸理学療法　27
国際生活機能分類　216
語句評価スケール　84
骨萎縮　90
　——　に対する看護　212
骨化成熟　75
骨髄間葉系幹細胞　299
骨折　90
骨粗鬆症，麻痺域の　89
骨代謝　88
骨代謝マーカー　89
骨盤後傾姿勢，車椅子上での
　　　　　　　　　　　295
骨盤帯付き長下肢装具　147
小振り歩行　143
雇用関係助成金　271
コンタクトレンズ　169

さ

サーファーズミエロパチー　7
座位移乗　150
座位姿勢　118
再生医療，脊髄損傷の　299
座位耐久性訓練，急性期における
　　　　　　　　　　　　23
在宅サービス　265
在宅自己導尿指導管理　59
在宅就業支援制度　272
在宅就労　279
在宅就労支援プログラム　277
再発申請　268
座位バランス　105
細胞移植による脊髄再生治療
　　　　　　　　　　　300
座位練習，車椅子上での　118
座位練習，マット上での　119
サインバルタ®　86

坂道昇降練習，車椅子での　140
座クッション，車椅子の　236
擦過傷対策，ReWalk™ 使用にお
　ける　305
サドル付き歩行器　157
坐薬挿肛器　69
サルコペニア　156
三環系抗うつ薬　86
三指つまみ　206
残存筋の活用　109
残尿測定　53

し

シーソー呼吸　31
シート型吊り具　246
自家嗅粘膜移植術　299
視覚的アナログ評価スケール　84
事業主支援　277
シグナルラン　223
自己導尿　181
　——　の指導　216
脂質代謝異常　288
四肢浮腫に対する看護　212
四肢麻痺介助ベースの住宅改修例
　　　　　　　　　　　256
四肢麻痺者
　——　の車椅子駆動　138
　——　の訓練種目　225
　——　の住宅改修　253
　——　の寝返り動作練習　118
　——　の排便方法　212
　——　のポジショニング　116
四肢麻痺自立ベースの住宅改修例
　　　　　　　　　　　258
自助具，排便時の　183
沈み込み，体圧分散による　45
姿勢変換，車椅子上での　294
姿勢変換機能，電動車椅子の
　　　　　　　　　　　236
持続性多汗　73
自動介助運動　298
自動車運転　187
自動車事故対策機構　269
　——　の介護料　268
自排尿　56

社会参加　266
社会資源活用　269
射精機能障害　64
シャワーキャリー　70, **246**
就業支援　271
従重力活動　202
住宅改修　253
住宅改修例
　——，高齢不全四肢麻痺者の
　　　　　　　　　　　261
　——，四肢麻痺介助ベースの
　　　　　　　　　　　256
　——，四肢麻痺自立ベースの
　　　　　　　　　　　258
重度訪問介護　220, 266
柔軟性の獲得　108
就労，頚髄損傷者の　279
就労移行支援事業　272
就労継続支援 A 型事業　272
就労継続支援 B 型事業　272
就労支援　271
就労支援プログラム　276
就労定着支援　275
就労定着支援事業　272
出産　65
手内筋の促通，自動介助運動によ
　る　298
受容の諸段階　102
循環管理，急性期の　20
除圧　37, 38
除圧動作　**48**, 176
ジョイスティック・レバー　235
上衣の着脱，不全四肢麻痺者の
　　　　　　　　　　　199
障害（補償）給付　268
障害者権利条約　271
障害者雇用　272
障害者雇用促進法　271
障害者雇用納付金制度　271
障害者雇用率制度　271
障害者就業・生活支援センター
　　　　　　　　　　　272
障害者職業センター　272
障害者職業能力開発校　272
障害者スポーツ　229

障害者総合支援法 265, 272
消化器管理，急性期の 21
上肢機能 202
上肢駆動 138
上肢支持練習，肩甲骨の動きを
　伴った 122
上肢動作訓練，急性期における
　　　　　　　　　　　　　23
上肢免荷装具 166
床上移動動作 129
　──，四肢麻痺者の 132
小児脊髄損傷 281
傷病(補償)年金 268
上部体幹の運動，テーブルを利用
　した 296
上部体幹のストレッチ，電動ベッ
　ドやクッションを利用した
　　　　　　　　　　　　　296
上部尿路結石 63
情報交換会，復学に際する 284
静脈血うっ滞に対する看護 212
静脈血栓に対する看護 212
静脈性尿路造影法 59
職業準備性 273
職業リハビリテーション 271
　── の推進 272
食事，不全四肢麻痺者の 199
食事動作 166
食事療法 289
褥瘡 **34**, 195
　──，シーネ固定による 91
　── 深達度分類 35
　── 対策 218
　── の治療 37
褥瘡癌 44
褥瘡の予防 37
　──，急性期の 21
　──，車椅子上の 44
　── のための指導 216
職場内リハビリテーション 277
職場復帰 274
書字 171
女性ホルモン 65
自律神経過反射 71
自律神経機能障害 71

シルデナフィル 65
侵害受容性疼痛 85
腎機能障害 64
神経栄養因子 299
神経学的レベル，ASIA 神経学的
　評価における 10
神経幹細胞 299
神経修復阻害因子 299
神経障害性疼痛 85
　── スクリーニング質問票 84
腎結石(上部尿路結石) 63
人工肛門の造設 69
人工呼吸器管理，頚髄損傷者の
　　　　　　　　　　　　　26
人工呼吸器離脱訓練 26
人工授精 65
人工多能性幹細胞(iPS 細胞)由来
　神経幹細胞 299
身障者用長便器(座) 183, 254
身体機能維持 290
身体機能低下 270
身体寸法 233
身体知覚の再構築 111
真の受容 102
深部静脈血栓症 94
　── の予防，急性期の 21
深部損傷褥瘡 36
心理学的支援，脊髄損傷患者への
　　　　　　　　　　　　　101
心理的再適応 102
新レシカルボン® 坐薬 68

す
髄腔内バクロフェン療法 82
水腎症 59, **64**
数値評価スケール 84
据置型リフト 245
スタンドアップ車椅子
　　　　　　　　196, **249**, 296
ステップ練習 156
ストレッチ 293
　──，長座位での 292
スピーディカテ® 207
スポーツ訓練 223
　── の効果 228

スマートデバイス 247
スマートドライブ MX2 250
スライディングシート 178, **244**
"すらら"と"ぱっくん" 206
スラローム 223, 230
スロープ 253

せ
生活習慣病 287
清潔間欠導尿 57, 207, 282
静止型マットレス 242
脆弱性骨折 89
性腺刺激ホルモン 65
精巣上体炎 62
精巣精子採取術 65
成体嗅粘膜 299
性的勃起 64
性への看護介入 210
整容動作 168
脊髄円錐症候群 11
脊髄空洞症 99
脊髄再生治療，幹細胞を利用した
　　　　　　　　　　　　　299
脊髄刺激療法 87
脊髄ショック 50
脊髄損傷
　── の疫学 1
　── の看護 207
　── の予後予測 12
脊髄損傷者の育児 286
脊髄歩行中枢 155, 306
　── の活性化 142
脊柱のCカーブ(体幹屈曲可動域)
　　　　　　　　　　　　　106
背クッション 239
舌咽頭呼吸 27, **31**
接触圧計測器 46
セルフエクササイズ 291
セルフカテ® 207
セロトニン・ノルアドレナリン再
　取り込み阻害薬 86
全介助立位移乗 148
全国障がい者スポーツ大会 230
全身管理，急性期の 20
洗体動作 186

索引

洗濯　199
剪断力(背抜き)　115
洗腸　69
洗髪動作　186
前方移乗　133, 178
　──の介助　150
前方ボード　254
せん妄　156

そ
早期運動負荷　21
早期離床　21
早期リハビリテーション治療，ICUにおける　22
装具HALO®　147
掃除　196
足部機能への介入　153
側方移乗　134, 178
　──の介助　150
側弯症　281
底づき　45

た
体圧分散　44
体育訓練　223
　──の効果　228
体位排痰　28
退院支援計画書　218
退院時共同指導　219
退院指導　216
体温調節(発汗)障害　73
体幹回旋運動，片肘・片手支持での　125
体幹回旋のストレッチ　293
体幹機能への介入　152
体幹屈曲可動域　106
体幹屈曲のストレッチ　293
体幹伸展のストレッチ　293
体幹装具　19
体幹ベルト　139
体脂肪率　287
体重免荷式トレッドミルトレーニング　142
胎児由来神経幹細胞　299
体前屈のストレッチ　293

体組成変化　287
大腿骨骨折　92
大殿筋筋皮弁(術)　41, 42
耐糖能障害　288
ダイドロネル®　76
ダイナミックタッチ(運動性触知覚)　111
高床式トイレ　183, 254
タダラフィル　65
短下肢装具　146
端座位姿勢，頸髄損傷・不全麻痺者の　295
段差解消機　253
弾性ストッキング　99

ち
地域支援　217
地域生活支援事業　266
チェアスキー　232
知覚障害に対する看護　211
知覚スコア，ASIA神経学的評価における　9
蓄尿袋　182
肘関節の伸展ロック　122
中手指節間関節屈曲練習　297
中心性頸髄損傷　11
中心性頸髄損傷者の訓練種目　225
長下肢装具　**147**, 153
長座位でのストレッチ　292
調理　196
直腸肛門反射　67
直角移乗→前方移乗をみよ

つ
対麻痺者
　──の車椅子駆動　139
　──の訓練種目　226
　──の住宅改修　253
　──の寝返り動作練習　118
　──の排便方法　212
　──のポジショニング　115
包み込み，体圧分散による　45
吊り具　245
吊り下げ装置付きトレッドミル歩行　289

て
低アルブミン血症　37
低周波治療器　298
摘便　69
　──の方法　212
テノデーシスアクション　168
デブリドマン　37
デュロキセチン　86
テレワーク　273
天井走行式リフト　245
転倒　2
電動アシストユニット　250
電動車椅子　233
電動スタンダップチェアⅡ　249
電動歯ブラシ　169
電動ベッド　240
転倒練習　145
店内移動　192
転落　2

と
トイレットチェアー，自走用の　183
トイレ排便　212
頭蓋直達牽引　17
動作の阻害要因　111
動作練習　105
東大式エゴグラム　103
糖代謝異常　288
疼痛　83
疼痛生活障害評価尺度　84
糖尿病　288
特例子会社　272
徒手筋力テスト　9
ドプス®　73
トフラニール®　86
トラックボール　173
トラマドール(トラマール®)　86
トラマドール/アセトアミノフェン配合剤(トラムセット®)　86
トランスファー(移乗動作)　133
トランスファーボード　135, **243**
トリプタノール®　86
ドロキシドパ　73

な

ナースコール　164
内臓神経　71
ナイトバルーン　57
慣れ　102
軟膏療法，褥瘡に対する　38

に

2型糖尿病　288
日常生活関連動作　196
日常生活動作支援　159
二点歩行　142
二方向制御足継手　146
入浴　184
入浴台への移乗　180
入力用スプリント　172
入力用把持具　171
ニューロン回路　156
尿管結石（上部尿路結石）　63
尿混濁　60
尿道括約筋切開術　56
尿道括約筋不全　58
尿道カテーテル留置　57
尿道狭窄　64
尿道憩室　64
尿道損傷　58
尿道皮膚瘻　58, **64**
尿路感染症　60
尿路結石　63
妊娠　65
認知行動療法　87

ね

寝返り動作　116
ネラトンカテーテル　207

の

ノイロトロピン®　86
脳槽　100
脳由来神経栄養因子　22, 155, 299
ノルトリプチリン（ノリトレン®）
　　86

は

肺炎　25

肺換気血流シンチグラフィ　97
敗血症　44
胚性幹細胞（ES細胞）由来神経幹
　細胞　299
排泄　181
排泄コントロール　219
排尿管理
　──，回復期の　52
　──，急性期の　50
　──，膀胱瘻による　209
　──，慢性期の　58
　──のための指導　216
　──のための看護　207
排尿筋括約筋協調不全　50
排尿障害　50
排尿動作　181
排尿方法の決定　207
ハイブリッドマットレス　242
排便管理のための指導　217
排便訓練　67
排便時自助具　183
排便障害　66
排便動作　183
排便に対する看護　212
排便メカニズム，健常者の　66
廃用症候群，活動性低下からくる
　　157
廃用の予防　21
白癬の予防　212
バクロフェン過量投与　83
播種性血管内凝固症候群　44
バスリフト　255
パソコン操作　171
パソコンボランティア　192
発汗（体温調節）障害　73
馬尾症候群　11
歯磨き　168
パラリンピック　230
バランス練習　118
　──，長座位での　121
バリアフリールーム（ハンディキャッ
　プルーム）　194
バルデナフィル　65
ハローベスト　19

ハローワーク（公共職業安定所）
　　272
パワーアシストハンド　298
反射性排尿　56
反射性勃起　64
ハンディキャップルーム　194
ハンドエルゴメータ　22
ハンドル回旋　189
反復経頭蓋磁気刺激　87

ひ

ピアサポート，在宅勤務者との
　　279
ビーンバッグ投　230
非外傷性脊髄損傷の疫学　5
非観血的固定　17
引きずり歩行　142
膝折れ（現象）　153, 201
膝抱え座位　292
膝の機能への介入　153
膝の屈伸運動　155
肘立て　291
非侵襲的陽圧換気療法　26
非ステロイド性抗炎症薬　87
ビニール排便法　213
表情苦痛評価スケール　84

ふ

フィラデルフィアカラー　18
腹圧排尿　56
腹臥位　291
復学支援，小児脊髄損傷の　282
福祉電話　164
福祉用具等の制度　267
副生殖器感染症　62
不全四肢麻痺者へのADL支援
　　199
不全麻痺　10
不全麻痺者
　──の住宅改修　255
　──の動作練習　151
　──の歩行再建，ロボットを用
　　いた　308
プッシュアップ台　132
プッシュアップ動作　129

―― の練習，対麻痺者の　132
フットサポート　134
部分介助立位移乗　148
部分的神経機能残存　11
ブリストルスケール　69
ブリッジ動作　153
フレイル　156
プレガバリン　86
プロ・バンサイン®　73
プロテインS欠乏症　94
プロパンテリン臭化物　73

へ
平行棒内歩行練習　142
平行棒内立位保持練習　142
閉鎖運動連鎖機構　**108**, 121
ベッド固定型リフト　245
ベッド周辺機器　163
ベッド上動作，不全四肢麻痺者の
　　　　　　　　　　　　200
ベッド上排便　212
ベッド上ポジショニング　114
ベッドへの移乗　178
ヘパリン　98
ベルト型吊り具　246
ヘルパー　265
便座への移乗　179
便失禁　67

ほ
膀胱機能管理，急性期の　21
膀胱結石　51, 58, 59, **63**
膀胱洗浄　61, **209**
膀胱内圧曲線　53
膀胱内圧測定法　53
膀胱尿管逆流症　64
膀胱変形　59
膀胱瘻　207
　―― カテーテル留置　57
　―― 造設　61
縫縮　41
訪問看護　265
ポータブルスプリングバランサー
　　　　　23, 166, 204, 296
ポケット切開，褥瘡の　38

歩行　142
歩行再建，完全対麻痺者の　302
歩行再建，不全麻痺者の　308
歩行姿勢，HAL® 介入による　309
歩行姿勢，損傷高位の違いによる
　　　　　　　　　　　　305
歩行補助具　148
ポジショニング，臥位の　114
ポジショニング，座位の　115
ボタンエイド　178
勃起障害　64
ボツリヌス治療　80

ま・み
マイオカイン　289
マイバスケット　192
マウススティック　172
巻き爪の予防　212
マット・車椅子間の移乗　135
マット評価　47
マットレス　242
松葉杖歩行練習　143
マネジメント，急性期の　17
麻痺の評価　9

ミドドリン　73

む
無気肺　25, **27**
無菌的間欠導尿　52

め
メタボリックシンドローム　288
メチルプレドニゾロン大量投与
　　　　　　　　　　　　19
メトリジン®　73
メンタルヘルス　275

も
模擬職場　277
持ち上げ移乗介助　151
モビライゼーション　27

や・ゆ
やわらか便座　194

有熱性尿路感染症　55, 58, 60, **62**
床・車椅子間の移乗　135
床走行式リフト　245
床反力成分　306
ユニバーサルニューカフ　167

よ
洋式トイレ　254
抑うつ　103
浴室への移動・移乗　185
浴室用リフト　245
浴槽への移乗　180
浴槽への出入り　185
横移乗→側方移乗をみよ
予後予測，脊髄損傷の　12
四点歩行　142

ら
卵細胞質内精子注入法　65
卵胞刺激ホルモン　65

り
リーチ動作　152
リクライニング型車椅子　160
離職支援　275
離脱症候群　83
立位移乗　148
立位歩行練習，介助による　155
リハビリテーション看護　216
リハビリテーション治療，急性期
　の　21
リハビリテーション治療，脊髄再
　生治療における　300
リフト（リフター）　**245**, 254
リモートタッチ　111
リモコン　164
留置カテーテル　182
両肘支持運動，腹臥位での　125
療養（補償）給付　268
旅行，頚髄損傷者の　194
リラクゼーション　27
リリースエイド　230
リリカ®　86
リンクモデル　107

リン酸マグネシウムアンモニウム
　　　　　　　　　　　　　　63

れ

レーサー　231
レッグサポート　134
レッグバッグ　207

ろ

労災福祉事業のアフターケア　268

労働者災害補償保険法（労災保険）
　　　　　　　　　　　　　　268
ロキソプロフェン（ロキソニン®）
　　　　　　　　　　　　　　87
6輪車椅子　249
肋間神経移行術　300
ロボット　147
ロボットスーツ HAL®
　　　　　　　147, 157, **308**
ロボティクス　302

わ

ワークサンプル幕張版簡易版
　　　　　　　　　　　　　　276
ワクシニアウイルス接種家兎炎症
　皮膚抽出液　86
ワルファリン　98
ワントラム®　86